JN191443

Diagnostic Surgical Pathology
Principle and Practice

# 外科病理診断学
## 原理とプラクティス

京都大学名誉教授 **真鍋俊明** 監修
熊本大学教授 **三上芳喜** 編集

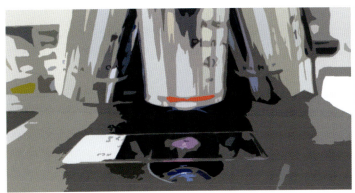
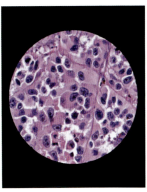

金芳堂

## 執筆者一覧 （執筆順）

| | |
|---|---|
| 三上　芳喜 | 熊本大学医学部附属病院病理診断科教授 |
| 清水　道生 | 博慈会記念総合病院・病理診断センター・センター長 |
| 泉　　美貴 | 昭和大学医学部医学教育学講座教授 |
| 吉澤　明彦 | 京都大学医学研究科附属総合解剖センター准教授 |
| 森谷　卓也 | 川崎医科大学病理学教授 |
| 山田　洋介 | 京都大学医学部附属病院病理診断科特定病院助教 |
| 桜井　孝規 | 京都大学医学部附属病院病理診断科准教授 |
| 廣川　満良 | 神甲会隈病院病理診断科科長 |
| 坂元　和宏 | 大崎市民病院病理診断部長 |
| 畠　　榮 | 神戸常盤大学保健科学部医療検査科教授 |
| 中島　直樹 | 京都大学医学部附属病院病理診断科 |
| 倉田麻里代 | 京都大学医学部附属病院病理診断科 |
| 南口早智子 | 京都大学医学部附属病院病理診断科准教授 |

# まえがき

　医療における病理診断学，あるいは本書のタイトルでもある外科病理診断学が果たす役割は大きく，ゲノム医療が発展している今日においてもその重要性は何ら変わりがない。しかし，様々な技術革新により，その手法は大きく変貌し，主として形態観察に基づく病理診断学の体系が様変わりしつつあるのもまた事実である。そのような状況の中で，このたび「外科病理診断学」を上梓することとなった。本書は 1998 年に出版された「外科病理学―病理組織診断のつけ方・考え方」の改訂版であるが，事実上は 1986 年に医学書院より出版され，その後絶版となった「外科病理学入門―パターン分類による診断へのアプローチ」を初版とする第 3 版といってもよい。

　前版から約 20 年を経た今回の出版にあたっての基本的な思想は，病理診断学の原理と基本的な作法は現在でも全く変わっていないということであり，これが同時に我々が読者に伝えたいメッセージでもある。本書は病理診断学を学び始めた人に贈る入門書であり，方法論を解説した書である。しかも，決してハウツー本を意図したものではなく，病理医としての基本的な姿勢を伝える哲学書的な側面をもたせるような記述も加えた。従って，初学者だけではなく既に病理専門医の資格を有する中堅以上の病理医にも益するところが少なくないと信じている。医学の進歩と技術革新によって病理診断学の守備範囲が広がり，かつ複雑化，高度化する一方で，専門領域によっては分子遺伝学的情報と比較して相対的に病理診断の重要性が低下している状況の中で，病理診断学の将来について不安を抱く病理医の声を耳にすることがある。しかし，その原理と実践のための方法論を知ることによって，読者それぞれが自分たちの専門性に自信を持ち，日常の診療と病理診断学の発展に貢献をしていただくことが著者らの願いである。

　本書では，はじめに病理診断学をその歴史とあわせて俯瞰し，次に方法論を解説する。病理検体の肉眼観察と検体処理，顕微鏡的観察の仕方について述べた後，病理形態のパターン認識の方法について豊富なイラストと写真を用いて詳細に記した。パターン認識は組織像から情報を読み取り，分析を行うための出発点になる。このプロセスは弱拡大，中拡大，強拡大の各段階で行われ，得られた情報が統合された後に，可能性のある診断，すなわち鑑別診断を挙げるという作業に移ることになる。さらに臨床情報，病変の肉眼所見を加え，組織化学や免疫組織化学染色，遺伝子解析などの補助的方法を用いて診断を絞り込み，最後に確定する。この一連の作業のすすめ方について実例を挙げながら詳述した。我々はこのようなアプローチの仕方を「病理診断の作法」と呼んでいる。その根底にあるロジックは，基礎医学としての病理学とは性格を異にする。一定の経験を積んでいれば病理診断そのものは多くの場合可能であるが，病

理医は自らの診断の根拠を，それを依頼した他の診療科の医師や患者に論理的かつ明確に説明できなければならない。また，病理医には次の世代を担う人材を育成する教師，指導者としての側面があり，特に教育施設・病院の病理医は研修医あるいは病理医を志す専攻医に技術としての病理診断学を教授しなければならない。そのためにはこの「病理診断の作法」を系統的に習得しておくことが重要である。この作法を習得し，数多くの症例を経験し，さらに文献の中にある症例報告や当該疾患に関する新知見を報告した原著論文などを読むことによって，それぞれの診断学を構築し，後進の人たちに伝えて欲しい。

　後半では病理診断学に関連する技術，細胞診について解説したほか，診療に必要な病理診断情報を適切に伝えるための報告書の作成の仕方についてまとめた。また，今日的には医療安全への貢献も病理診断学の中で大きなテーマであることから，病理部門の運営および精度管理に関する事項について概説した。そして，臓器ごとあるいは疾患ごとに病理診断の過程には若干の違いがあることから，各論として実際の症例を用いて診断に至るまでの過程を示すことにした。

　「外科病理学入門」と前版の「外科病理診断学」が単一著者によるものであったのに対して，本版では川崎医科大学，京都大学の病理診断部門においてともに教育を受け，作法を学び，思想を共有してきた病理医が分担して執筆を行った。これらの執筆者はそれぞれが専門領域を持ち，現在様々な施設，立場で活躍し，本邦の病理診断学を牽引している。もちろん，「病理診断学の作法」は必ずしも一つでなく，様々な考え方があってよい。しかし，本書が現在の日本における病理診断のあり方，水準を示す一里塚あるいは milestone の一つとなってくれれば望外の幸せである。

　最後に，本書の出版にあたっては金芳堂の市井輝和氏の多大なるご支援をいただいた。多くの写真を新たに準備して入れ替え，レイアウトも新たにすることによって，前版と比較してより読みやすい体裁となったことは氏の熱意とこだわりの賜である。ここで心より御礼を申し上げたい。

　　平成 30 年 11 月

熊本大学病院病理診断科教授　三　上　芳　喜

京都大学名誉教授　真　鍋　俊　明

# 目　次

## 序　論 ……………………………………………………（三上芳喜）1

A. 外科病理学 …………………………………………………… 1

B. 本書の目的と使用法 ………………………………………… 2

C. 病理医に求められるもの …………………………………… 3

D. 顕微鏡を使う前に …………………………………………… 4

E. いかにして診断スキルを向上させるか ………………………… 5

　　1. 病理専門研修（病理専門医資格を取得するまで）　5

　　2. 病理専門医資格を有する病理医　6

## 総　論

### 1. 検体の肉眼観察と切り出し ……………………（清水道生）11

A. 病変の肉眼観察 ……………………………………………… 11

　　1. はじめに　11

　　2. 組織の固定における注意点　12

　　3. 病変を観察するうえでの7つのポイント　12

B. 検体の切り出し ……………………………………………… 17

　　1. 依頼書の記載事項の確認　17

　　2. 臓器のオリエンテーションの確認　17

　　3. コンタミネーションの防止　17

　　4. 押さえておくべき切り出しのポイント　17

### 2. 顕微鏡的観察の仕方 ………………………………（清水道生）19

A. ガラス標本の観察にあたって ……………………………… 19

　　1. ガラス標本の肉眼観察（ルーペ像）の重要性　19

　　2. 組織切片のルーペ像でチェックすべき項目　20

B. 弱拡大で押さえるべきポイント …………………………… 21

C. 病理組織診断へのアプローチ ……………………………… 23

D. 顕微鏡下での大きさの測定 ………………………………… 30

### 3. 病理組織形態のパターン認識 …………………………… 31

A. 炎症性病変のパターン ……………………………（三上芳喜）31

　　1. 細胞分布からみたパターン　31

2. 炎症細胞の種類，滲出物，組織反応に基づいたパターン　34

B．**腫瘍性病変でみられるパターン**　……………………………（三上芳喜）38
　　1. 腫瘍の増殖パターン　38
　　2. 腫瘍の細胞像　47

C．**一般病理学におけるパターン分類と鑑別診断**　……………（三上芳喜）56
　　1. 肉芽腫パターン　56
　　2. 黄色腫パターン　60
　　3. 形質細胞優勢パターン　62
　　4. ケロイド膠原線維パターン　62
　　5. 血管炎パターン　63
　　6. 上皮内腫瘍（上皮内癌）パターン　63
　　7. 細胞の辺縁柵状配列を示す充実性胞巣を伴う腫瘍　66
　　8. 面疱パターンを伴う充実性胞巣を有する腫瘍　67
　　9. 砂粒小体を伴う乳頭状増殖を示す腫瘍　67
　10. 一列縦隊パターンを示す腫瘍　68
　11. 微小腺管（微小腺房）パターンを示す腫瘍　69
　12. 細い索状パターンを示す腫瘍　70
　13. 大腺房（大濾胞：蜂窩）パターンを示す腫瘍　71
　14. コロイドあるいはコロイド様物質をいれた腺房構造を示す腫瘍　71
　15. 篩状パターンを示す癌　72
　16. 円柱腫パターンを示す腫瘍　73
　17. 格子（網状）パターンを示す腫瘍　74
　18. ロゼットを形成する腫瘍　77
　19. 偽ロゼット（血管周囲偽ロゼット）を形成する腫瘍　78
　20. 渦巻きを形成する腫瘍　78
　21. 粘液（コロイド）癌　81
　22. 杭垣状に核が配列する腫瘍　82
　23. 多形巨細胞を伴う腺癌　83
　24. 二相性パターンを示す腫瘍　83
　25. 多相性パターンを示す腫瘍　90
　26. 多核巨細胞を含む多形腫瘍　90
　27. 多核巨細胞を含む良性腫瘍　91
　28. 骨巨細胞病変　92
　29. 紡錘細胞悪性腫瘍　93
　30. 核の柵状配列を示す紡錘細胞腫瘍　94
　31. 破骨型巨細胞を伴う紡錘細胞腫瘍　95
　32. 錯綜する束状パターンを示す腫瘍および腫瘍類似病変　95
　33. 車輪（花むしろ）パターンを示す腫瘍および腫瘍類似病変　96

34. ヘリンボーンパターンを示す腫瘍　98

35. 胞巣状パターンを示す腫瘍　98

36. 血管周皮腫パターンを示す腫瘍　100

37. 類洞パターンを示す腫瘍　102

38. 骨性格子（網状）パターンを示す腫瘍　103

39. 鶏足血管パターンを示す腫瘍　104

40. 粘液様間質を示す腫瘍　105

41. 細線維状紡錘細胞腫瘍　106

42. 卵円形（豊満な紡錘状）細胞腫瘍　107

43. 小円形細胞（青色細胞 / リンパ球様細胞）腫瘍　107

44. 形質細胞様細胞腫瘍　109

45. 大型上皮様（筋様）細胞腫瘍　110

46. 膨大細胞腫瘍　111

47. 明細胞腫瘍　112

48. 顆粒状細胞質を有する腫瘍　113

49. 印環細胞を伴う腫瘍　113

50. 星芒状細胞を伴う腫瘍　114

51. 革ひも状細胞を伴う腫瘍　114

52. 大型核を有する細胞を伴う腫瘍　115

53. リードスタンバーグあるいはリードスタンバーグ細胞様細胞を伴う腫瘍　115

54. 明瞭な核小体を有する細胞を伴う腫瘍　115

55. 硝子滴を細胞質内に有する腫瘍　116

**D. 炎症性皮膚疾患におけるパターン分類** ………………（泉　美貴）118

1. 真皮浅層の血管周囲に炎症細胞が浸潤，表皮の変化はない　118

2. 真皮浅層の血管周囲に炎症細胞が浸潤，表皮の変化がある　119

3. 真皮浅層と深層の血管周囲に炎症細胞が浸潤，表皮の変化はない　122

4. 真皮浅層と深層の血管周囲に炎症細胞が浸潤，表皮の変化がある　124

5. 血管炎　125

6. 真皮内で結節状に炎症細胞が浸潤　127

7. 真皮内にびまん性に炎症細胞が浸潤　128

8. 表皮内に水疱を形成　129

9. 表皮内で膿疱を形成する皮膚炎　130

10. 表皮化で水疱を形成　131

11. 毛嚢周囲に炎症細胞が浸潤　132

12. 毛嚢の炎症　133

13. 線維化をきたす炎症　133

14. 脂肪組織の隔壁に炎症細胞が浸潤（隔壁性脂肪組織炎）　134

15. 脂肪組織の小葉を主体とした脂肪織炎（小葉性脂肪組織炎）　135

E. 肺疾患の病理組織形態のパターン ……………………（吉澤明彦）137
　1. 肺腫瘍性病変の鑑別　137
　2. びまん性肺疾患の鑑別　145
　3. 嚢胞性病変の組織パターン　150

## 4. 病理診断の確定 ……………………………………（森谷卓也）153
A. 鑑別診断 ………………………………………………………… 153
B. 逆鑑別診断 ……………………………………………………… 156
C. 臨床病理相関と病態把握 ……………………………………… 158
　1. 臨床病理相関　158
　2. 診断困難例への対応の仕方と考察から得られるもの　160
　3. 外部コンサルテーションとセカンドオピニオン　162

## 5. 病理診断のための特殊検索 ………………………（森谷卓也）165
A. 病理組織検査に用いられる染色法とその意義 ……………… 165
　1. Hematoxylin-Eosin（HE）染色　165
　2. 特殊染色　166
　3. 臓器・疾患別の染色法選択　180
B. 免疫組織病理診断学 …………………………………………… 181
　1. 免疫染色の目的　181
　2. 標本作製過程における留意事項　184
　3. 酵素抗体法の判定　185
　4. ISH（*in situ* hybridization）法　189
C. 電子顕微鏡による観察 ………………………………………… 190

## 6. 遺伝子診断 …………………………………………（山田洋介）193
A. 分子遺伝学的解析のために用いられる方法 ………………… 193
　1. サザンブロッティング　193
　2. ウェスタンブロッティング　195
　3. ポリメラーゼ連鎖反応　195
　4. 逆転写ポリメラーゼ連鎖反応　196
　5. 染色体分析　197
　6. *in situ* ハイブリダイゼーション　198
　7. DNA シークエンシング　199
B. 確定診断や治療選択に重要な遺伝子異常を有する疾患 …………… 200
C. 分子遺伝学的解析方法を理解するために ………………………… 200

## 7. 病理診断報告書 ········································· （三上芳喜）203

- A．病理診断報告書の構成 ········································· 203
- B．病理組織診断の記載法 ········································· 205
- C．病理所見 ············································· 207
- D．概要病理診断報告書 ········································· 211

## 8. 術中迅速診断 ········································· （桜井孝規）215

- A．術中迅速診断とは ········································· 215
- B．術中迅速診断の原理 ········································· 215
- C．手技 ················································· 216
- D．適応と限界 ············································· 216
- E．標本の観察の仕方と解釈 ········································· 217
- F．報告の仕方 ············································· 219
- G．精度管理 ············································· 220

## 9. バーチャルスライド技術と病理診断への応用 ······ （吉澤明彦）221

- A．バーチャルスライドとは ········································· 221
- B．WSI スキャナーの構造，精度 ········································· 222
- C．遠隔病理診断と WSI の歴史 ········································· 224
- D．WSI 画像を用いた一次診断 ········································· 225
- E．WSI を一次診断に用いるメリット ········································· 225
- F．WSI を一次診断に用いる場合の問題点と解決策 ········································· 227
- G．WSI の今後 ············································· 229

## 10. 細胞診 ············································· （廣川満良）231

- A．はじめに ············································· 231
- B．基本的概念 ············································· 232
  - 1．正常状態　232
  - 2．退行状態　233
  - 3．進行状態　233
  - 4．腫瘍状態　233
- C．剥離細胞と新鮮細胞 ········································· 234
  - 1．剥離細胞　235
  - 2．新鮮細胞　236
- D．染色法の種類と適応 ········································· 237
- E．細胞所見の見方 ········································· 238
  - 1．スクリーニングと観察法　238
  - 2．細胞量と出現細胞の比率　239
  - 3．背景　239

4. 細胞配列　242

5. 細胞形　246

6. 細胞質　248

7. 核　250

8. 扁平上皮癌の細胞学的特徴　253

9. 腺癌の細胞学的特徴　255

F. 細胞診の精度管理 ……………………………………………………… 257

1. 内部精度管理　257

2. 外部精度管理　258

G. 報告様式 ……………………………………………………………… 259


## 11. 病理部門の運営 ………………………………………… （坂元和宏, 畠　榮）267

A. 病理業務の実際 ……………………………………………………… 267

B. ラボの構造 …………………………………………………………… 268

C. 作業環境と安全管理（感染対策）…………………………………… 271


## 12. 精度管理 …………………………………………………… （三上芳喜, 畠　榮）275

A. 精度管理の基本的考え方 …………………………………………… 275

1. 精度管理とその目的　275

2. 精度管理の対象となる各過程と構成要素　276

3. 病理部門の医師およびその他の職員　277

4. 標本の保管・管理　278

5. 精度管理の手法　278

B. 標本作製における精度管理 ………………………………………… 279

1. 病理技術の内部精度管理　279

2. 外部精度管理　283

3. まとめ　283

C. 病理診断の精度管理 ………………………………………………… 284

1. 診断　284

2. 報告　284

3. 病理診断の精度管理のための指標　285

4. 病理診断の精度を監視する方法　287

5. 過失への対応　288

6. 診療科からの問い合わせあるいは診断修正の要請　289

7. 外部精度管理　289

8. 外部コンサルテーション　289

9. 専門医制度と専門性（サブスペシャリティー）　290

10. 学会・各種教育コースなどへの参加　290

# 各　論

### 1. 外科病理全般 ………………………………………（坂元和宏）295
　症例1～症例4

### 2. 中枢神経系 ………………………………………（三上芳喜）314
　症例1，症例2

### 3. 甲状腺 ………………………………………（廣川満良）322
　症例1，症例2

### 4. 乳腺 ………………………………………（森谷卓也）332
　症例1，症例2

### 5. 骨・軟部腫瘍 ………………………………………（桜井孝規）338
　症例1～症例4

### 6. 皮膚 ………………………………………（泉　美貴）352
　症例1～症例4

### 7. 肺 ………………………………（中島直樹，倉田麻里代，吉澤明彦）366
　症例1～症例4

### 8. 造血器 ………………………………………（三上芳喜）383
　症例1～症例3

### 9. 肝臓 ………………………………………（三上芳喜）395
　症例1～症例3

### 10. 消化管 ………………………………………（清水道生）408
　症例1～症例4

### 11. 泌尿器 ………………………………………（南口早智子）422
　症例1～症例3

### 12. 女性生殖器 ………………………………………（三上芳喜）436
　症例1～症例4


### 付録：病原体
　HE染色標本あるいは組織化学染色で観察できる病原微生物 …（三上芳喜）451


日本語索引 ………………………………………………………………467
外国語索引 ………………………………………………………………473

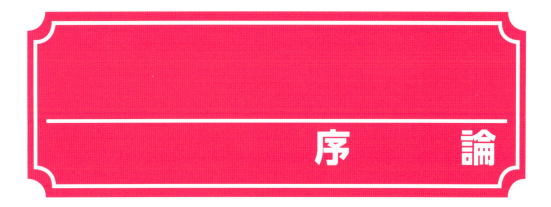

## A 外科病理学 surgical pathology とは

　病理学 pathology は身体に生じた異常状態の本性を理解する学問として発展してきた。その始まりは外表の観察であり，やがて解剖 autopsy によって病的臓器の肉眼所見が明らかにされ，病態発生が論じられるようになった。そして，17 世紀には顕微鏡が発明されて普及し，病理学は大きな進歩を遂げた。さらに，標本作製技術とともに様々な染色法が開発された 19 世紀後半に現代病理学の父とよばれるドイツのウィルヒョウ（Rudolf Ludwig Karl Virchow, 1821-1902）によって，疾患の起源を細胞に求める細胞病理学が確立された。このとき現在でも広く使用されている数々の疾患名，疾患概念が提唱された。この流れは実験病理学（experimental pathology），分子病理学（molecular pathology）として現代の基礎医学の一翼を担う学問分野に受け継がれた。その一方で，麻酔技術と手術手技，消毒技術の改良による外科学の発展に歩調を合わせて，形態観察によって患者の病態を把握し，診療に役立てるための病理学の流れが生まれ，19 世紀末には外科病理学として認知されるようになった。
　外科病理学は 20 世紀初頭に経済発展によって台頭し，旧来の思想にとらわれず，新しい価値観が広がっていった米国において発展し，臨床医学の一つとして位置づけられるようになった。ウェルチ（William Welch, 1850-1936）が米国のジョンス・ホプキンス大学において凍結切片を用いた術中迅速診断を初めて試み（1891 年），メイヨー・クリニックにおいてウィルソン（Louis Wilson, 1866-1943）がその技術を確立したのはこの頃である（1905 年）。また，外科病理学とは別の流れとして生化学，生理学，微生物学的手法により病態を解析する分野が生まれて臨床病理学 clinical pathology（臨床検査医学 laboratory medicine）となり，現在に至っている。
　**外科病理学とは患者から外科的に採取された組織の形態を肉眼的に，あるいは顕微鏡を用いて観察することによって患者の病態を把握し，病理診断を確立する臨床医学分野の一つである。** その対象は生検検体，手術検体である。外科病理学はその黎明期において文字通り外科医や婦人科医に委ねられていたが，現在検体を提出するのは外科医とは限らず，内科医，皮膚科医，放射線科医など様々な診療科医師から検体が提出される。診断病理学（diagnostic

pathology），解剖病理学（anatomic pathology）は外科病理学の同義語で，米国の医療施設の病理診断部門では解剖病理学の名称が部門名として使用されていることが多い。病理解剖に基づく病理学は剖検病理学（autopsy pathology）であり，解剖病理学とは区別される。

　病理医（pathologist）は診断病理学を専門領域とする医師であり，わが国では一般社団法人日本病理学会が試験を実施し，認定する病理専門医（board-certified pathologist）の資格がある（2017年からは日本専門医機構による専門医研修が開始され，認定・更新は両組織が行うことになった）。病理診断は医療行為であるため，医師が医療施設で行う必要がある。そのため，病理診断科が標榜科として認められている。病理専門医が常駐する病理診断科は質の高い診療を支援する医療施設における重要なインフラストラクチャー，あるいはインフォメーションセンターの一つであるととらえることができる。その機能は，①生検・手術検体の病理組織診断，②術中迅速診断，③細胞診，④病理解剖のほか，⑤診断終了後の組織標本およびパラフィンブロックの保管・管理（研究用試料としての提供を含む），⑥精度管理，⑦医療安全の確保・向上，⑧教育・研究および研究支援，⑨臨床試験の質を担保する病理中央診断（central pathology review），など多岐にわたる。これらは病理医が中心となって行われるが，臨床検査技師，細胞検査士，事務職員などのスタッフの協力が不可欠である。

　病理診断は治療選択のための情報として重要である。特に近年は分子標的治療が広く行われるようになっていることから，免疫組織化学的，あるいは分子遺伝学的手法を用いたバイオマーカー検索（いわゆるコンパニオン診断）が必須となっている疾患が増えている。このほか，治療の効果判定，妥当性評価，予後推定，追加治療（補助化学療法など）の必要性を検討するための情報提供，なども病理診断の中に含まれる。病理診断はがん登録にも必須であり，腫瘍の組織型，異型度，進行期などの情報が集積されることによって，悪性腫瘍の疫学動向が明らかになり，がん対策に生かされる。すなわち，病理診断学が担う役割は社会的にも大きいといえる。

　近年は組織化学染色，免疫組織化学染色，分子遺伝学的手法を用いた解析手技が必須な領域が増えている。その一方で，技術革新により標本作製課程の自動化・効率化が進んでいる。さらにバーチャルスライド技術（whole slide imaging；WSI）を用いた遠隔画像診断が普及している。病理診断における形態観察の重要性は相対的に低下しているという見方もあるが，依然としてヘマトキシリン・エオシン（hematoxylin and eosin）染色標本が基本であり，これを生かしながら新しい技術・知見を取り入れて，診断病理学を発展させ，医療に貢献することが病理医の使命である。そのためには分子病理学，実験病理学分野などの基礎医学分野との連携も重要である。

## Ⓑ 本書の目的と使用法

　本書は臨床医学としての病理診断学の理解を深め，病理診断を確定するための作法，病理医としての姿勢を教授するために企画したもので，主に病理専門医を目指す専攻医，あるいは専

門医となって間もない病理医を対象としている。したがって，一般的な病理学教科書と異なり，種々の疾患について詳細に解説することを目的としていない。本書によって病理診断を行うための思考過程と技術を学びながら，必要に応じて専門的な病理学教科書を読み，個別の疾患や技術などについての理解を深めてほしい。

本書は，①標本の観察の仕方，②組織構築パターン，細胞形態の類型化およびこれらに基づいた鑑別診断の挙げ方，③診断確定に必要な特殊検索，④細胞診，⑤病理診断報告書の作成法，⑥病理診断部門の運営と精度管理に関する事項，⑦各臓器・疾患の病理診断の実際，で構成されている。

まず，標本の観察の仕方を学び，病理診断の実際に触れてみるとよい。その後，組織構築パターン，細胞形態の類型化に触れ，診断への筋道をつける基本を押さえ，鑑別診断を絞り込んで診断に到達するための技術を学んでほしい。構築パターン，細胞形態の類型化は，病理医が病理所見を記述するために必要不可欠であり，本書で用いられている用語や表現を知ることによってこれが容易になるであろう。なお，病理診断報告書には，疾患名としての病理診断に加えて，異型度，腫瘍径，断端の状態などの付加的な情報が記載される必要がある。そのため，適切な病理診断報告書の作成の仕方についてまとめた。

## ⓒ 病理医に求められるもの

病理医に対応する英語である pathologist は"病理学者"と訳されることがあるが，一義的に病理医は臨床医であると著者らは考えている。"内科学者"や"外科学者"という名称が用いられることがないのと同様である。市中病院は勿論のこと，がん診療に特化した拠点病院などの専門施設，医育機関である大学においても，主たる使命は病理診断によって診療を支援するという一点に尽きる。したがって，病理医に求められる資質は，直接患者にかかわり，治療を行うことがないことを除いて，外科，内科，産婦人科などの医師と何ら変わることはない。具体的には，①患者の利益が最大となるよう，誠意をもって仕事を行うことができる，②各診療科の医師や看護師，事務職員，臨床検査技師，細胞検査士などの他の職種のスタッフと良好な人間関係を築き，コミュニケーションをとることができる，③自らの専門性を追求するために知識を吸収し，研鑽をつむ意欲がある，④問題を解決するための思考と方法を身につけている，⑤教育者として医学生や研修医，病理医を目指す専攻医などの指導を行うことを喜びとする，などがあげられる。

しばしば病理医は"Doctor's doctor"とよばれるが，これは必ずしも正確ではない。病理医はコンサルタントあるいはアドバイザーであり，臨床の現場では最適な診療が行われるためのチームの一員である。病理診断自体は病理医が行うものであるが，これが適切に行われるためには，適切な時期に適切な部位から，正確に検体が採取されて固定され，病理部門に提出され，かつ十分な臨床情報が伝えられなければならない。細胞診では CT あるいは超音波ガイド

下の穿刺吸引細胞診が普及しており，検体採取の現場に病理医が出向き，その場で鏡検を行って検体の適否を判定することもある。つまり病理診断，細胞診は各診療科の医師と病理医の共同作業であるともいえる。必要と判断される場合には，病理から診療科医師に治療や施行すべき臨床検査，再生検の必要性，などについて助言を与えることもある。その意味において前述の①，②は重要であり，病理医には機動性，すなわちフットワークの良さが求められる。従って，電話やPHSは重要な医療器具の一つであると考えてよい。近年はスマートホンやタブレット端末によりネット上で様々な病理学教科書や各種ガイドライン，診断基準が閲覧可能であり，病理診断に必要な情報を迅速かつ容易に得ることができるため，これらを活用できることも病理医に必要となりつつある。

　勿論，所属する施設によって病理医に求められる責務は異なる。大学病院やがん診療などに特化した高度専門施設に所属する病理医は医学研究に従事し，国内外に向けて情報発信を行うことが求められる。このような立場をacademic position，病理医をacademic pathologistという。また，大規模な高度専門施設では各診療科が扱う疾患が特殊であったり，診断のために高い専門性が要求されることから，複数の病理医が所属し，それぞれ特定の臓器・疾患に特化していることが多い。これに対して，市中病院では限られた数の病理医がすべての臓器・疾患に対応している場合が多く，研究に関与する機会は相対的に少ない。しかし，他診療科の医師が多施設共同の臨床試験に参加したり，他の医療施設の病理医から共同研究への参加を要請されることもあり得るため，医学研究と全く無縁であり続けるとは限らない。さらに，日常の病理診断業務の中で医学研究の流れを変えるいわゆるindex caseに遭遇する可能性もある。従って，病理医はすべからく研究者としての視点を持ち，思考できることが望ましい。病理医の育成においてリサーチマインドの涵養が重要とされる理由がここにある。

　病理医の服装は様々で，いわゆるドレスコード（dress code）に相当するものはないが，患者や診療科医師と直接会話をするために外来や病棟などに出向く可能性があるため，質素かつ清潔感のある衣服が望ましい。必要に応じて白衣を着用するが，男性医師の場合はネクタイを締めることが望ましいと考え，実践している病理医が少なくない。一方，切り出しなどに従事する研修者の場合はケーシー型白衣，スクラブなどを着用することが多い。病理診断の合間に実験などを行っているためにジーンズを着用している病理医が見受けられるが，著者らはこれを適切ではないと考えている。

## D 顕微鏡を使う前に

　標本を手にする以前に必要な病理医としての基本的な姿勢として，①疾患の定義，概念（definition）と同定法（identification），診断基準（criteria）を理解している，②病変の生涯（chronology）と多彩性（variability）があることを理解している，③常に鑑別診断を考える，④診断への鍵（diagnostic clue）を知っている，⑤臨床・病理相関をつける習慣と知

識を持っている，⑥技術，能力の限界を知っている，⑦診断に際して **"疑わしきは罰せず"** の消極姿勢とあわせて **"疑わしきは明らかになるまで検索する"** の積極姿勢をとる（100％の病理学），⑧組織診断と疾患の診断は違うことがあることを理解している，などがあげられる。

## E いかにして診断スキルを向上させるか

　診断スキルの向上は病理医自身にとって生涯の課題であり，これをいかにして実現するかはその置かれた立場，環境などによって異なる。診断スキルの向上は，①日常の病理診断を通して経験を積む，②教科書などを読み，自ら知識を得る，③病理診断に関連する教育セミナーなどに出席する，などにより達成される。ここでは病理専門医資格を取得するまでの期間と病理専門医となった後に分けて考えてみたい。

### 1. 病理専門研修（病理専門医資格を取得するまで）

　病理専門医を目指す研修者は研修プログラムが用意されており，教育資源，すなわち十分な数の病理診断症例があり，指導医および教育マニュアル，教育用の標本 teaching slide を完備している施設で研修することが望ましい。2017 年より日本病理学会は日本専門医機構の指針に準拠した日本全国の大学病院，大規模医療施設を基幹施設とする病理専門研修プログラムをホームページで公開しており，その内容を閲覧することが可能となっている。研修プログラムは所属する指導医の専門領域やプログラムに参加する協力施設の規模，診療内容によってそれぞれ特徴があるため，病理医を志望する場合には将来のキャリア・プランニング，興味のある領域なども勘案の上，研修施設を選ぶとよい。通常，研修開始時に病理業務全般に関するオリエンテーションがあり，病理検体の切り出し，病理解剖に従事することになる。作製された標本を自らが鏡検して病理診断報告書の原案を作成し，それを指導医が加筆・修正した後に正式な報告書として発行する。指導医は研修者とともに標本を鏡検し，所見や診断に至る思考プロセスを解説することが望ましいが，研修者はその前に自分が診断した症例に関する知識を教科書などで習得しておくべきである。正常解剖学，組織学に精通しておくことはいうまでもない。最近は初学者のために日本語で執筆された病理学教科書が多数存在するが，英語で執筆された教科書の中には改定を繰り返し，定評がある優れた教科書が多数存在する。教科書は自らが得たいと考える知識を得るために必要に応じて取り出して開くという読み方と，教科書を一つずつ選んで，"cover-to-cover" で通読していく方法がある。これらの中には，①病理総論・各論，②病理診断学全般について記述されている教科書，③特定の臓器・疾患について執筆された専門的な教科書，がある。初学者は①からはじめるとよい。同僚がいる場合には定期的に一緒に教科書を読む機会をつくるという方法もある。最初は正常解剖学，病理総論・各論に関する教科書を読み，全臓器を取り扱う外科病理診断学に関する教科書に進み，その後は肺病理，

リンパ腫，肝臓病理，免疫組織化学，などに関する専門書を一つ一つ読み続けることが望ましい。1年に1，2冊といったふうに目標として定めてもよい。

研修者は偏りのない症例を経験し，全ての臓器の疾患の病理組織像に精通しておくことが望ましい。そのため，教育用の病理組織標本を臓器別，疾患別にファイルしている研修施設もある。このような教育用標本がない場合には，実際に標本を見ることができる日本病理学会の各地方支部や専門臓器を扱う研究会・学会が開催する症例検討会（スライドカンファレンス）に出席するとよい。

病理診断に関する知識を教授するために，多くの研修施設では定期的に研修者を対象とした教育セミナーを開催しているが，日本病理学会や臓器・疾患別の専門学会などが開催する講習会などに積極的に出席するとよい。日本病理学会が春秋2回の総会で様々な講習会を開催している他，国際病理アカデミー日本支部は毎年秋に教育シンポジウム，臓器別診断セミナーを開催している。こうした講習会の情報は病理関連の雑誌，日本病理学会のホームページなどで得ることができる。

## 2. 病理専門医資格を有する病理医

病理専門医資格を取得してからは特定の臓器・疾患について造詣を深める場合と，引き続き全身の病理診断に対応するために経験を積み，知識を習得する場合がある。いずれにしても，日常業務の中で必要に応じて症例検討会，講習会などに出席し，かつ教科書，雑誌などを読んで最新の知識を得るよう努力することが望ましい。

特定の臓器・疾患を専門としたい場合は，当該領域の専門家である上級病理医の指導下で経験を積んだり，研究に従事するのが一般的であるが，独学で専門性を追求してこれを実現する病理医も少なくない。

診断スキルの向上において有用なのがコンサルテーションである。これは自らが遭遇した症例の標本を施設内の同僚や他の施設の専門家に供覧し，診断意見を仰ぐものである。コンサルテーションの大きなメリットは精度管理に寄与することである。具体的には，①自分が下した診断が正しいことを確認したい，②鑑別診断は挙げられるが，その中のいずれであるのか確定することが困難である，③全く経験したことがない症例で，診断が困難である，④ある特定の診断を想定しているが，それを確認するための免疫組織化学染色，分子遺伝学的解析が自施設では施行できない，といった場合にコンサルテーションを依頼する。これを地道に行って一つ一つの症例と向き合うことは，経験を診断力に反映するために不可欠であるといえる。

経験を積んだ病理医が遭遇する診断困難例の中には，疾患概念や診断基準そのものが確立されていないものが少なくない。そのような症例で，特徴的な病理組織像や免疫組織化学的表現型，臨床像や転帰を示している場合には，新しい疾患概念として，あるいは既知の疾患の特殊な亜型として提唱することができる可能性がある。このような症例を抽出するためにも，病理医は既存の疾患に関する幅広い知識を有していることが望ましい。

自らが診断した症例においてその後どのような治療が行われたのか，どのような転帰を示したのかを知り，病理診断と臨床診断の相関を確認することは重要である。そのため各診療科と

のカンファレンスを通してフィードバックがある環境を整えていることが望ましい。これにより，診断が適切でなかったことが後に判明することがある。

　稀な疾患や，きわめて典型的な組織像を示す教育的な症例のデータベースを構築したり，診断に用いた標本とは別に標本を追加作製し（いわゆるリカット re-cut），臓器別・疾患別にファイルし，いつでも閲覧が可能な状態にしている病理医がいる。これにより，経験を記憶にとどめることも診断力の向上に大いに役立つ。リカットは前述のように教育・研修に使用することができるほか，医学研究にも用いられることがある。同一疾患であっても，複数の症例の標本をまとめて鏡検することによって，病変の形態的多彩性や時系列における性状の違いを知り，疾患に関する理解が深まることがある。そして，一例の観察では決して見えてこなかった新しい知見が得られることも稀でない。

---

### 代表的な病理学教科書・雑誌，関連図書および Web サイト

**【外科病理学全般，病理総論】**
1. Robbins and Cotran Pathologic Bases of Disease. Professional Edition. 第 9 版
2. Rosai and Ackerman's Surgical Pathology. 第 11 版
3. Stermberg's Diagnostic Surgical Pathology. 第 6 版
4. Silverberg's Principle and Practice of Surgical Pathology and Cytopathology. 第 5 版

**【病理診断に関連する専門知識を扱う教科書】**
1. Histology for Pathologists. 第 4 版
2. Diagnostic Immunohistochemistry. Diagnostic and Genomic Applications. 第 4 版

**【診断病理学および関連領域の雑誌】**
1. American Journal of Surgical Pathology
2. American Journal of Clinical Pathology
3. Modern pathology
4. Histopathology
5. Human Pathology
6. Archive of Pathology and Laboratory Medicine
7. New England Journal of Medicine
8. American Journal of Pathology
9. Pathology International
10. 病理と臨床
11. 診断病理

**【病理診断に有用な Web サイト】**
1. Cancer Protocol（米国病理学会 Collage of American Pathologist のサイト．臓器別の悪性腫瘍の診断報告様式を閲覧し，ワード，PDF ファイルとしてダウンロードすることが可能）
2. Surgical Pathology Criteria（米国スタンフォード大学病理部門が提供する様々な病変の組織学的診断基準の解説サイト）
3. いむーの，神戸大学（免疫組織化学に用いられる抗体のデータベース）

# 総論

1 検体の肉眼観察と切り出し
2 顕微鏡的観察の仕方
3 病理組織形態のパターン認識
4 病理診断の確定
5 病理診断のための特殊検索
6 遺伝子診断
7 病理診断報告書
8 術中迅速診断
9 バーチャルスライド技術と病理診断への応用
10 細胞診
11 病理部門の運営
12 精度管理

# 1 検体の肉眼観察と切り出し

## A 病変の肉眼観察

### 1. はじめに

　検体の肉眼観察は，検索すべき検体をみて，まず固定前の検体であるのか，それとも固定後なのかを把握する。固定前のものであれば，どのように固定するべきであるのか，また，組織検査以外の補助的な検査の必要はないのかなどを判断する。そのうえで，その検体がどこから採取されたものか，すなわち臓器は何かを把握し，その臓器のオリエンテーションをつけ，病変の観察に入っていく。したがって，まず，その臓器の正常肉眼構造を理解しておくことが基本であり，正常構造との違いをみて，病変部の特徴をとらえていくことになる。病変の所見をとるうえで基本となるポイントは，①どこに，②どのようなものが，③どのように存在しているのかという3点である。すなわち where，what，how の2W1H の三つに相当する。しかし，実際の現場では，もう少し具体的な観察ポイントを念頭に所見を捉えていくことになる。

**肉眼観察の7つのポイント**
　　①病変の存在部位（location）
　　②広がり（spread）
　　③形（shape）
　　④大きさ（size）
　　⑤色（color）
　　⑥硬さ（consistency）
　　⑦性状（surface and cut surface appearance）

　以下，組織の固定における注意点について少し触れたあと，7つの観察ポイントについて解説する。

## 2. 組織の固定における注意点

　摘出した組織や臓器は，自己融解が進まないように速やかに固定しなければならない。特に，胆嚢や膵臓などは自己融解しやすい臓器であるため，その取り扱いには細心の注意が必要である。通常，組織の固定には 10 ～ 20%の緩衝ホルマリンが使用される。組織とホルマリン液の容量比は 1 : 10 以上，理想的には 1 : 20 以上が適切と考えられている。すなわち，少なくとも検体容量の 10 倍以上，できれば 20 倍量が適量といえる。固定時間に関しては，ホルマリンは 1 時間に 1 mm 程度浸透することから，生検標本の場合は 12 時間程度で十分と考えられる。

　一方，大きな腫瘤や臓器に関しては，まるごとの状態ではなく，ホルマリンの浸透度を考慮したうえで，割を入れたり，固定液を注入してからホルマリン固定を行わなければならない。乾燥した検体や誤って生理食塩水などに長時間浸けられたまま放置された検体は，固定液が十分浸透しないため満足な形態学的観察ができなくなることがある。また，小さな容器に組織を押し込んで固定すると変形したままの形になる。さらに，小口の容器は新鮮時には容器に入るものの，固定されると取り出せなくなるため，広口の大きな容器を用いる必要がある。このようなことはあらかじめ臨床サイドに十分説明しておくことが重要である。その他，消化管（食道，胃，大腸など）の切除検体では，切開した後にピンでコルク板などの固定板にとめて，その板を裏返しにしてホルマリン槽に浸けて固定を行う。また，ポリペクトミー（polypectomy），内視鏡的粘膜切除（endoscopic mucosal resection；EMR），あるいは内視鏡的粘膜下層剥離術（endoscopic submucosal dissection；ESD）検体では，切除材料を十分に伸展させてピンで固定する作業が必要である。

## 3. 病変を観察するうえでの 7 つのポイント

### a. 存在部位

　まずどの臓器の，どの解剖学的位置に存在しているのかをみる。次いで，組織像を念頭におきながら，病変の存在部位を確認する。その際，周囲の健常組織との境界は明瞭なのか，不明瞭なのかなどを考慮に入れて観察していく。幽門側胃切除の検体を例に挙げると，「病変は，幽門部，前壁小弯側に認められ，幽門輪より 4.5cm 口側に存在し，割面では粘膜から筋層内に及んでいる」というように観察していく。

### b. 広がり

　マクロ的観察とセミマクロ的観察の 2 段階で病変の広がりを観察するのがよい。

#### ①マクロ的観察

　まず病変が限局性（localized）なのか，散在性（scattered）なのか，あるいはびまん性（diffuse）なのかをみる。例として浸潤性乳管癌と浸潤性小葉癌の割面のマクロ像を示す（**図1-1**）散在性であれば，均等分布（evenly distributed）なのか，不均等分布（unevenly or irregularly distributed）なのかも記載する。別の見方をすれば，病変が単発性（solitary）なのか，多発性（multiple）なのかというように，病変の個数としてとらえることもできる。限局性あるいは単発性の病変は，良性のものか，悪性であっても原発性のものが多い。一方，びまん性あるいは多発性のものは悪性のものが多いが，良性病変でも起こり得るので注意が必要である。悪性例では，主病変（main lesion）の周囲に娘結節（daughter nodule or satellite nodule）として存在するものや，転移巣として多発性の病変を認める場合がある。特に，転移巣では主病変を思わせる病変が存在せず，一つ一つの結節の大きさがほぼ均等である傾向がみられる。

②セミマクロ的観察

　セミマクロ的には，病変部と健常部の境界（boundary）に着目し，両者の境界が明瞭（well-circumscribed or well-defined）であるのか，不明瞭（poorly circumscribed or ill-defined）であるのかを大雑把にとらえる。境界明瞭な病変では被膜（capsule）の形成がみられるのか（encapsulated），あるいは被膜形成がみられないのか（non-encapsulated）をみておくことも大切である。境界が明瞭か否かは，別のとらえ方をすれば，病変が膨張性（expansive）に発育しているのか，それとも浸潤性（infiltrative）に増殖しているのかというふうに考えることもできる。境界明瞭な膨張性の発育は良性腫瘍でみられることが多く，境

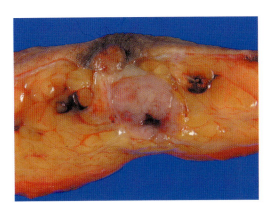

**浸潤性乳管癌**
- 限局性
- 単発性
- 境界明瞭・膨張性（時に浸潤性）発育
- 被膜なし
- 類円形
- 黄白色〜淡褐色調
- 軟らかい
- 充実性

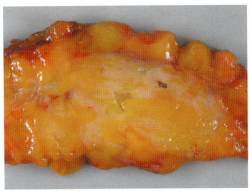

**浸潤性小葉癌**
- 非限局性
- 多発性
- 周囲境界不明瞭・浸潤性増殖
- 被膜なし
- 不整形
- 灰白色〜黄白色調
- やや硬い
- 充実性

**図1-1　二つの異なるタイプの浸潤性乳癌の肉眼像**
写真はいずれも切除された乳房の割面を示している。写真上方が皮膚側である。

界不明瞭で浸潤性の増殖は悪性腫瘍にみられる傾向がある。また，炎症性疾患では，境界不明瞭な場合が多いものの，肉芽腫（granuloma）や膿瘍（abscess）では境界が明瞭な場合が多い。

## c. 形

病変の形は，円形（round），卵円形（oval），楕円形（elliptical），正方形（square），長方形（oblong），三角形（triangular），不整形（irregular in shape），くさび状（wedge-shaped），不定形（amorphous）などの用語が使用される。くさび状とは，楔（くさび），すなわち，堅い木材や金属で作られた V 字型または三角形の道具に似た形をいい，V に近い形で辺が閉じた三角形をいう。また，不定形とは境界不明瞭で形態が一定でない場合をいう。形が左右対称性であればあるほど，良性病変（腫瘍性および非腫瘍性）である可能性が高い。一方，不整形の度合いが強い場合や，不定形の場合には悪性腫瘍である可能性が高いといえる。炎症性疾患では不整形や不定形となることも多いが，病変の硬さや色など加味すれば鑑別可能である。

## d. 大きさ

病変の広がりや形が明瞭になると，おのずと病変の大きさが明確になってくる。病変の大きさは，縦・横・高さを測り，一番長い幅から三次元的に記載するのが原則であるが，割面では当然二次元的な記載になる。単位としては cm を基準として用いるのがよいが，より小さいものでは mm を用いることになる。いずれにしろ，一つの病変の計測は mm か cm かのどちらかに統一して混乱を招かないようにすることが大切である。古い教科書では胡桃（くるみ）大（walnut-size），粟粒大（military），手拳大（fist-size），三横指大（three-fingerbreadth）などと記載されているものもあるが，このような表現は避けて，正確に計測するのが原則である。ただし，物差しや定規がない場合を想定して，普段から自分の 1 ～ 4 横指を cm で測っておき，約 7 cm などと記憶しておくと役立つことがある。多数の病変が存在する場合には，「10 cm 大までのものが 5 個」とか，「1 cm から 12 cm までのものが約 20 個存在し，大半は 5 cm 以下である」のように記載する。病変が多数みられる場合は，すべてを計測する必要がないことがほとんどである。

## e. 色

色に関しては，病変を構成する組織や経時的な変化などによって，ある程度その色調が決まってくる。ちなみに "色（color）" と "色調（color tone）" はほぼ同義と考えてよいが，"色調" という場合には色の明度と彩度によって分けられる色の系統というニュアンスが含まれる。ここでは基本となる赤色，白色，黄色，褐色，黒色を中心にどのような病変あるいは組織像が想定できるかを述べる。

### ①赤色

まず，病変に赤みがみられる場合は，うっ血，充血，出血を伴う場合が多い。うっ血では暗紫赤色調を帯び，充血では動脈血の流入を反映して新鮮な赤色（鮮紅色）となる。また，出血

では，新しいものは赤いが，少し時間が経過し凝固したものでは暗紫色ないし黒色で硬く，時間の経過とともに黄色，黄褐色，褐色，暗褐色と色調が強くなってくる。

### ②白色

白色に関しては，瑞々しい（みずみず）白色は線維化，すなわち線維組織（膠原組織）が豊富であることを反映し，不透明な鈍い白色ないし灰白色は細胞成分が多いことを意味する。後者の細胞成分のうち，細胞質が豊富で粘液が多いもの（例：腺癌など）ではやや粘稠（ねんちょう）となり，ケラチンを多く含むもの（例：扁平上皮癌など）ではパサついた，もしくは乾燥した感じとなり，やや黄色味を帯びた白色として観察される。また，悪性リンパ腫や未分化癌のような N/C 比の増大した細胞が集合する場合には，不透明，均一で，貝柱の割面を思わせるような，ぬめっとした感じになる。この所見は魚肉様（fish flesh）と表現される。

### ③黄色

黄色にみえる場合は，脂質を多量に含有している病変，あるいは壊死，膿瘍を主体とした病変を考慮するが，前者ではやや脂ぎった（greasy）感じがみられ，壊死が強い場合には不透明感が強く，灰色味が加わる。また，グリコーゲンを多く含むものもやや黄色調を帯びてみえる。

### ④褐色

褐色調が目立つ場合には，ヘモジデリン（hemosiderin），胆汁（bile）の沈着，リポフスチンの沈着などを考える。これらも程度が強くなると黒色調を呈することがある。その代表例が副腎の black adenoma である。すなわち，リポフスチンを多く含む暗細胞からなる副腎皮質腺腫では，黒色を呈してくる。

### ⑤黒色

上記の black adenoma 以外に黒色を呈するものとして，メラニン，外来性の炭粉，色素などが挙げられる。

症例によっては，これまで述べてきた色調が一つの病変内で混在することがあるが，その代表として「出血・壊死の強い黄色の腫瘍」があげられる。この鑑別診断としては，choriocarcinoma，embryonal carcinoma，renal cell carcinoma，hepatocellular carcinoma，angiomyolipoma があがってくる。

## f. 硬さ

通常，軟らかい（軟，soft，tender）あるいは硬い（硬，hard，firm）と表現されるが，より具体的に表現するために，ぐにゃぐにゃした（flabby），もろい，脆弱な（fragile，friable），ゴム様，弾力性のある（elastic，rubbery），石様（stony，stone-like）などの表現が使用されることもある。硬さを組織像との対比でみると，「軟らかい」ということは，細胞成分あるいは線維成分が密ではない状態か，壊死などが存在することを意味する。一方，「硬い」という場合は，細胞成分あるいは線維成分が密に集合し，壊死などが存在しない状態が示

唆される。通常，細胞成分に比べて，線維成分が多いほど硬い。一般的に，「癌組織は硬い」といわれるが，同じ癌でも間質が多いほど硬くなる。その代表がいわゆる"硬癌"である。間葉系腫瘍でも線維化や硝子化を伴った症例の方が，硬くなる。子宮筋腫を例にとると，平滑筋のみからなる leiomyoma よりも，変性所見として線維化や硝子化を伴う leiomyoma の方がより硬く触れることになる。また，液体，粘液成分などの基質成分の多いものでは，割面がぐにゃぐにゃする傾向がみられる。

## g. 性状

外表面と割面の両者の性状を観察する必要がある。

### ①外表面

外表面は，周囲の健常部と比較しながら，平滑（smooth），緊満（tense），粗造（rough），ちりめん状（wrinkled），顆粒状（granular），ビロード状（velvety），絨毛状（villous）かを観察していく。たとえば，粘膜が周囲と同様に平滑であれば，病変は粘膜ではなく，粘膜下に存在すると考えられる。また，病変が隆起しているのか，陥凹しているのかを確認しながら，隆起性（protruding），結節状ないしは結節性（nodular），乳頭状（papillary），陥凹性（depressed），びらん状（eroded），潰瘍性（ulcerated），裂傷性（lacerated）などと記載する。

### ②割面

割面では病巣内に空隙が存在するか否かによって，充実性（solid），嚢胞状（cystic），スポンジ状（spongy），多嚢胞状（multicystic）などと表現する。充実性の場合には，色調を加味すると，光沢のある（shiny, glistening），混濁した（cloudy, hazy），出血性（hemorrhagic），壊死性（necrotic），蒼白（pale, anemic），退色した（discolored）などの用語が使用される。構成成分を考慮すると，乾燥した（dry），湿っぽい（moist），粘稠な（myxoid, myxomatous, mucinous），浮腫状（edematous），脂肪状（fatty），べとべとした（greasy），骨様（bony），軟骨様（cartilaginous）などの表現がなされる。また，病巣内の性状の違いを表現する用語としては，均一（homogeneous），まだら状（spotted, mottled, variegated），錯綜した（complicated），唐草模様，花むしろ状（storiform）などがあり，これ以外に外表面で用いられた平滑，顆粒状，結節状なども使用される。たとえば，割面が均一である場合は，腫瘍病変の可能性が高く，問質成分はほとんどないか，あっても腫瘍成分に混じって少量存在する程度と考えられる。割面がまだら状あるいは不均一な場合は，成分の違うあるいは分化の違う成分からなる炎症性ないしは腫瘍性疾患であることが多い。また，日本では，唐草模様（植物のつるが曲線や渦を描いている様子をモチーフとした模様）が子宮の平滑筋腫の割面の記載に使用されることが多い。顆粒状のものとしては甲状腺の乳頭癌などが有名である。その他，多数の小結節がやや性状を異にする線維性結合織で境され結節状になっているもの，いわゆる多結節状のものは上皮性腫瘍であることが多く，この結節が大きければより扁平上皮癌や未分化癌を，小さければ腺癌などの可能性が考えられる。

B．検体の切り出し ● 17

## B 検体の切り出し

　切り出し，すなわち顕微鏡標本のためのサンプリングは，検索する臓器あるいは症例ごとに異なるが，ここでは総論の立場でいくつか注意点を述べる。

## 1. 依頼書の記載事項の確認

　検体および依頼書の受付後に切り出しが行われるわけであるが，提出された依頼書に必要事項（患者氏名，年齢，性別，採取部位，採取方法，臨床診断，臨床所見，手術例であれば術式や手術の内容など）の記載がない場合には，主治医に連絡を取り，再提出を依頼する必要がある。また，提出された臓器や組織の個数が依頼書の内容と一致しない場合にも，主治医に連絡を取り，内容を確認しなければならない。ただし，個数が一致しない場合には，提出された容器の裏蓋，袋，あるいはガーゼの裏側に付着していることがあるのでまずそれを確認すべきである。

## 2. 臓器のオリエンテーションの確認

　切り出しに際しては，臓器の同定，検索の目的はもちろんのことであるが，臓器のオリエンテーションを確認することが大切である。これらが明瞭でない場合には，検体を提出した臨床医（もしくは検査・手術に立ち会った他の医師）に切り出しに立ち会ってもらい，不明な点を解決すべきである。

## 3. コンタミネーションの防止

　組織の切り出しに際しては，きれいなカッティングボード（cutting board, 俎板）の上できれいな器具を用いて行うことが大切である。特に，悪性腫瘍の検体を取り扱った後は，次の検体を切り出す前にメスやカッティングボードを換えたり，あるいはペーパータオルなどで拭いたり，水洗することが大切である。これは，直前に切り出した臓器が混入する，cutting board metastasis とよばれるコンタミネーションを防ぐためである。また，複数の患者の検体を同時に処理しようとすると混同してしまうこともあるため，一つの症例をきちんと終えてから，次の症例に移るということを徹底する必要がある。その他，同一姓の検体にはできるだけ連続番号をつけないという工夫も重要である。

## 4. 押さえておくべき切り出しのポイント

### a. 大きさ

　病変の割面の検索にあたっては，最大割面が得られるように切ることが大切である。症例に

よっては全面を切り出さなければならないこともあるが，切り出しの大きさの原則は，カセットに入る程度の大きさである。すなわち，1 個につき 2.5 × 2.0 × 0.3cm 大までに留めるべきである。その理由は，これより大きな組織切片を作製すると，ルーチンとしての組織の処理が困難になるばかりでなく，大切片を作製した場合には鏡検時の見落としも多くなる点が挙げられる。

## b. 部位

　病変部を切り出す際には，必ず健常部が含まれるように切り出し，同時に組織像を念頭においた組織学的方向性が得られるように切り出すことが大切である。具体的には，切除胃では粘膜，粘膜筋板，粘膜下層，固有筋層，漿膜下層，漿膜を垂直に切り出し，組織切片上，すべての構造が検索できるようにする。また，皮膚の生検や切除材料では，顕微鏡での観察時に上からみて表皮，真皮，皮下組織となるようにカセットに入れ，包埋するのがよい。

　壊死が強い部位からの切り出しに関しては，組織学的には不明瞭となることが多いので，できるだけ壊死の部分は避けて，むしろ顕微鏡下で確実に診断可能な，viable な細胞が存在すると思われる部位から少なくとも 1 個は採取しておく。肉眼的に病変の性質が明らかでない場合には，"疑わしきは組織片を採る"という態度で臨み，できる限り組織片を切り出すようにする。

　その他，多数の病変があり，他のものとやや性状が異なる病変がある場合には，たとえ切片の数が増えようとも種々の部位から切り出す必要がある。

　断端部に関しては，必ず切片を切り出すようにする。また，下床部断端などに腫瘍浸潤が近い場合，あるいは疑われる場合には，その部位に色素や墨汁などをつけて，顕微鏡下で確認することも大切である。

# 2 顕微鏡的観察の仕方

## Ⓐ ガラス標本の観察にあたって

### 1. ガラス標本の肉眼観察（ルーペ像）の重要性

　これまで述べてきたように病理診断をつけるうえで，肉眼観察が重要であることはいうまでもないが，組織診断を行うにあたり，鏡検するガラス標本（組織切片のスライドガラス）の肉眼的観察を行うことが大切である。まず，ガラス標本に貼られたラベルをみて，標本番号，患者識別因子を確認することはいうまでもない。次いで，ガラス標本を顕微鏡に載せる前に，そのままガラス標本を透かしてセミマクロ的に観察する，いわゆるルーペ像（panoramic view）での観察を行う。組織切片をルーペ像でとらえることにより，ガラス標本上の検体の個数，大きさを確認できるため，依頼書に記載された個数とガラス標本上の個数の照合が瞬時に可能となる。両者の数が合わない場合には，標本が失われた，他の組織が混入した，あるいは組織片が途中で分割された，などが考えられる。また，大きさが小さすぎる場合は切り込みが足りない，切り込みすぎて小さくなった，あるいは標本を切る方向を間違えた，などが考えられるため，包埋ブロックに戻ってその原因を検討する必要がある。いずれにしろ，このガラス標本の肉眼観察，すなわちルーペ像でのチェックは，顕微鏡的観察を進めるにあたり最初に行うべき事項である。

　次に，肉眼的にルーペ像から臓器診断をつける。同時に標本の薄切方向が適切であるか否かを判断する。次いで標本の色調に注目する。通常，ほとんどの症例では HE 染色が施行されており，その基調となる色はヘマトキシリン（hematoxylin）の暗青色とエオシン（eosin）の赤色である。ここで色調をとらえるうえで，以下の"HE 染色の2大原則"を覚えておくと便利である。

> 1. ヘマトキシリンの色をとって暗青色に濃く染まるものは，細胞核かカルシウムの沈着部位，時に細菌塊，軟骨や粘液である。
> 2. エオシンの色をとって，やや赤く染まるものは，細胞質または間質成分である。

　つまり，暗青色に濃く染まっている領域は，核が密に存在する部位である。言い換えると，同部では細胞が多数集簇していることを意味し，①腫瘍細胞やリンパ球の集まった部位，②膿瘍（abscess），③カルシウムの沈着部位，④軟骨，⑤細菌集塊などの可能性を考慮する。この場合，細胞質や間質の量が少ないほど，暗青色は強くなる。逆に，腫瘍組織でも細胞質に富むものや間質の膠原線維が多いものでは淡く染まり，むしろ，やや赤味を帯びた色に染まることもある。

　濃く赤く染まっている領域は，①出血やうっ血の部位で，それより薄赤く染まったところは②筋組織，③緻密結合織，④壊死組織である。さらに，⑤骨梁，⑥蛋白質を多く含む液，⑦濃縮物，⑧結晶などでも赤く染まる。

　一方，染色されない空間が，明瞭な境界をもって存在する場合は，嚢胞（cyst）の存在を考えるし，不明瞭な境界がある場合は嚢胞状変性（cystic degeneration），液状変性（liquefaction degeneration），限局性浮腫（localized edema），あるいは粘液変性（mucinous degeneration）を意味することが多い。

## 2. 組織切片のルーペ像でチェックすべき項目

　組織切片のルーペ像をみて自問自答すべき内容は，以下の7項目である。

> 1. 臓器は何か
> 2. 正常組織か，異常組織か（異常の場合は次の3へ進む）
> 3. どこに病変があるか
> 4. 細胞成分が多いか，間質が多いか
> 5. 病変の境界は明瞭か，不明瞭か
> 6. 病巣は均一に染まっているか，不均一（まだら）か
> 7. 特定の構築像を示しているか，いないか

　これらは，顕微鏡下で観察する項目と同じと考えてよい。自問自答することにより，組織切片のルーペ像だけで，何の組織（臓器）で，どこに病変が存在し，どういった種類の病変が存在するのかを推測でき，症例によってはこれだけで正診に到達することもありうる。

　組織切片の肉眼観察を助ける目的で，ルーペを持ち歩き，それを利用する病理医もいるが，顕微鏡の接眼レンズを取り外し，逆さまにして，目に接する側を切片の方へ持っていくとルーペとして代用できる。慣れれば，わずか数秒でこの過程を済ますことができるので，是非一度

試していただきたい。

## B 弱拡大で押さえるべきポイント

　顕微鏡で組織切片を観察するにあたり，初心者が陥りやすいのは「いきなり強拡大にして，細胞を観察してしまう」ということである。そして一度強拡大にしてしまうと往々にして弱拡大に戻すことを忘れてしまい，病変全体を俯瞰するという"**全体観察**"を怠ることになり，診断に到達できなくなってしまう。学生実習のみならず，若い病理医をみていても，顕微鏡で病理診断を進めていく際に，ガラス標本を顕微鏡のステージに載せて，いきなり強拡大で細胞を観察しようとする傾向がみられる。これは，"木をみて森を見ず"と同じで，病理診断を行う際にも全体像をとらえずに末梢の所見にこだわりすぎることになり，その病変の本質をとらえることができなくなってしまう。ガラス標本の肉眼観察と同様に，顕微鏡を用いて診断していく際にも，まず弱拡大で全体像を観察することがきわめて重要である。病理診断を行うキーワードともいえる「**顕微鏡は low power で，頭は high power で**」をしっかり頭にインプットしておく必要がある。

　なお，低倍率での観察とは 20 倍（接眼レンズ 10 倍，対物レンズ 2 倍），ないしは 40 倍（つまり，接眼レンズ 10 倍，対物レンズ 4 倍）で観察することである。弱拡大というと 4 倍の対物レンズを思い浮かべる病理医が多いかもしれないが，ぜひ 2 倍の対物レンズを使用していただきたい。広い病変などのスクリーニングに有用であるのみならず，病変の全体像を瞬時にとらえることができるという利点がある。また，切片全体をみる，すなわち"スキャニング（scanning）"するためには，**図 2-1** に示すようにガラス標本を動かし見落とす部分がないようにすべきである。そして病変が存在する場合は，後述する要領で吟味していく。

　日本では，ガラス標本を固定し，ハンドルを使用して前後左右に移動させる，いわゆるメカニカルステージを使用する病理医が多いが，我々がこれまで出会ったアメリカの surgical pathologist の多くは，メカニカルステージを使用していなかった。つまり，標本ホルダーの部分を（メカニカル）ステージから取り外し，ガラス標本を右利きの人は左手でラベル側を軽

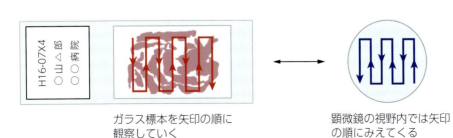

図 2-1　組織切片の観察法

く押さえて動かし（**図 2-2a**），フォーカス微動ハンドルを握り焦点を合わす（**図 2-2b**）。スキャンニングした後，病変部に直線的に素早く戻ってくることが可能で，多数のガラス標本を短時間でみる際には非常に有用な方法といえる。この方法に慣れるには少し時間がかかるかもしれないが，慣れれば非常に便利なので，ぜひ一度試してみることをお勧めする。ただし，細胞診標本のスクリーニングを行う場合はステージを使用した方がよいと思われる。

　スキャンニングの際に行うことは，前述したように HE 染色の二大原則に基づいて，チェックすべき 7 項目を自問自答することである。すなわち，**図 2-1** に示す要領でガラス標本の観察を行いつつ，頭の中では得られた情報を整理しながら答えを導いていくことになる。一通り観察が終われば，疑問を解決したい部位に戻って精査する。弱拡大（40 倍の拡大）でも，浸潤細胞（好中球，リンパ球，形質細胞など）の同定はある程度まで可能である。例えば，好中球の集簇巣では，核の大きさは小さく密度は疎で，やや淡い紫色にみえる。リンパ球の集簇巣は核間距離が狭く，密で，濃く暗紫色に，形質細胞は暗赤紫色にみえる。好酸球の多いところでは核周囲がやや赤く染まり，通常の組織球は細胞質が淡好酸性に，泡沫細胞では明るく抜けて認められる。

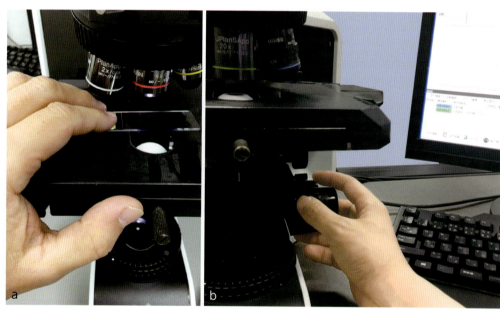

**図 2-2　メカニカルステージを使用しない観察法**
　a．標本ホルダーを（メカニカル）ステージから取り外し，左手でガラス標本のラベル側を軽く押さえて動かす．
　b．右手でフォーカス微動ハンドルを握り焦点を合わせる．

## C. 病理組織診断へのアプローチ

1枚のガラス標本を検索し，診断に到達するまでの過程は人によって，多少の差があるかもしれない．しかし，一般には**図 2-3** のように診断を進めていくのが常道である．経験豊富な病理医はこの過程を一瞬にして終えてしまうであろうし，初学者は時間をかけてこの過程をたどるであろう．経験ある病理医でも難しい症例の場合は，この過程を一つ一つ分析しながら見直していく場合が多い．初学者にとってこの過程はきわめて大切と思われるので，ここで少し詳しく述べておく．

病理診断を進めていくうえで，最も重要なポイントは「**組織の破壊像を認識する**」ということである．したがって，組織切片をみながらまず考えなければならないのは，この組織が"**正常であるか異常であるか**"である．そして，異常の有無，およびその病巣の部位を把握するには，正常の組織や解剖を熟知していることが必須となってくる．一般に，病変は大きく分けると以下の4つに集約できる．すなわち，①炎症（inflammation），②腫瘍（neoplasm），③代謝異常（metabolic disorder），④奇形（malformation）である．ただし，ここでいう「炎症」はやや広義の内容を含み，退行性病変や進行性病変の一連の変化としての病変で，かつ循環障害も含めたものと考えていただきたい．もちろん，組織像をみた際，そのいずれにも属しうるような境界病変や，いずれかが混在する病変も存在するので，これは⑤境界または混在病変としておく．

正常組織と異なると思える場合には，(1) <u>正常構築像が残っているか，あるいはこれが圧排ないし破壊されているか</u>に着目する．圧排性ないし破壊性の病変であれば，それが結節性であるか否かをみる（**図 2-4**）．これは「**組織を圧排あるいは破壊し，結節性病変を作るのは，腫瘍性病変（新生物）であることが多い**」という原則に基づいている．ただし，組織奇形や特殊な炎症性疾患である腫瘍類似病変（tumor-like lesion）でも結節を作ることがあるし，腫瘍性病変が常に結節を作るというわけではない．これに対して，炎症では正常構造が保持され，

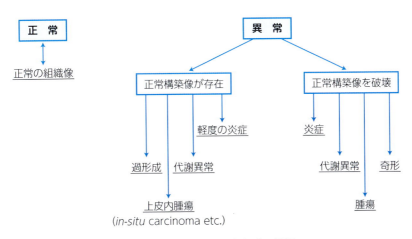

図 2-3 組織像による疾患群の分類

浸潤能の高い悪性腫瘍や初期癌，リンパ腫や白血病などの造血器腫瘍でも正常構造を残しながら増殖することがある。

結節性病変であれば病巣の辺縁（境界）が明瞭か不明瞭か，つまり，膨張性それとも浸潤性の発育をしているのかに注意を払う。細胞が集簇する病巣があり，ある方向への組織分化がみられるが，破壊性，膨張性，浸潤性の発育がみられない場合は奇形を考える。

次に，(2) 出現している細胞が多種類 (polymorphous) であるか，1 種類 (monomorphous) であるかをみる。これは，上記 (1) のいずれの場合にも行う。その理由は以下の通りである（**図 2-5 〜 2-7**）。

> 1. 炎症性病変では出現している細胞が polymorphous，つまり色々な種類の細胞からなることが多い。
> 2. 腫瘍性病変では monomorphous，すなわち 1 種類の細胞で，かつ monotonous，つまり単一性を示すことが多い

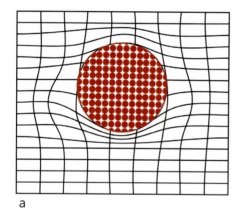
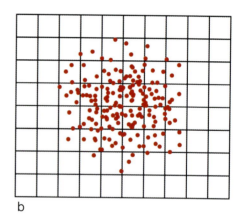

図 2-4　組織破壊性および非破壊性病変の模式図
　　　　a．組織破壊性結節性病変
　　　　b．組織非破壊性病変

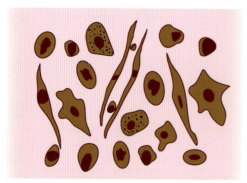
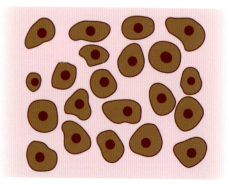

図 2-5　多種類の（polymorphous）細胞からなる病変の模式図

図 2-6　1 種類の（monomorphous）細胞からなる病変の模式図

すなわち，炎症性病変であるか，腫瘍性病変であるかを決定する場合に，鑑別の一助となる所見である。ただし，腫瘍性病変では，悪性度が強い場合には細胞が pleomorphic（多形性）になることがあることも知っておく必要がある（**図 2-8**）。また，前述の「⑤境界または混在病変」の存在は最後まで残しておかなければならない。

炎症性病変と考えられる場合は，①間質が浮腫性（edematous）か，線維素性（fibrinous）か，あるいは線維性（fibrous）か，②出現細胞の中で，いわゆる炎症細胞（好中球，リンパ球，形質細胞，マクロファージ，好酸球，肥満細胞），組織構築細胞（線維芽細胞，線維細胞），血管のいずれが主体をなすか，③実質細胞の破壊（変性・壊死）がどの程度かを確認する（**表 2-1**）。これらの所見から，急性（acute），亜急性（subacute），慢性（chronic）のうちのどれに相当するかを考え，出現している炎症反応の性質，臓器組織名を加味して炎症の診断名をつける。また，皮膚疾患や，全身疾患の部分症の場合は，臨床診断名に一致する所見か否か

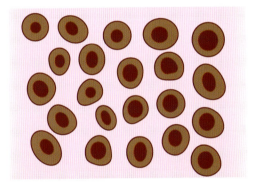

図 2-7　単一な（monotonous）細胞からなる病変の模式図

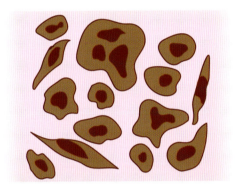

図 2-8　多形性（pleomorphic）を示す病変の模式図

表 2-1　組織・細胞反応による炎症の分類

| 間質の状態 | 浮腫状（edematous） | 滲出性変化 | 急性 |
|---|---|---|---|
| | 線維素性（fibrinous） | | |
| | 線維性（fibrous） | 増殖性変化 | 慢性 |
| 細胞浸潤の状態 | 好中球 | 滲出性変化 | 急性 |
| | 好酸球 | | |
| | 肥満細胞 | | |
| | 形質細胞 | 増殖性変化 | 慢性 |
| | リンパ球 | | |
| | 線維芽細胞 | | |
| | 線維細胞 | | |
| | 血管 | | |
| | マクロファージ | 肉芽腫性炎症 | |

26 ● 2. 顕微鏡的観察の仕方

を判断する。

次のステップは，その原因（etiology）の考察であるが，原因のはっきりしていないものは意外と多い。例えば肉芽腫の形成（granulomatous formation）がみられれば**表 2-2** のような病変を念頭に置かなければならない。主な肉芽腫性炎（granulomatous inflammation）の特徴は**表 2-3** に示す通りである。しかしながら，通常は，肉芽腫（granuloma）の形態からこれをパターンに分類し，それに基づいて診断に到達するというプロセスを踏んでいくことが多い。この病理組織形態のパターン認識（pattern analysis, pattern recognition）に関しては次章で詳述する。

腫瘍性病変と考えられる場合は，**図 2-9** に示すようなプロセスで診断を進めていくとよい。出現している腫瘍細胞に結合性がみられるか否か，ある特殊な配列の有無がうかがえるかを観

---

### 表 2-2　肉芽腫性炎の病因と主な疾患

A．感染症
1. 結核（tuberculosis），非結核性（非定型性）抗酸菌症（non-tuberculous mycobacteriosis）
2. ハンセン病（leprosy）
3. 野兎病（tularemia）
4. 梅毒（syphilis）
5. ネコひっかき病（cat scratch disease）
6. 真菌症（mycosis）
7. 鼠径リンパ肉芽腫症（lymphogranulomatosis inguinale）など

B．異物
1. ベリリウム（beryllium）
2. シリコン（silicon）
3. アスベスト（asbestos）
4. バリウム（barium）
5. パラフィン（paraffin）
6. 縫合糸（suture）
7. 脂質（lipid）など

C．自己免疫疾患
1. 多発血管炎性肉芽腫症（granulomatosis with polyangitis：GPA，旧名 Wegener 肉芽腫症）
2. 好酸球性多発血管炎性肉芽腫症（eosinophilic granulomatosis with polyangitis：EGPA，旧名 Churg-Strauss 症候群）
3. リウマトイド結節（rheumatoid nodule）など

D．腫瘍
1. ホジキンリンパ腫（Hodgkin lymphoma）
2. レンネルトリンパ腫（peripheral T-cell lymphoma, lymphoepithelioid variant（Lennert lymphoma））
3. セミノーマ（seminoma）
4. 癌の所属リンパ節におけるサルコイド様反応，など

E．原因不明
1. サルコイドーシス（sarcoidosis）
2. クローン病（Crohn's disease）
3. 環状肉芽腫（granuloma annulare）など

C．病理組織診断へのアプローチ ● 27

### 表 2-3　主な肉芽腫性炎とその特徴

| 疾患名 | 原　因 | 組織反応 |
|---|---|---|
| 結核 | 結核菌 *Mycobacterium tuberculosis* | 非乾酪性結節（肉芽腫原型）：類上皮細胞巣が線維芽細胞，リンパ球，組織球とときには Langhans 型巨細胞によって取り囲まれている。乾酪性結節：中心に無構造顆粒状残屑があり，すべて細胞の詳細は喪失している。 |
| ハンセン病 | 癩菌 *Mycobacterium leprae* | 中心部壊死を欠く。 |
| サルコイドーシス | 不詳 | 非乾酪性肉芽腫：巨細胞（Langhans 型と異物型）；巨細胞内の星状体，時には Schaumann 体（同心円状石灰沈着）がみられる（それぞれ 60%，50%の頻度でみられる）。 |
| 真菌感染 | | 中心部に顆粒状壊死をもち単一の小結節よりも通常大きい肉芽腫。しばしば原因微生物を含み，好中球を認める。 |
| | ヒストプラズマ *Histoplasma capsulatum* | イーストに類似の菌体。円形〜卵円形。出芽性，2〜4 μm：通常細胞内に局在する。 |
| | クリプトコッカス *Cryptococcus neoformans* | イーストに類似の菌体。ときに出芽（budding），5〜10 μm，大きく，明るい被膜。 |
| | 分芽菌 *Blastomyces dermatitidis* | イーストに類似の菌体。ときに出芽あり，5〜15 μm：厚く，重屈折性被膜。 |
| | コクチジウム菌 *Coccidioides immitis* | 30〜80 μm の球形嚢胞で 3〜5 μm の内胞子（endospore）を含む菌体。 |
| 放線菌症 | アクチノマイセス *Actinomyces bovis* | 中心部に壊死を伴う肉芽腫。好中球，sulfur granule が存在する。 |
| 梅毒 (Gumma) | 梅毒スピロヘータ *Treponema pallidum* | ゴム腫：顕微鏡および肉眼にも認められる病変：組織球，線維芽細胞，リンパ球に取り囲まれ，形質細胞浸潤あり。中心部の細胞は細胞輪郭を失わずに壊死に陥っている。 |
| ネコひっかき病 | グラム陰性菌のバルトネラ・ヘンセラ菌 | 中心顆粒状壊死物と好中球をもつ円形〜星状の肉芽腫；巨細胞は稀。 |
| ベリリウム中毒症 (慢性) | ベリリウム | サルコロイドーシスの非乾酪性病変に類似した線維性肉芽腫。星状体と Schaumann 体も存在することがある。 |
| 鼠径リンパ肉芽腫症 (第四性病) | クラミジア・トラコマチス | 生きているか，または壊死に陥った好中球を含んだ小膿瘍を囲む主に大食細胞と細網内皮細胞からなる肉芽腫。 |

察する。結合性がみられ，特殊な配列がみられる場合，すなわち organoid pattern（or well-arranged type）を示す場合は，多くの場合，上皮性腫瘍である。一方，腫瘍細胞の結合性を欠き，びまん性に増殖する histoid pattern（or diffuse type）がみられる場合は，非上皮性腫瘍が考えられる（**図 2-10**）。一般に，鍍銀染色（reticulin stain）で腫瘍細胞の集塊が細網線維（reticulin）で囲まれているものが carcinoma（癌腫）で，腫瘍細胞の一つ一つ

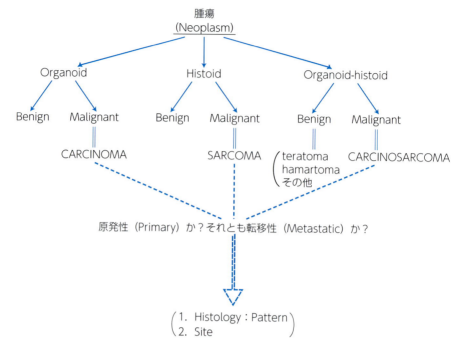

図 2-9 腫瘍病変のパターンによる分類

が細網線維で取り囲まれているものが sacroma（肉腫）であるといわれる所以である．なお，低分化な腫瘍や未分化な腫瘍では，上皮性腫瘍であっても histoid pattern を示すことがあるし，alveolar soft part sarcoma や alveolar rhabdomyosarcom などでは腫瘍細胞が一塊として細網線維で囲まれるといった例外もみられるが，上述のパターン認識は弱拡大での重要な鑑別点となる．また，奇形腫や癌肉腫では両者が混在する organoid-histoid pattern を呈する．

　上皮性であるか，非上皮性であるかがある程度まで決定されれば，次はそれが良性腫瘍（benign tumor）か，悪性腫瘍（malignant tumor）かの判定に移る．と同時に細胞の起源（分化方向）をみていく．この過程では弱拡大，中拡大，強拡大の倍率が必要になる．良・悪性の判定に関する要点を以下に示す．

1. 弱拡大では，病変の大きさ，広がり，輪郭（明瞭か不明瞭か），その形の対称性，辺縁（膨張性発育か浸潤性発育か），潰瘍の有無などがポイントとなる．
2. 中拡大では，腫瘍細胞の分布の均一さ，病変境界部の平滑さ，壊死巣の有無などが指標となる．
3. 強拡大では，個々の腫瘍細胞の核形，核クロマチン，細胞質，核・細胞質比（N/C ratio），核小体，核分裂像（mitosis）などの所見に注目する．

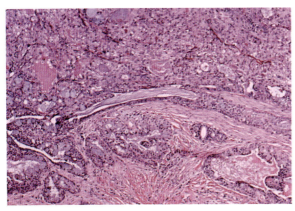
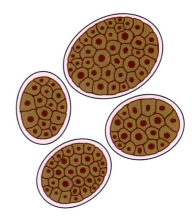

a. organoid pattern
　腫瘍細胞には結合性がみられ，nest の形成が認められ，
　いわゆる organoid pattern を呈している（症例は粘表皮癌）。

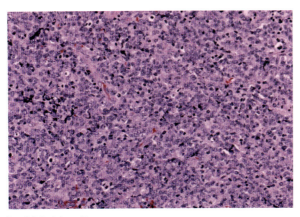
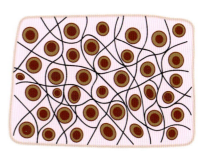

b. histoid pattern
　腫瘍細胞は結合性を欠き，一定の配列を示さずにびまん性に増殖し，
　いわゆる histoid pattern を呈している（症例は悪性リンパ腫）。

図 2-10　organoid pattern と histoid pattern の模式図

　これ以外に血管侵襲やリンパ管侵襲の有無なども重要である。なお，細胞の異型性（atypism）や多形性（pleomorphism），あるいは核分裂像に関しては，良性腫瘍でもその変化をみることがある。その代表が内分泌腫瘍（endocrine tumor）でみられる細胞異型である。
　悪性腫瘍（malignant tumor）の場合はさらに，それが原発性（primary）のものであるか，転移性（secondary，または metastatic）ものであるかを判定しなければならない。これには腫瘍の存在する部位，およびその組織像ないしはパターンがその判定に大きく関与する。たとえば悪性黒色腫（malignant melanoma）がみられ，表皮との連続性がなく真皮内にのみ存在する場合は，例外がない訳ではないが転移性ないしは原発巣からの進展であって，まずはその部位の原発とは考えないのが原則である。同様のことが，皮膚の扁平上皮癌（squamous cell carcinoma）についてもいえる。別の例として，頸部皮下に乳頭状腺癌（papillary adenocarcinoma）がみられた場合，まずは転移性腫瘍を考えるのが常道である。そして，

転移性腫瘍の場合には，原発巣が問題となる。この点については他の章に譲る。

　さて，外科手術材料のみならず，1枚あるいは数枚のガラス標本をみた場合でも，悪性腫瘍症例では診断名とともに切除断端の腫瘍の有無，浸潤の程度，血管あるいはリンパ管侵襲の有無を常に注意深く検索し，記載しなければならない。この点に関しては前述したように，肉眼標本からの切り出し方が重要となってくる。また，腫瘍細胞の分化度を付記しておくことも望まれる。

　以上述べてきたような診断手順を踏んで，後述するパターン分析を行いながら疾患を絞っていくと，多くの場合正診にたどり着くことが可能である。たとえ診断にたどり着かなくとも，鑑別診断をある程度まで絞り込むことができる。診断がしっくりこない場合には，病変の経時的変化，すなわち，炎症や腫瘍の初期病変，最盛期病変，あるいは晩期病変をみている可能性がないかを考慮してみる。この経時的変化を考慮することは，炎症性疾患における病理診断では特に重要であるが，腫瘍性病変においても大切である。また，腫瘍によっては，組織像が幾つかのパターンや亜型を示すものがあり，そういった組織像のバリエーションの可能性がないかを考慮してみることも大切である。診断困難例に関しては，臨床所見との照合，主治医との連絡などを密に行い，総合的に判断することになる。

## Ⓓ 顕微鏡下での大きさの測定

　顕微鏡下で病変の大きさ（幅），浸潤の深さ，切除断端から病変辺縁までの距離など，その長さを測定する必要が生じる場合がある。通常の接眼レンズを目盛りの刻まれた接眼レンズに入れ替え，顕微鏡下で測定できるように倍率を調節して，測りたいものの長さの目盛りを読む。これを拡大倍率によって補正し，実際の長さを計算するのが正確な方法である。最近は顕微鏡にデジタルカメラを接続し，専用のソフトウェアを用いてコンピュータのモニター上で計測することも可能である。しかし，これらの装置がない場合，あるいはこれほどまでの正確さを必要としない場合は，以下に示す簡便法を利用するとよい。大まかではあるが顕微鏡の視野の直径が，4×10の倍率では5 mm，10×10では2 mm，20×10では1 mmである。ただし，接眼レンズの視野数（field number：FN）によって差があるので注意が必要である。実際に観察している視野の直径である実視野（field of view：FOV）は，接眼レンズに記載されている視野数を対物レンズの倍率で割ることによってミリ単位で正確に求めることができる。たとえば，接眼レンズの視野数が22である場合，対物4倍視野の直径は，22÷4＝5.5であるため，5.5 mmとなる。これより小さくなれば，視野を分割して概測することも可能である。細胞の大きさについてはどこでもみられる赤血球の大きさを指標にするとよい。完全な形でみられる赤血球の直径は7.5〜8 μmである。赤血球がみられない場合には，小型のリンパ球もほぼ同じ大きさであるので，これを指標にするとよい。腫瘍細胞の大きさの同定などに有用である。

# 3 病理組織形態のパターン認識

　組織像を系統的に観察して病態を解釈する場合，パターン pattern（組織模様）化に基づい
た思考のアルゴリズムを構築しておくことによって診断の再現性と正確性が高くなる。炎症性
疾患，腫瘍の中には特定の組織形態，細胞形態を示すものがある。従って，これらを特定のパ
ターンごとにグループ分けして鑑別すべき疾患群として挙げ，弱拡大から中拡大，強拡大の順
に観察を進める課程で，新たに得られた情報（細胞像など）をもとに診断を絞り込むと診断に
到達することが容易となる。このような系統的アプローチにより，見落としを少なくすること
ができる。ここではパターン名とその形態について解説する。

## Ⓐ 炎症性病変のパターン

## 1．細胞分布からみたパターン

```
1. びまん性パターン diffuse pattern
2. 結節性パターン nodular pattern
3. 血管周囲パターン perivascular pattern
4. 血管炎パターン vasculitis pattern
5. 増殖性パターン proliferative pattern
6. 萎縮性パターン atrophic pattern
7. 線維化パターン fibrosing pattern
```

### a．びまん性パターン diffuse pattern（図 3-A1）

　炎症細胞浸潤が広範囲に存在し，正常部との境界が不明瞭なパターンである。炎症細胞は好
中球，リンパ球，形質細胞，マクロファージ，好酸球などで構成される。肥満細胞が混在する

こともある。好中球を主体とするびまん性パターンを示す炎症は蜂窩織炎（phlegmonous inflammation）とよばれる。

### b. 結節性パターン nodular pattern（図 3-A2）

炎症細胞浸潤が集簇して結節状に存在し，正常部との境界が比較的明瞭である。浸潤細胞は好中球，リンパ球，マクロファージ，好酸球，肥満細胞などで構成される。好中球が主体である場合には膿瘍（abscess），上皮様形態を示すマクロファージ（類上皮細胞）が主体である場合は肉芽腫（granuloma）とよばれる。リンパ球で構成されている場合はリンパ濾胞である可能性があるため，胚中心（germinal center）の有無を確認する必要がある。

### c. 血管周囲パターン perivascular pattern（図 3-A3）

炎症細胞が主として細動脈（arteriole），毛細血管（capillary），細静脈（venule）などの小血管の周囲に存在しているパターンで，リンパ球の集簇で構成されることが多い。血管炎とは血栓形成，血管壁の破壊，フィブリンの析出がない点で区別される。

### d. 血管炎パターン vasculitis pattern（図 3-A4，3-A5）

血管の壁内に炎症細胞が存在している炎症をいう。小型の血管では好中球浸潤，血栓形成，内皮細胞の腫大，フィブリンの析出，血管壁の破壊，核破砕物，赤血球の血管外漏出がみられることがある（図 3-A4）。

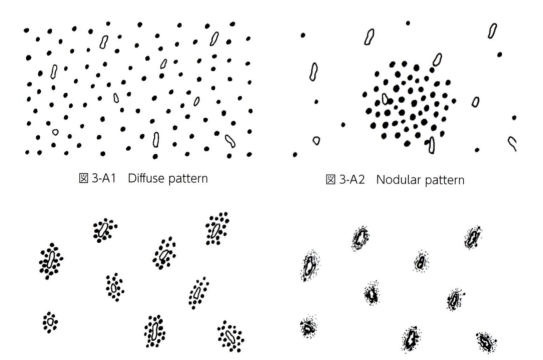

図 3-A1　Diffuse pattern　　　　図 3-A2　Nodular pattern

図 3-A3　Perivascular pattern　　図 3-A4　Vasculitis pattern, small vessel type

大型の血管では血管内腔，中膜において細胞浸潤がみられる他，フィブリンの析出がみられる（図 3-A5）。血管炎症候群でみられる一次性血管炎（primary vasculitis）と，周囲の炎症が波及したために生じる二次性血管炎（secondary vasculitis）に分けられる。後者は潰瘍などの近傍でみられることが多い。

### e. 増殖性パターン proliferative pattern（図 3-A6）

炎症細胞浸潤が比較的軽微であるのに対して上皮の過形成性変化が目立つ炎症パターンをいう。炎症に伴う重層扁平上皮や表皮の反応性増殖は偽上皮腫性過形成（pseudoepitheliomatous hyperplasia），あるいは偽癌性過形成（pseudocarcinomatous hyperplasia）とよばれる。これらは真菌感染やリンパ腫，皮膚線維腫，顆粒細胞腫などの腫瘍に伴って生じることもある。

### f. 萎縮性パターン atrophic pattern（図 3-A7）

炎症細胞の浸潤に加えて既存の上皮の萎縮がみられる。リンパ球浸潤や線維化がみられることが多い。皮膚では扁平苔癬や硬化性萎縮性苔癬，SLE などで認められる表皮萎縮が代表的である。

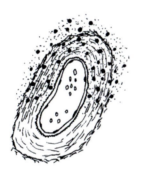

図 3-A5　Vasculitis pattern, small vessel type

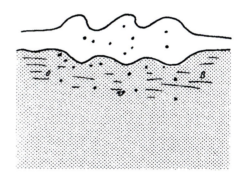

図 3-A6　Proliferative pattern

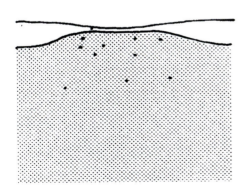

図 3-A7　Atrophic pattern

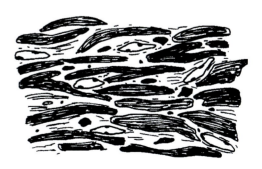

図 3-A8　Fibrosing pattern

## g. 線維化パターン fibrosing pattern（図 3-A8）

間質結合織の増生を主体とする炎症パターンをいう。

## 2. 炎症細胞の種類，滲出物，組織反応に基づいたパターン

1. カタルパターン catarrhal pattern
2. フィブリン・フィブリノイドパターン fibrinous-fibrinoid pattern
3. 壊死性パターン necrotizing pattern
4. 富細胞性パターン cellular pattern
    a. 好中球優勢型 neutorphilic
    b. 好酸球優勢型 eosinophilic
    c. リンパ球優勢型 lymphocytic
    d. 組織球優勢型 histiocytic（肉芽腫型 granulomatous）
        サルコイド肉芽腫 sarcoidal granuloma
        壊死性肉芽腫 necrotizing granuloma
            乾酪性肉芽腫 caseating ghranuloma
            化膿性肉芽腫 suppurative granuloma
            柵状肉芽腫 palisaded granuloma
        異物肉芽腫 foreign body granuloma
        黄色肉芽腫 xanthogranuloma
5. 肉芽組織型パターン granulational pattern

## a. カタルパターン catarrhal pattern（図 3-A9）

粘膜でみられる炎症パターンで，粘膜表面への好中球を含有する粘稠な粘液の分泌を特徴とする。副鼻腔や喉頭などの気道粘膜や体腔の炎症で使用される用語である．増殖性パターンを伴っていることが多い。カタル性炎症という用語は古くから使用されてきたが，現代医学ではあまり用いられなくなっている．

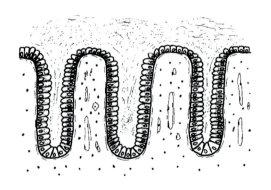

図 3-A9　Catarrhal pattern

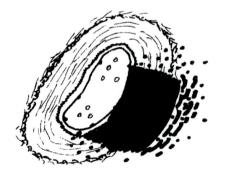

図 3-A10　Fibrinous-fibrinoid pattern

## b. フィブリン・フィブリノイドパターン fibrin-fibrinoid pattern（図 3-A10）

HE 染色標本では赤色調を呈するフィブリンあるいはフィブリン様物質の析出・沈着を特徴とする炎症パターンで，好中球の浸潤を伴っていることが多い。

## c. 壊死性パターン necrotizing pattern

壊死を主体とする炎症で，一定の範囲で壊死巣が広がっている場合をいう。個々の細胞が壊死に陥って欠損している単細胞壊死（spotty necrosis）は含まれない。核の染色性が完全に消失している一方で，細胞や組織の輪郭が保持されている場合は凝固壊死（coagulation necrosis），輪郭が全く消失している場合は乾酪壊死（caseation necrosis）あるいは融解壊死（liquefaction necrosis）という。

## d. 富細胞性パターン cellular pattern

炎症細胞に富む炎症パターンで，出現細胞によって好中球優勢型，リンパ球優勢型，好酸球優勢型，組織球・マクロファージ優勢型などに細分される。豊富な細胞質を有するために上皮細胞に類似した形態を示すマクロファージ（類上皮細胞）の集簇巣は特に肉芽腫 granuloma とよばれる。肉芽腫は後述する肉芽組織と区別されるべき用語であるが，慣例的に現在でも"肉芽腫"の用語が用いられる病変がある。そのような例として"化膿性肉芽腫 pyogenic granuloma（＝分葉状毛細血管腫）"，"珪素肉芽腫 silicotic granuloma（＝珪肺結節 silicotic nodule）"，"硝子化肉芽腫 hyalinizing granuloma"などが挙げられる。

肉芽腫は中心部に壊死を伴うか否かによって壊死性肉芽腫（necrotizing granuloma），非壊死性肉芽腫（non-necrotizing granuloma）に 2 分されるが，組織学的特徴に基づいてさらに細分することが可能である。

### 1）サルコイド肉芽腫 sarcoidal granuloma（図 3-A11）

細胞質が豊富で辺縁の境界が明瞭なマクロファージである類上皮細胞（epithelioid cell）の結節性集簇で構成される。中心部では壊死が認められない。周囲の炎症細胞浸潤が軽微であ

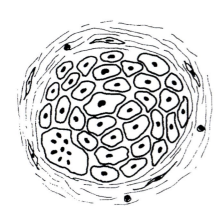

図 3-A11 Sarcoidal granuloma

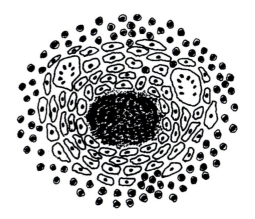

図 3-A12 Caseating (tuberculoid) granuloma

るか全く存在しないものは特に裸結節（naked tubercle）とよばれる。サルコイドーシスで認められるが，同様の肉芽腫は郭清リンパ節で偶然みられることがある．このような肉芽腫は非特異的で，臨床的意義は不明である。

### 2）乾酪性肉芽腫 caseating granuloma（図 3-A12）

中心部で乾酪壊死を伴う類上皮細胞の結節性集簇をいう。結核症でみられる肉芽腫が典型的であるため，類結核肉芽腫 tuberculoid granuloma ともよばれる。肉芽腫の周囲ではリンパ球浸潤が認められることが多い。

### 3）化膿性肉芽腫 suppurative granuloma（図 3-A13）

類上皮細胞の結節状集簇の中心部で好中球の集合巣が認められる。猫ひっかき病，深在性真菌症などで認められる。

### 4）柵状肉芽腫 palisaded granuloma（図 3-A14）

組織球の集簇で構成されるが，類上皮細胞を含むとは限らない。中心部では粘液，フィブリ

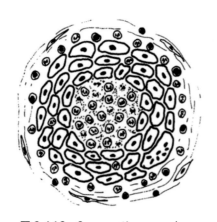

図 3-A13　Suppurative granuloma

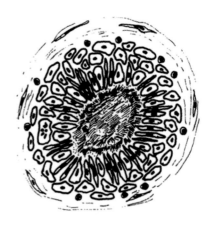

図 3-A14　Palisaded granuloma

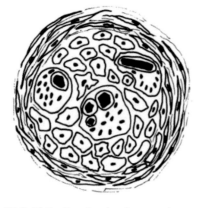

図 3-A15　Foreign body granuloma

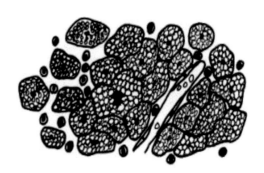

図 3-A16　Xanthomatous change

ン，変性した膠原線維，尿酸結晶，脂質などの異物が存在し，これらを取り囲むマクロファージの核の長軸が中心部に向かって柵状に配列している。痛風結節（gouty tophus），リウマトイド結節（rhuematoid nodule），環状肉芽腫（granuloma annulare）などで認められる。

### 5）異物肉芽腫 foreign body granuloma（図 3-A15）
異物に対する反応として生じたマクロファージの集簇巣で，異物型の多核巨細胞が出現する。

### 6）黄色肉芽腫 xanthogranuloma（図 3-A16）
主として泡沫状の細胞質を有するマクロファージ（foamy histiocytes, foamy macrophage）の集簇で構成される肉芽腫をいう。

## e. 肉芽組織型パターン granulational pattern（図 3-A17）
線維芽細胞と毛細血管の増生で構成される組織反応をいう。

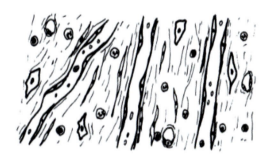

図 3-A17　Granulational pattern

## B 腫瘍性病変でみられるパターン

### 1. 腫瘍の増殖パターン

腫瘍は前述したように①腫瘍細胞が接着して特定の構築を示す類器官パターン（organoid pattern），②腫瘍細胞の間に細胞外基質が介在し，びまん性に増殖する組織様パターン（histoid pattern），③両者が混在する類器官・組織パターン（organoid-histoid pattern）の三つのパターンを示す。また，単一の腫瘍の中で性格が異なる複数の成分が存在していることがある。一種類の成分で構成される場合は単相性（monophasic）（**図 3-B1**），二種類の成分で構成される場合は二相性（biphasic）（**図 3-B2**），三種類以上の成分を含有する場合は多相性（polyphasic）と表現する（**図 3-B3**）。多くの腫瘍は単相性である。二相性の腫瘍の代表的な例として，唾液腺の多形腺腫（pleomorphic adenoma）（混合腫瘍 mixed tumor），癌肉腫（carcino-sarcoma），滑膜肉腫（synovial sarcoma）が挙げられる。

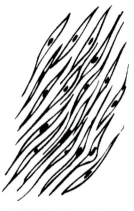

図 3-B1　Monophasic

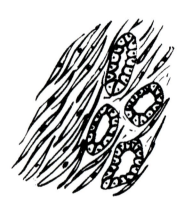

図 3-B2　Biphasic

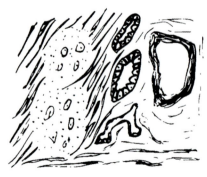

図 3-B3　Polyphasic

図 3-B4　Acinar

## 腫瘍成分の構成・配列による分類

1. 類器官パターン organoid pattern
2. 組織様パターン histoid pattern（びまん性パターン diffuse pattern）
3. 類器官・組織様パターン organoid-histoid pattern

## 腫瘍成分の違いによる分類

1. 単相性 monophasic
2. 二相性 biphasic
3. 多相性 polyphasic

## 〔上皮性腫瘍〕

　上皮性腫瘍では，その発生起源である上皮細胞と同様に腫瘍細胞同士が接着装置などで直接接しており，胞巣（nest）とよばれる集合体を形成することが多い。これを表現する類器官パターンという名称は，腫瘍胞巣が様々な上皮の構築を模倣することに由来している。以下に代表的な類器官パターンを述べる。

### a. 空隙を有するパターン cavity-forming pattern

　腺管パターン（glandular pattern）が代表的で，盲端におわる腺の分泌部を模倣し，ラズベリーのような腺房パターン（acinar pattern）（図 3-B4），細長い管状パターン（tubular pattern）（図 3-B5）に細分することができる。濾胞パターン（follicular pattern）（図 3-B6），蜂窩様パターン（honeycomb pattern）（図 3-B7），篩状パターン（cribriform pattern）（図 3-B8）などもある。これらは腺腫，腺癌で認められることが多い構築パターンである。

### b. 偽腺管パターン pseudoglandular pattern（図 3-B9）

　充実性胞巣の中で腫瘍細胞が壊死に陥って消失したり，固定および標本作製過程で接着して

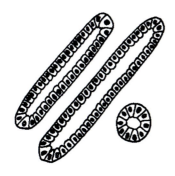

図 3-B5　Tubular

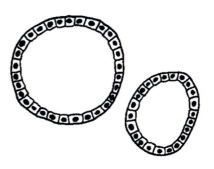

図 3-B6　Follicular pattern

いた腫瘍細胞が離解するために空隙が形成されて腺管にみえることがある。このパターンを示す扁平上皮癌が腺癌や腺扁平上皮癌と誤認されることがある．

### c. アダマンチノーマ様パターン adamantinomatous pattern（図 3-B10）

充実性胞巣の中心部で腫瘍細胞が接着性を失い，星芒状の細胞が突起を伸ばして不完全に接着している状態をいう。アダマンチノーマ，エナメル上皮腫，頭蓋咽頭腫などで認められる。

### d. 面皰パターン comedo pattern（図 3-B11）

充実性胞巣の内部が壊死に陥ったために，空隙が形成された状態をさす。内腔には好酸性無構造の物質が貯留しているが，濃縮したり，断片化した核が内部に残存しているため，壊死物質であることがわかる。

### e. ロゼット rosette（図 3-B12）

充実性増殖を背景として腫瘍細胞が同心円状に配列するために腺腔を形成しているようにみえる構造をロゼットという。内部に空隙が形成されているものを真のロゼット（true rosette），

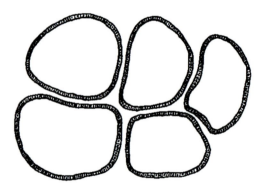

図 3-B7　Honeycomb pattern

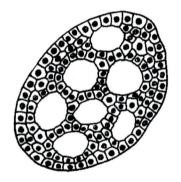

図 3-B8　Cribriform pattern

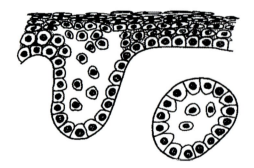

図 3-B9　Pseudoglandular pattern

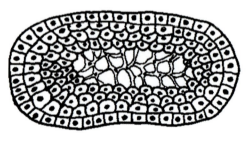

図 3-B10　Adamantinomatous pattern

空隙が存在しないものを偽ロゼット（pseudorosette）という。

　真のロゼットとして上衣腫（ependymoma）で認められる上衣腫ロゼット（ependymal rosette），網膜芽細胞腫で認められる Flexner-Wintersteiner 型ロゼットが知られている。偽ロゼットとして，上衣腫でみられる血管周囲ロゼット（perivascular pseudorosette），神経芽細胞腫，髄芽腫，未分化神経外胚葉性腫瘍 PNET で認められる Homer Wright ロゼットが知られている。

### f. 円柱腫パターン cylindromatous pattern（図3-B13）

　充実性胞巣の内部に間質性の粘液や硝子化間質，基底膜物質の沈着が存在するために一見空隙が存在するようにみえるため，篩状パターンに類似するが，真の細胞間空隙は存在しない。代表的な腫瘍として皮膚の円柱腫，類基底扁平上皮癌，腺様囊胞癌が挙げられる。

### g. 乳頭状パターン papillary pattern（図3-B14）

　線維血管性の間質を細胞が覆っている構築パターンを乳頭状パターン papillary pattern と表現する。多くは粘膜から突出する外向性発育（exophytic growth）による隆起性病変を形成するが，間質側に陥入して内向性発育（endophytic growth）を示すこともある。前述の

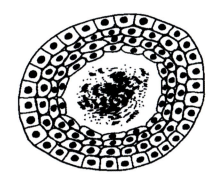

図 3-B11　Comedo pattern

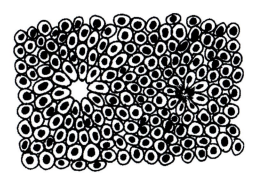

図 3-B12　Rosette

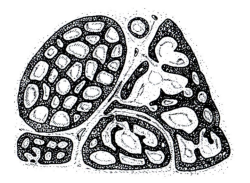

図 3-B13　Cylindromatous pattern

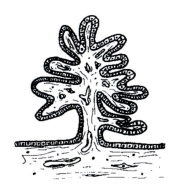

図 3-B14　Papillary pattern

腺腔内に突出する乳頭状発育を示す腫瘍もある。乳頭状に増殖する悪性腫瘍は腺癌であることが多いが，尿路上皮癌も乳頭状発育を示す。扁平上皮癌もときに乳頭状発育を示す。良性腫瘍の例としては扁平上皮乳頭腫，尿路上皮乳頭腫などが挙げられる。

線維血管性の芯を伴わずに腫瘍細胞が重積して突出する発育様式は微小乳頭状パターン（micropapillary pattern）とよばれる。間質内に浸潤している場合には腫瘍細胞の集塊と間質の間に裂隙が形成される。これを浸潤性微小乳頭状パターン（invasive micropapillary pattern）という。この場合は腫瘍細胞の極性の逆転（"inside-out"）が生じている。すなわち腫瘍細胞の基底部が集塊の中央側で，細胞の先端側（apical side）が間質側を向いている。このパターンは大腸癌，卵巣漿液性癌，尿路上皮癌，肺癌（腺癌），乳癌などで認められるもので，腫瘍の転移リスクが高いことが知られている。標本作製の過程で充実性の腫瘍胞巣と間質の間に裂隙が生じた場合には一見微小乳頭状発育に類似する。

充実性増殖を主体とする腫瘍において，腫瘍細胞が壊死に陥るなどして消失する一方で線維血管性の間質の周囲の腫瘍細胞が残存するために，一見乳頭状発育を示すことがある。これを偽乳頭状パターン（pseudopapillary pattern）という。

### h. 絨毛状パターン villous pattern（図 3-B15）

乳頭状パターンと同様に腫瘍細胞が繊細な線維血管性の芯を覆いながら突出する外向性の発育様式だが，分枝がない点で区別される。

### i. 索状パターン trabecular pattern（図 3-B16）

細胞が帯状に配列するパターンで，特に細胞が一列ないし2列で配列するものはリボン状配列とよばれる。

### j. 充実性胞巣パターン solid nest pattern（図 3-B17）

腫瘍細胞が空隙を形成せず，充実性シート状の集合巣を形成するパターンをいう。中等大の胞巣が薄い間質や血管性の間質で隔てられているものを広義の alveolar pattern という（図3-B18）。腫瘍細胞が密集している場合には solid alveolar pattern，胞巣辺縁では細胞同士

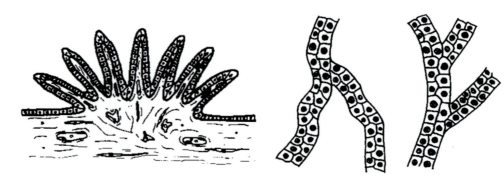

図 3-B15　Villous pattern　　　　図 3-B16　Trabecular pattern

が接着している一方，内部で細胞が離解し，疎に配列したり浮遊している場合には pseudo-alveolar pattern あるいは狭義の alveolar pattern という（図 3-B19）。小型の充実性胞巣が繊細な線維血管性間質で隔てられ，取り囲まれている場合は zellballen pattern と表現される。このパターンは褐色細胞腫（傍神経節腫）に特徴的である。

　腫瘍胞巣の形がいびつで，互いに入り組んで密に配列する場合にはジグゾーパズル配列（jigsaw puzzle arrangement）（図 3-B20）とよばれ，皮膚に発生する円柱腫でしばしば認められる。

　充実性胞巣の辺縁における核の柵状配列（peripheral cellular palisading）（図 3-B21）は基底細胞癌や類基底扁平上皮癌に特徴的である。細胞が渦巻きのように層状の配列を示す場合は whorl formation（図 3-B22）とよばれる。

## k. 一列縦隊配列 indian-in-a-file（indian file）arrangement（図 3-B23）

腫瘍細胞が膠原線維の間でサヤエンドウのように一列に配列するパターンで，乳腺の浸潤性小葉癌でしばしば認められる。

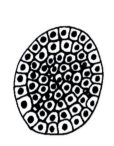

図 3-B17　Solid nest pattern

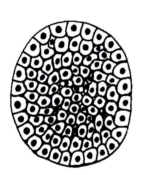

図 3-B18　Solid alveolar pattern

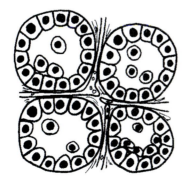

図 3-B19　Pseudoalveolar pattern

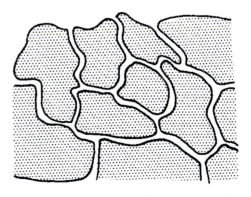

図 3-B20　Jigsaw puzzle arrangement

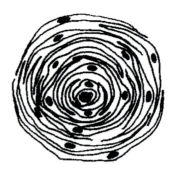

図 3-B21　Peripheral cellular palisading　　図 3-B22　Whorl formation

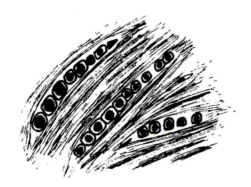

図 3-B23　Indian-in-a-file

## 〔非上皮性腫瘍〕

　非上皮性腫瘍は組織様パターン (histoid pattern) を示すことが多い。代表的なパターンを以下に記す。

### a. 錯綜管束パターン interlacing bundle pattern（線維束パターン fascicular pattern）（図 3-B24）

　同方向に走る紡錘形細胞の束が異なる方向に走る束と錯綜する配列をいう。細長い紡錘形細胞が集合している部分の近傍で、紡錘形細胞の断面が円形であるため、円形細胞が集合しているようにみえる領域が存在する。平滑筋腫瘍などで認められる。

### b. ヘリンボーンパターン herringbone pattern（図 3-B25）

　紡錘形細胞の配列がツイードジャケットの模様、すなわち開きにしたイワシの骨格に類似していることにちなんだ名称で、矢はずあるいは杉綾模様ともよばれる。線維肉腫に特徴的なパターンであるとされてきたが、かつて線維肉腫として診断されたものの多くは現在は単相性（線維型）滑膜肉腫、低悪性度線維粘液性肉腫、デスモイド型線維腫症、孤立性線維性腫瘍、隆起性皮膚線維肉腫、悪性末梢神経鞘腫瘍などであると考えられており、この診断名が用いられることは非常に稀である。

### c. 核柵状配列 nuclear palisading（図 3-B26）

紡錘形細胞の核が一列に並び，いわゆる観兵状あるいは柵状に配列した状態をいう。

### d. 車輪様配列 cartwheel pattern（図 3-B27）と花むしろ様配列 storiform pattern（図 3-B28）

紡錘形細胞が毛細血管を中心として，あるいは無構造物を中心に放射状に配列しているものを車輪様配列とよび，これらが複数あるいは多数存在するものを花むしろ様配列とよぶ。皮膚隆起性線維肉腫，未分化多形肉腫（いわゆる悪性線維性組織球腫）などでみられる。

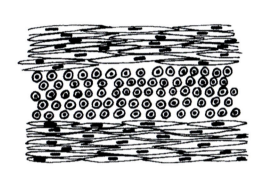

図 3-B24　Fascicular (interlacing bundle) pattern

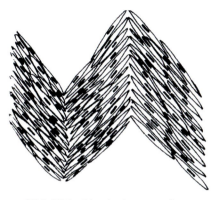

図 3-B25　Herringbone pattern

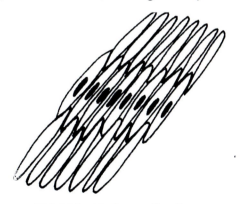

図 3-B26　Nuclear palisading

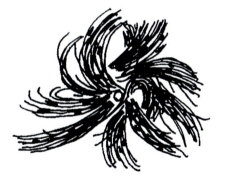

図 3-B27　Cartwheel arrangement

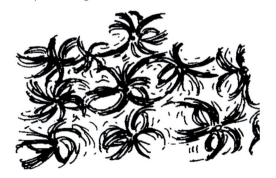

図 3-B28　Storiform pattern

### e. 血管線維性パターン vascular and fibrous pattern（図 3-B29）

血管成分と線維成分（あるいは紡錘形細胞成分）で構成されるものをいう。

### f. 吻合血管パターン anastomosing vascular channel pattern（図 3-B30）

血管線維性パターンの中で特に血管腔が入り組む，吻合しているようにみえるものをいう。血管腫，血管肉腫などで認められる。

### g. 血管内皮腫パターン hemangioendotheliomatous pattern（図 3-B31）

血管が主体の血管線維性パターンをいうが，完成された血管構築がみられないことが多く，血管腔の形成が不明瞭であることもある．類上皮血管内皮腫がその原型である。

### h. 血管周皮腫パターン hemangiopericytomatous pattern（図 3-B32）

血管線維性パターンの中で間質成分が腫瘍細胞で占められており，血管成分よりも優勢であるパターンをいう。孤立性線維性腫瘍，滑膜肉腫，低異型度子宮内膜間質肉腫など，様々な間葉系腫瘍で認められる。かつて血管周皮腫（hemangiopericytoma）と診断されていた腫瘍の殆どはこれらの間葉系腫瘍であり，現在は血管周皮腫の名称が残されている腫瘍は殆どない。

### i. 鶏足様血管配列 chicken foot vascular arrangement（網状血管パターン plexiform vascular pattern）（図 3-B33）

鶏の足跡に類似した走行を示す繊細な小血管構築をいう。粘液型脂肪肉腫の特徴の一つである。

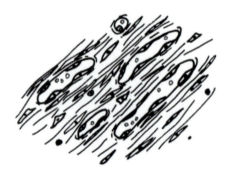

図 3-B29　Vascular and fibrous pattern

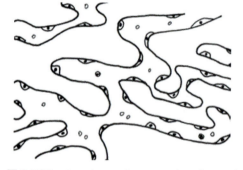

図 3-B30　Anastomosing vascular channel pattern

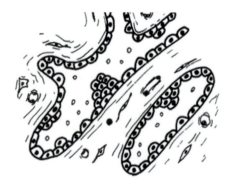

図 3-B31　Hemangioendotheliomatous pattern

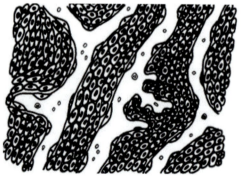

図 3-B32　hemangiopericytomatous pattern

## j. ケロイドパターン keloidal pattern（図 3-B34）

腫瘍の間質が緻密結合織からなり，赤く厚くなっているものを keloidal pattern とよぶ。

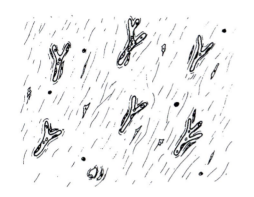

図 3-B33　Chicken foot vascular arrangement

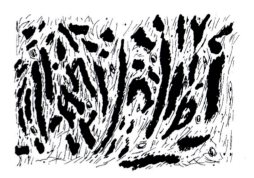

図 3-B34　Keloidal pattern

## k. 骨梁構造 bony trabecular structure

骨梁構造が著明な構築をいう。

### 〔複数のパターンを示す成分で構成される腫瘍〕

　実際にはこれまで述べてきたパターンが混在する腫瘍が少なくない。その中で，細胞像や分化の方向が異なる成分で構成されている場合には前述のように二相性腫瘍（biphasic tumor）あるいは多相性腫瘍 (polyphasic tumor) という。その一方で，構築パターンが異なるのみで，腫瘍細胞の形態や表現型に大きな違いがみられない場合，あるいは高分化〜中分化成分が混在しているに過ぎない場合は二相性，多相性という表現は用いない。

　二相性腫瘍のパターンには，①高分化成分と未分化成分が混在するもの，②異なる分化方向を示す成分で構成されるもの，がある。後者はさらに系統（上皮性，非上皮性）が同じだが分化方向が異なる成分で構成される腫瘍（例．腺扁平上皮癌），系統が全く異なる分化を示す成分で構成される腫瘍(例．癌肉腫)，に分けられる。構成成分の一方が良性でもう一方が悪性(例．子宮・卵巣腺肉腫 adenosarcoma），一方が腫瘍性でもう一方が非腫瘍性であることもある（例．リンパ上皮腫）。三相性あるいは多相性の腫瘍としては 3 胚葉に由来する組織成分で構成される奇形腫（teratoma）あるいは奇形癌肉腫（teratocarcinosarcoma）が代表的である。

## 2. 腫瘍の細胞像

　腫瘍はクローナルな細胞増殖で構成されるため，基本的には一種類の細胞で構成されると考えることができるが，実際には前述した単相性（monophasic）の腫瘍であっても異なる形態を示す二種類以上の細胞で構成されていることが少なくない。腫瘍の中には特徴的な細胞像を認識することによって診断が容易に確定するものも存在する。従って，組織構築パターンと

ともに特徴的な細胞形態に精通しておくことが望ましい。ここでは代表的な腫瘍細胞の形態の中で，パターン分類に関係するものを取り上げる。

主な腫瘍細胞

1. 小円形細胞 small round cell（lymphocytoid cells）（**図 3-B35**）
2. 多稜形細胞 polygonal（polyhedral）cell（**図 3-B36**）
3. 扁平細胞 flat（simple squamous）cell（**図 3-B37**）
4. 印環細胞 signet-ring cell（**図 3-B38**）

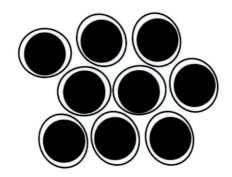

図 3-B35　Small round cell（lymphocytoid cells）
小型リンパ球の 2 倍程度までの細胞で，細胞質を少ないものをいう

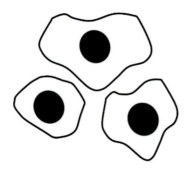

図 3-B36　Polyhedral cell

図 3-B37　Flat（simple squamous）cell

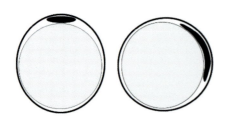

図 3-B38　Signet-ring cell

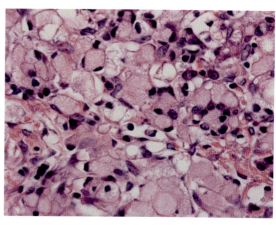

胃原発の印環細胞癌の卵巣転移（Krukenberg 腫瘍）

5. 立方状細胞 cuboidal cell（図 3-B39）
6. 円柱状細胞 columnar cell（図 3-B40）
7. 杭垣状外観 picket fence appearance (picket fence nuclear arrangement)（図 3-B41）
8. 鋲釘様外観 hobnail appearance（図 3-B42）
9. 重層扁平上皮細胞 stratified squamous cell（図 3-B43）
10. 尿路（移行）上皮細胞 urothelial cell（transitional cell）（図 3-B44）

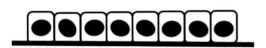

図 3-B39　Cuboidal cell

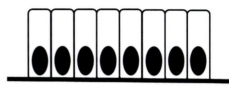

図 3-B40　Columnar cell

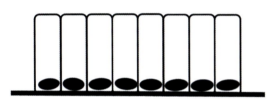

図 3-B41　Picket fence appearance
(picket fence nuclear arrangement)
円柱細胞からなる一層の上皮において核が基底部に位置し、柵状に配列している。

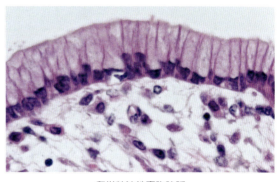

卵巣粘液性嚢胞腺腫

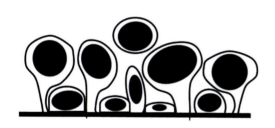

図 3-B42　Hobnail appearance
核が細胞上端，内腔側に位置し，細胞上端の細胞質が基底部のそれよりも多い状態をいう。

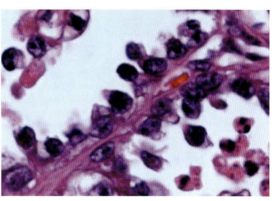

卵巣明細胞癌

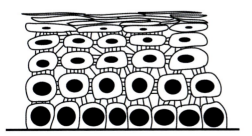

図 3-B43　Stratified squamous cell

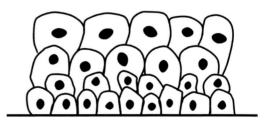

図 3-B44　Urothelial cell

11. 巨細胞 giant cell
　　ラングハンス型 Langhance type（図 3-B45）
　　異物型 foreign body type（図 3-B46）
　　ツートン型 touton type（図 3-B47）
　　破骨細胞型 osteoclast type（図 3-B48）
　　小花状 floret-like（図 3-B49）

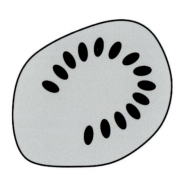

図 3-B45　Langhans type giant cell

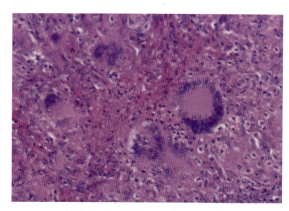

肺結核症でみられた Langhans 型巨細胞

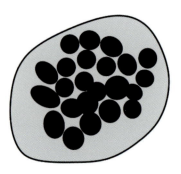

図 3-B46　Foreign body type giant cell

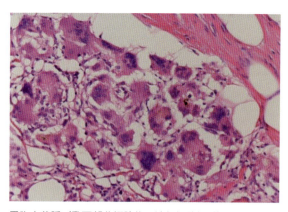

異物肉芽腫（乳房部分切除後の追加切除組織）を構成する異物型巨細胞

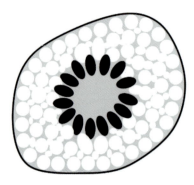

図 3-B47　Touton type giant cell

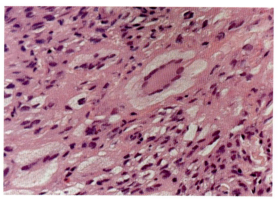

若年性黄色肉芽腫で認められた Touton 型巨細胞

B．腫瘍性病変でみられるパターン ● 51

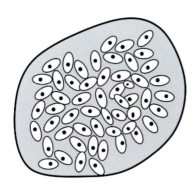

図 3-B48　Osteoclast type giant cell

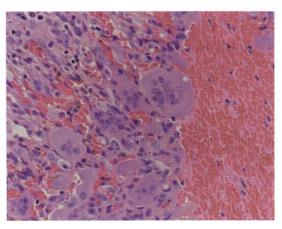

動脈瘤性骨嚢胞で認められた破骨細胞型巨細胞

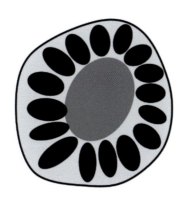

図 3-B49　Floret-like giant cell（floret cell）
細胞質辺縁部に花冠状，同心円状に配列する多数の核を有し，中央の細胞質が豊富で好酸性に濃染する多核巨細胞である。Touton 型巨細胞に類似するが，核の外側には細胞質がほとんど存在していない点で異なる。一般に核は濃染し，異型がみられる。多形脂肪腫，硬化型脂肪肉腫などで認められる

12. 紡錘形細胞 spindle cell（**図 3-B50**）
　　先細りの核を有する紡錘形細胞 spindle cell with nucleus of tapering end（**図 3-B51**）
　　鈍端な核を有する紡錘形細胞 spindle cell with nucleus of blunt end (cigar-shaped nucleus)（**図 3-B52**）
　　波状紡錘形細胞 wavy spindle cell（**図 3-B53**）
　　鋸歯状核を有する紡錘形細胞 spindle cell with indented nucleus（**図 3-B54**）

図 3-B50　Spindle cell

図 3-B51　Spindle cell with nucleus of tapering end

52 ● 3. 病理組織形態のパターン認識

図 3-B52　Spindle cell with nucleus of blunt end (cigar-shaped nucleus)

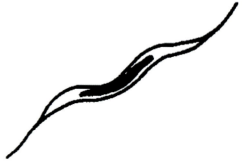

図 3-B53　Wavy spindle cells

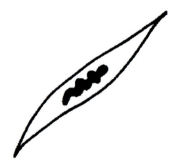

図 3-B54　Spindle cells with indented (or cel-like) nucleus

13. 星芒状細胞 stellate cell（**図 3-B55**）
14. 担空胞細胞 physaliferous cell（spider cell）（**図 3-B56**）
15. 革ひも細胞 strap cell（**図 3-B57**）
16. 筋状細胞 myoid cell（**図 3-B58**）
17. 膨大細胞 oncocyte（**図 3-B59**）

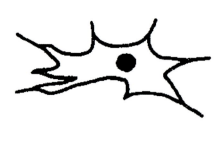

図 3-B55　Stellate cell

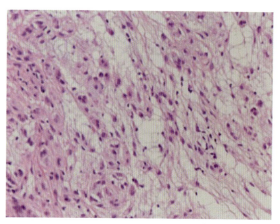

神経鞘粘液腫で認められた stellate cells

B．腫瘍性病変でみられるパターン ● 53

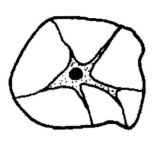

図 3-B56　Physaliferous（spider）cell

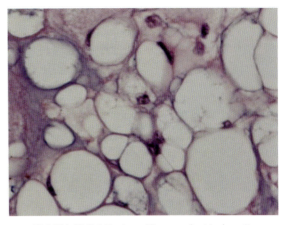

脊索腫を構成する physaliferous（spider）cells

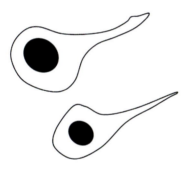

図 3-B57　Strap cell
(tadpole cells, racket-shaped cell)

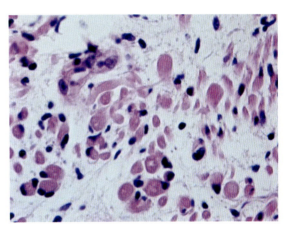

横紋筋肉腫

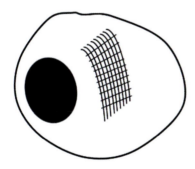

図 3-B58　Myoid cell

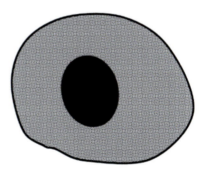

図 3-B59　Oncocyte

18. 顆粒細胞 granular cell（**図 3-B60**）
19. 泡沫細胞 foam cell（**図 3-B61**）
20. キャタピラ様核を有する細胞 cell with caterpillar nuclei（**図 3-B62**）

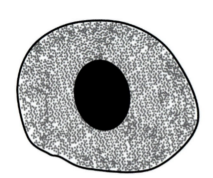

図 3-B60　Granular cell

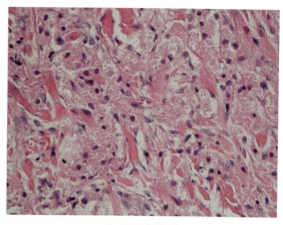

乳房顆粒細胞腫

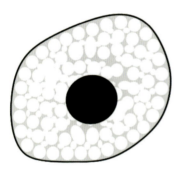

図 3-B61　Foam cell（または vacolated cells）

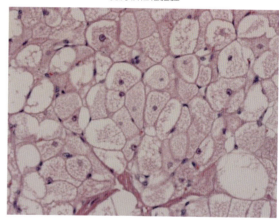

多数の微小な空胞を有するために細胞質が泡沫状の細胞で構成される褐色脂肪腫

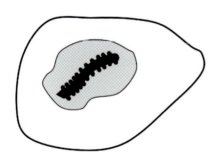

図 3-B62　Cell with catapillar nuclei
核の中央で横走する毛虫様のクロマチン凝集を示す細胞。

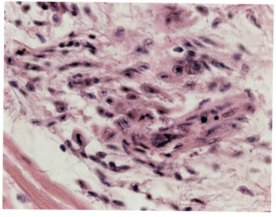

リウマチ熱の症例の心筋内で認められたアショッフ結節
Aschoff nodule

B．腫瘍性病変でみられるパターン ● 55

21. コーヒー豆様核を有する細胞 cell with coffee-bean nucleus（**図 3-B63**）
22. フクロウの目のような核を有する細胞 cell with owl eye nucleus（**図 3-B64**）
23. 鏡像核を有する細胞 cell with mirror image nucleus（**図 3-B65**）

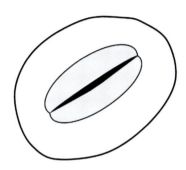

図 3-B63　Cell with coffee-bean nucleus
コーヒー豆のように，中央に横走する線状のくびれを有する核を持つ細胞。

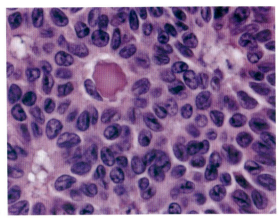

卵巣顆粒膜細胞腫

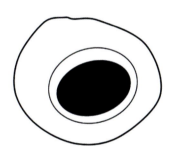

図 3-B64　Cell with owl eye nucleus
大きな封入体，または核小体を有し，その周囲に透明な領域が存在する核を有する細胞で，一見ふくろうの目のようにみえる。

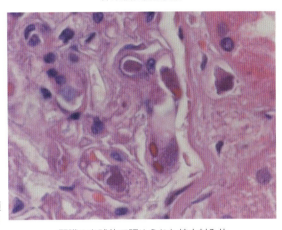

腎臓の糸球体で認められた核内封入体

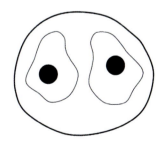

図 3-B65　Cell with mirror image nucleus
核が偶数個存在し，その配列があたかも鏡に写したように対称にならんでいるようにみえるものをいう（Reed-Sternberg cell）。

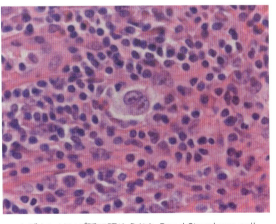

ホジキンリンパ腫で認められた Reed-Sternberg cell

## C 一般病理学におけるパターン分類と鑑別診断

### 1. 肉芽腫パターン granuloma pattern

#### a. 乾酪性（類結核）肉芽腫 caseating (tuberculoid) granulomas

1. Tuberculosis
2. Lupus vulgaris
3. Scrofuloderma
4. Leishmaniasis
5. Histoplasmosis（図 3-C1）
6. Leprosy
7. Syphilis (secondary and tertiary stage)
8. Rosacea and perioral dermatitis
9. Yersinia infection
10. Chronic granulomatous disease of childhood
11. Wegener granulomatosis（図 3-C2）

#### b. サルコイド肉芽腫 sarcoidal granulomas

1. Sarcoidosis（図 3-C3）
2. Silica, beryllium and zirconium granuloma
3. Toxoplasmosis
4. Crohn's disease（図 3-C4）
5. Sarcoid-like granuloma associated with malignancy
6. Hodgkin lymphoma

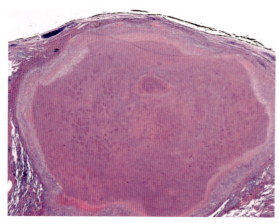

図 3-C1　Pulmonary histoplasmosis

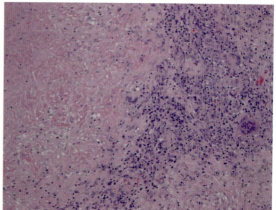

図 3-C2　Wegener granulomatosis

7. Lennert lymphoma
8. Lymphoplasmacytic and follicular lymphoma
9. Angioimmunoblastic T-cell lymphoma
10. Lichen nitidus
11. Lichen striatus
12. Tuberculosis (non-caseating)
13. Hypersensitivity and drug-induced granuloma

### c. 柵状肉芽腫 palisaded granulomas

1. Rheumatoid nodule, pseudorheumatoid nodule and rheumatic nodule（図 3-C5）
2. Gouty tophus （図 3-C6）
3. Granuloma annulare （図 3-C7）
4. Necrobiosis lipoidica

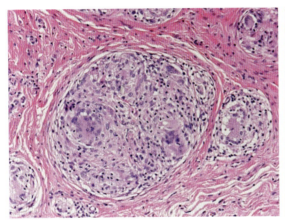

図 3-C3　Sarcoidosis

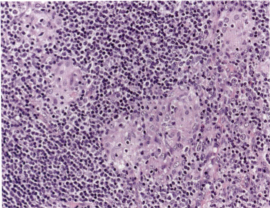

図 3-C4　Chroh's disease

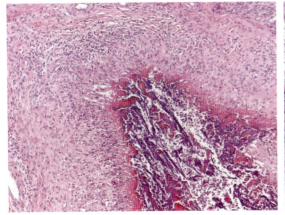

図 3-C5　Rheumatoid nodule

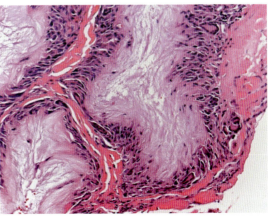

図 3-C6　Gouty tophus

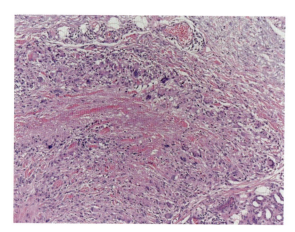

図 3-C7　Granuloma annulare

5. Palisading prostatic granuloma ("TUR granuloma")
6. Juxta-articular nodes of syphilis
7. Granulomatosis disciformis of the face
8. Wegener granulomatosis
9. Histoplasmosis
10. Tuberculosis（rare）
11. Dirofilariasis of the lung

注）石灰化巣を中心とした palisaded granuloma pattern を示すものには calcifying aponeurotic fibroma, tumoral calcinosis がある。

### d. 化膿性肉芽腫 suppurative granuloma

1. Fungal infections（sporotrichosis, その他）
2. Atypical mycobacterial infection
3. Brucellosis
4. Tularemia
5. Lymphogranuloma inguinale
6. Yersinia infection（図 3-C8）
7. Cat scratch disease（図 3-C9）
8. Folliculitis and ruptured epidermal cyst
9. Hidradenitis suppurativa
10. Halogenodermas

### e. 異物肉芽腫 foreign body granuloma

1. Vegetable materials（野菜などの食物や木材片など）
2. Suture ties / gauze（手術に使用する糸類やガーゼ）

C．一般病理学におけるパターン分類と鑑別診断 ● 59

3. Metals, talc
4. Keratin, elastic fiber など（epidermal cyst や dermoid cyst の rupture, actinic granuloma など）（**図3-C10**）
5. Exogenous material –mineral oil granuloma
6. Paraffinoma
7. Siliconoma（silicone granuloma）（**図3-C11**）
8. Lipid granuloma（endogenous and exogenous）

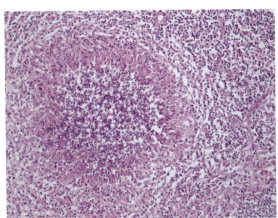

図3-C8　Yersinia infection

図3-C9　Cat scratch disease

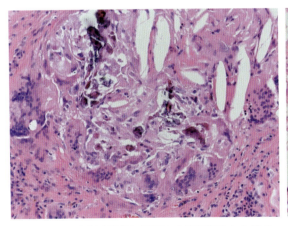

図3-C10　化学療法後に扁平上皮癌が消失した後の foreign body granuloma

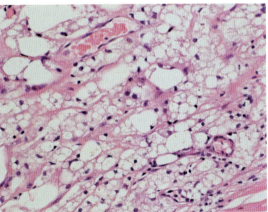

図3-C11　豊胸術後の silicone granuloma

## 2. 黄色腫パターン xanthomatoups pattern

1. Xanthoma（xanthelasma, verruciform xanthoma, xanthoma tuberosum multiplex, cholesterolosis を含む）（図 3-C12）
2. Xanthogranulomas, juvenile and adult
3. Reticulohistiocytoma
4. Histiocytoma（皮膚の dermatofibroma，肺のいわゆる histiocytoma を含む）
5. Lepromatous leprosy
6. Leishmaniasis
7. Xanthogranulomatous pyelonephritis, cholecystitis, and endometriosis
8. Malakoplakia（図 3-C13）
9. Rhinoscleroma

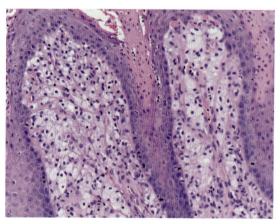

図 3-C12　Verruciform xanthoma

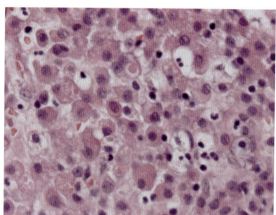

図 3-C13　Malakoplakia

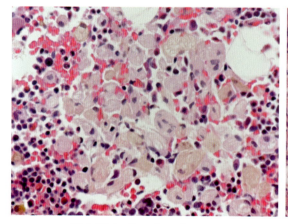

図 3-C14　Gaucher disease

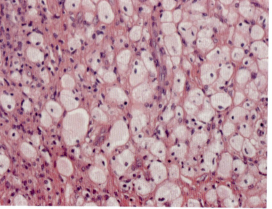

図 3-C15　Nodular tenosynovitis (giant cell tumor of tendon sheath)

10. Baloon cell nevus and melanoma
11. Panniculitis
12. Whipple disease
13. Gaucher disease（図 3-C14）
14. Nieman-Pick disease
15. Decidual tissue
16. Pigmented villonodular synovitis
17. Nodular tenosynovitis（giant cell tumor of tendon sheath）（図 3-C15）
18. Renal cell carcinoma
19. Prostatic carcinoma
20. Signet-ring cell carcinoma of the stomach
21. Schwannoma
22. Hibernoma
23. Peripheral T-cell lymphoma with hemophagocytosis（"malignant histiocytosis"）
24. Langerhans cell histiocytosis（"histiocytosis X"）（図 3-C16）
25. Rosai-Dorfman disease（図 3-C17）

このパターンを示すものは，存在部位，炎症パターンが主か，腫瘍パターンが主かによって鑑別診断のリストが異なってくる．

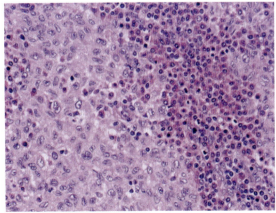

図 3-C16　Langerhans cell histiocytosis

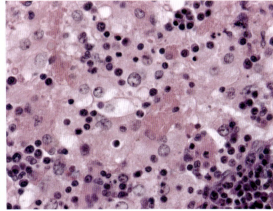

図 3-C17　Rosai-Dorfman disease

## 3. 形質細胞優勢パターン plasma cell dominant pattern

1. Plasma cell myeloma / plasmacytoma（図 3-C18）
2. Plasma cell granuloma
3. Lymphoplasmacytic lymphoma（macroglobulinemia を含む）
4. Angioimmunoblastic T-cell lymphoma
5. Castleman disease, plasma cell type
6. Hodgkin lymphoma
7. Rhinoscleroma
8. Syphilis
9. Other inflammatory lesions（cutaneous plasmacytosis, mucocutaneous plasmacytosis, etc.）

## 4. ケロイド膠原線維パターン keloidal collagenous pattern

1. Keloid（図 3-C19）
2. Hypertrophic scar
3. Keloidal fibrous histiocytoma
4. Neurofibroma
5. Malignant peripheral nerve sheath tumor
6. Elastofibroma and pseudoxanthoma elasticum
7. Dermatofibroma
8. Fibromatosis and desmoid tumor（図 3-C20）
9. Solitary fibrous tumor（図 3-C21）
10. Osteoblastoma
11. Osteosarcoma（図 3-C22）

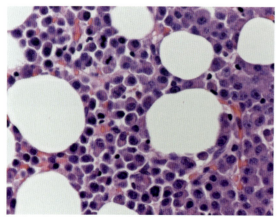

図 3-C18　Plasma cell myeloma

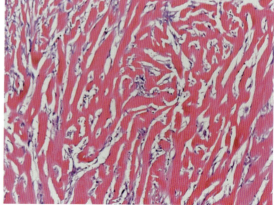

図 3-C19　Keloid

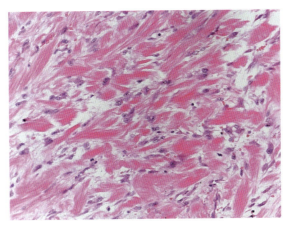
図 3-C20　Desmoid tumor

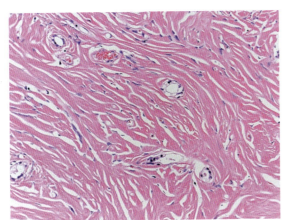
図 3-C21　Solitary fibrous tumor

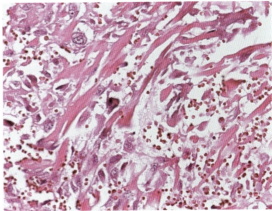
図 3-C22　Osteosarcoma

12. Lichen amyloidosus
13. Colloid milium
14. Hyalinosis cutis

## 5. 血管炎パターン vasculitis pattern

皮膚病理学におけるパターン分類の項を参照

## 6. 上皮内腫瘍（上皮内癌）パターン intraepithelial tumor (carcinoma in situ) pattern

### a. 扁平上皮 squamous epithelium

1. Diffuse

① Squamous cell carcinoma in situ（Bowen diseaseを含む）（図 3-C23）
② Dysplasia
③ Actinic（senile）keratosis
④ Clear cell carcinoma
2. Nodular
① Nevocellular nevus
② Atypical（dysplastic）nevus
③ Malignant melanoma in situ
④ Hidroacanthoma simplex
⑤ Clear cell acanthoma
⑥ Paget disease
⑦ Mycosis fungoides and adult T-cell leukemia / lymphoma
3. Scattered
① Paget disease（図 3-C24）
② Malignant melanoma in situ
③ Mycosis fungoides
注）皮膚における intraepithelial（intraepidermal）tumor rest をみた場合，次の三現象を理解しておくとよい。
Pagetoid phenomenon：皮膚付属器の，あるいは皮膚とは関係のない腫瘍細胞が epidermis に侵入し，epidermis の中に腫瘍巣を形成するもの
Bohst phenomenon：扁平上皮癌の細胞が周囲の epidermis 内に進展していき，そこで epidermis の中に腫瘍巣を形成するもの
Jadassohn phenomenon：epidermis 内で腫瘍が発生し，epidermis 内にとどまるもの

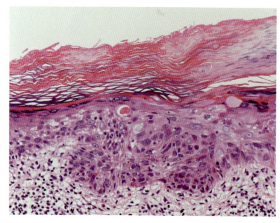

図 3-C23　Bowen disease

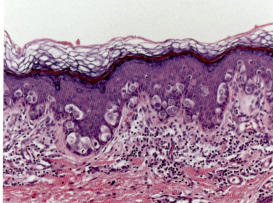

図 3-C24　Extramammary Paget disease

## b. 腺上皮 glandular epithelium

1. Papillary
   - ① Papilloma, papillary adenoma
   - ② Papillomatosis（papillary hyperplasia）
   - ③ Papillary carcinomas
2. Cribriform
   - ① Hyperplasia
   - ② Carcinomas
3. Solid
   - ① Hyperplasia
   - ② carcinomas
4. Acinar
   - ① Adenosis
   - ② Microglandular hyperplasia
   - ③ Microglandular adenoma
   - ④ Tubular carcinomas
   - ⑤ Microinvasion

## c. パジェット細胞様外観 pagetoid cell appearance

1. Paget disease
2. Mammary duct ectasia
3. Ductal carcinoma in situ of the breast
4. Melanocytic lesion（e.g. pagetoid melanoma）
5. Bowen disease
6. Solar keratosis
7. Epidermodysplasia verruciformis（of Lewandowsky and Lutz）

## d. 表皮病変における紡錘細胞外観 spindle cell appearance in epidermal lesions

1. Nevus
2. Melanoma
3. Seborrheic keratosis
4. Solar keratosis
5. Bowen disease
6. Squamous cell carcinoma（spindle cell squamous cell carcinoma）

## 7. 細胞の辺縁柵状配列を示す充実性胞巣を伴う腫瘍 tumors with solid nests with peripheral cellular palisading

1. Basal cell carcinoma of the skin（図 3-C25）
2. Basal cell adenoma（salivary gland）
3. Basaloid squamous cell carcinoma（upper aerodigestive tract, lung, esophagus, anus, uterine cervix, etc.）
4. Ameloblastoma（図 3-C26）
5. Craniopharyngioma
6. Adenocarcioma with neuroendocrine differentiation（colon, breast, uterine cervix, prostate, etc.）
7. Low-grade neuroendocrine tumor / carcinoid tumor
8. Pituitary adenoma
9. Granulosa cell tumor（ovary）
10. Sertoli-Leydig cell tumor
11. Eccrine spiradenoma
12. Trichoepithelioma and trichoblastoma
13. Thymic carcinoma
14. Desmoplastic small round cell tumor

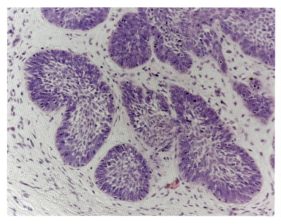
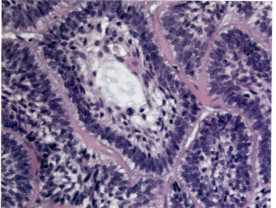

図 3-C25　Basal cell carcinoma　　　　図 3-C26　Ameloblastoma

## 8. 面疱パターンを伴う充実性胞巣を有する腫瘍 tumors showing solid nests with comedo pattern

1. Ductal carcinoma in situ of the breast
2. Salivary duct carcinoma（図 3-C27）
3. Squamous cell carcinoma
4. Basaloid squamous cell carcinoma（upper aerodigestive tract, lung, esophagus, anus, uterine cervix, etc）

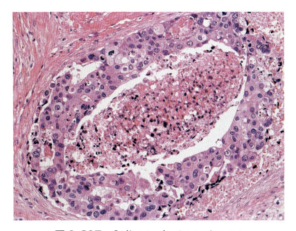

図 3-C27　Salivary duct carcinoma

## 9. 砂粒小体を伴う乳頭状増殖を示す腫瘍 tumors showing papillary growth with psamomma bodies

1. Papillary carcinoma（thyroid gland）（図 3-C28）
2. Serous carcinoma（ovary）（図 3-C29）

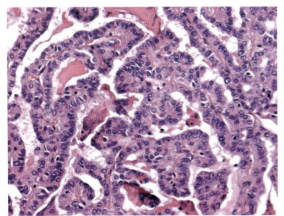

図 3-C28　甲状腺の papillary carcinom

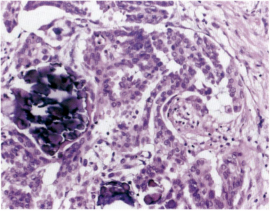

図 3-C29　卵巣の低異型度 serous carcinoma

3. Papillary renal cell carcinoma
4. Invasive adenocarcinoma of the lung
5. High-grade endometrial carcinomas
   (serous carcinoma, clear cell carcinoma, endometrioid carcinoma, etc.)
6. Adenocarcinoma of the rectum
7. Villogulandular carcinoma of the cervix
8. Malignant mesothelioma

## 10. 一列縦隊パターンを示す腫瘍 tumor showing indian-in-a-file pattern

1. Invasive carcinoma of the breast（ductal and lobular）（図 3-C30）
2. Malignant lymphoma（diffuse large B-cell, etc）
3. Carcinoma of the stomach
4. Small cell carcinoma of the lung（図 3-C31）
5. Carcinoma of the sweat gland
6. Endometrial stromal tumor
7. Pleomorphic adenoma of the salivary gland
8. Ovarian fibroma
9. Reactive synovial cells
10. Granuloma annulare
11. Malignant melanoma
12. Melanocytic nevus（nevocellular nevus）

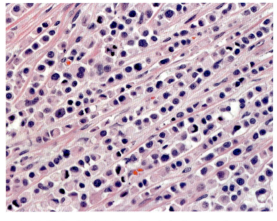
図 3-C30　乳腺の invasive lobular carcinoma

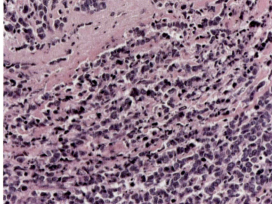
図 3-C31　肺の small cell carcinoma

## 11. 微小腺管（微小腺房）パターンを示す腫瘍 tumor showing microglandular（microacinar）pattern

1. Low-grade neuroendocrine tumor / carcinoid tumor
2. Neuroendocrine carcinomas
3. Carcinoma of the stomach
4. Acinar cell carcinoma of pancreas（図 3-C32）
5. Acinic cell carcinoma of salivary gland
6. Carcinomas or adenomas of breast, prostate, sweat gland, lung（図 3-C33, 図 3-C34）
7. Endometrioid carcinoma
8. Sertoli-Leydig cell tumor of the ovary and testis（図 3-C35）
9. Neuroblastoma

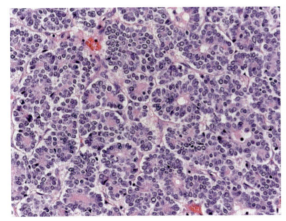

図 3-C32 膵臓の acinar cell carcinoma

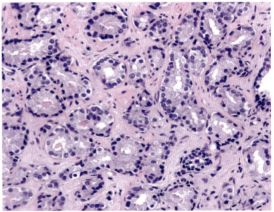

図 3-C33 前立腺の acinar adenocarcinoma

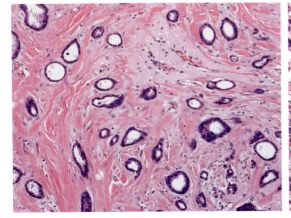

図 3-C34 乳腺の tubular carcinoma

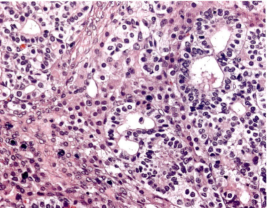

図 3-C35 卵巣の Sertoli-Leydig cell tumor

10. Microglandular adenosis of the breast
11. Microglandular hyperplasia of the cervix

## 12. 細い索状パターンを示す腫瘍 tumor showing slender trabecular pattern

1. Low-grade neuroendocrine tumor / carcinoid tumor（図 3-C36）
2. Small cell carcinoma of the lung（図 3-C37）
3. Medullary thyroid carcinoma
4. Granulosa cell tumor（図 3-C38）
5. Seminoma / dysgerminoma（図 3-C39）
6. Malignant melanoma
7. Wilms tumor（nephroblastoma）
8. Synovial sarcoma
9. Basal cell carcinoma

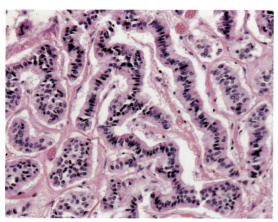

図 3-C36　卵巣の carcinoid tumor

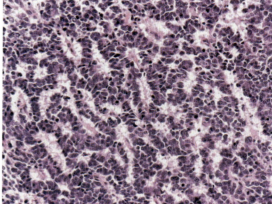

図 3-C37　肺の small cell carcinoma

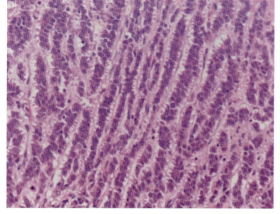

図 3-C38　卵巣の granulosa cell tumor

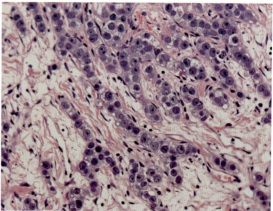

図 3-C39　卵巣の dysgerminoma

## 13. 大腺房（大濾胞：蜂窩）パターンを示す腫瘍 tumor showing macroacinar (large follicular; honeycomb) pattern

1. Cystadenoma and cystadenocarcinoma of the pancreas
2. Cystadenoma and cystadenocarcinoma of the ovary

## 14. コロイドあるいはコロイド様物質をいれた腺房構造を示す腫瘍 tumor showing glandular structures with colloid or colloid-like materials

### a. 癌 carcinoma

1. Thyroid（図 3-C40）
2. Parathyroid
3. Endometrium
4. Lung
5. Breast（図 3-C41）
6. Colon
7. Kidney
8. Salivary gland（mammary analogue secretory carcinoma）

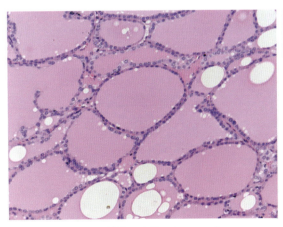

図 3-C40　甲状腺の follicular carcinoma

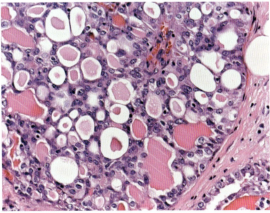

図 3-C41　乳腺の secretory carcinoma

### b. 卵巣顆粒膜細胞腫 granulosa cell tumor of ovary（図 3-C42）

### c. 卵巣甲状腺腫 struma ovarii（図 3-C43）

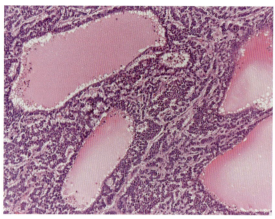
図 3-C42 卵巣の granulosa cell tumor

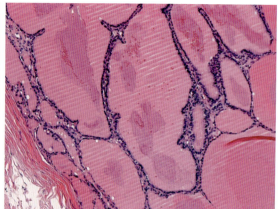
図 3-C43 卵巣の struma ovarii

## 15. 篩状パターンを示す癌 carcinomas showing cribriform pattern

### a. 好酸性細胞 eosinophilic cells からなるもの

1. Adenocarcinoma
   ① Breast（**図 3-C44**）
   ② Lung
   ③ Sweat gland
   ④ Salivary gland（adenoid cystic carcinoma）
   ⑤ Pancreas and biliary tract
   ⑥ Ovary
   ⑦ Endometrium

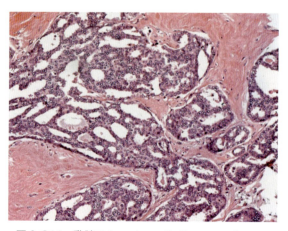
図 3-C44 乳腺の invasive cribriform carcinoma

## b. 好塩基性細胞 basophilic cells からなるもの

1. Adenocarcinoma
    ① Stomach
    ② Small intestine and colon（図 3-C45）
    ③ Pancreas
    ④ Biliary tract
    ⑤ Endometrium and uterine cervix
    ⑥ Ovary

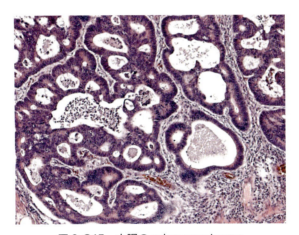

図 3-C45　大腸の adenocarcinoma

## c. 円柱状の淡明細胞 clear cells かなるもの

1. Adenocarcioma
    ① Salivary gland
    ② Breast
    ③ Prostate
    ④ Pancreas

## 16. 円柱腫パターンを示す腫瘍 tumors showing cylindromatous pattern

### a. 腺様嚢胞癌 adenoid cystic carcinoma

1. Salivary gland（図 3-C46）
2. Skin
3. Lacrimal gland
4. Respiratory tract
5. Breast（図 3-C47）

6. Bartholin's gland
7. Endocervix

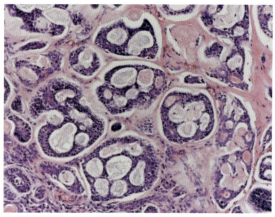

図 3-C46　耳下腺の adenoid cystic carcinoma

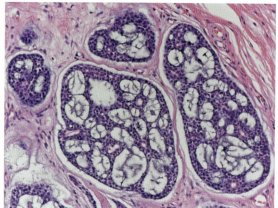

図 3-C47　乳腺の adenoid cystic carcinoma

**b. 唾液腺多形腺腫 pleomorphic adenoma of the salivary gland**

**c. 粘液乳頭状上衣腫 myxopapillary ependymoma**

**d. エナメル上皮腫 ameloblastoma**

**e. 膠原性小球症 collagenous spherulosis: breast, salivary gland (non-neoplastic)**

## 17. 格子（網状）パターンを示す腫瘍 tumors showing latticework (reticular) pattern

### a. 管腔格子パターン luminal latticework pattern – 管腔を形成するもの

1. Yolk sac tumor （図 3-C48）
2. Clear cell carcinoma of ovary, endometrium, and uterine cervix （図 3-C49）
3. Adenomatoid tumor of female and male genital organs （図 3-C50）
4. Acinic cell carcinoma of salivary gland
5. Pleomorphic adenoma of salivary gland

### b. 粘液間質様格子パターン myxoid stromal latticework pattern – 粘液基質の沈着によるもの

1. Synovial sarcoma （図 3-C51）
2. Chondromyxoid fibroma

3. Chondroma and chondroblastoma
4. Wilms tumor (nephroblastoma)
5. Leiomyosarcoma（**図 3-C52**）
6. Low-grade myxofibroblastic sarcoma (myxofibrosarcoma)

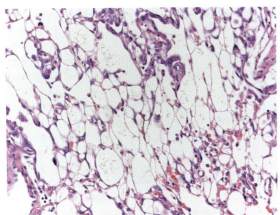

図 3-C48　精巣の yolk sac tumor

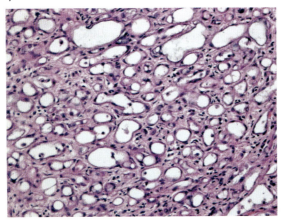

図 3-C49　卵巣の clear cell carcinoma

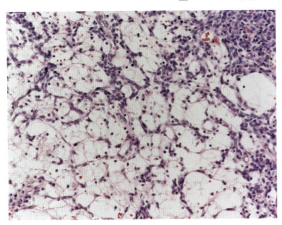

図 3-C50　卵管の adenomatoid tumor

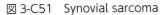

図 3-C51　Synovial sarcoma

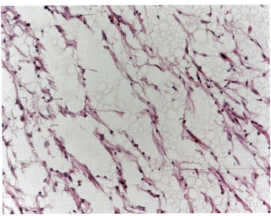

図 3-C52　子宮体部の leiomyosarcoma

7. Follicular mucinosis
8. Myxoid liposarcoma
9. Osteosarcoma

c. 空胞格子パターン vacuolar latticework pattern – 密集・集簇する細胞の細胞質の腫大 overdistension や空胞化 vacuolization によってつくられるもの（adamantinomatous pattern を含む）

1. Chordoma（図 3-C53）
2. Craniopharyngioma
3. Ameloblastoma（図 3-C54）
4. Sebaceous tumors
5. Squamous cell carcinoma
6. Renal cell carcinoma
7. Urothelial carcinoma

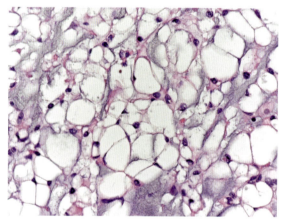

図 3-C53　Chordoma

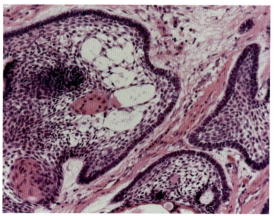

図 3-C54　下顎の ameloblastoma

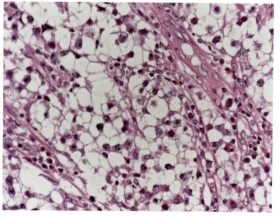

図 3-C55　精巣の seminoma

8. Choriocarcinoma
9. Seminoma（図3-C55）
10. Rhabdomyoma

## 18. ロゼットを形成する腫瘍 tumors with rosette formation

1. Neuroblastoma（図3-C56）
2. Retinoblastoma
3. Ewing sarcoma / primitive neuroectodermal tumor（図3-C57）
4. Thymoma
5. Nephroblastoma（Wilms tumor）
6. Low-grade neuroendocrine tumor / carcinoid tumor
7. Small cell carcinoma（図3-C58）
8. Granulosa cell tumor of the ovary

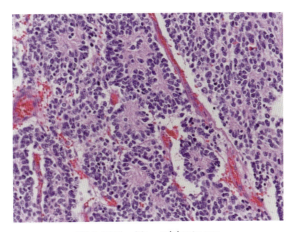

図3-C56　Neuroblastoma

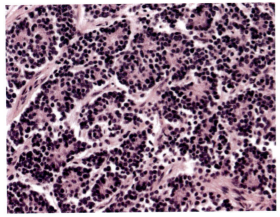

図3-C57　卵巣奇形腫に発生したPENT

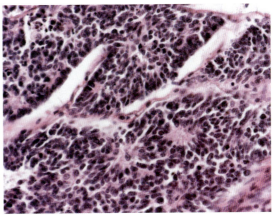

図3-C58　肺のsmall cell carcinoma

9. Synovial sarcoma
10. Merkel cell carcinoma of the skin
11. Plexiform leiomyoma of the uterus
12. Pleomorphic adenoma of the salivary gland
13. Medulloblastoma
14. Ependymoma and ependymoblastoma (embronal tumor with multilayered rosettes)

## 19. 偽ロゼット（血管周囲偽ロゼット）を形成する腫瘍 tumors showing pseudorosette (perivascular pseudorosette) formation

1. Small cell (neuroendocrine) carcinoma
2. Low-grade neuroendocrine tumor / carcinoid tumor
3. Ependymoma（図 3-C59）
4. Neuroblastoma
5. Ewing sarcoma / primitive neuroectodernal tumor

## 20. 渦巻きを形成する腫瘍 tumor with whorl formation

### a. 真珠形成 pearl formation（角化真珠 keratin pearl）

1. Squamous cell carcinoma（図 3-C60）
2. Thymoma with Hassall corpuscles
3. Trichoepithelioma
4. Pilomatricoma
5. Craniopharyngioma
6. Calcifying epithelial odontogenic tumor（Pinborg tumor）

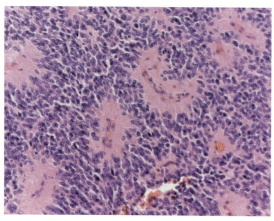

図 3-C59　Anaplastic ependymoma

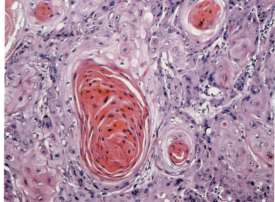

図 3-C60　子宮頸部の keratinizing-type squamous cell carcinoma で認められた keratin pearl

## b. 血管周囲線維状渦巻き（ダーツ盤）パターン perivascular fibrous whorl (dartboard) pattern

1. Castleman disease（図 3-C61）
2. Meningioma（図 3-C62）
3. Angiomatoid fibrous histiocytoma
4. Inflammatory fibroid polyp of gastrointestinal tract（図 3-C63）
5. Syphilis
6. SLE（onion skin lesion）
7. Solitary fibrous tumor
8. Pacinian neurofibroma

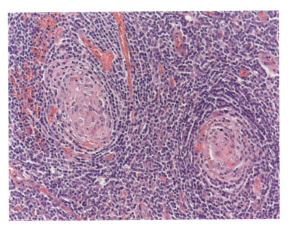

図 3-C61　Castleman disease

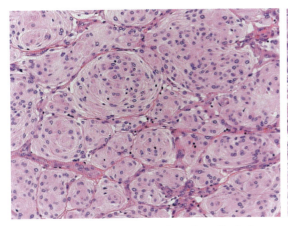

図 3-C62　Meningioma (meningothelial)

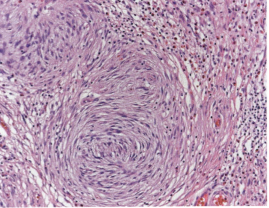

図 3-C63　小腸の inflammatory fibroid polyp

## c. 血管周囲富細胞性渦巻きパターン perivascular cellular whorl pattern

1. Glomus tumor（図 3-C64）
2. Myopericytoma（図 3-C65）

3. Leiomyoma, vascular (angioleiomyoma)
4. Solitary fibrous tumor
5. Meningioma and meningioma-like tumors
6. Angiomatoid fibrous histiocytoma（図 3-C66）
7. Synovial sarcoma
8. Low-grade endometrial stromal sarcoma

注）Extracranial meningioma：頭蓋内以外にも meningioma が発生することがある。Skull bone, scalp, orbit, paranasal sinuses, middle ear, parotid gland, skin, oral cavity, mediastinum, lung などで報告がある。

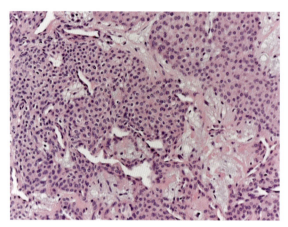

図 3-C64　Glomus tumor

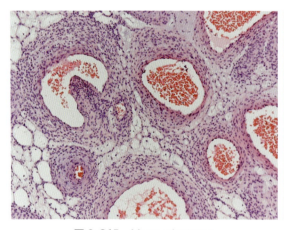

図 3-C65　Myopericytoma

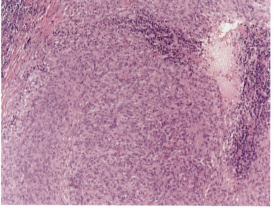

図 3-C66　Angiomatoid fibrous histiocytoma

## d. 充実性渦巻きパターン solid whorl pattern

1. Melanocytic nevus（nevocellular nevus）
2. Melanoma

3. Nephroblastoma (Wilms tumor)
4. Plexiform leiomyoma of the uterus
5. Thymoma（図 3-C67）
6. Meningioma
7. Pleomorphic adenoma
8. Schwannoma（図 3-C68）
9. Neurofibroma and neurothekeoma（図 3-C69）
10. Mesoblastic nephroma

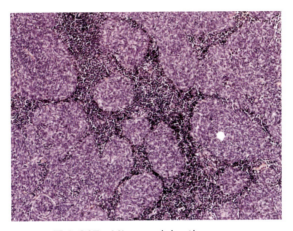

図 3-C67　Micronodular thymoma

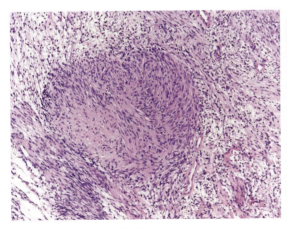

図 3-C68　Schwannoma

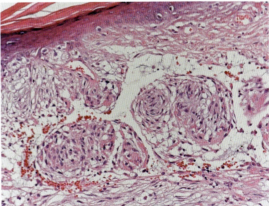

図 3-C69　Neurothekeoma

## 21. 粘液（コロイド）癌 mucinous (colloid) carcinomas

1. Breast（図 3-C70）
2. Stomach
3. Small and large intestine（図 3-C71）

4. Sweat gland（skin）
5. Gallbladder
6. Urinary bladder
7. Prostate
8. Lung

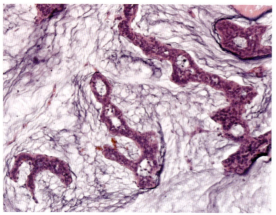

図 3-C70　乳腺の Mucinous carcinoma

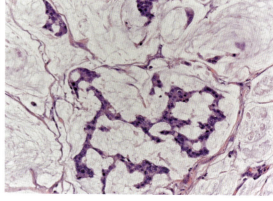

図 3-C71　直腸の Mucinous adenocarcinoma

## 22. 杭垣状に核が配列する腫瘍 tumors with picket fence nuclear arrangement

1. Mucinous tumor of the ovary（図 3-C72）
2. Mucinous tumor of the pancreas
3. Intraductal papillary mucinous neoplasm of the pancreas
4. Mucinous carcinoma of the biliary tract
5. Mucinous adenocarcinoma of the lung

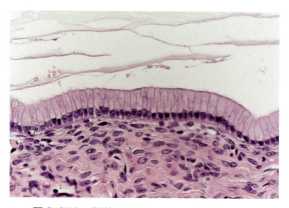

図 3-C72　卵巣の mucinous cystadenoma

6. Mucinous carcinoma of the cervix
7. Mucinous carcinoma of the salivary gland

## 23. 多形巨細胞を伴う腺癌 adenocarcinoma with pleomorphic giant cells

Tubules の形成がまだ残存し，その中に巨大な多核の腫瘍細胞が散見される

1. Lung（図 3-C73）
2. Pancreas
3. Thyroid
4. Breast
5. Endometrium

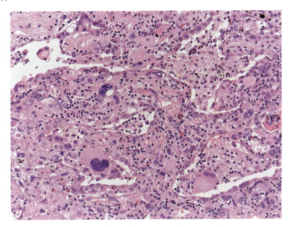

図 3-C73　肺の pleomorphic carcinoma (adenocarcinoma)

## 24. 二相性パターンを示す腫瘍 tumors showing biphasic pattern

### a. 線維腺管パターン fibroglandular pattern

1. Fibroadenoma of the breast（図 3-C74）
2. Fibroadenoma-like tumor of the vulva
3. Adenofibroma of the cervix
4. Cystadenoma or cystadenofibroma of the ovary（serous, clear cell, endometrioid borderline tumors or carcinomas）（図 3-C75）
5. Adenomyosis of the uterus
6. Endometriosis（図 3-C76）
7. Adenomyoma
8. Brenner tumor of the ovary（benign, borderline, and malignant）（図 3-C77）
9. Endometrial polyp

10. Endocervical polyp
11. Pleuropulmonary blastoma
12. Transmogrification of the lung
13. Teratoma
14. Glandular schwannoma

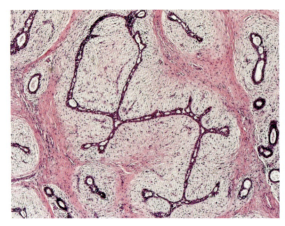
図 3-C74　乳腺の fibroadenoma

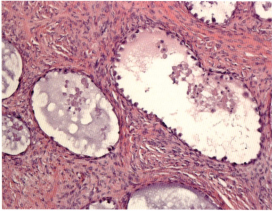
図 3-C75　卵巣の clear cell borderline tumor (adenofibroma)

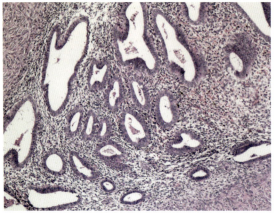
図 3-C76　卵巣の endometriosis

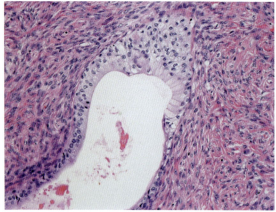
図 3-C77　卵巣の Brenner tumor

## b. 線維扁平上皮様パターン fibrosquamoid pattern

1. Ameloblastoma
2. Ameloblastic fibroma
3. Fibroepithelioma of Pinkus
4. Basal cell carcinoma of the skin
5. Brenner tumor of the ovary（図 3-C78）

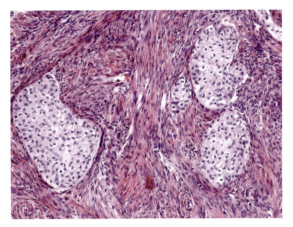

図 3-C78　卵巣の Brenner tumor

## c. 腺肉腫パターン adenosarcomatous pattern

1. Adenosarcoma
    ① Cervix
    ② Endometrium（**図 3-C79**）
    ③ Ovary
    ④ Retroperitoneum
2. Phyllodes tumor of the breast（**図 3-C80**）
3. Stromal tumor of the prostate（uncertain malignant potential and sarcoma）
4. Thymoma

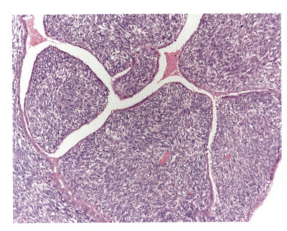

図 3-C79　子宮体部の adenosarcoma

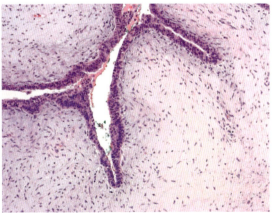

図 3-C80　乳腺の phyllodes tumor

## d. 癌肉腫パターン carcinosarcomatous pattern

1. Carcinosarcoma

① Female genital tract（endometrium, fallopian tube, ovary, etc.）（図 3-C81）
② Lung
③ Gastrointestinal tract
④ Urinary bladder
⑤ Others
2. Mesonephric carcinoma or mesonephric-like adenocarcinoma of the female genital tract
3. Renal cell carcinoma with sarcomatoid features
4. Malignant phyllodes tumor of the breast
5. Nephroblastoma（Wilms tumor）（図 3-C82）
6. Hepatoblastoma
7. Pulmonary blastoma（図 3-C83）
8. Malignant mixed tumor of the salivary gland
9. Synovial sarcoma

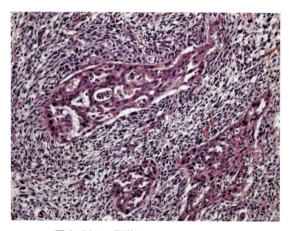

図 3-C81　卵巣の carcinosarcoma

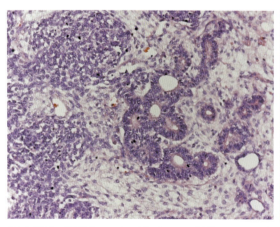

図 3-C82　腎臓の nephroblastoma（Wilms tumor）

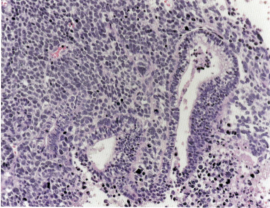

図 3-C83　Pulmonary blastoma

10. Malignant mesothelioma
11. Malignant melanoma

### e. 扁平上皮成分を伴う癌肉腫 carcinosarcoma with squamous element

1. Carcinosarcoma of the cervix
2. Spindle cell (sarcomatoid) squamous cell carcinoma
   ① Esophagus
   ② Head and neck (oral cavity, larynx, etc)

### f. リンパ上皮パターン lymphoepithelial pattern

1. Thymoma
2. Lymphoepithelial lesion
   ① Lymphoepithelial sialadenitis (LESA)
   ② Marginal zone lymphoma of mucosa-associated lymphoid tissue (MALToma)
   (図 3-C84)
3. Lymphoepithelioma (lymphoepithelioma-like carcinoma)
   ① Nasopharynx (図 3-C85)
   ② Salivary gland
   ③ Lung
   ④ Mediastinum
   ⑤ Uterine cervix
   ⑥ Others
   注) Lymphoepithelioma-like carcinoma には細胞境界が不明瞭な腫瘍細胞のシート状増殖で構成される辺縁が明瞭な胞巣を形成する Regaud パターンを示すものと，接着性に乏しい腫瘍細胞の個別性かつびまん性浸潤を特徴とする Schminke パターン

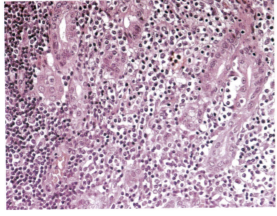

図 3-C84　胃の marginal zone lymphoma (MALToma)

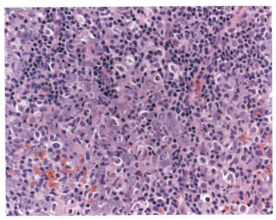

図 3-C85　上咽頭の lymphoepithelioma-like carcinoma

を示すものがある。これら二つのパターンが混在していることもある。

4. Cutaneous lymphadenoma（variant of trichoblastoma）
5. Branchial cleft carcinoma
6. Carcinoma with medullary features of the breast
7. Metastatic carcinoma in the lymph node
8. Warthin tumor（図 3-C86）
9. Seminoma（testis）and dysgerminoma（ovary）
10. EBV-associated adenocarcinoma of the stomach

## g. 異所性成分を伴う悪性末梢神経鞘腫瘍（トリトン腫瘍）malignant peripheral nerve sheath tumors with heterologous component (Triton tumor)

注）Collision tumor, composition tumor

## h. 二つの異なる方向への分化を示す上皮性腫瘍 epithelial tumors with two different differentiation

1. Adenosquamous carcinoma（図 3-C87）
   ① Lung
   ② Cervix
   ③ Stomach
   ④ Head and neck（paransal sinuses, oral cavity, etc）
   ⑤ Pancreas（図 3-C88）
   ⑥ Breast
   ⑦ Thyroid
   ⑧ Colon
   ⑨ Biliary tract
2. Urothelial carcinoma with divergent differentiation

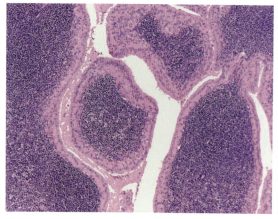

図 3-C86　耳下腺の Warthin tumor

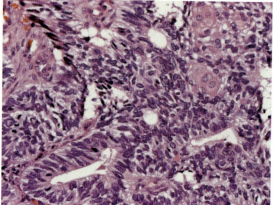

図 3-C87　子宮頸部の adenosquamous carcinoma

3. Endometrioid carcinoma with squamous differentiation（endometrium, cervix, ovary）（図 3-C89）
    注）以前は異型の有無によってadenosquamous carcinomaとadenoacanthomaに分けられていたが，予後は腺癌成分の分化度と相関するため，この区別がなくなった。
4. Mucoepidermoid carcinoma
   ① Salivary gland（図 3-C90）
   ② Thyroid（sclerosing mucoepidermoid carcinoma with eosinophilia）
   ③ Lung
   ④ Uterine cervix（variant of adenosquamous carcinoma）
5. Endometrial proliferation with squamous morules
   ① Atypical endometrial hyperplasia（endometrioid intraepithelial neoplasia）with squamous metaplasia（図 3-C91）
   ② Atypical polypoid adenomyoma

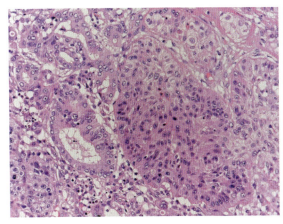

図 3-C88　膵臓の adenosquamous carcinoma

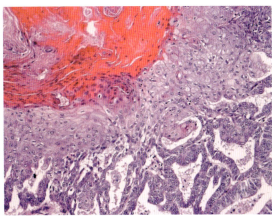

図 3-C89　子宮体部の endometrioid carcinoma with squamous differentiation

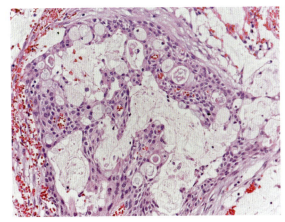

図 3-C90　耳下腺 mucoepidermoid carcinoma

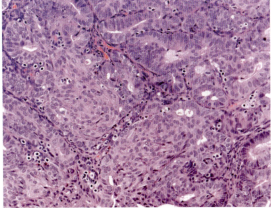

図 3-C91　Atypical endometrial hyperplasia

## 25. 多相性パターンを示す腫瘍 tumors showing polyphasic pattern

1. Carcinosarcoma（malignant müllerian/mesodermal mixed tumor）
2. Teratoma（mature, immature, with malignant transformation）
   ① Ovary（**図 3-C92**）
   ② Testis
   ③ Retroperitoneum
   ④ Mediastinum
   ⑤ Pineal gland
   ⑥ Others
3. Teratocarcinosarcoma
4. Nephroblastoma（Wilms tumor）
5. Hepatoblastoma
6. Pulmonary blastoma

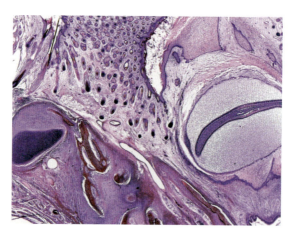

図 3-C92　卵巣の teratoma
表皮，毛包，骨・軟骨，歯胚が認められる

## 26. 多核巨細胞を含む多形腫瘍 multinucleated giant cell-containing pleomorphic tumors

1. Rhabdomyosarcoma（pleomorphic type）
2. Undifferentiated pleomorphic sarcoma（so-called malignant fibrous histiocytoma）
3. Liposarcoma（pleomorphic type）
4. Malignant peripheral nerve sheath tumor（**図 3-C93**）
5. Giant cell carcinoma of the lung and pancreas（**図 3-C94**）
6. Hepatocellular carcinoma

7. Anaplastic carcinoma
8. Choriocarcinoma
9. Leiomyosarcoma（図 3-C95）
10. Osteosarcoma

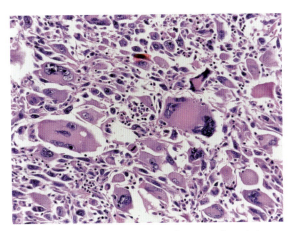

図 3-C93　Malignant peripheral nerve sheath tumor

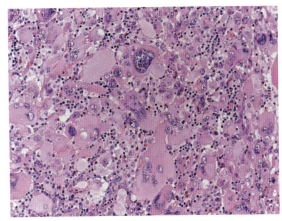

図 3-C94　肺の pleomorphic carcinoma（giant cell carcinoma）

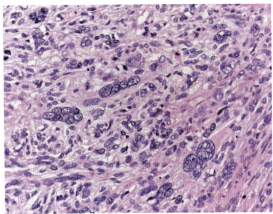

図 3-C95　子宮体部の leiomyosarcoma

## 27. 多核巨細胞を含む良性腫瘍 multinucleated giant cell-containing benign tumors（線維血管腫瘍 fibrovascular tumor を含む）

1. Melanocytic nevus（nevocellular nevus）
2. Pleomorphic lipoma
3. Leiomyoma with bizarre nuclei（atypical leiomyoma）（図 3-C96）
4. Plexiform fibrohistiocytic tumor
5. Giant cell angiofibroma（図 3-C97）

6. Giant cell fibroblastoma
7. Pleomorphic hyalinizing angiectatic tumor
8. Fibroepithelial stromal tumor with bizarre giant cells of female genital tract

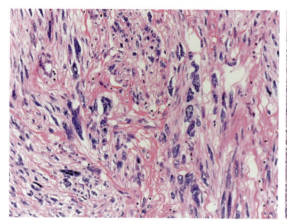

図 3-C96　子宮体部の leiomyoma with bizarre nuclei

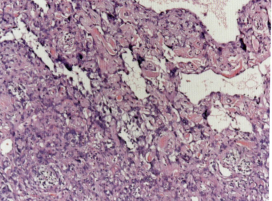

図 3-C97　Giant cell angiofibroma

## 28. 骨巨細胞病変 osseous giant cell lesions

1. Benign giant cell tumor
   ① Bone（図 3-C98）
   ② Tendon sheath（図 3-C99）
2. Malignant giant cell tumor
3. Chondroblastoma（図 3-C100）
4. Clear cell chondrosarcoma
5. Osteosarcoma

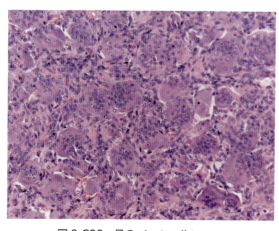

図 3-C98　骨の giant cell tumor

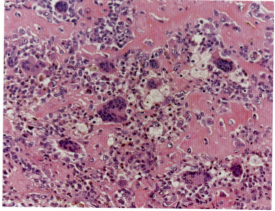

図 3-C99　Giant cell tumor of tendon sheath (nodular tenosynovitis)

6. Aneurysmal bone cyst (secondary and primary)（図 3-C101）
7. Giant cell reaction of hand and foot bones (Nora's lesion)
8. Intraosseous (invasive, aggressive) pigmented villonodular synovitis and tenosynovistis
9. Brown tumor associated with hyperparathyroidism
10. Giant cell reparative granuloma of jaw bones
11. Giant cell epulis of gingiva
12. Phosphaturic mesenchymal tumor

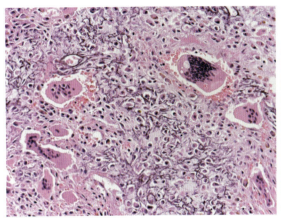

図 3-C100　Chondroblastoma

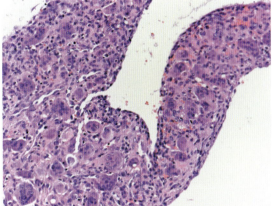

図 3-C101　Aneurysmal bone cyst

## 29. 紡錘細胞悪性腫瘍 spindle cell malignant tumors

1. Leiomyosarcoma
2. Fibrosarcoma
3. Malignant peripheral nerve sheath tumor
4. Synovial sarcoma
5. Malignant melanoma (spindle cell melanoma)
6. Clear cell sarcoma (malignant melanoma of the soft part)
7. Undifferentiated pleomorphic sarcoma (so-called malignant fibrous histiocytoma)
8. Rhabdomyosarcoma
9. Liposarcoma
10. Osteosarcoma
11. Spindle cell carcinoma (squamous cell carcinoma を含む)（図 3-C102）
12. Inflammatory pseudosarcoma (nodular fasciitis を含む)
13. Malignant mesothelioma

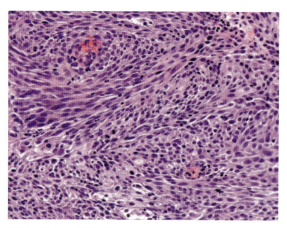

図 3-C102 子宮頸部の squamous cell carcinoma

## 30. 核の柵状配列を示す紡錘細胞腫瘍 spindle cell tumors with nuclear palisading

1. Schwannoma（図 3-C103）
2. Malignant peripheral nerve sheath tumor
3. Meningioma
4. Leiomyoma and leiomyosarcoma（図 3-C104）
5. Myoepithelioma
6. Blastomas
7. Sertoli-Leydig cell tumor

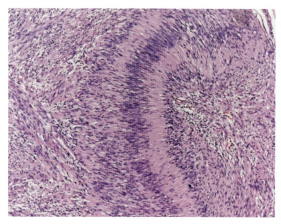

図 3-C103 Schwannoma

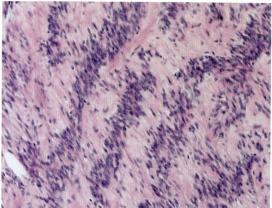

図 3-C104 子宮体部の leiomyoma

## 31. 破骨型巨細胞を伴う紡錘細胞腫瘍 spindle cell tumors with osteoclast type giant cells

1. Giant cell reparative granuloma
2. Giant cell tumor of the jaw and synovium
3. Aneurysmal bone cyst
4. Osteosarcoma
5. Brown tumor associated with hyperparathyroidism
6. Non-ossifying fibroma of the bone
7. Undifferentiated pleomorphic sarcoma（so-called malignant fibrous histiocytoma, giant cell type）
8. Metaplastic carcinoma
    ① Pancreas（図 3-C105）
    ② Gallbladder
    ③ Thyroid
    ④ Lung
    ⑤ Breast

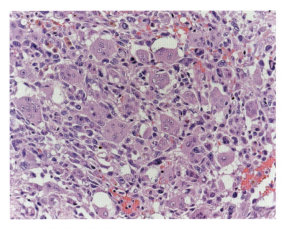

図 3-C105　膵臓の anaplastic carcinoma with osteoclast type giant cells

## 32. 錯綜する束状パターンを示す腫瘍および腫瘍類似病変 tumors and tumor-like lesions showing interlacing bundle（fascicular）pattern

1. Fibroma
2. Scar
3. Fibrosarcoma
4. Leiomyoma（図 3-C106）
5. Leiomyosarcoma

6. Synovial sarcoma（図 3-C107）
7. Infantile digital fibromatosis
8. Cellular blue nevus

他のパターンとともに稀にみられるもの

9. Undifferentiated pleomorphic sarcoma（so-called malignant fibrous histiocytoma）
10. Malignant peripheral nerve sheath tumor（図 3-C108）

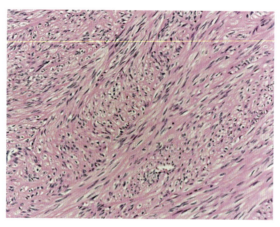

図 3-C106　子宮体部の leiomyoma

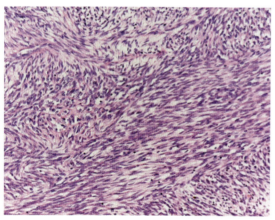

図 3-C107　Synovial sarcoma

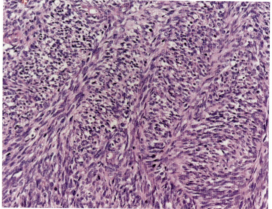

図 3-C108　Malignant peripheral nerve sheath tumor

## 33. 車輪（花むしろ）パターンを示す腫瘍および腫瘍類似病変 tumors and tumor-like lesions with cartwheel (storiform) pattern

### a. 良性病変 benign lesion

1. Nodular fasciitis

2. Myositis ossificans
3. Giant cell reparative granuloma
4. Fibromas
   ① Dermatofibroma（図 3-C109）
   ② Ossifying and non-ossifying fibroma
   ③ Renomedullary fibroma
   ④ Others
5. Solitary fibrous tumor
6. Fibrous dysplasia
7. Thecoma and theca cell hyperplasia
8. Meningioma
9. Schwannoma
10. Perineurioma
11. Phosphaturic mesenchymal tumor of the bone

## b. 境界悪性および悪性病変 borderline and malignant lesion

1. Dermatofibrosarcoma protuberans（図 3-C110）
2. Undifferentiated pleomorphic sarcoma（so-called malignant fibrous histiocytoma）
3. Malignant peripheral nerve sheath tumor
4. Sarcomas with dedifferentiation
   ① Liposarcoma
   ② Chondrosarcoma
   ③ Osteosarcoma
   ④ Giant cell tumor of the bone and soft tissue

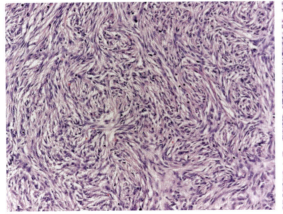

図 3-C109　Dermatofibroma

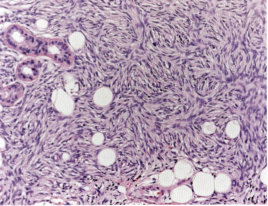

図 3-C110　Dermatofibrosarcoma protuberans

## 34. ヘリンボーンパターンを示す腫瘍 tumors showing herringbone pattern

1. Undifferentiated pleomorphic sarcoma（so-called malignant fibrous histiocytoma）
2. Leiomyosarcoma
3. Malignant melanoma（spindle cell melanoma）
4. Malignant peripheral nerve sheath tumor
5. Synovial sarcoma
6. Kaposi sarcoma
7. Fibrosarcoma or fibrosarcomatous dermatofibrosarcoma protuberans（図 3-C111）
8. Osteosarcoma, fibroblastic
9. Sarcomatoid（anaplastic）carcinoma

## 35. 胞巣状パターンを示す腫瘍 tumors showing alveolar pattern（細胞球 zellballen を含む）

1. Carcinoma（renal cell carcinoma, hepatocellular carcinoma, etc.）（図 3-C112, 図 3-C113）
2. Neuroendocrine carcinomas（図 3-C114）
3. Low-grade neuroendocrine tumor / carcinoid tumor（図 3-C115）
4. Paraganglioma（図 3-C116）
5. Alveolar soft part sarcoma（図 3-C117）
6. Rhabdomyosarcoma（図 3-C118）
7. Ameloblastoma

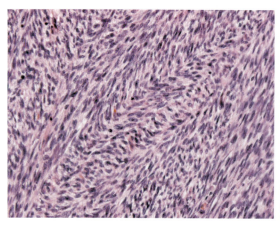

図 3-C111　Fibrosarcomatous dermatofibrosarcoma protuberans

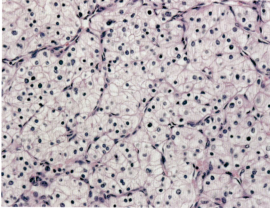

図 3-C112　腎臓の clear cell renal cell carcinoma

8. Malignant melanoma
9. Glomus tumor

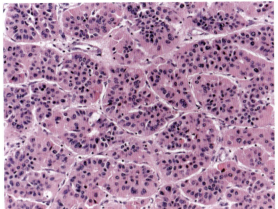

図 3-C113　肝臓の hepatocellular carcinoma

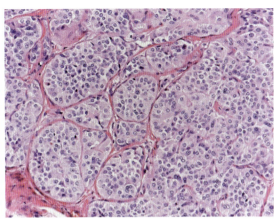

図 3-C114　甲状腺の medullary carcinoma (neuroendocrine carcinoma)

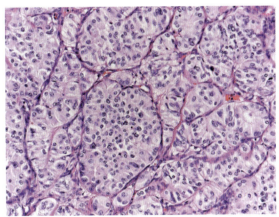

図 3-C115　膵臓の low-grade neuroendocrine tumor

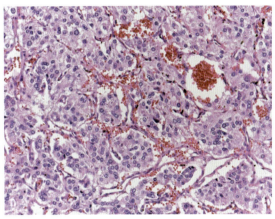

図 3-C116　後腹膜腔の paraganglioma

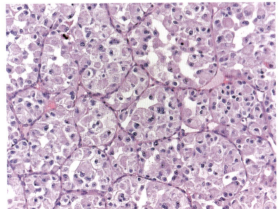

図 3-C117　Alveolar soft part sarcoma

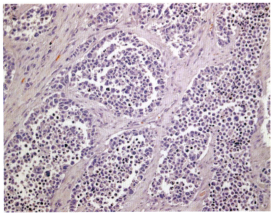

図 3-C118　Alveolar rhabdomyosarcoma

## 36. 血管周皮腫パターンを示す腫瘍 tumors with hemangiopericytomatous pattern

いわゆる vascular and fibrous pattern（図 3B29 参照；図 3-C119），anastomosing vascular channel pattern（図 3B30 参照；図 3-C120），staghorn pattern, fishbone pattern は血管系腫瘍や血管を多く含む腫瘍でみられ，血管の織りなす構築像を主体としてみた形態学的名称である．

Hemangiopericytomatous pattern（図 3B32 参照）も同一の group に入るものであるが，特異的な組織像を示すのでここに列挙する．この pattern はむしろ介在する間質に腫瘍細胞があり，こちらを中心として表現した名称である．前述のように（p.46），このパターンの由来である hemangiopericytoma という腫瘍名は現在殆ど使われておらず，組織所見名としてのみ使用されている．

1. Hepatocellular carcinoma
2. Renal cell carcinoma
3. Glomus tumor
4. Adrenocortical tumor
5. Stromal tumors of the ovary（thecoma, sclerosing stromal tumor, etc.）
6. Solitary fibrous tumor（図 3-C121）
7. Sinonasal glomangiopericytoma
8. Thymoma
9. Synovial sarcoma（図 3-C122）
10. Carcinosarcoma（malignant mixed müllerian tumor）of the female genital tract
11. Malignant peripheral nerve sheath tumor
12. Osteosarcoma

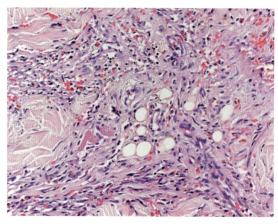
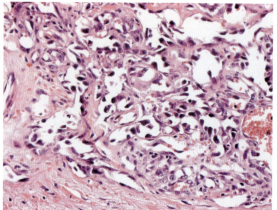

図 3-C119　皮膚の Kaposi sarcoma　　　図 3-C120　乳腺の angiosarcoma

13. Leiomyosarcoma（図 3-C123）
14. Angiomatous meningioma
15. Hemangioendothelioma, benign and malignant
16. Kaposi sarcoma（図 3-C119）
17. Fibrous histiocytoma
18. Undifferentiated pleomorphic sarcoma（so-called malignant fibrous histiocytoma）
19. Mesenchymal chondrosarcoma
20. Granulation tissue and pyogenic granuloma
21. Infantile myofibroma（myofibromatosis）（図 3-C124）
22. Low-grade endometrial stromal sarcoma

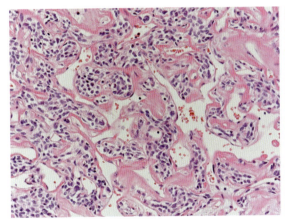

図 3-C121　肺の solitary (localized) fibrous tumor

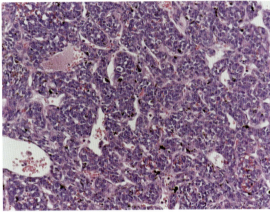

図 3-C122　肺の synovial sarcoma (poorly differentiated)

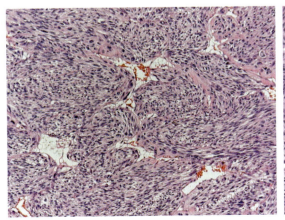

図 3-C123　Leiomyosarcoma

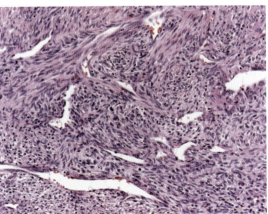

図 3-C124　Infantile myofibroma

## 37. 類洞パターンを示す腫瘍 tumors showing sinusoidal pattern

Alveolar pattern と hemangiopericytomatous pattern の中間的なパターンである．上皮様細胞，特に多角形で好酸性ないし淡明な細胞質を有する細胞が索状ないし小胞巣構造を形成して間質が sinusoid または毛細血管のみからなっているようにみえるものをこう呼ぶ．

1. Hepatocellular carcinoma（図 3-C125）
2. Renal cell carcinoma（図 3-C126）
3. Poorly differentiated thyroid carcinoma（図 3-C127）
4. Low-grade neuroendocrine tumor / carcinoid tumor
5. Glomus tumor
6. Alveolar soft part sarcoma
7. Paraganglioma

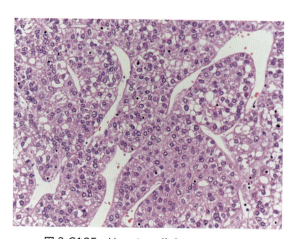

図 3-C125　Hepatocellular carcinoma

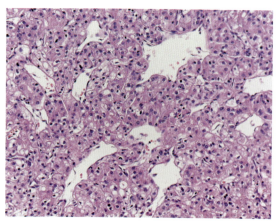

図 3-C126　Clear cell renal cell carcinoma

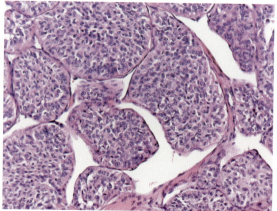

図 3-C127　甲状腺の poorly differentiated carcinoma

## 38. 骨性格子（網状）パターンを示す腫瘍 tumors showing bony latticework (bony reticular) pattern

### a. Compact (mature) type

1. Osteoblastoma（図 3-C128）
2. Osteoid osteoma（図 3-C129）
3. Osteosarcoma（図 3-C130）
4. Reactive bone formation
5. Cementifying fibroma
6. Cementoma

### b. Loose (immature) type

1. Ossifying fibroma

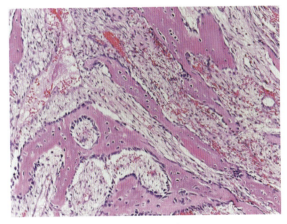

図 3-C128　Osteoblastoma

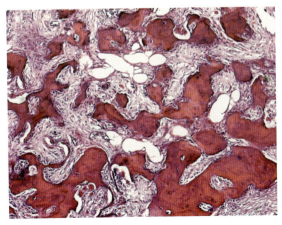

図 3-C129　Osteoid osteoma

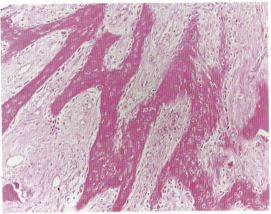

図 3-C130　Osteosarcoma

2. Fibrous dysplasia（図 3-C131）
3. Cementifying fibroma
4. Cementoma

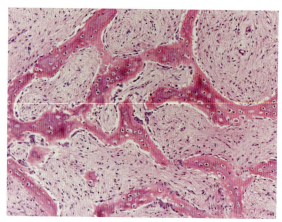

図 3-C131　Fibrous dysplasia

## 39. 鶏足血管パターンを示す腫瘍 tumors showing chicken foot vascular pattern

1. Liposarcoma（myxoid/round cell, pleomorphic）（図 3-C132）
2. Lipoblastoma / lipoblastomatosis
3. Undifferentiated pleomorphic sarcoma（so-called malignant fibrous histiocytoma）
4. Aggressive angiomyxoma

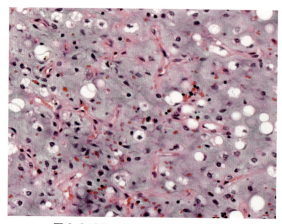

図 3-C132　Myxoid liposarcoma

## 40. 粘液様間質を示す腫瘍 tumors showing myxoid stroma

1. Ganglia and ruptured bursal cyst
2. Adventitial cyst of arteries
3. Ruptured mucocele
4. Myxoma（図 3-C133）
5. Nodular fasciitis
6. Spindle cell lipoma
7. Myxolipoma
8. Lipoblastoma
9. Neurofibroma
10. Angiomyofibroblastoma
11. Aggressive angiomyxoma
12. Malignant peripheral nerve sheath tumor
13. Myxoid variant of dermatofibrosarcoma protuberans
14. Low-grade myxofibrobastic sarcoma（myxofibrosarcoma）（図 3-C134）
15. Low-grade fibromyxoid sarcoma
16. Myxoinflammatory fibroblastic sarcoma
17. Myxoid liposarcoma
18. Extraskeletal myxoid chondrosarcoma（図 3-C135）
19. Chordoma
20. Leiomyosarcoma（myxoid, epithelioid）
21. Myxopapillary ependymoma
22. Mucinous adenocarcinoma（carcinoma）
23. Synovial sarcoma
24. Malignant mesothelioma
25. Rhabdomyosarcoma（botryoid type）

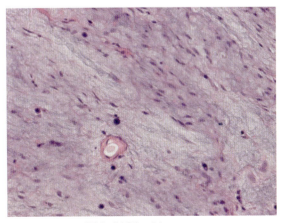

図 3-C133　Myxoma

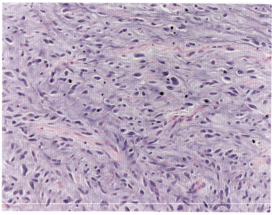
図 3-C134　Low-grade myxofibroblastic sarcoma

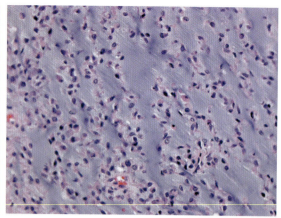
図 3-C135　Myxoid chondrosarcoma

## 41. 細線維状紡錘細胞腫瘍 finely fibrillary spindle cell tumors

1. Neurofibroma（図 3-C136）
2. Schwannoma（図 3-C137）
3. Leiomyoma
4. Leiomyosarcoma
5. Malignant peripheral nerve sheath tumor
6. Fibromatosis and desmoid tumor

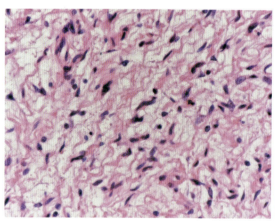
図 3-C136　Neurofibroma

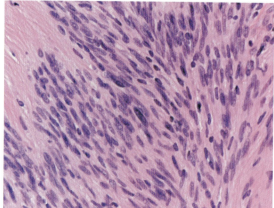
図 3-C137　Schwannoma

## 42. 卵円形（豊満な紡錘状）細胞腫瘍 ovoid (plump spindly) cell tumors

1. Solitary fibrous tumor（図 3-C138）
2. Synovial sarcoma
3. Low-grade endometrial stromal sarcoma（図 3-C139）
4. Thecoma
5. Nephroblastoma（Wilms tumor）
6. Leiomyosarcoma
7. Sertoli-Leydig cell tumor
8. Hepatoblastoma
9. Pulmonary blastoma
10. Spindle cell carcinoma
11. Malignant melanoma and melanocytic nevus（nevocellular nevus）
12. Paraganglioma
13. Fibromatosis / desmoid tumor

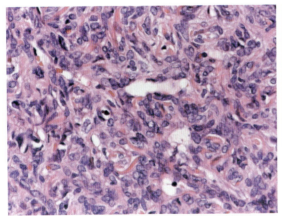

図 3-C138　Solitary fibrous tumor

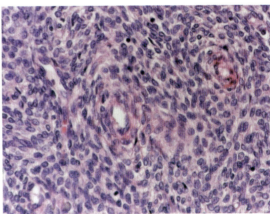

図 3-C139　Low-grade endometrial stromal sarcoma

## 43. 小円形細胞（青色細胞 / リンパ球様細胞）腫瘍 small round cell (blue cell / lymphocytoid) tumors

1. Lymphoma-lymphocytic leukemia group（図 3-C140）
2. Reactive lymphoid hyperplasia（pseudolymphoma, polymorphic reticulosis, lymphomatoid granulomatosis, lymphomatoid papulosis を含む）
3. Myeloid sarcoma（granulocytic sarcoma）
4. Ewing sarcoma / primitive neuroectodermal tumor（PNET）（図 3-C141）

5. Rhabdomyosarcoma (embryonal and alveolar types)
6. Thymoma
7. Neuroblastoma (図 3-C142)
8. Medulloblastoma (図 3-C143)
9. Undifferentiated carcinoma (lung, stomach, other GI tract)
10. Low-grade neuroendocrine tumor / carcinoid tumor
11. Seminoma (testis) and dysgerminoma (ovary)
12. Merkel cell carcinoma of the skin
13. Malignant melanoma
14. Mesenchymal chondosarcoma
15. Chondroblastoma
16. Synovial sarcoma
17. Desmoplastic small round cell tumor (図 3-C144)

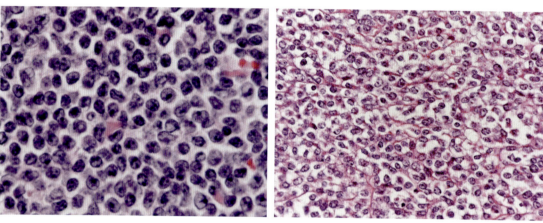

図 3-C140　Lymphoma (mantle cell lymphoma)

図 3-C141　Ewing sarcoma

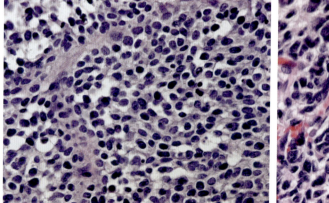

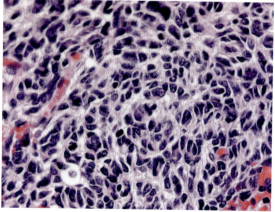

図 3-C142　Olfactory neuroblastoma

図 3-C143　Medulloblastoma

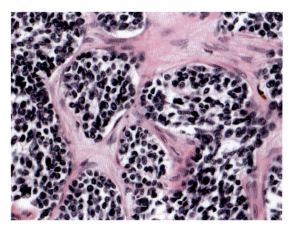

図 3-C144　Desmoplastic small round cell tumor

## 44. 形質細胞様細胞腫瘍 plasmacytoid cell tumors

1. Multiple myeloma, plasmacytoma, and macroglobulinemia
2. Lymphoma（図 3-C145）
3. Undifferentiated carcinoma
    ① Stomach
    ② Breast
    ③ Sweat gland
4. Aggressive osteoblastoma
5. Mixed tumor
    ① Salivary gland（図 3-C146）
    ② Skin
6. Medullary carcinoma of thyroid

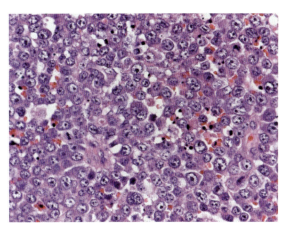

図 3-C145　Plasmablastic lymphoma

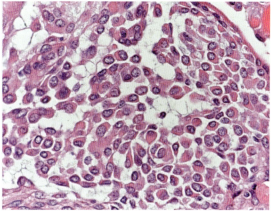

図 3-C146　耳下腺の pleomorphic adenoma

7. Leydig cell tumor
8. Malignant melanoma (図 3-C147)

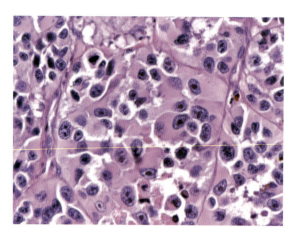

図 3-C147　Malignant melanoma

## 45. 大型上皮様（筋様）細胞腫瘍 large epithelioid (myoid) cell tumors

1. Histiocytic sarcoma
2. Langerhans cell histiocytosis
3. Undifferentiated pleomorphic sarcoma（so-called malignant fibrous histiocytoma）
4. Myxoinflammatory fibroblastic sarcoma（図 3-C148）
5. Proliferative myositis / fasciitis（図 3-C149）
6. Rhabdomyosarcoma（Triton tumor を含む）
7. Leiomyosarcoma

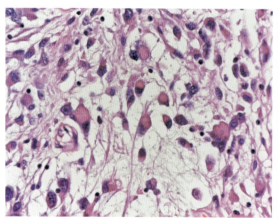

図 3-C148　Acral myxoinflammatory fibroblastic sarcoma

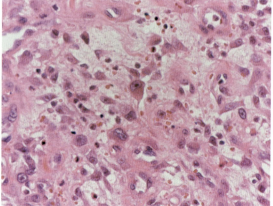

図 3-C149　Proliferative fasciitis

8. Myxoid chondrosarcoma
9. Paraganglioma
10. Carcinoma
    ① Thyroid
    ② Kidney
    ③ Breast
    ④ Lung
    ⑤ Endmetrium
    ⑥ Ovary
    ⑦ Others
11. Malignant melanoma
12. Malignant mesothelioma
13. Hemangioendothelioma, epithelioid
14. Schwannoma, epithelioid
15. Rhabdoid tumor (renal and extrarenal) and atypical teratoid rhabdoid tumor (AT/RT)

## 46. 膨大細胞腫瘍 oncocytic tumors

1. Apocrine tumor of the breast and sweat gland
2. Onycocytoma of the salivary gland and kidney（Warthin tumor を含む）: benign and malignant（図 3-C150）
3. Hürthle (oncocytic) cell tumor (adenoma and carcinoma) of the thyroid（図 3-C151）
4. Oncocytic tumor of the parathyroid
5. Choriocarcinoma
6. Granular cell tumor
7. Sertoli cell tumor

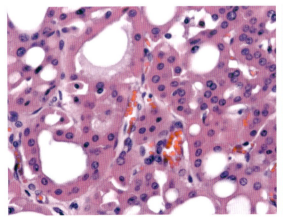

図 3-C150　腎臓の oncocytoma

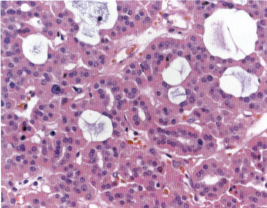

図 3-C151　甲状腺の Hürthle cell tumor

8. Luteoma
9. Histiocytic tumor and proliferation
10. Leydig cell tumor

## 47. 明細胞腫瘍 clear cell tumors

1. Clear cell carcinoma
    ① Kidney
    ② Lung
    ③ Salivary gland（acinic cell carcinoma を含む）
    ④ Prostate
    ⑤ Thyroid
    ⑥ Female genital tract（ovary, endometrium, cervix, etc.）（図 3-C152）
    ⑦ Gastrointestinal tract（adenocarcinoma with enteroblastic differentiation, etc.）
2. Clear cell sarcoma（malignant melanoma of the soft part）（図 3-C153）
3. Alveolar soft part sarcoma
4. Liposarcoma
5. Epithelioid smooth muscle tumor（leiomyoma, leiomyosarcoma）
6. Mesonephric tumor
7. Signet-ring cell lymphoma
8. Cartilagenous tumor
9. Low-grade neuroendocrine tumor / carcinoid tumor
10. Chordoma
11. Sebaceous tumor
12. Clear cell acanthoma
13. Adenomatoid tumor

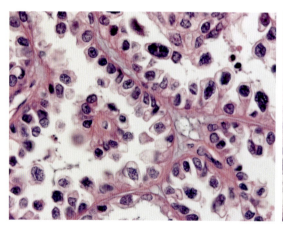

図 3-C152 卵巣の clear cell carcinoma

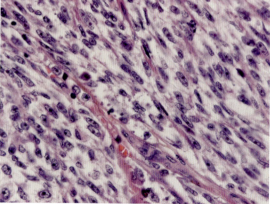

図 3-C153 Clear cell sarcoma (melanoma of soft part)

14. Clear cell hidradenoma
15. Adrenal cortical adenoma
16. Parathyroid adenoma
17. Clear cell meningioma
18. Clear cell ependymoma

## 48. 顆粒状細胞質を有する腫瘍 tumor with granular cytoplasm

1. Granular cell tumor
2. Rhabdomyoma
3. Oncocytoma
4. Histiocytic lesion（malakoplakia など）
5. Renal cell carcinoma（chromophobe renal cell carcinoma を含む）（**図 3-C154**）
6. Adrenal cortical carcinoma
7. Paraganglioma
8. Hepatocellular carcinoma and hepatoid carcinoma
9. Liver cell adenoma
10. Alveolar soft part sarcoma
11. Ameloblastoma

## 49. 印環細胞を伴う腫瘍 tumors with signet-ring cell

1. Signet-ring cell carcinoma
   ① Stomach（**図 3-C155**）
   ② Colon, rectum
   ③ Pancreas
   ④ Lung

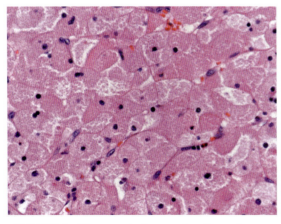
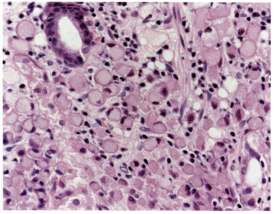

図 3-C154　Chromophobe renal cell carcinoma　　　図 3-C155　胃の signet-ring cell carcinoma

⑤ Breast（図 3-C156）
⑥ Biliary tract
⑦ Urinary bladder
⑧ Prostate
2. Signet-ring cell lymphoma
3. Signet-ring basal cell carcinoma
4. Signet-ring cell melanoma
5. Plasma cells with Russell body
6. Goblet cell carcinoid
7. Thecoma and sclerosing stromal tumor
8. Liposarcoma

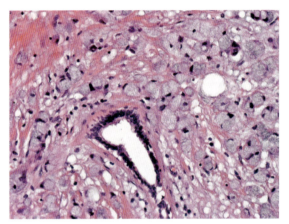

図 3-C156　乳腺の invasive lobular carcinoma with signet-ring cells

## 50. 星芒状細胞を伴う腫瘍 tumors with stellate cells

Myxoid stroma を示す場合によくみられる．（40）参照

## 51. 革ひも状細胞を伴う腫瘍 tumors with strap cells

1. Rhabdomyoma
2. Rhabdomyosarcoma
3. Myxoma
4. Anaplastic carcinoma
    ① Kidney
    ② Lung
    ③ その他

## 52. 大型核を有する細胞を伴う腫瘍 tumors with cells showing large nuclei

1. Adenocarcinoma
   ① Small and large intestine
   ② Pancreas
   ③ Biliary tract
   ④ Stomach
   ⑤ Lung

## 53. リードスタンバーグあるいはリードスタンバーグ細胞様細胞を伴う腫瘍 tumors with Reed-Sternberg cell or Reed-Sternberg-like cells

1. Hodgkin lymphoma
2. Non-Hodgkin lymphoma
3. Mycosis fungoides
4. Multiple myeloma
5. Reactive lymphadenitis
6. Carcinoma
7. Proliferative myositis
8. Undifferentiated pleomorphic sarcoma（so-called malignant fibrous histiocytoma)
9. Malignant melanoma
10. Panmyelosis
11. Lymphomatoid granulomatosis

## 54. 明瞭な核小体を有する細胞を伴う腫瘍 tumors with cells showing prominent nucleoli

1. Hepatocellular carcinoma
2. Malignant melanoma
3. Choriocarcinoma
4. Renal cell carcinoma
5. Large cell carcinoma of the lung
6. Endometrioid carcinoma（図 3-C157)
7. Invasive carcinoma of the breast（図 3-C158)
8. Hodgkin lymphoma（図 3-C159)

9. その他

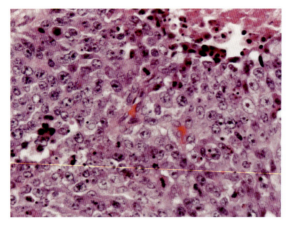
図 3-C157　子宮内膜の undifferentiated carcinoma

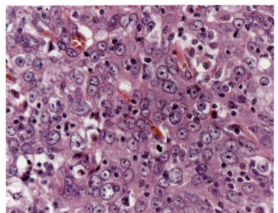
図 3-C158　乳腺の medullary carcinoma

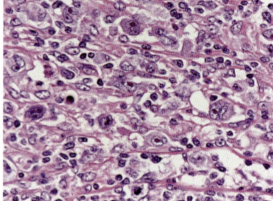
図 3-C159　Hodgkin lymphoma (lymphocyte depletion)

## 55. 硝子滴を細胞質内に有する腫瘍 tumors with intracytoplasmic hyaline globules

1. Hepatocellular carcinoma
2. Large cell carcinoma of the lung
3. Invasive carcinoma of the breast
4. Renal cell carcinoma
5. Squamous cell carcinoma
6. Clear cell carcinoma of the female genital tract（図 3-C160）
7. Yolk sac tumor（図 3-C161）
8. Endometrial carcinoma

9. Plasma cell neoplasm, macroglobulinemia（図 3-C162）
10. Granular cell tumor
11. Undifferentiated pleomorphic sarcoma（so-called malignant fibrous histiocytoma）
12. Liposarcoma
13. Carcinosarcoma（malignant mixed müllerian tumor）of the female genital tract
14. Malignant peripheral nerve sheath tumor
15. Kaposi sarcoma
16. Glomeruloid hemangioma

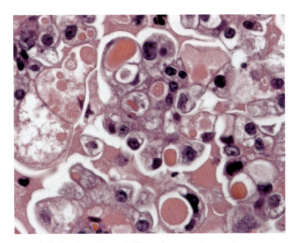

図 3-C160　子宮内膜の clear cell carcinoma

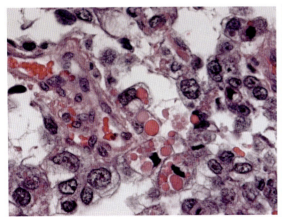

図 3-C161　卵巣の yolk sac tumor

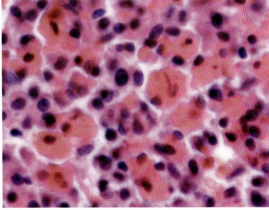

図 3-C162　Plasma cell myeloma with Russell bodies

## D 炎症性皮膚疾患におけるパターン分類

パターン認識は正常構造の把握を前提としている。従って，その方法は程度の差はあるものの各臓器，組織ごとに異なっている。そのため，疾患ごとに記述をする従来の教科書とは異なり，組織構築や細胞像のパターンに基づいて診断方法を解説する教科書が最近出版されるようになってきた。ここでは，専門性が比較的高く，系統的に学ぶ機会が少ないために病理学を学び始めた研修者が倦厭しがちな炎症性皮膚疾患を取り上げて解説する。

### 1. 真皮浅層の血管周囲に炎症細胞が浸潤，表皮の変化はない
### superficial perivascular dermatitis without epidermal changes

（図 3-D1）

#### a．炎症細胞浸潤が血管周囲に限局 perivascular mostly

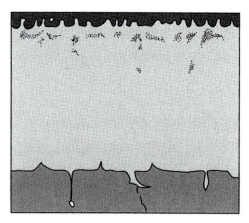

図 3-D1

1）リンパ球が浸潤 lymphocytic infiltrate
　①非特異的炎症性疾患，多数
　②ウイルス性発疹 viral exanthemas
　③薬疹 drug eruptions

#### b．真皮浅層の血管周囲および間質に炎症細胞が浸潤 perivascular and interstitial

1）リンパ球が浸潤 lymphocytic infiltrate
　①特発性色素性紫斑病 idiopathic pigmentary purpura（色素性紫斑病 pigmented purpuric dermatosis，慢性色素性紫斑 purpura pigmentosa chronica）
　②白血球破砕性血管炎 leukocytoclastic vasculitis

2）リンパ球と好酸球が浸潤 eosinophils prominent
　①水疱性類天疱瘡 bullous pemphigoid
　②虫刺症 arthropod assaults
3）好中球と好酸球が浸潤 neutrophils and eosinophils prominent
　①蕁麻疹 urticaria
　②全身型関節リウマチ（成人スティル病）rheumatoid arthritis（adult Still disease）
4）メラノファージ（メラニンを貪食するマクロファージ）が浸潤
　①炎症後色素沈着 post-inflammatory pigmentation
　②固定薬疹 fixed drug eruption
5）肥満細胞が浸潤 mast cells predominate
　①色素性蕁麻疹 urticaria pigmentosa
6）鉄を貪食したマクロファージが浸潤 siderophages prominent
　①特発性色素性紫斑病 idiopathic pigmentary purpura（色素性紫斑病 pigmented purpuric dermatosis，慢性色素性紫斑 purpura pigmentosa chronica）

## 2. 真皮浅層の血管周囲に炎症細胞が浸潤，表皮の変化がある superficial perivascular dermatitis with epidermal changes

### a．表皮・真皮境界部に炎症細胞が浸潤 interface dermatitis（図 3-D2a-1）
1）空胞変性．角化細胞の個細胞壊死が目立つ vacuolar type with necrotic keratinocytes
　①多形滲出性紅斑 erythema exsudativum multiforme
　②移植片対宿主病 graft-versus-host disease（GVHD）

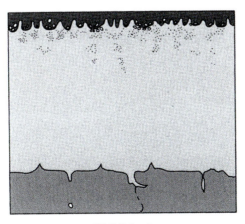

図 3-D2a-1

　③薬疹 drug eruptions
　④急性痘瘡状苔癬状粃糠疹 pityriasis lichenoides et varioliformis acuta（PLEVA, Mucha-Habermann disease）

2）空胞変性．角化細胞の壊死が乏しい vacuolar type without necrotic keratinocytes
　①全身性エリテマトーデス systemic lupus erythematosus
　②円板状エリテマトーデス discoid lupus erythematosus
　③菌状息肉症（腫瘍性疾患）mycosis fungoides（neoplastic disease）
　④皮膚筋炎 dermatomyositis
　⑤水疱性類天疱瘡 bullous pemphigoid
　⑥硬化性萎縮性苔癬 lichen sclerosus et atrophicus
　⑦ウイルス性発疹 viral eruptions
　⑧光毒性皮膚炎 phototoxic dermatitis
3）苔癬状にリンパ球が浸潤 lichenoid type（図 3-D2a-2）
　①扁平苔癬 lichen planus

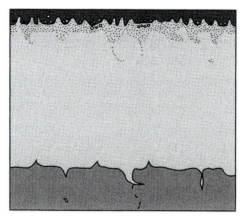

図 3-D2a-2

　②扁平苔癬様角化症（腫瘍性疾患）lichen planus-like keratosis（LPLK, neoplastic disease）
　③硬化性萎縮性苔癬 lichen sclerosus et atrophicus
　④菌状息肉症（腫瘍性疾患）mycosis fungoides（neoplastic disease）

## b．海綿状皮膚炎 spongiotic dermatitis（図 3-D2b）

1）海綿状態のみ spongiosis only
ⅰ）リンパ球が浸潤 spongiosis with lymphocytes
　①湿疹群 eczematous lesion
　　（ア）アトピー性皮膚炎 atopic dermatitis
　　（イ）貨幣状皮膚炎 nummular dermatitis
　　（ウ）id 反応 id reaction
　　（エ）汗疱状皮膚炎 dyshidrotic dermatitis
　　（オ）自家感染性皮膚炎 autosensitization dermatitis

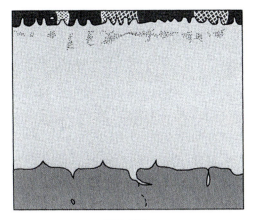

図 3-D2b

②ジベルばら色粃糠疹 pityriasis rosea Gibert
③うっ滞性皮膚炎 stasis dermatitis
④妊娠性そう痒性蕁麻疹様丘疹 pruritic urticarial papules and plaques of pregnancy (PUPPP)

ii) 好酸球が浸潤 spongiosis with eosinophils
　①虫刺症 arthropod assaults
　②アレルギー性接触皮膚炎 allergic contact dermatitis
　③水疱性類天疱瘡 bullous pemphigoid
　④妊娠性疱疹 herpes gestationis
　⑤尋常性天疱瘡 pemphigus vulgaris
　⑥落葉状天疱瘡 pemphigus foliaceus
　⑦好酸球増多症候群 hypereosinophilic syndrome

2) 乾癬型の表皮過形成を伴う psoriasiform hyperplasia
　①湿疹群 eczematous lesion
　　(ア) 一部のアレルギー性接触皮膚炎 allergic contact dermatitis
　　(イ) 貨幣状皮膚炎 nummular dermatitis
　　(ウ) 脂漏性皮膚炎 seborrheic dermatitis

c. **乾癬型皮膚炎 psoriasiform dermatitis** (図 3-D2c)
　①尋常性乾癬 psoriasis vulgaris
　②湿疹群 eczematous lesion
　　(ア) アトピー性皮膚炎 atopic dermatitis
　　(イ) 慢性単純性苔癬 lichen simplex chronicus
　　(ウ) 結節性痒疹 prurigo nodularis
　　(エ) 接触皮膚炎 contact dermatitis

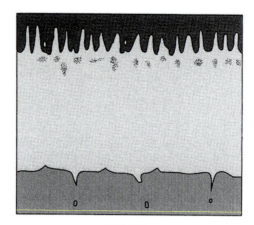

図 3-D2c

　　（オ）貨幣状皮膚炎 nummular dermatitis
　　（カ）脂漏性皮膚炎 seborrheic dermatitis
　　（キ）臀部肉芽腫 granuloma gluteale
③毛孔性紅色粃糠疹 pityriasis rubra pilaris
④菌状息肉症（腫瘍性疾患）mycosis fungoides（neoplastic disease）
⑤第2期梅毒 secondary syphilis
⑥線状苔癬 lichen striatus

## 3. 真皮浅層と深層の血管周囲に炎症細胞が浸潤，表皮の変化はない superficial and deep perivascular dermatitis without epidermal changes（図 3-D3）

### a. 炎症細胞浸潤が血管周囲に限局 perivascular mostly

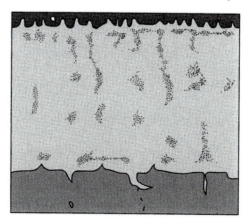

図 3-D3

1）リンパ球が浸潤 lymphocytes predominate

①円板状エリテマトーデス discoid lupus erythematosus（DLE）

②多形日光疹 polymorphous light eruption

## b．真皮浅層と深層の血管周囲および間質に炎症細胞が浸潤 perivascular and interstitial

### 1）リンパ球と好中球が浸潤 neutrophils prominent

①丹毒を含む蜂窩織炎 cellulitis, including erysipelas

②急性熱性好中球性皮膚症（スウィート症候群）acute febrile neutrophilic dermatosis（Sweet syndrome）

③マダニ刺咬症 tick bite

④ノミ刺咬症 flea bite

⑤汗腺炎 hidradenitis

⑥ベーチェット病 Behçet's disease

### 2）リンパ球と好酸球が浸潤 eosinophils prominent

①虫刺症 arthropod assaults

②疥癬 scabies

③クリーピング病 cutaneous larva migrans

④水疱性類天疱瘡 bullous pemphigoid

⑤好酸球性蜂巣炎（ウエルズ症候群）eosinophilic cellulitis（Wells syndrome）

### 3）好中球と好酸球が浸潤 neutrophils and eosinophils prominent

①蕁麻疹 urticarias

②全身型関節リウマチ（成人スティル病）rheumatoid arthritis（ adult Still disease）

### 4）組織球が浸潤 histiocytes predominate（肉芽腫性疾患 granulomatous）

①環状肉芽腫 granuloma annulare, interstitial type

②リポイド類壊死症 necrobiosis lipoidica

③Palisaded neutrophilic granulomatous dermatitis

④黄色肉芽腫 xanthogranuloma

⑤異物肉芽腫（痛風の尿酸結晶など）foreign bodies such as urates in gout

## 4. 真皮浅層と深層の血管周囲に炎症細胞が浸潤，表皮の変化がある superficial and deep perivascular dermatitis with epidermal changes

### a．表皮・真皮境界部に炎症細胞が浸潤 interface dermatitis → 2 参照（図 3-D4a）

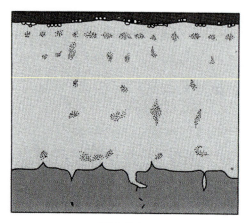

図 3-D4a

### b．海綿状皮膚炎 spongiotic dermatitis → 2 参照（図 3-D4b）

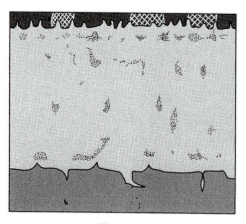

図 3-D4b

## 5. 血管炎 vasculitis

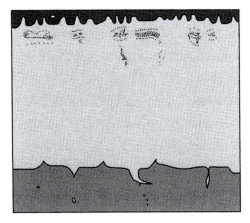

図 3-D5a

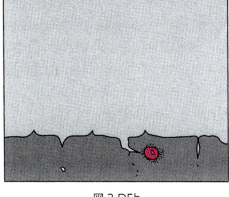

図 3-D5b

### a. 好中球が浸潤 neutrophilic vasculitis

Ⅰ. 白血球核破砕性血管炎 leukocytoclastic vasculitis
  1) 細動脈〜毛細血管〜細静脈レベル（小型血管）small vessel type（図 3-D5a）
    ①IgA 血管炎 IgA vasculitis（ヘノッホ・シェーンライン紫斑病 Henoch-Schönlein purpura）
    ②クリオグロブリン血症性血管炎 cryoglobulinemic vasculitis
    ③クローン病 cutaneous Crohn disease
    ④全身性エリテマトーデス systemic lupus erythematosus
    ⑤関節リウマチ rheumatoid arthritis
    ⑥顔面肉芽腫 granuloma faciale
    ⑦持久性隆起性紅斑 erythema elevatum diutinum
    ⑧ベーチェット病 Behçet disease
  2) 小動脈・小静脈レベル（大型血管）large vessel type（図 3-D5b）
    ①結節性多発動脈炎 polyarteritis nodosa
    ②多発血管炎肉芽腫症 granulomatosis with polyangiitis（ウェゲナー肉芽腫症 Wegener granulomatosis）
    ③好酸球性多発血管炎性肉芽腫症 eosinophilic granulomatosis with polyangiitis（チャーグ・ストラウス症候群 Churg-Strauss syndrome, アレルギー性肉芽腫性血管炎 allergic granulomatous angiitis）
    ④結節性血管炎 nodular vasculitis（バザン硬結性紅斑 erythema induratum Bazin），静脈炎であることが多い

Ⅱ．白血球核破砕のない血管炎 non-leukocytoclastic vasculitis

1）細動脈〜毛細血管〜細静脈レベル（小型血管）small vessel type（図 3-D5a）

　a　敗血症性 septic

　　①敗血症 sepsis

2）血栓の形成 with thromboses

　a　細動脈〜毛細血管〜細静脈レベル（小型血管）small vessel type（**図 3-D5a**）

　　①播種性血管内凝固症候群 disseminated intravascular coagulation（DIC）

　　②血栓性血小板減少性紫斑病 thrombotic thrombocytopenic purpura（TTP）

　　③ワルデンストレーム マクログロブリン血症 Waldenström macroglobulinemia

　　④単クローン性クリオグロブリン血症 monoclonal（type I）cryoglobulinemia

　b　小動脈〜毛細血管レベル（大型動脈〜小型動脈）large artery 〜 small artery type（**図 3-D5b**）

　　①リベド血管症 Livedo vasculopathy

　　②抗リン脂質抗体症候群 antiphospholipid syndrome

　c　小動脈レベル（大型動脈）large artery type（**図 3-D5b**）

　　①コレステロール結晶塞栓症 cholesterol crystal embolization

　　②バージャー病 Buerger disease

　d　小静脈レベル（大型静脈）large vessel type（**図 3-D5b**）

　　①モンドール病 Mondor disease

## b．好酸球が浸潤 eosinophilic vasculitis

1）小・細動脈〜毛細血管〜細・小静脈レベル（小型〜大型血管）small 〜 large vessel type

　①好酸球性多発血管炎性肉芽腫症 eosinophilic granulomatosis with polyangiitis（チャーグ・ストラウス症候群 Churg-Strauss syndrome，アレルギー性肉芽腫性血管炎 allergic granulomatous angiitis）

## c．組織球が浸潤 histiocytic vasculitis（肉芽腫性血管炎 granulomatous）

1）小血管レベル（大型血管）large vessel type（図 3-D5b）

　①好酸球性多発血管炎性肉芽腫症 eosinophilic granulomatosis with polyangiitis（チャーグ・ストラウス症候群 Churg-Strauss syndrome，アレルギー性肉芽腫性血管炎 allergic granulomatous angiitis）

　②多発血管炎肉芽腫症 granulomatosis with polyangiitis（ウェゲナー肉芽腫症 Wegener granulomatosis）

　③巨細胞性動脈炎 giant cell arteritis

## 6. 真皮内で結節状に炎症細胞が浸潤 nodular dermatitis（図 3-D6）

### a．好中球が浸潤 neutrophils predominate
①急性熱性好中球性皮膚症（スウィート症候群）acute febrile neutrophilic dermatosis (Sweet syndrome)
②腸管関連皮膚症 - 関節炎症候群 bowel-associated dermatosis-arthritis syndrome
③リウマチ様好中球性皮膚症 rheumatoid neutrophilic dermatosis
④毛包炎あるいは破綻した毛包嚢胞による膿瘍 abscess due to folliculitis or ruptured follicular cysts
⑤薬疹 drug eruption（rare）

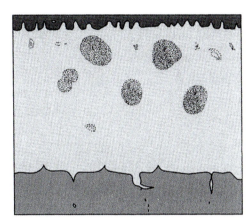

図 3-D6

### b．組織球が浸潤（肉芽腫性）histiocytes predominate (granulomatous)

1）類結核肉芽腫 tuberculoid granuloma
　①結核 tuberculosis-primary cutaneous（尋常性狼瘡 lupus vulgaris，皮膚腺病 scrofuloderma，粟粒結核 miliary types）
　②ハンセン病 leprosy, tuberculoid
　③梅毒（第2期，第3期）syphilis, late secondary and tertiary types
　④酒皶 rosacea
　⑤口囲皮膚炎 perioral and periocular dermatitis

2）サルコイド肉芽腫 sarcoidal granuloma
　①サルコイドーシス sarcoidosis
　②シリカ肉芽腫 silica granuloma
　③クローン病 cutaneous Crohn's disease
　④肉芽腫性口唇炎（メルカーソン・ローゼンタール症候群）granulomatous cheilitis (Melkersson-Rosenthal syndrome)

3）柵状肉芽腫 palisaded granuloma
　①環状肉芽腫 granuloma annulare

②リポイド類壊死症 necrobiosis lipoidica
③類壊死性黄色肉芽腫 necrobiotic xanthogranuloma
④リウマトイド結節 rheumatoid nodule
⑤痛風 gout

4）異物肉芽腫 foreign body granuloma
①粉瘤の破裂 ruptured epidermal/follicular cysts
②異物肉芽腫 foreign-body granuloma
　（ア）シリコン（シリコノーマ）silicone granuloma（siliconoma）
　（イ）パラフィン（パラフィノーマ）paraffin granuloma（paraffinoma）
　（ウ）金属 metals（水銀 mercury など）
　（エ）植物 vegetable materials（棘 splinters/spines）
　（オ）手術糸 sutures, suture granuloma

## c．異型リンパ球が浸潤（組織球が混在することある sometimes histiocytes）
①偽リンパ腫 pseudolymphomas
②木村病 Kimura disease
③T細胞性悪性リンパ腫（腫瘍性疾患）malignant lymphoma, T cell type（neoplastic disease）

# 7．真皮内にびまん性に炎症細胞が浸潤 diffuse dermatitis （図 3-D7）

## a．好中球が浸潤 neutrophils predominate
①リウマチ様好中球性皮膚症 rheumatoid neutrophilic dermatitis
②壊疽性膿皮症 pyoderma gangrenosum
③白血病 leukemic neutrophilic dermatitis

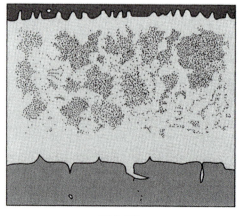

図 3-D7

D．炎症性皮膚疾患におけるパターン分類 ● 129

## b．好中球と組織球が浸潤 neutrophils and histiocytes predominate

### 1）偽癌性表皮過形成を伴う with pseudocarcinomatous hyperplasia
①深在性真菌症 deep fungal infections
②非結核性抗酸菌症 nontuberculous mycobacterial infections

## c．泡沫状組織球が浸潤 histiocytes with foamy cytoplasm

①黄色腫 xanthomas（眼瞼黄色腫 xanthelasma，発疹状黄色腫 eruptive xanthoma，播種状黄色腫 xanthoma disseminatum，贅状黄色腫 verruciform xanthoma）
②ハンセン病，らい腫型 lepromatous leprosy
③皮膚線維腫 dermatofibroma
④黄色肉芽腫（若年性，成人性）xanthogranuloma, juvenile and adult types
⑤シリコン（シリコノーマ）silicone granuloma（siliconoma）
⑥パラフィン（パラフィノーマ）paraffin granuloma（paraffinoma）

## d．多核組織球が浸潤 histiocytes predominate, many of them multinucleated

①細網組織球性肉芽腫 reticulohistiocytic granuloma
②多中心性細網組織球症 multicentric reticulohistiocytosis
③ランゲルハンス細胞組織球症（ハンド・シュラー・クリスチャン病）Langerhans cell histiocytosis（especially Hand-Schüller-Christian disease）

## e．形質細胞が浸潤 plasma cells predominate

①形質細胞腫 plasmacytoma
②第2期梅毒 secondary syphilis
③梅毒性下疳 syphilitic chancre（with ulceration）

## f．肥満細胞が浸潤 mast cells predominate

①色素性蕁麻疹（肥満細胞症）urticaria pigmentosa（mastocytosis）（腫瘍性疾患）

# 8．表皮内に水疱を形成 intraepidermal vesicular dermatitis （図3-D8）

## a．棘融解をきたす水疱性疾患 acantholytic vesicular dermatitis

### 1）基底層直上で棘融解 suprabasal
①尋常性天疱瘡 pemphigus vulgaris
②増殖性天疱瘡 pemphigus vegetans
③家族性良性慢性天疱瘡（ヘイリー・ヘイリー病）benign familial chronic pemphigus （Hailey-Hailey disease）
④毛包性角化症（ダリエー病）keratosis follicularis（Darier disease）

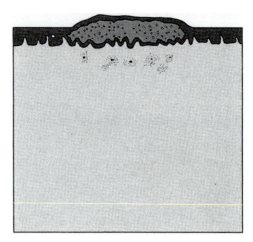

図 3-D8

⑤疣贅状異常角化腫 warty dyskeratoma
⑥一過性棘融解性皮膚症（グローバー病）transient acantholytic dermatosis（Grover disease）

**2）角質層直下で棘融解 subcorneal**
①落葉状天疱瘡 pemphigus foliaceus
②紅斑性天疱瘡 pemphigus erythematosus
③ブドウ球菌性熱傷様皮膚症候群 staphylococcal scalded skin syndrome
④水疱性膿痂疹 bullous impetigo

## 9. 表皮内で膿疱を形成する皮膚炎 intraepidermal pustular dermatitis
（図 3-D9）

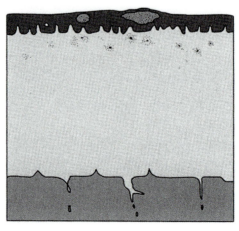

図 3-D9

### a．角質層内で膿疱を形成 intraepidermal pustular dermatitis
①尋常性乾癬 psoriasis vulgaris
②カンジダ症 candidiasis, fully developed lesions
③皮膚糸状菌症 dermatophytosis

### b．角質層下で膿疱を形成 subcorneal pustular dermatitis
①角層下膿疱症（スネドン・ウィルキンソン病）subcorneal pustular dermatosis（Sneddon and Wilkinson disease）

### c．海綿状膿疱を形成 spongiform pustular dermatitis
①膿疱性乾癬 pustular psoriasis
②角層下膿疱症 subcorneal pustular dermatosis
③掌蹠膿疱症 palmoplantar pustulosis
④急性汎発性発疹性膿疱症 acute generalized exanthematous pustulosis（AGEP），toxic pustuloderma

## 10．表皮下で水疱を形成 subepidermal vesicular dermatitis（図 3-D10）

### a．細胞浸潤がほとんどない little or no inflammatory cell infiltrate
①栄養障害型表皮水疱症 epidermolysis bullosa, dystrophic type
②晩発性皮膚ポルフィリン症 porphyria cutanea tarda
③熱傷 burns
④吸引 suction blisters
⑤虚血 blisters secondary to hypoxia

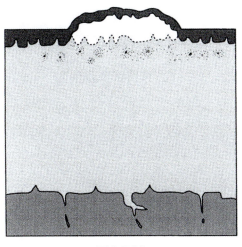

図 3-D10

⑥電気焼灼 blisters secondary to electrodessication

### b．好酸球が浸潤 eosinophils prominent

①水疱性類天疱瘡 bullous pemphigoid
②妊娠性疱疹 herpes gestationis
③瘢痕性類天疱瘡 cicatrical pemphigoid
④虫刺症 arthropod assaults
⑤疥癬 scabies

### c．好中球が浸潤 neutrophils prominent

①疱疹状皮膚炎 dermatitis herpetiformis Duhring
②線状 IgA 水疱性皮膚症 linear IgA bullous dermatosis

## 11．毛囊周囲に炎症細胞が浸潤 perifolliculitis（図 3-D11）

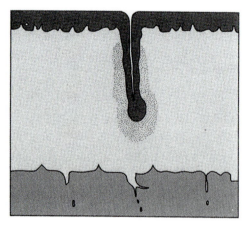

図 3-D11

### a．リンパ球あるいは，リンパと形質細胞が浸潤 lymphocytic and lymphoplasmacytic

①扁平毛孔性苔癬 lichen planopilaris
②円板状エリテマトーデス discoid lupus erythematosus
③壊血病 scurvy

### b．組織球が浸潤 predominantly histiocytic（肉芽腫 granulomatous）

①酒皶 rosacea
②口囲皮膚炎 perioral dermatitis

### c．脱毛を伴う inflammatory alopecia
①円形脱毛症 alopecia areata
②サルコイドーシス sarcoidosis
③扁平毛孔性苔癬 lichen planopilaris
④円板状エリテマトーデス discoid lupus erythematosus

## 12．毛嚢の炎症 folliculitis（図 3-D12）

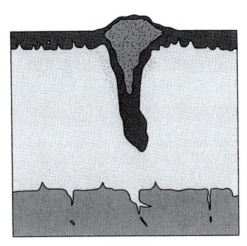

図 3-D12

### a．好中球や好酸球が浸潤あるいは，化膿性肉芽腫を形成 suppurative and suppurative granulomatous folliculitis
①皮膚糸状菌症 dermatophytosis
②カンジダ症 candidiasis
③好酸球性膿疱性毛包炎（大藤病）eosinophilic pustular folliculitis（Ofuji disease）
④毛包性ムチン沈着症 follicular mucinosis
⑤癤 furuncle
⑥癰 carbuncle

## 13．線維化をきたす炎症 fibrosing dermatitis（図 3-D13）

### a．表皮が肥厚 hypertrophic fibroses
①強皮症 scleroderma
②浮腫性硬化症 scleredema
③肥厚性瘢痕 hypertrophic scar
④ケロイド keloid
⑤皮膚線維腫 dermatofibroma

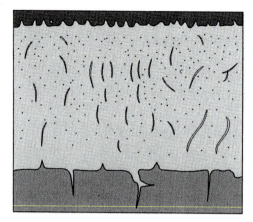

図 3-D13

### b．表皮が萎縮 atrophic fibroses
　①萎縮性瘢痕 atrophic scar
　②多形皮膚萎縮（ポイキロデルマ）poikilodermas
　③硬化性萎縮性苔癬 lichen sclerosus et atrophicus

## 14. 脂肪組織の隔壁に炎症細胞が浸潤（隔壁性脂肪組織炎）septal panniculitis（図 3-D14）

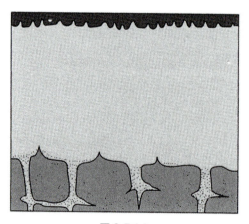

図 3-D14

### a．血管炎がない without vasculitis
1）リンパ球や形質細胞が浸潤 lympho-plasma cell panniculitis
　①深在性エリテマトーデス／円板状エリテマトーデス lupus erythematosus profundus/discoid lupus erythematosus

②進行性全身性強皮症 progressive systemic sclerosis（subcutaneous morphea），限局性強皮症 localized scleroderma（深在性モルフィア morphea profunda）
③皮膚筋炎 dermatomyositis

2）好中球が浸潤 neutrophilic panniculitis
　①結節性紅斑 erythema nodosum
　②ベーチェット症候群 Behçet's syndrome

3）好酸球が浸潤 eosinophilic panniculitis
　①好酸球性筋膜炎 eosinophilic fasciitis

4）組織球が浸潤（肉芽腫）granulomatous panniculitis
　①結節性紅斑 erythema nodosum
　②リポイド類壊死症 necrobiosis lipoidica

### b．血管炎あり with vasculitis

1）小血管レベル（大型血管）large vessels
　①結節性多発動脈炎 polyarteritis nodosa
　②結節性血管炎 nodular vasculitis（バザン硬結性紅斑 erythema induratum Bazin），静脈炎であることが多い
　③血栓性静脈炎 thrombophlebitis

## 15．脂肪組織の小葉を主体とした脂肪織炎（小葉性脂肪組織炎） lobular panniculitis（図 3-D15）

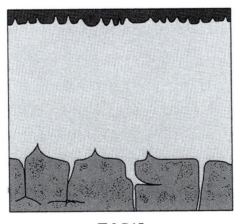

図 3-D15

### a．脂肪織の壊死あり necrotizing panniculitis

1）針状のクレフト with fat necrosis with needle-shaped clefts
　①膵脂肪織炎 pancreatic panniculitis

②ステロイド後脂肪織炎 poststeroid panniculitis

## b．凝固壊死あり with coagulation necrosis

①深在性エリテマトーデス / 円板状エリテマトーデス lupus erythematosus profundus/ discoid lupus erythematosus

②バザン硬結性紅斑 erythema induratum Bazin（結節性血管炎 nodular vasculitis）

## c．組織球が浸潤 histiocytic panniculitis

①ウェーバー・クリスチャン症候群 Weber-Christian syndrome

②組織球貪食性脂肪織炎 cytophagic histiocytic panniculitis（一部は悪性リンパ腫）

③皮下サルコイドーシス subcutaneous sarcoidosis

## d．好酸球が浸潤 eosinophilic panniculitis

①好酸球性筋膜炎 eosinophilic fasciitis

②好酸球性蜂巣炎（ウェルズ症候群）eosinophilic cellulitis（Wells syndrome）

③虫刺症 arthropod assault

④好酸球増多症候群 hypereosinophilic syndrome

E．肺疾患の病理組織形態のパターン ● 137

## E 肺疾患の病理組織形態のパターン

　腫瘍性肺疾患の場合はこれまで解説してきた組織・細胞パターンを認識することによって比較的容易に確定することができるが，炎症性肺疾患はその多彩性ゆえに診断に苦慮することがある。とくに検体が生検の場合に僅少で，画像所見との対比，臨床経過および臨床検査所見を把握する必要があることが少なくない。多彩な炎症性肺疾患を理解するためには，肺の正常構造とともに各疾患における病変の分布，破壊のパターンを知る必要がある。従って，ここでは解剖学に基づいた肺疾患の診断へのアプローチの仕方を概説する。

　肺は呼吸器の主要な臓器として胸腔内に位置し，機能的に，空気の通過する管（気道系）と血液の酸素化に関与する肺胞（肺胞系）からなる。したがって，気道を通して微生物などを含む体外物質が進入しやすい臓器である。また，肺は，肺動脈を通して血流を介した様々な影響を受ける臓器でもある。よって，多種多様な疾患が生じうる。例えば，非腫瘍性病変であれば，感染性炎症性疾患から，吸入物に対する反応性病変，全身疾患の一部分像，あるいは原因の分からない線維性疾患まで，また，腫瘍性病変であれば原発性腫瘍から転移性腫瘍などが発生する場所でもある。通常，感染性疾患の診断が目的で材料が採取されてくることは少ない。数的には少ないが，びまん性疾患の診断を目的として生検がしばしば行われる。昨今，本邦でも肺移植がはじまり，これまで解剖症例でしか確認できなかったような病変が外科材料で見られることも一部の施設では増えてきた。

　以下，外科病理学的な観点から，1) 腫瘍性病変，2) びまん性肺疾患，3) 嚢胞性肺疾患の項目にわけ，日常遭遇することの多い主要な疾患の病理組織形態パターンについて示す。

## 1．肺腫瘍性病変の鑑別 differentiation of pulmonary mass and nodule

　肺には様々な形態の腫瘍性病変が発生する。真の腫瘍性疾患から腫瘍様形態を呈する炎症性変化まで多彩である。鑑別を進めるにあたって重要なのは，肉眼的特徴を的確に捉えることである。すなわち，単発か多発か，頻度はどうか，肺の中枢性か末梢性か，という点がカギとなる。性別や年齢，頻度も参考にはなる。これらは，診断に迫まる第一歩となるのみでなく手術材料などで適切な切りだしを行う上でも必要な点となる。

### a．単発腫瘤の鑑別疾患

**腫瘍性：**
　　1．単発性原発性腫瘍
　　　　良性
　　　　　上皮性
　　　　　　1．乳頭腫 papilloma
　　　　　　2．硬化性肺胞上皮腫 sclerosing pneumocytoma

3．良性唾液腺型腫瘍 salivary gland-type tumor, benign

4．Ciliated muconodular papillary tumor

間葉系

1．過誤腫 hamartoma

2．良性唾液腺型腫瘍 salivary gland-type tumor, benign

3．良性血管周囲類上皮細胞腫 PEComa/ 淡明細胞腫 clear cell tumor

4．良性孤在性線維性腫瘍（benign solitary fibrous tumor：SFT）

5．その他（脂肪腫，グロームス腫瘍，顆粒細胞腫，パラガングリオーマ，など）

悪性

原発性肺腫瘍

1：肺癌，通常型

2：肺癌，特殊型

3：間葉系腫瘍，リンパ腫

4：間葉系腫瘍，非リンパ腫

炎症性筋線維芽細胞腫 inflammatory myofibroblastic tumor：IMT

血管系腫瘍 vascular tumor

滑膜肉腫 synovial sarcoma

胸膜肺芽腫 pleuropulmonary blastoma

悪性孤在性線維性腫瘍 malignant SFT

5：そのほか（異所性起源，良悪含む）

胚細胞腫瘍 germ cell tumor

肺内胸腺腫 intrapulmonary thymoma

悪性黒色腫 malignant melanoma

髄膜腫 meningioma/ 小型髄膜細胞様結節 minute pulmonary meningothelial-like nodule

2．単発性転移性腫瘤

**非腫瘍性：**

1. 肉芽腫性病変　granulomatous lesion

2. 炎症性偽腫瘍　inflammatory pseudotumor

3. IgG4 関連疾患　IgG4 related disease

4. 硝子化肉芽腫 hyalinizing granuloma

5. 肺内リンパ節 intrapulmonary lymph node

6. 限局性瘢痕 focal scar

7. 円形無気肺 round atelectasis

8. 膿瘍 abscess

9. 動静脈奇形 arteriovenous malformation

10. 結節性アミロイドーシス（アミロイドーマ）nodular amyloidosis（amyloidoma）/ 軽鎖沈着症 light chain deposition disease

11. リウマトイド結節 rheumatoid nodule

12. 肺梗塞 pulmonary infarction

13. 珪肺結節 silicotic nodule

13. 気管支嚢胞 bronchogenic cyst

14. 粘液栓を伴う気管支閉鎖 bronchial atresia with mucoid impact

15. 肺分画症 pulmonary sequestration

E．肺疾患の病理組織形態のパターン ● 139

　腫瘍性肺疾患は，その名称とともに WHO 分類に詳細が明示，分類されている[1]。肺上皮系腫瘍では，気道－肺胞上皮由来のものに加え，気管支腺を由来とする唾液腺型腫瘍など特殊型が存在する。

　非腫瘍性肺疾患は多岐にわたる。外科病理学的には，原発性悪性腫瘍との鑑別で摘出あるいは生検されることが多い。あるいは原発性腫瘍の切除の際，二次性変化や，偶発病変として見られることも多い。

　腫瘤性病変としては，肉眼的に認められるものから，顕微鏡的にしか認められないもの（5mm 程度まで）がある。種々の肉芽腫性病変から，異型腺腫様過形成（atypical adenomatous hyperplasisa），カルチノイドチュモレット（carcinoid tumorlet），小型髄膜細胞様結節（minute pulmonary meningothelial-like nodule），ランゲルハンス細胞組織球症（Langerhans cell histiocytosis）などがあげられる。Ciliated muconodular papillary tumor は近年概念が確立してきた疾患で，各種の遺伝子変異がみつかり，現在では腫瘍性病変に分類されている[2]。また，腫瘤として確認される B 細胞性リンパ腫の一部は，周囲に低悪性度リンパ腫である MALT の小結節が観察され，その癒合であることがわかる。

## b．多発腫瘤の鑑別疾患

1. 多発原発性肺癌 multiple primary lung neoplasm（synchronous, metachronous）
2. 転移性悪性腫瘍，癌腫 metastatic carcinoma
3. 転移性悪性腫瘍，肉腫，他 metastatic sarcoma, metastatic other neoplasm
4. 転移性平滑筋腫症 metastasizing leiomyomatosis
5. 胎盤様変形 placental transmorgrification

　多発腫瘤の鑑別診断として最も重要なのが転移性腫瘍である。肺には，肺動脈を通して集められる右心系血液が常に流入している。これは，副次的にフィルターとしての機能を担い，頭頸部，腹腔，骨盤腔などの臓器で発生したいずれの腫瘍の転移の対象臓器となりえる。転移性肺腫瘍は，肉眼的に境界は比較的明瞭で，両肺の肺野に複数見られることが多い。頭頸部や子宮頸部の扁平上皮癌の転移巣では空洞の形成がよく見られ，また，腎癌や乳癌，絨毛癌などはびまん性小結節として観察されることが多い。石灰化を伴う多発転移は，骨肉腫や軟骨肉腫などを，黒色の腫瘤は悪性黒色腫などの転移巣を想起させる。このように，原発巣の特徴をそのまま維持して転移することが多い。

　肺原発性腫瘍でも多発腫瘤を呈する状態がある。一つは肺内転移であるが，腫瘍の大きさは原発巣に比し小さいことが多い。もう一つは多発原発性肺腫瘍である。原発性肺腺癌は画像上しばしば多発 GGO（ground glass opacity）として現れ，しかも同時に発見されたり（同時多発 synchronous multiple nodules），後日発見されたり（異時多発 metachronous multiple nodules）することがある。これらの腫瘍が転移であるとステージが変わる可能性がある。昨今，原発性肺癌に対して分子標的薬を用いるための遺伝子検査が行われることが多いが，明らかに原発にみえる，別箇所に離れて局在する複数個の小型腺癌が同じ遺伝子変異を

来していることもあり，原発か転移かといった診断の難しさは別の意味で増している。

　組織学的に原発性か転移性かの鑑別に免疫染色が有用なことがある（**表3-E1**）。肺では，サイトケラチン（CK）はCK7陽性/CK20陰性パターンをとることが多く，転移性腫瘍との鑑別の指針になる。TTF-1は正常肺の細気管支上皮からⅡ型肺胞上皮に陽性となり，また肺腺癌でも多くが陽性となり，有用である。ただしクローンによって，他臓器の癌腫（特に他臓器原発の小細胞癌）で陽性となることがあり，注意が必要である。また，肺原発の粘液産生性肺癌はTTF-1陰性のことが多く，その場合はHNF4αが陽性となるが，他臓器由来の粘液産生性腺癌との鑑別は困難である。最近は臓器特異性の比較的高い転写因子に対する抗体が多く市販されている。扁平上皮癌に関しては臓器を特定する有用な免疫染色は基本的にはない。咽頭扁平上皮癌ではHPVの感染がその発生に寄与することが示唆されており，p16は鑑別に役立つ可能性がある。一番確実なのは，原発巣の病理像との対比と臨床的所見（画像や経過）である。近年では，原発不明癌に対する治療指針も示されており，原発巣の特定よりも分子標的治療薬のある（治験を含む）遺伝子変異の検索の方が臨床から求められることもある。

**表3-E1　原発不明転移性肺癌に役立つ免疫染色**

肺原発：CK7＋/CK20パターン，TTF-1，HNF4α（反応性病変と腫瘍の鑑別に）
乳癌，パジェット病：GATA3，GCDFP15
消化管，胆膵：CDX2，SATB2
前立腺癌：PSA，Nkx3.1，ERG
悪性黒色腫：S-100，melanA，HMB45，SOX10
甲状腺：thyroglobulin
腎癌：RCC，vimentin，CD10
尿路上皮癌：GATA3，PAX8
中皮腫：calretinin，D2-40，WT-1
胸腺癌：CD5，c-kit
骨肉腫：SATB2
滑膜肉腫：TFE3，bcl2，CD99
婦人科：ER，CD10，WT-1
血管系：CD31，ERG

## c．腫瘤の鑑別：境界は明瞭か不明瞭か・肺門型か肺野型か

　腫瘤境界が明瞭か不明瞭か，腫瘍の発生部位が肺門型か肺野型か，を考えることは腫瘍の鑑別に役に立つ。弧発性腫瘍で境界が明瞭だが辺縁不整（ごつごつ）であれば原発性肺癌（特に，扁平上皮癌や小細胞癌などの充実性増殖を来すもの）が多く，境界が明瞭で辺縁整であれば，過誤腫，硬化性肺胞上皮腫といった良性腫瘍があがる（**図3-E1**）。

　肺門部発生する境界明瞭な腫瘍としては，カルチノイドも鑑別にあがる。肺門部では気道発生の唾液腺型肺癌も鑑別にあがるが，境界は不明瞭になってくる。肺結核なども境界明瞭な腫瘤として見られることもあるが，肺野型腫瘤を形成することが多く，大きくなると二次的に壊死を起こし空洞化してくる。他に境界明瞭な腫瘤としては，肺内リンパ節や，肺梗塞，結節状無気肺といった非腫瘍性疾患も鑑別にあがる。

境界不明瞭な腫瘍のうち，背景肺に淡い変化が見られる場合は，肺胞を比較的保ちながら広がる病変が多く，CT画像的にはすりガラス陰影として現れる．その場合，後述する肺胞置換型増殖を示す原発性肺腺癌が鑑別となる．扁平上皮癌も腫瘍の末梢（胸膜側）で閉塞性肺炎を起こしてくる場合，境界は不明瞭になる（**図 3-E2**）．

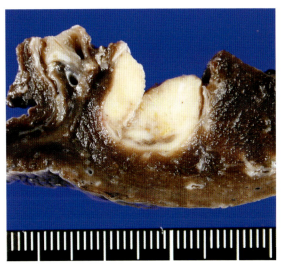

図 3-E1　硬化性肺胞上皮腫
肺門部に発生した腫瘍で，境界は明瞭

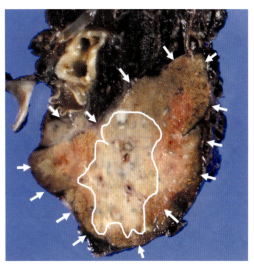

図 3-E2　肺癌周囲の閉塞性肺炎
白線で囲った部位は扁平上皮癌．周囲に淡い黄色調の変化がみられるが，この部位は腫瘍の気道閉塞により発生した閉塞性肺炎である

### d．肉芽腫性疾患

**感染性**
1. 抗酸菌感染症　mycobacterial infection
    結核症　tuberculosis
        （原因菌：M. tuberculosis）
    非定型抗酸菌症　non-tuberculous mycobacteria（NTM）
        （原因菌：M. avium complex（MAC），M. Kansasii, 他）
2. 真菌感染症　Fungal infection
        （原因菌：Aspergillus，Cryptococcus, Histoplasma, Coccidioides,
        Blastomyces, Nocardia, P. jirovecii, 他）
3. 細菌感染症　bacterial infection（Nocardia, Actinomyces, Tularemia, Syphilis, 他）
4. ウイルス性　viral infection（Measles, 他）
5. 寄生虫　parasite infection（Dirofilaria, Schistosoma, 他）

**非感染性**
1. 異物
        誤嚥性肺炎　aspiration pneumonia
        珪肺症　silicosis
        ベリリウム症　berylliosis
        アミロイド腫瘍　amyloid tumor

> 2. 過敏性肺炎　hypersensitivity pneumonia
>       ホットタブ肺　hot tab lung
> 3. サルコイドーシス　sarcoidosis
> 4. ウェゲナー肉芽腫症　Wegener granulomatosis (granulomatosis with polyangiitis : GPA)
> 5. アレルギー性肉芽腫症 / 血管炎　allergic granulomatosis and angiitis (AGA)/Churg-Strauss syndrome (CSS) (eosinophilic granulomatosis with polyangiitis : EGPA)
> 6. リウマトイド結節　rheumatoid nodule
> 7. ランゲルハンス細胞組織球症　Langerhans cell histiocytosis (LCH)
> 8. リンパ腫様肉芽腫症　lymphomatoid granulomatosis (LYG)

　結節ないし小結節を呈する病変に肉芽腫性疾患がある。肉芽腫とは，組織球ないしマクロファージの集簇からなり，周囲から区別される小病変として認識できる組織所見，と定義される。肺においては，感染性，非感染性ともに，多彩な肉芽腫性疾患が生じうる。外科病理学的には，肉芽腫性病変は感染性か，非感染性かにまず分別されるが，とりわけ菌体の確認にはHE 染色に加え，Ziehl-Neelsen 染色，Grocott 染色（あるいは GMS），PAS 染色といった特殊染色を試行することが必須である。壊死の有無は，診断に到達するための大きな鍵となるが，例外的な疾患もあり，臨床像や画像所見（肺内での病変の広がり）もあわせ判断する必要がある。

## e．肺癌の亜分類について

　肺における最も多い腫瘍は原発性肺癌である。肺癌の組織型は多彩であり，最新の WHO分類で 12 種におよび，亜型も入れるとさらにこの 3 倍におよぶ[1]。従来 4 大組織型とされていたのは，腺癌，扁平上皮癌，小細胞癌，大細胞癌である。しかし，大細胞癌の亜型であった大細胞神経内分泌細胞癌が小細胞癌と共に神経内分泌癌に分類され，また，大細胞癌の多くが免疫組織学的あるいは遺伝子的に，低分化型腺癌であることがわかり，現在，大細胞癌と診断される症例は減少傾向にある。原発性肺癌には他に，腺扁平上皮癌，多形癌，唾液腺型癌，分類不能型癌などがある。

　原発性肺癌の組織構造を以下のように分けると考えやすい。1）充実性増殖型と 2）気腔残存型，そして 3）粘液貯留型。また，腫瘍に関連した線維化巣も腫瘍の多くを占めることがある。

### 1）充実性増殖型　solid growth pattern

　原発性肺癌すべての亜型で充実型増殖を来しうる。この増殖パターンを示す腫瘍にはさらにalveolar filling type（**図 3-E3**）と alveolar destructive type に分けられる。EvG などの弾性線維染色を用いることで両者はよりはっきりする。前者は特に小型腫瘍で見られ，扁平上皮癌では予後良好との報告もある。後者は，中心で壊死や角化により空洞を来すことが多い。

### 2）気腔残存型　airspace preserved growth pattern

　気腔を残したまま増殖するタイプの腫瘍で，腺癌の多くがここに分類され，さらに，肺胞置

換型 lepidic pattern（図 3-E4）と乳頭型 papillary pattern（図 3-E5）に分類される．また，気腔内に腫瘍細胞が小胞巣を形成して増殖する微小乳頭型 micropapillary pattern（図 3-E6）もこの増殖パターンを示す．

### 3）粘液貯留型　colloid pattern

腫瘍細胞以外に腫瘍の構成成分として豊富な粘液を有しているものがある．この場合にも肺胞を置換する場合（図 3-E7）と肺胞を破壊する場合があり（図 3-E8），後者は粘液癌（コロイド腺癌）と呼ばれる．粘液産生腫瘍は消化管腫瘍の肺転移でもみられ，鑑別には注意を要する．

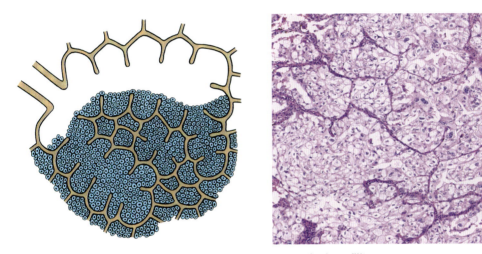

図 3-E3　solid growth pattern, alveloar filling type
肺胞隔壁を壊さないように腫瘍胞巣が増殖している

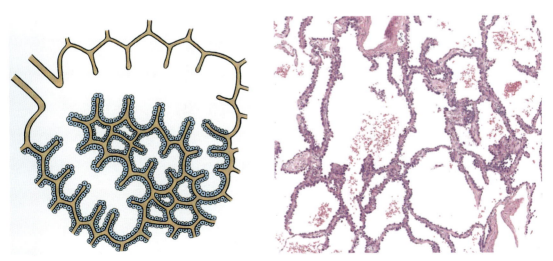

図 3-E4　airspace preserved growth pattern, lepidic pattern
肺胞に沿って一層の腫瘍細胞が増殖する

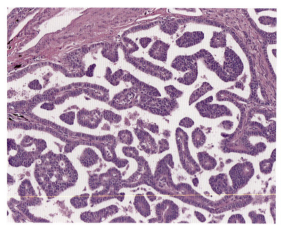

図 3-E5　papillary pattern
複雑な乳頭状腺管の増殖がみられる．乳頭構造は線維血管軸をもつ

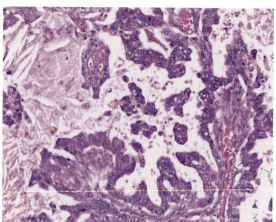

図 3-E6　micropapillary pattern
線維血管軸をもたない小集塊が気腔内に浮遊してみえる

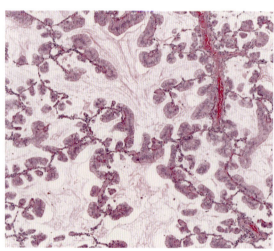

図 3-E7　colloid pattern, alveolar presserved (lepidic) pattern
粘液産生性肺胞置換型，浸潤性粘液性腺癌

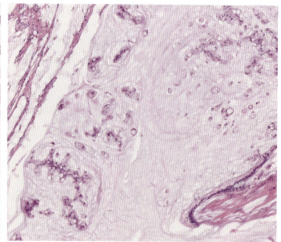

図 3-E8　colloid pattern, alveolar destructive pattern
粘液産生性肺胞破壊型，コロイド腺癌

### f．気腔内散布（spread through air spaces；STAS）について

　手術材料として作製した標本において，腫瘍の境界より外の肺胞腔内に，腫瘍細胞が観察されることがある．従来，標本作製上のアーチファクトと考えられてきたが，近年 STAS という概念で予後推定因子として注目されている．

### g．腫瘍の形成に伴う二次的変化

　肺は気道を通して外気と接しており，腫瘍の形成に伴う二次的変化として，空洞形成，粘液の貯留，あるいは閉塞性肺炎がおこる．また，肺野型の腫瘤，特に原発性肺腺癌では，胸膜を引き込むこと（pleural indentation, puckering）が多くみられ，鑑別には有用である．

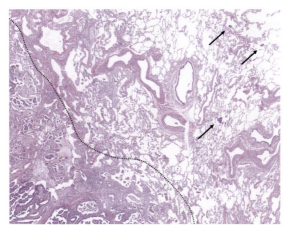

図 3-E9　STAS（spread through air spaces）
腫瘍の境界（破線）の外側で腫瘍の小集塊が浮遊している

## 2. びまん性肺疾患の鑑別 differentiation of diffuse pulmonary lesions

1. 気管支を主座とする疾患
   1) びまん性気管支拡張症 bronchiectasia
   2) びまん性汎細気管支炎　diffuse panbronchiolitis（DPB）
   3) 喘息　asthma
   4) 細気管支炎（タバコ関連，治療後，膠原病関連，そのほか）bronchiolitis
   5) アミロイドーシス　tracheobronchial amyloidosis
2. 肺胞を主座とする疾患
   1) 感染症（ニューモシスチス肺炎，マイコプラズマ肺炎など）infection
   2) 好酸球性肺炎　eosinophilic pneumonia
   3) 肺胞蛋白症　pulmonary alveolar proteinosis（PAP）
   4) 肺胞出血　alveolar hemorrhage
   5) 尿毒症肺　uremic lung
   6) 肺胞微石症　alveolar microlithiasis
   7) 肺水腫　pulmonary edema
   8) アミロイドーシス　septal amyloidosis
3. 間質を主座とする疾患
   1) 肉芽腫性肺疾患　interstitial disease with granuloma
   2) 感染症（ウイルス性など）infection
   3) 非感染症　non-infection
      （ア）薬剤性間質性肺疾患 drug-induced interstitial lung disease
      （イ）無機物吸入による間質性肺疾患
      （ウ）膠原病関連間質性肺疾患　collagen vascular disease-related lung disease
      （エ）特発性間質性肺炎　idiopathic interstitial lung disease（**表 3-E2** 参照）
   4) 胸膜炎　pleuritis
   5) 腫瘍性
      （ア）癌性リンパ管症　carcinomatous lymphangiomatosis

（イ）リンパ腫　lymphoma
4.そのほか
1）ランゲルハンス細胞組織球症　Langerhans cell histiocytosis（LCH）
2）肺リンパ脈管腫症　lymphangioleiomyomatosis（LAM）

　非腫瘍性肺疾患で臨床的に最も多いのは感染症であるが，そういった症例は病理医の診断対象になることは少ない。その反面，間質性肺疾患 interstitial lung disease（間質性肺炎 interstitial pneumonia）は解剖例や肺癌として切除された背景肺に見られる。また，間質性肺炎の診断を目的に切除生検がなされることもある。慢性間質性肺炎には，膠原病，過敏性肺炎，塵肺症などに伴って発生してくるものの他に，原因のはっきりしない，いわゆる特発性間質性肺炎（idiopathic interstitial pneumonias：IIPs）がある。IIPs は約半世紀ほどの時間を経て，2002 年に国際的なガイドラインが示された[1]。現在は，米国胸部学会（ATS）／欧州呼吸器学会（ERS）／日本呼吸器学会（JRS）／ラテンアメリカ胸部学会（ALAT）によって改編されたの国際ガイドライン用いられている[2]。**表 3-1** は 2013 年に発表されたその revised classification である[3]。

　このガイドラインの中で重要視されているのは，臨床医，放射線科医，病理医による集学的検討（multidisciplinary discussion：MDD）である。これは，病理医は臨床診断や，画像診断とは独立して IIPs のパターン分類を行い，臨床医，放射線科医とのディスカッションを経て最終診断（判断）を行うことである。カンファレンスにて治療の方向性を決めるという意味では，病理医としては日常のことであるが，IIPs は病理診断が最終診断とはならない点で，他の臓器と異なる。

　前述 2011 年のガイドラインでは，臨床的（画像的）に特発性肺線維症（idiopathic

### 表 3-E2　ATS/ERS による改訂版特発性間質性肺炎分類

1：主な特発性間質性肺炎
　特発性肺線維症　idiopathic pulmonary fibrosis（UIP pattern）
　特発性非特異的間質性肺炎　idiopathic nonspecific interstitial pneumonia
　　（NSIP pattern）
　呼吸細気管支炎関連間質性肺炎　respiratory bronchiolitis-interstitial lung
　　disease（RB pattern）
　剥離性間質性肺炎　desquamative interstitial pneumonia（DIP pattern）
　特発性器質化肺炎　cryptogenic organizing pneumonia（OP pattern）
　急性間質性肺炎　acute interstitial pneumonia（DAD）
2：稀な特発性間質性肺炎
　特発性リンパ球性間質性肺炎　idiopathic lymphoid interstitial pneumonia
　　（LIP pattern）
　特発性胸膜実質性線維弾性症（上葉優位型肺線維症，網谷病）　idiopathic
　　pleuropulmonary fibroelastosis（iPPFE）
3：分類不能型特発性間質性肺炎 unclassifiable idiopathic interstitial pneumonia

注：（　）は組織学的パターン

pulmonary fibrosis：IPF）と診断されれば生検が不要とされている[2]。言葉を変えれば，IIPs で最も多く，治療の対象となる特発性肺線維症は，病理材料として提出されることが少なくなり，結果として，近年は診断（判定）困難例が増加している。ここでは，IIPs の代表である UIP パターンを示す慢性間質性肺炎について，その特徴的な組織パターンについて示す。

UIP パターンの基本像は，肉眼的（画像的）に下葉優位な変化であり，組織学的には，1) 胸膜直下および小葉間隔壁辺縁主体の dense で不均一な線維化と構造改変（architectural distortion），2) 時間的多様性（temporal heterogeneity）が見られることである（**図 3-E10**）。構造改変とは線維性隔壁で分画された囊胞の形成，時間的多様性とは線維芽細胞巣（fibroblastic foci）とよばれる新鮮な線維芽細胞の増殖からなる早期線維化巣が膠原線維の集積による瘢痕部と正常肺胞の間に介在している状態をいう。前者は肉眼的，あるいは画像上蜂窩肺とよばれる状態で，最大径が 0.5〜3 cm あるいはそれ以上だが，早期の UIP では 1〜3 mm 程度で顕微鏡的サイズに過ぎない。

1) の線維化の特徴は不均一に胸膜直下から線維化が進行し，肺自体の volume loss を引き起こす。弾性線維染色では，弾性線維が減少しているのも特徴で，これは IIPs の特殊型である特発性胸膜実質性線維弾性症（pleuroparenchymal fibroelastosis：PPFE）と異なる点でもある。進行すると，不規則な気腔が広がり，胞巣肺（honeycomb change：HC）が形

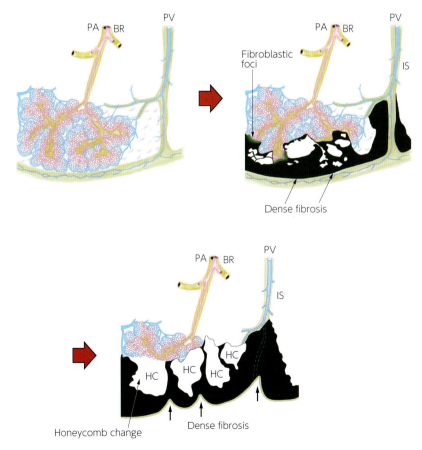

**図 3-E10　UIP パターンを示す間質性肺炎の進展様式**

成される。胞巣肺は囊胞性病変で、内腔は気管支上皮への化生性上皮で被覆されることが多く、その壁には過形成性の平滑筋束も散見される。2）はさらに特徴的な所見であり、比較的時間経過のある dense な線維化巣（dense fibrosis：DF）の辺縁に比較的新しい線維化巣である線維芽細胞巣（fibroblastic foci：FF）がみられ、さらに変化のない肺胞に連続している、ことを示す（**図 3-E11**）。UIP パターンの特徴として認識できる FF は、胸膜から連続する古い線維化巣に"へばりついた"、レンズ状あるいはドーム状の形態であり、特発性器質化肺炎（cryptogenic organizing pneumonia：COP）の組織学的特徴である OP パターンが鑑別となる（OP パターンは基本的には小葉中心性の気腔内線維化である）。

UIP パターンとの鑑別で最も難しいのは fNSIP パターン（fibrosing non-specific interstitial pneumonia pattern）である（**図 3-E12**）。fNSIP パターンでは、UIP パターンに類似した線維化がおきるが、2）である temporal heterogeneity は目立たず、病変が起こっている小葉全体に同じ時相の線維化がみられるとされている。しかしながら、UIP パターンと

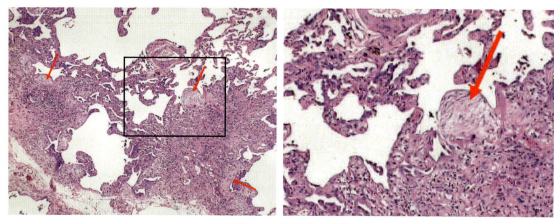

図 3-E11　線維芽細胞巣
(fibroblastic foci：FF)

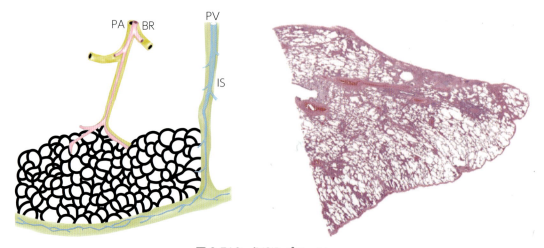

図 3-E12　fNSIP パターン
汎小葉性に肺胞の線維性肥厚がみられる

fNSIP パターンの鑑別は困難なことが多く，生検肺では肺全体の一部しか見ていない可能性もあり，やはり MDD が必要である。

生検材料でのパターン分類を行う際は，UIP の陰性所見（against features, not UIP pattern）を見つけ，記載することも重要である（**表 3-E3**）。Not UIP パターンとしては，acute interstitial pneumonia（AIP）の特徴である硝子膜の形成があげられているが，IPF ではしばしば急性増悪がみられ，その場合は，UIP パターンに加え，硝子膜の形成や肺胞内浸出物が見られることもあり，注意が必要である（**図 3-E13**）。

また，器質化肺炎（OP パターン）に加え，小葉中心性変化は，not UIP パターンであり，丁寧な観察が必要である（**図 3-E14**）。

UIP パターン以外にも典型的な IP パターンが無い場合（あるいは混合像）は，Unclassifiable パターンという判断が適応される。この中には過敏性肺炎や膠原病に伴う変化もまじり，集学的検討が必要である。

表 3-E3　ATS/ERS/JRS/ALAT の国際ガイドラインにおける外科的肺生検の病理診断基準

| UIP パターン<br>（下記 4 つを満たすこと） | Probable UIP パターン | Possible UIP パターン<br>（下記 3 つを満たすこと） | Not UIP パターン<br>（下記 6 つのいずれか） |
|---|---|---|---|
| ・胸膜直下，傍隔壁優位の顕著な線維化 / 構造改変 ± 蜂巣肺<br>・肺実質における斑状の線維化病変<br>・線維芽細胞巣の存在<br>・他の診断を示唆する UIP に合致しない所見をもたないこと（Not UIP パターンの列を参照） | ・顕著な線維化 / 構造改変 ± 蜂巣肺<br>・斑状の線維化病変または線維芽細胞巣のいずれかがないこと。しかしその両方がない場合は該当しない<br>・他の診断を示唆する UIP に合致しない所見をもたないこと（Not UIP パターンの列を参照）<br>　　　　または，<br>・蜂巣肺のみ | ・間質の炎症の有無にかかわらず，斑状あるいはびまん性の線維化病変<br>・他の UIP 診断基準を満たさない（UIP パターンの列を参照）<br>・他の診断を示唆する UIP に合致しない所見をもたないこと（Not UIP パターンの列を参照） | ・硝子膜<br>・器質化肺炎<br>・肉芽腫<br>・蜂巣肺から離れた部分で著明な間質の炎症細胞浸潤<br>・顕著な気道中心性病変<br>・他の診断を示唆する所見 |

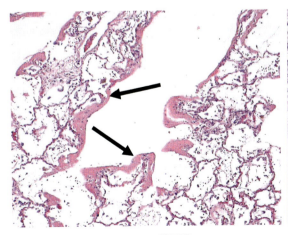

図 3-E13　硝子膜
肺腔口にはそれを塞ぐように好酸性の膜様物（硝子膜）の沈着がみられる

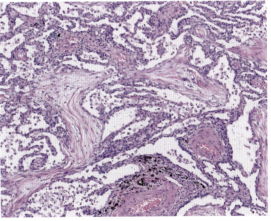

図 3-E14　OP パターン
肺胞管内にポリープ状あるいは帯状の線維化がみられる

## 3. 囊胞性病変の組織パターン histological pattern of pulmonary cystic lesions

胸膜下（subpleura)
　単発（solitary)/ 多発（multifocal)
　　• ブラ（bullae)
　　• ブレブ（bleb)
　　• 蜂窩肺（honeycombing)
肺実質（intraparenchyma)
　単発性（solitary)
　　• 気管支原性囊胞（bronchogenic cyst)
　　• 炎症後囊胞
　多発性（multifocal)
　　• Birt Hogg Dube 症候群（BHD 症候群)
　　• リンパ脈管筋腫症（lymphangioleiomyomatosis：LAM)
　　• ランゲルハンス細胞組織球症（Langerhans cell histiocytosis：LCH)
　　• リンパ球性間質性肺炎（lymphoid interstitial pneumonia：LIP）→MALT リンパ腫
　　• アミロイドーシス

　　• 軽鎖沈着症（light chain deposition disease：LCDD)
　　• 感染症（細菌，真菌，寄生虫）→空洞
　　• 腫瘍
　＊除外
　　• 空洞（cavity)
　　• 囊胞性気管支拡張症（cystic bronchoectasia)
　　• 先天性肺気道奇形（congenital pulmonary airway malformation：CPAM)

[文献 Raoof（Cystic Lung diseases, Chest2016）からの改変]

　肺において囊胞性病変（cystic lesion）には多彩な疾患が含まれている。“囊胞”とは円形ないし楕円形で，上皮の被覆と線維性囊胞壁で囲まれる“腔”である（上皮の被覆がないものは“偽囊胞”と呼ばれる）。他の臓器では，囊胞内には漿液が含まれていることが多いが，肺は気道系を通じて外気と交通があるため，基本的には内腔に空気を容れるものを指す。

　空洞（cavity）とは，囊胞と類似した状態ではあるが，空気以外に膿汁などの液体を容れ，壁は線維性に厚いものを指すことが多い。囊胞性病変は，肉眼的にどこに発生するか（胸膜下か肺実質か），いくつあるか（単発か多発か），結節などの随伴病変を伴っているか，などが鑑別のカギとなる。囊胞形成を示す疾患について診断の進め方を示す。

### a．胸膜下（単発，多発あり）

　胸膜直下に発生する囊胞性病変としては，ブラ（bullae），ブレブ（bleb）と蜂窩肺（honeycombing）が鑑別にあげられる。

　ブラは 1cm 以上の囊胞で，胸膜下の気腔の拡大からなり，臨床的には気胸の原因となる。気胸を起こした後の囊胞壁は線維性で，好酸球を含む炎症細胞浸潤や出血を示唆するヘモジデ

リン貪食マクロファージの沈着が見られる。その反面ブレブは，胸膜の断裂からなる 1cm 以下の嚢胞性病変で，近年では paraseptal emphysema と考えることが推奨されている。実際にはブラとブレブの組織学的な鑑別は難しく，その意味も乏しいかもしれない。ブラには Ehlers-Danlos 症候群や Marfan 症候群に伴うものもある。ブラ，ブレブは，いずれも多発，単発とも生じうる。

　胞巣肺は前述した IIPs の進行期に出現する癒合する多発嚢胞で，典型的には 3-10 mm 程度と言われている。肺の構造破壊（architectural distortion）によって出現した病態であり，壁は線維性に厚く，内腔は気道上皮で覆われていることもあれば，化生性の扁平上皮で覆われていることもある。壁には平滑筋の増殖によりあたかも気管支の構造を模すものもある。

## b．肺実質性（単発）

　Bronchogenic cyst や炎症，あるいは外傷後嚢胞がこの範疇に入る。外科材料として提出されることは少ない。Bronchogenic cyst は肺の器官形成期に生じた気管−気管支分岐異常であることから中縦隔から肺門に多い。嚢胞壁は気道上皮で被覆され，気管支腺や平滑筋，軟骨も見られる。画像所見があえば診断に苦慮することは少ない。

## c．肺実質（多発）

　この範疇に入る嚢胞は腫瘍，感染症などを含み非常に多彩である。

　Birt Hogg Dube（BHD）症候群は，肺に多数の嚢胞を来す。嚢胞は肺野，末梢に多く，特に縦隔側や底区に多い。嚢胞は大小不揃いで，巨大嚢胞を来す。組織学的に嚢胞壁は薄く，小葉隔壁の裂隙様にみえ，小型立方状細胞が内腔を被覆している。他の嚢胞性疾患，特にブラとの鑑別は困難である。本疾患は常染色体優性疾患で，皮膚の線維毛包腫や腎腫瘍を伴うことが多く，遺伝子診断（folliculin 遺伝子変異）もさることながら，診断にはこのような既往歴を確認することが必要である。

　リンパ脈管筋腫症（lymphangioleiomyomatosis：LAM）も肺実質で多数の嚢胞を形成する疾患で，結節性硬化症（tuberous sclerosis complex：TSC）に伴うものと，そうでないものがある。TSC に伴う LAM は，多数の多臓器にも病変とみとめるものの，重症度はあまり高くない。一方 sporadic な症例は重症度が高い。組織学的にはいずれも壁の薄い嚢胞の形成が特徴であるが，壁には LAM 細胞と言われる平滑筋様細胞からなる小結節が見られ，診断にはこの LAM 細胞の証明が重要である。また，TSC に関連した LAM では，multifocal micronodular pneumocyte hyperplasia と言われるⅡ型肺胞上皮細胞の過形成に伴う小結節が見られることがある。

　ランゲルハンス細胞組織球症（Langerhans cell histiocytosis：LCH）は喫煙に関連した肺嚢胞性疾患で早期には肺に多数の嚢胞を来す。嚢胞の壁は薄いものもあるが，比較的厚く，組織学的に慢性の炎症細胞浸潤を伴う。本疾患の診断には免疫組織学的に S-100 や CD1a といった抗体を用い Langerhans 細胞を証明することが必要である。病期が進行すると星芒状の線維化（stellate shaped fibrosis）を形成し，その線維化周囲には泡状の嚢胞性気腔拡張が見られる。嚢胞の形成には肺胞の消失に加え，細気管支を病変が侵すため，air trap による

気腔拡張も関係している。近年，その半数で BRAF V600E の遺伝子変異がみつかる。

　膠原病関連肺疾患でも，大小不揃いな複数の嚢胞を形成する。この関連疾患としては，リンパ球性間質性肺炎（lymphoid interstitial pneumonia：LIP），MALT リンパ腫，アミロイドーシス，軽鎖沈着症（light chain deposition disease：LCDD）などがある。LIP は肺に限局したリンパ増殖性疾患であり，IIPs の一型としてあげられているが，特発性の LIP は少なく，シェーグレン症候群などの膠原病に伴うものの方が多い。嚢胞は大小不揃いで，壁は比較的薄いが結節を伴い，組織学的には，胚中心を伴う小型リンパ球の増殖が見られる。この場合，MALT リンパ腫などのリンパ腫との鑑別を要するが，診断には軽鎖制限や遺伝子検査をあわせた検索が必要である。アミロイドーシスや LCDD も嚢胞の形成を伴うものの，小結節も伴い，同部に沈着物が証明される。

　感染症でも嚢胞の形成がみられる。ただし，肺結核症や真菌感染，あるいは糸状虫などの寄生虫感染は，嚢胞というより空洞の形成が多い。ニューモシスチス肺炎（Pneumocystis jirovecii pneumonia：PJP）では比較的壁の厚い嚢胞が多発する。組織学的に嚢胞壁は線維，炎症性に肥厚し，内部に PJ の菌体を含む滲出物が見られるが，確認には特殊染色が必要である。

　腫瘍性肺疾患でも，嚢胞の形成が見られる。癌の場合，嚢胞壁は不規則に厚いことが多く空洞化することが多い。壁には組織学的に腫瘍の増殖を見る。

　画像的あるいは肉眼的に嚢胞に見えるものに，嚢胞性気管支拡張症（cystic bronchoectasia：CB）がある。真の嚢胞ではなく，組織学的に気道上皮で被覆され，気管支の構造を伴う。鑑別は UIP などで起こる，化生性の気道上皮を伴った嚢胞である。また，本邦では稀ではあるが，嚢胞性線維症（cystic fibrosis：CF）は気管支の拡張を特徴とする点で，真の嚢胞性病変とは異なる。CB との鑑別は，末梢での狭小化（tapering）がない点でことなる。先天性の嚢胞様疾患としては，先天性肺気道奇形（congenital pulmonary airway malformation：CPAM あるいは congenital cystic adenomatoid malformation：CCAM）もあがる。

### 参考文献

1) American Thoracic Society; European Respiratory Society. American Thoracic Society/European Respiratory Society International Multidisciplinary Consensus Classification of the Idiopathic Interstitial Pneumonias. This joint statement of the American Thoracic Society (ATS), and the European Respiratory Society (ERS) was adopted by the ATS board of directors, June 2001 and by the ERS Executive Committee, June 2001. Am J Respir Crit Care Med. 2002 Jan 15; 165 (2): 277-304.

2) Raghu G, Collard HR, Egan JJ, et al. ATS/ERS/JRS/ALAT Committee on Idiopathic Pulmonary Fibrosis. An official ATS/ERS/JRS/ALAT statement: idiopathic pulmonary fibrosis: evidence-based guidelines for diagnosis and management. Am J Respir Crit Care Med. 2011 Mar 15; 183 (6): 788-824.

3) Travis WD, Costabel U, Hansell DM, et al. ATS/ERS Committee on Idiopathic Interstitial Pneumonias. An official American Thoracic Society/European Respiratory Society statement: Update of the international multidisciplinary classification of the idiopathic interstitial pneumonias. Am J Respir Crit Care Med. 2013 Sep 15; 188 (6): 733-48.

4) Raoof S, Bondalapati P, Vydyula R, et al. Cystic Lung Diseases: Algorithmic Approach. Chest. 2016 Oct; 150 (4): 945-965.

# 4 病理診断の確定

## Ⓐ 鑑別診断

　病理診断は，提出された臓器や切除組織片の肉眼観察，臨床情報を加味した上で適切に作製された組織切片標本を基盤とし，顕微鏡レベルで診断を確定し，病態を説明する情報を提供するものである。それぞれの疾患には定義や概念があり，診断基準が存在する。病理組織像も同様である。ほとんどの成書では疾患ごとの特徴が詳しく述べられており，その疾患を認識するための鍵がある。

　すべての症例に対し，それぞれ唯一無二の診断をつけることができれば理想的である。しかし，各疾患の病理像は必ずしも単一なものとは限らない。現実には同一疾患でも病気の進行度合いによる変化があるほか，合併症や治療によって二次的修飾が加わっていることもある。あるいは，同様（類似）の病理組織像を呈する他の疾患が複数存在することもあり得る。したがって，正確な診断のためには適切な鑑別診断を挙げて鑑別を繰り返し，診断を進めていかなければならない。診断が確定，あるいはある程度絞られた後には，病理組織像のみではなく，肉眼所見との対比や，適切な臨床病理相関による総合判断が行われる。本書ではさらに，「逆鑑別診断」を行うことを勧めている。本項では以上の診断過程について，例をあげ順を追って説明していく。便宜上臨床情報ははじめは伏せておく。

リンパ節生検の例について考えてみよう．標本を観察したところ，既存のリンパ節構築，すなわちリンパ洞（辺縁洞，中間洞，髄洞），リンパ濾胞が存在する皮質，髄索を含む髄質が異型細胞で置換されていた（**図 4-1A**）．それらは多数の充実性の集塊すなわち胞巣を形成しており，健常（既存）のリンパ組織がごく少量介在していた（**図 4-1B**）．これらの異型細胞は比較的細胞質が豊富で，核は成熟リンパ球の数倍と大きく，核クロマチンは粗造で，核小体の肥大があり，核分裂像も多数認められた．病理医は単一の異型細胞で構成されており（monomorphous），細胞同士が互いに接着して，胞巣を形成していることから organoid pattern を示す腫瘍であると解釈し，上皮性悪性腫瘍であると判断した．既存の正常上皮が存在しないリンパ節内に存在していることから，転移性癌の可能性を念頭に置いて診断を進めることを考えた．

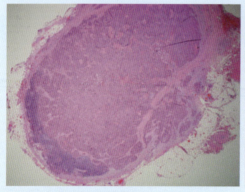

図 4-1　A．標本のルーペ像
既存の構築が異型細胞で置換されており，リンパ球が存在しているために本来は青い色調を呈するリンパ節が全体として好酸性ないし淡い好酸性を呈している．

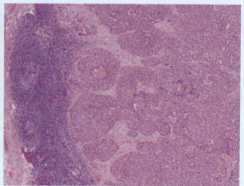

図 4-1　B．
リンパ節内に異型細胞が集塊をなし充満しており，悪性腫瘍と考えられる．

　診断過程において，何らかのキーワードをもとに，それにあてはまる複数の疾患や病態をあげて，様々なパラメーターを用いて可能性を検証し，診断を絞り込んでゆく作業が鑑別診断 differential diagnosis である．第3章でも述べられている病理組織形態のパターンは，正確な診断に行きつくためのきわめて有用な，なおかつより客観的な判断を下すためのツールでもある．一つの症例で複数のパターンを有することもあるし，きっちりとパターンにあてはまらない場合もある．鑑別診断においては，パターンの認識だけではなく，病理学的診断基準，臨床的特徴などをそれぞれ重み付けする必要がある．診断項目が定義に含まれていれば診断の必須項目であるし，例えばその疾患の80％にみられる所見や他の疾患ではみられない所見など，感度（sensitivity）や特異度（specificity）の認識も必要である．

リンパ節で転移性癌であると考えられる異型細胞の増殖を認めた場合，その組織型と，原発巣の推定が求められるため，病理学的に鑑別診断を行い，絞り込みを行ってゆく。組織型については，最初はすべての悪性腫瘍が鑑別対象となるが，角化や腺管形成など，特徴的な構造の確認により可能性が絞り込まれてゆく。

　この症例では異型細胞の集塊は充実性ないし一部に腺管構造を認めた（**図 4-2**）。胞巣の間に介在する間質や線維形成性間質反応（desmoplastic reaction）に乏しく，いわゆる髄様（medullary）であった。充実部は分化度が低いことを反映していると考えられるため，分化の方向を最も反映するとみられる腺管構造（3 章の**図 3-B4, 3-B5**）に注目するとよい。腺管を形成する細胞は円柱状だが（3 章の**図 3-B40**），細胞質内粘液は比較的僅少である。胃癌に特徴的な印環細胞はみられなかった。以上の所見より，3 章の微小腺管（微小腺房）パターンを示す腫瘍，あるいはやや不整ではあるが篩状パターンを示す癌で好酸性細胞からなる腫瘍から鑑別診断を挙げると，胃，肺，唾液腺，汗腺，胆管，膵臓，などの腺癌がリストアップされる。患者が女性である場合は乳房，子宮内膜，卵巣なども原発巣として考慮される。日常の診療において遭遇する頻度を考慮すると，転移性腺癌の原発巣としては肺，胃・消化管，女性の場合は乳癌である可能性が高いといえる。これらの中から診断を絞り込んでいくことになるが，この時点でリンパ節の採取部位，既往歴を確認することも重要である。

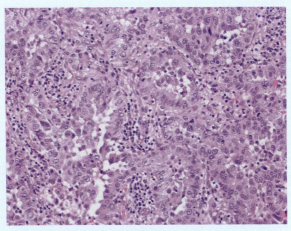

図 4-2
異型上皮は一部に腺管状をなし，（低分化）腺癌の転移と判断された。

## B 逆鑑別診断

　様々な過程を経て病理診断に至った際に，果たしてその診断で間違いがないか，もう一度考え直した経験がないだろうか。当初の診断に類似する病理組織像を列挙するなどして，再度鑑別診断をやり直す方法が逆鑑別診断（reverse differential diagnosis）である。この方法（逆鑑別診断法）は，疾患の病理組織学的な特徴が十分ではない場合，診断基準のすべてが満足されていない場合，複数の疾患の中間的所見を示している場合などにはきわめて有効である。また，明確な診断が下されたと思われる場合にも，再度の確認によって診断の信頼度が増すこともメリットである。病理診断において，診断と同時に自ら振り返りを行うことができる逆鑑別診断を，常に実践することを推奨する。診断のどの段階を指標として逆鑑別診断を実施するのが最も適切であるかは，症例ごとに異なる。また，異なるパラメーターで複数回，繰り返して逆鑑別診断を実施することが望ましい場合もある。診断アルゴリズムにおける逆鑑別診断のイメージ（例）を**図 4-3**として示す。

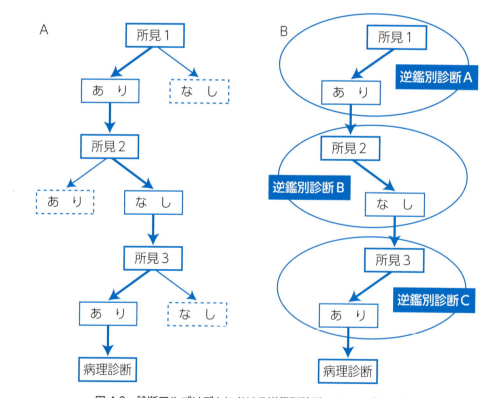

**図 4-3　診断アルゴリズムにおける逆鑑別診断のイメージの一例**
　A．この疾患では，診断のポイントは所見 1 ～ 3 の三つがあり，うち二つ（所見 1, 3）は診断のクライテリアとなり，一つ（所見 2）は否定要素で，それらの組み合わせによって診断に至った。
　B．逆鑑別診断では所見 1 を示す疾患，所見 2 がない疾患，所見 3 を示す疾患それぞれを列挙し，他の疾患の可能性がないかを検証した。

そこで，低分化型管状腺癌のリンパ節転移を推定し，原発巣の推定のために免疫組織化学染色を実施した。転移性腺癌の原発巣を推定するためにはCK（サイトケラチン）7とCK20に対する抗体を組み合わせたパネルが有用で，広く使用されている。両者の染色結果から4種類のパターンに分けることが可能である（**表 4-1**）。それによって複数の可能性が残るので，さらに他の染色を追加したり，実際にはある程度並行して臨床病理相関を行いながら絞り込みがなされてゆく。本例はCK7陽性（**図 4-4**），CK20陰性（**図 4-5**）で，さらにTTF-1（thyroid transcription factor-1）陽性（**図 4-6**）であったことから（他にも実施したマーカーがあるが，説明を単純化するために省略する），肺腺癌の転移と診断された。

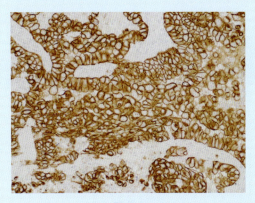

図 4-4
腫瘍細胞は CK7 強陽性を示した。

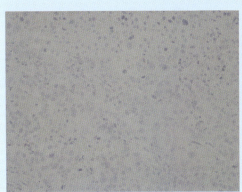

図 4-5
腫瘍細胞は CK20 陰性であった。

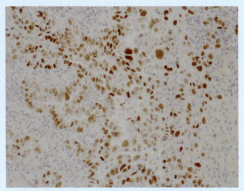

図 4-6
腫瘍細の核は，大半が TTF-1 陽性であった。

　リンパ節への転移性腺癌では，例えば良性・反応性疾患で似たような異型細胞が出現することはないのか，リンパ節原発性の悪性腫瘍（悪性リンパ腫の一型）ではないか考慮すべき症例もあり得るが，提示例ではその可能性は乏しいと思われた。CK7陽性，CK20陰性を示す腺癌は，肺癌以外にも多数の原発巣の可能性がある（**表 4-1**）。また，この表は概ねの傾向を示してはいるが，原発臓器によっては症例によって染色態度が異なるもの

があり，さらにはすべての陽性例が癌細胞全体に強い染色性を示すとは限らない点など，ここの絞り込みを間違えると判断を誤ることになるので，症例によっては判定そのものの振り返りも重要である。次に CK7 陽性，CK20 陰性を基準として絞り込みを行ったので，同様の結果を示す他の原発巣の可能性について一つずつ否定してゆかなければならない。本例はさらに TTF-1 陽性であったが，甲状腺癌も上記 3 種類の染色態度がほぼ同様である。したがって，肺癌と甲状腺癌との鑑別を行うために，病理形態の再検討とともに，必要に応じた免疫組織染色の追加（thyroglobulin, surfactant apoprotein, Napsin A, PAX-8）あるいは後の臨床病理相関が必要となる。追加検査の結果，甲状腺癌の可能性は乏しいと判断された。

表 4-1　主要な悪性腫瘍のサイトケラチン（CK）染色パターン

|  | CK20 陽性 | CK20 陰性 |
|---|---|---|
| CK7 陽性 | 膀胱癌<br>膵癌<br>卵巣粘液癌<br>ときに胆道癌・胃癌 | 子宮内膜癌<br>乳癌<br>肺腺癌<br>膀胱癌（一部）<br>卵巣癌（粘液癌以外）<br>悪性中皮腫<br>唾液腺癌<br>甲状腺癌 |
| CK7 陰性 | 大腸癌<br>メルケル細胞癌<br>胃癌の一部 | 肝細胞癌<br>前立腺癌<br>腎細胞癌<br>扁平上皮癌<br>肺小細胞癌<br>副腎癌<br>胚細胞性腫瘍 |

## Ⓒ 臨床病理相関と病態把握

## 1. 臨床病理相関

　病理組織像から診断が絞られたら，臨床像との対比を行う。『**臨床的裏付けのない病理診断・臨床の疑問に答えない病理報告書は無意味である**』という言葉を強く意識する必要がある。

　病理診断依頼書には常に臨床からの情報が記載されている。ここには患者の年齢，性別，臨床診断（および鑑別診断），既往歴，病歴，画像所見，検査所見の概要などが記載されている。また，同じ疾患や病態であったとしても，その患者（ないしその検体）で特に注意して調べて

C．臨床病理相関と病態把握 ● 159

ほしい事項も付記されている。

　病理診断は臨床医から病理医へのコンサルテーションでもあるので，その要望に極力応えることが求められる。もし，依頼書の記載事項が不足している時や，さらに知りたい点がある場合には主治医に問い合わせを行う必要がある。したがって，病理医にとって電話は大切なツールである。あるいは，電子カルテの閲覧によって確認することも可能であろう。

　病理医が診断を行う際，精度管理上の観点からも，最初に依頼書と標本（プレパラート）を照合する。このときに患者のプロフィールや臨床診断の概要を目にするので，ある程度の予備知識を持って診断に臨むことになる。しかし，そのことが先入観となって鑑別診断や逆鑑別診断が十分に機能しなかった経験がある。したがって，病理診断のトレーニングの一環として，全く病歴なしに顕微鏡レベルで思考し，系統的な鑑別診断と逆鑑別診断が終了したのちに臨床病理相関を行ってみるのも良い。その場合には近道をせず，ありとあらゆる可能性を考えていかなければならないからである。

　臨床病理相関の手順として，病理診断や病理所見から振り返りを行う場合は，年齢，性別，採取部位，採取方法，臨床像を確認し，その病理診断や病理所見に合致したものかを検証する作業が実施される。逆に言えば，臨床側から見てその病理診断や病理所見が容認しうる妥当なものか，ということになる。万が一，臨床像と病理像に乖離を生じた場合には，診断・鑑別診断・逆鑑別診断の過程について一つずつ見直しを行わなければならない。

　病理診断の段階のみでは診断が絞りきれない場合もある。例えば，肝生検で脂肪肝と実質線維化を認める場合，アルコール性肝疾患か，非アルコール性脂肪性肝疾患かは臨床所見なしに結論付けるのは困難であろう。そのときは，臨床像も合わせて改めて鑑別診断と逆鑑別診断を行う。

　リンパ節は，63歳，男性の頸部リンパ節から生検されたものであった。この患者は58歳のときに大腸癌の治療を受けていたが，ポリープ状の粘膜内癌（**図4-7**）で，内視鏡的に完全切除されていること，管状〜篩状構造が目立つ高〜中分化型の腺癌であったこと，大腸癌は通常 CK7 陰性，CK20 陽性であり，免疫組織化学的所見が合致しないこと，転移様式，すなわち大腸癌が傍大動脈リンパ節転移や肝臓および肺転移，腹膜播種などが指摘されることなく，頸部リンパ節に転移することが極めて稀であること，などの理由から大腸癌の頸部リンパ節転移は否定的であった。肺原発腺癌のリンパ節転移が示唆されること，TTF-1 が陽性であることから甲状腺癌も鑑別診断として浮上したが，乳頭癌や濾胞癌を含む甲状腺癌の組織像が合致しないことからその可能性はほぼないと考えていることを病理医がカンファレンスで主治医らに説明したところ，臨床的にも甲状腺に腫瘤を認めず，画像診断からは肺癌の頸部リンパ節転移の可能性が高いことが確認された。また，文献を検索したところ，頻度は低いが子宮内膜癌や胆管癌でも TTF-1 陽性となりうるとの報告が見出されたが，患者は男性であり，臨床的には胆管にも原発性癌の存在を示唆する所見は得られなかった。

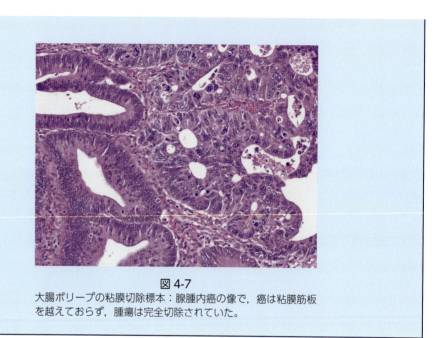
図 4-7
大腸ポリープの粘膜切除標本：腺腫内癌の像で，癌は粘膜筋板を越えておらず，腫瘍は完全切除されていた。

　十分な検索にも関わらず原発巣が確認できない悪性腫瘍を原発不明癌とよんでいる。また，原発巣よりも転移巣が先に発見される癌や，肺癌や肝臓癌のように常に原発性と転移性の両者を鑑別する必要がある臓器もある。原発巣の推定は，治療法の策定や予後推定のためにも重要である。年齢，性別，組織採取部位，組織像の特徴からある程度の可能性を考慮し，免疫組織化学的に絞り込んでゆく方法が有効と思われた。

## 2. 診断困難例への対応の仕方と考察から得られるもの

周到な病理診断と臨床病理相関をもってしても，一部の症例は最後まで結論に至らないことや，複数の可能性が残ったままになることがある。肺生検で器質化肺炎型の間質性肺炎が認められるが，臨床的にも薬剤性，感染後，膠原病性の可能性がそれぞれ少しずつ残っていて，決着がつかない事例などがそれに相当する。

　しかし，臨床医は患者さんに対してどのようなアプローチをするのか（経過観察か，再検か，あるいは手術に踏み切るか，など），何らかの判断を下さなければならない。その際，病理診断報告書の文章として記載された所見のみからは汲み取れない微妙なニュアンスも含め，カンファレンスなどで臨床医と一緒に病理像を検討することにより，診断が前進することが少なくない。なお，最近では病理外来を設けて，患者や家族に直接病理診断とその診断根拠，病理肉眼や組織像を説明している施設があることも紹介しておきたい。

　医学・医療は日進月歩であり，一人の病理がすべての臓器系統・疾患領域の進捗に精通するのは至難の業である。カンファレンスでは診療の新しい知見を入手することができるので，病理医にとっても次の類似症例における診断アプローチを策定するためにきわめて有用な場面である。また，一例一例を丹念に，繰り返して考察する過程において，新たな疑問点（課題）が

C．臨床病理相関と病態把握 ● 161

生じることや，逆に新たな知見が得られたり，病態が明らかになることもある。この中には臨床的，あるいは病理学的な追加検討を行うことによって，あるいは同様の症例を蓄積して研究を進めることによって，新しいバリエーションや疾患概念の提唱に結びつくことも稀ではない。臨床病理学的なリサーチマインドは，病理診断の質を向上させるためにも大切である。

　病理組織標本の観察で診断が困難な場合，まずはその原因を精査し，次のアプローチを試みる。診断困難となる原因には以下のような可能性がある。それぞれに応じた対策が必要である。原因が明らかな場合は病理診断報告書に内容を記載する。また，病理側の追加検討によって状況が改善され診断に近づく可能性があれば，そのことを含めて現時点での「中間報告」（暫定診断 tentative diagnosis，ないし印象 impression を伝える）を行うか，今後の方針や追加検索に要するおおよその期間などを口頭で伝えておくと良い。

1）顕微鏡観察が困難：標本が作製されるまでの過程である固定，薄切，染色，封入に至るまでの過程を見直す。固定不良には固定不足と過固定があり，前者は固定開始時期や固定液への漬け方に問題があることが多い。手術材料であれば条件が良い部位からサンプリングしなおすことも考慮する。また，生検では状況が許せば臨床医に再検を依頼する。薄切以降の過程における問題であれば，標本の再作製が可能である。また，種々のアーチファクト（標本内に手術手袋のパウダーなど人工産物や異物が混入する場合や，切り出し時などに誤って他の患者の組織片が混入する，など）がある場合も再作製が望ましい。

2）標本内に十分な病変が含まれていない：この中には，標本が病理検査室に到着した時点ですでに必要な情報がサンプリングされていない場合，切り出しが十分でない場合，標本の薄切に問題がある場合が含まれる。臨床側のサンプリング不足であることがわかれば臨床医に再度の組織採取を依頼することになるが，再検の時期（直ちに行うべきか，時間を空けるか）は臓器や疾患によって異なる。もちろん，病変の本体でなくても伝えておくべき所見や病変が観察されればその旨を報告するべきである。実際には，本当にサンプリング不良なのか，標本の薄切に問題があったかが直ちに区別ができないことも多い。したがって，この二つの場合ではパラフィンブロック内に残っている組織から標本の再作製（パラフィンブロックの切り込み）を行う。切り込みの方法には表 4-2 のような種類があるので，状況に応じて適宜選択する。

3）切り出しに問題があるときは追加切り出し（追加ブロックの作製）を行うか，標本作製の向きを変えて再作製する。後者の場合は一旦パラフィンを溶かして向きを変えて包埋しなおす。表層の粘膜面から深部までを縦断した標本を観察したい場合や，病変の先進部と切離縁までの距離を計測したい場合などがそれにあたる。

4）病理組織検査の不足：病理組織診断の基本は H-E 染色標本の観察によるものであるが，限界もある。追加検索として光顕レベルの特殊染色，免疫組織化学染色，電子顕微鏡観察，あるいは遺伝子診断を含む分子生物学的手法を適切に付加することにより診断に到達する可能性が広がる。なお，繰り返しになるが，実施するパラメーターが増えれば，それぞれに鑑別診断が生じ，逆鑑別診断を行う必要がある。

5）臨床病理相関の不足：臨床病理相関の重要性はすでに述べた通りで，臨床医への問い合

わせやカンファレンスが重要である。所属施設外からの依頼など，状況が許さない場合には，所見を記載して鑑別診断や推定疾患を掲げるのみに止めざるを得ないことがある。

6）病理医の経験不足：病理診断もある程度の経験が必要である。初めて経験する病変，最新の疾患概念への対応など，確たる病理診断と臨床病理学的対応が100％確実とはいえない場合の対応として，コンサルテーションがある。同一施設内に同僚の病理医がいる場合は部内（施設内）コンサルテーションとして日頃から相談が可能である。

**表 4-2　組織切片の切り込み法**

| Deep cut section (Deep cut) | ある組織切片を薄切した後，さらに組織包埋ブロックを切り込んでから再度得る手法を deep cut，その組織切片を deep cut section という。 |
|---|---|
| Serial section (Serial cut) | 連続切片のこと。一つのブロックから薄切される切片をすべて連続して採るものをいう。描出したい病変が小さい場合などに有効である。 |
| Step section (Step cut) | Serial section と同様に連続切片を切るか，粗削りと薄切を交互に繰り返して1枚ないし2枚おきの切片，あるいは粗削り後に数枚切片を採って染色する。 |
| 染色は必ずしも HE 染色とは限らない。HE と他の染色を交互など，組み合わせても良い。切り込みの深さや間隔は臓器や疾患によっても異なるが，例えば500μm の深さまで数枚程度，等可能であれば具体的な指定をすると良い。なお，再薄切時には必ず，面合わせのために粗削りを行うので，たとえ serial section の1枚目であっても当初作製された標本との完全な連続性は得られない。 ||

## 3. 外部コンサルテーションとセカンドオピニオン

施設外へのコンサルテーションは，その疾患領域の病理診断に精通した，経験が豊富な病理医に標本を送付して意見を求めるものである。病理医が一旦診断を試みたのちに，疑問点や問題点を解決するために行われるため，通常の病理組織診断とは異なり，問題点がより明確で精細であることが多い。依頼する場合は，患者の年齢・性別・病歴などの通常の病理診断に付与される臨床情報とともに，肉眼画像，依頼する病理医が考える診断，鑑別診断，それに至った病理所見，特殊染色や免疫組織化学染色の結果などを適宜記載し，特に知りたい点があれば付記しなければならない。相手は専門家であるから，依頼者の考えを隠す必要はなく，相手を試すような依頼は避けるべきだと考える。個人情報保護の観点から患者名を伏せて送付される事例が増えている。

コンサルタントとして，適切な知り合いの病理医がいれば個人的に送付することができる。それ以外の場合には，日本病理学会や国立がん研究センターが行っている病理診断コンサル

テーション制度が広く用いられている。それらは原則的に無料で，手数料以外の費用は発生しない。しかし，一部のコンサルタントや海外の施設では有料のことがあるので，依頼の際に確認を要する。

　作製した標本をすべて送付すべきか，代表切片のみにとどめるか，特殊染色や免疫組織化学染色標本を送付すべきかについては一定の決まりはなく，依頼したい内容や利用するコンサルテーションシステムにも依存する。多くの場合，コンサルテーション用に新たに HE 染色標本を 1 枚と，コンサルタント施設で染色を行っても良いように未染色標本（コーティングガラス）を複数枚（10 枚，等）用意する。依頼側施設のオリジナルの標本は診断後に返送してもらうよう依頼するが，新たに切り出された標本は返却を要さない場合が多い。未染色標本の送付については，コンサルタントの中には自施設での染色による評価を好む者が多いと思われるためである。

　日本病理学会や国立がん研究センターのシステムでは，コンサルタントに対し診断報告までの期間を概ね 2 週間以内にするようよう求めている。バーチャルスライドによる診断の導入については今後の検討課題である。コンサルタントからの診断結果を受けたら，追加レポートを行い，臨床とも再度協議するべきである。依頼者の診断とコンサルタントの診断に乖離がある場合，最終的には依頼者側が判断を下さなければならない。特に，標本の一部しか送付していない場合はなおさらである。コンサルタントには（施設内も含めて）2 名以上の病理医を選ぶこと，少なくとも 1 名は自分と違った教育を受けた人を選ぶべきであるという意見もある。

　病理コンサルテーションは標本の送付によってなされるため，患者が移動することはない。しかし，現在では患者自身が転院する場合や，他施設を紹介受診する際にカルテ情報を持参することが多く，その際，病理標本が同時に持ち込まれ，それらをセカンドオピニオン的に診断する場合がある。紹介された施設でその後の診断治療が行われる場合には，前施設の病理診断も含めて責任を持って行うことになるので，診断の再確認は重要である。情報が十分に得られていない場合は，主治医などを通じて前施設に切り出し図の提供や未染色標本の送付，ブロック借用などを依頼することがある。

# 5 病理診断のための特殊検索

## A 病理組織検査に用いられる染色法とその意義

　病理診断のために作製される標本は，基本的にヘマトキシリン・エオシン染色（HE 染色）が施される。しかし，より確実な診断を目指すために，様々な特殊染色が付加される。HE 染色標本の観察後に追加される場合と，臓器や目的によっては HE 標本とともに作製し鏡検に付されるものとがある。本章では，それぞれの染色の特徴や利用方法を概説し，さらに免疫組織化学と電子顕微鏡観察の意義について述べる。

## 1. Hematoxylin-Eosin（HE）染色

　H-E 染色はヘマトキシリンとエオシンの，2 種類の色素による重染色である。すべての染色

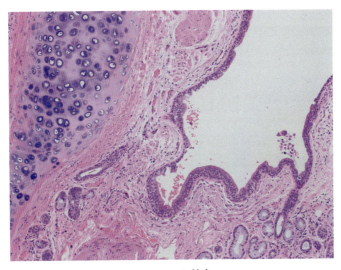

図 5-1　HE 染色
核や軟骨がヘマトキシリンに，赤血球，平滑筋，膠原線維がエオシンに染色される（正常気管支）。

166 ● 5. 病理診断のための特殊検索

法の基本といっても過言ではなく，この染色を抜きに病理組織学的な観察が行われることはほとんどない。染色法は比較的簡便で，安定した結果が得られる点でも優れている。

それぞれの色素には様々な種類があり，ヘマトキシリン液には退行性染色液と進行性染色性の大きく二種類が存在する。施設によりHE染色の色調には若干の差がみられる。しかし，目的とする物質が正しい色調で染色されている限り問題はなく，慣れや好みの問題もあると思われる。

ヘマトキシリンでは細胞の核や，軟骨，石灰化物，細菌が藍青色に染色される。また，エオシンでは細胞質，結合組織，筋組織，赤血球が紅赤色を示す（**図5-1**）。

## 2. 特殊染色

特殊染色の目的と種類には，主に以下の三つがある。同じような目的に使用される複数の染色法が存在する一方，一つの染色法が異なる場面で複数の特性を発揮する場合がある。また，染色結果が診断に直結する特異的な染色と，非特異的ではあるが診断に有用な染色とがある（**表5-1**）。

　1) 組織構築を明確にするための染色

表5-1　特殊染色の種類

| | H-E染色で観察された所見の確認 | 組織構築を明確にするための染色 |
|---|---|---|
| **非特異的染色法** | 非特異的な構造物を染め出すことにより診断に役立てるもの | 特定の構造物の存在診断を目的とする染色 |
| **特異的染色法** | 特異的物質を染め出すが，他の所見と合わせて診断に至るもの | |
| | 染色結果が診断に直接結びつくもの | 病原体の検索のための染色 |

　2) 特定の構造物の存在診断を目的とする染色
　3) 病原体の検索のための染色

## a. 組織構築を明確にするための染色 ―――――――――

### 1) 結合組織の染色

結合組織の染色は，病変の組織構築を確認する目的で実施されることが多い。この中には，膠原線維の染色，細網線維の染色，弾性線維の染色がある。

• **膠原線維の観察**：膠原線維は各臓器の間質結合織など，体内に広く分布しているが，病理学的な観察においては，種々の疾患に生じる線維化の観察に用いられることが多い。例えば肝炎，間質性肺炎，慢性腎疾患では，通常では存在しない部位における膠原線維の出現や，正常状態から逸脱した膠原線維の増加を観察し，疾患の診断や病態把握に役立てている。

膠原線維の染色（**表5-2**）としては，マッソントリクローム（Masson trichrome）染色（**図5-2**），アザン（Azan）染色（ともに膠原線維は青ないし緑）が最も用いられている。

表 5-2 膠原線維の染色法

| 染色法 | 膠原線維 | 筋線維 | 核 |
|---|---|---|---|
| マッソントリクローム染色 | 青 | 赤 | 黒 |
| アザン（アザンマロリー）染色 | 青 | 赤 | 赤 |
| ワンギーソン染色 | 赤 | 黄 | 黒 |

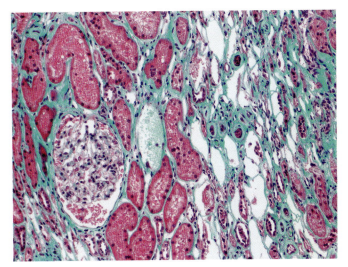

図 5-2　Masson trichrome 染色（腎）
間質の膠原線維が青（緑）色に染色されている。

ワンギーソン（van Gieson）染色（後述するようにエラスチカ・ワンギーソン染色として用いられる）では赤色を示す。

- **細網線維の観察**：細網線維はⅢ型コラーゲンを現している。銀に対する親和性があるため，好銀線維ないし嗜銀線維ともよばれる。この線維を染めるための鍍銀法（silver impregnation）には複数の方法があるが，いずれも細網線維が黒色に，膠原線維が赤紫色に染色される。

　好銀線維は，本書で詳細に解説される組織構築パターンを確認するために有用である。例えば，上皮性腫瘍でみられる organoid pattern では好銀線維は腫瘍細胞の集団を取り囲むし（図5-3），非上皮性腫瘍の特徴である histoid pattern の場合は細胞個々の周囲に線維が入り込んでいる（図5-4）。非腫瘍性疾患においても，正常状態における線維の状態が疾患によりどのように乱れているか，確認するための指標として用いられる。

　また，肝，肺，骨髄などでは，線維化の過程を観察するためにも用いられる（図5-5）。鍍銀法で黒染される線維化巣は比較的早期のもので，やがて厚い膠原線維の沈着が生じると赤紫の色調をとるとともに，アザンやマッソントリクローム染色でも確認が可能となる（図5-6）。

　鍍銀法は，ときに基底膜（Ⅳ型コラーゲン）を描出するために近似的に用いられることが

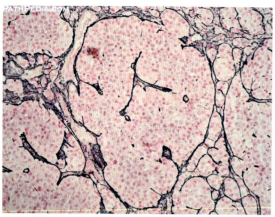

図5-3 鍍銀法
卵巣顆粒膜細胞腫。好銀線維が腫瘍細胞の集塊を取り囲んでいる（organoid pattern）。

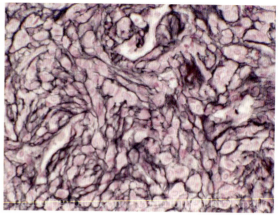

図5-4 鍍銀法
孤立性線維性腫瘍。好銀線維が腫瘍細胞を個々に取り囲んでいる（histoid pattern）。

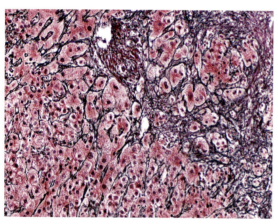

図5-5 鍍銀法（肝）
肝傷害に伴って肝細胞索の構築が乱れ，肝細胞を削り取るように好銀線維が増生している。

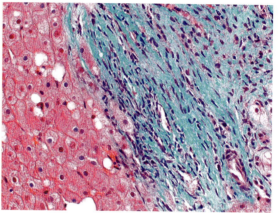

図5-6 Masson trichrome 染色（ゴルドナー変法）（肝）
比較的完成された線維化巣（架橋線維化巣の一部）が緑色に染色されている。

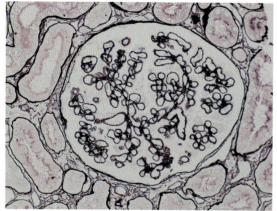

図5-7 PAM 染色（腎）
膜性腎症における糸球体係蹄の spike 形成。

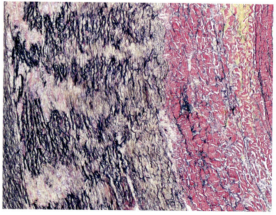

図5-8 Elastica van Gieson 染色
大動脈中膜（写真左側）における弾性線維の断裂が認められる。

ある。しかし，より特異的に基底膜を描出する染色としてPAM（periodic acid-methenamine silver）染色がある。糸球体腎炎における基底膜の二重化やspike形成を観察するのに有用である（図5-7）。

- **弾性線維の観察**：染色法にはエラスチカ・ワンギーソン（elastica van Gieson：EVG）染色（図5-8），ワイゲルトのレゾルシン・フクシン染色（ともに弾性線維は青黒色），ビクトリア青（Victoria blue）染色（青色），オルセイン（orcein）染色（茶褐色）などがある（表5-3）。また，施設によってはエラスチカ・マッソン染色（Elastica-Masson染色）が採用されている（図5-9）。

弾性線維は血管壁，真皮，気道壁，乳腺や膵の導管壁，腱などに分布している。染色の目的として，動脈と静脈の鑑別（炎症や腫瘍などにより血管の壁構造が不明瞭で，もともとの構築を明らかにしたい場合など），血管の壁構造の乱れの確認，線維化巣における弾性線維

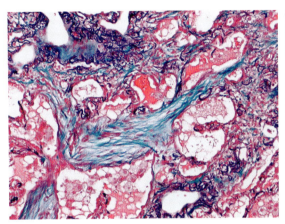

**図5-9 Elastica-Masson（ゴルドナー変法）染色**
間質性肺炎における器質化物質（緑染される膠原線維）と肺胞弾性線維（黒色）の残存の様子が同時に観察される。

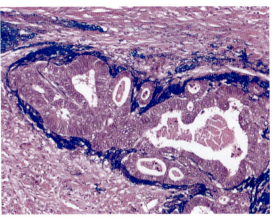

**図5-10 Victoria blue（VB）-HE重染色**
大腸癌手術例。癌の静脈侵襲像が観察可能である。

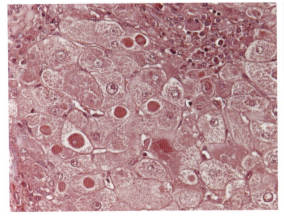

**図5-11 Orcein染色**
B型肝炎ウイルス感染肝細胞（HBs抗原）が肝細胞の細胞質に陽性を示す。

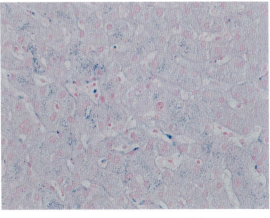

**図5-12 Victoria blue染色**
原発性胆汁性胆管炎（肝硬変）症例。肝細胞内に銅結合蛋白が顆粒状に認められる。

増生の観察，などがある。癌の手術標本では静脈侵襲の観察に威力を発するほか，肺癌では胸膜弾性板を染色することにより癌の進行度を確認している。その際，EVG染色を行ってHE染色標本と比較する方法と，HEとビクトリア青（VB）を重染色して判定する方法（**図5-10**）などが採られている。

ビクトリア青染色とオルセイン染色は，B型肝炎ウイルス感染肝細胞（HBs抗原）（**図5-11**）や肝細胞の細胞質内の銅結合蛋白（**図5-12**）も陽性となり，後者は原発性胆汁性胆管炎（肝硬変）の病期を評価するために用いられている。

表 5-3 弾性線維の染色法

| 染色法 | 弾性線維 | 膠原線維 | その他の特徴 |
|---|---|---|---|
| エラスチカ・ワンギーソン（EVG）染色 | 黒紫色 | 赤 | 核：黒褐色<br>筋・細胞質：黄 |
| ワイゲルトのレゾルシン・フクシン染色 | 黒紫色 |  |  |
| ビクトリア青染色 | 青 |  | HBs抗原や銅結合蛋白が陽性となる |
| オルセイン染色 | 褐色 |  |  |

## b．特定の構造物の存在診断を目的とした染色

### 1）多糖類の染色

多糖類は生体内に広く分布しており，細菌・真菌などの病原微生物にも存在する。この中には単純多糖類（グリコーゲン，セルロース，デキストランなど）と複合多糖類（粘液蛋白，アミロイド，糖蛋白，核酸，糖脂質など）がある。

- **PAS反応，消化試験**

PAS (periodic acid Schiff) 反応は過ヨウ素酸シッフ反応ともいわれる。グリコーゲン（**図5-13**），中性粘液多糖類（**図5-14**），糖蛋白，粘液蛋白，糖脂質などが赤紫（〜赤）色を示

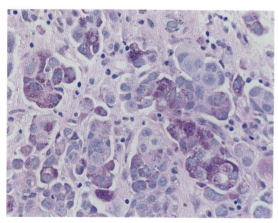

図 5-13 PAS反応
卵巣明細胞癌。細胞質はPAS反応陽性を示している。

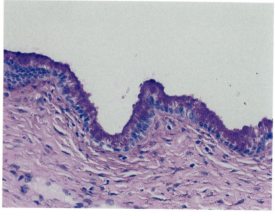

図 5-14 PAS反応
円柱上皮の細胞質内に赤染する中性粘液多糖類。消化試験でも消失しない。

す。また，基底膜や線維素，細網線維，好中球や骨髄巨核球，真菌（図5-15）や赤痢アメーバなども染色される。

この中で，グリコーゲンの証明をするために，消化試験を施行することがある。予め消化処理（ジアスターゼやα-アミラーゼ）を施した後に染色を行い，無処理のものと比較して染色性が失われていれば，PAS陽性物質はグリコーゲンであることが証明される（図5-16）。一方，セロイドなどの消耗性色素（肝障害における色素性組織球）は消化試験後でも残存する（図5-17）。

- **粘液染色**

粘液（ムチンmucin）には，上皮性粘液と間質性粘液がある。また，種々の疾患で過剰産生や沈着をきたし，その存在や分布が病理診断に役立つことがある。HE染色における色

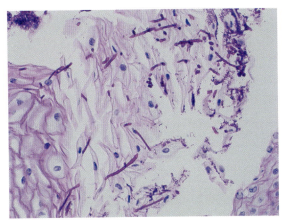

図5-15　PAS反応
食道生検標本におけるカンジダの証明。

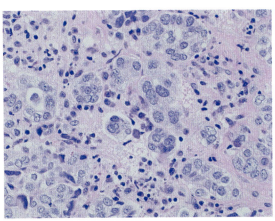

図5-16　消化PAS
図5-13と同一例。消化試験によってPAS陽性物質（グリコーゲン）が消失している。

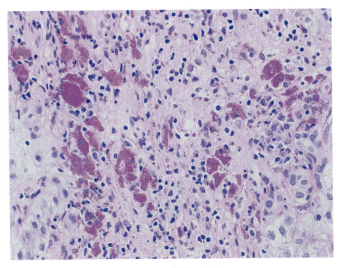

図5-17　消化PAS
肝傷害の際に出現する色素性組織球。消化試験でも陽性像が残る。

調は様々で，特殊染色を追加して性状を同定することは，しばしば診断上有用である。

上皮性粘液は上皮細胞が分泌するもので，糖蛋白（glycoprotein）に，間質性粘液は酸性ムコ多糖類（acid mucopolysaccharide）に属する。粘液の分類と特殊染色の反応を**表 5-4**に示す。最近では，いわゆるムチンは上皮性粘液すなわち糖蛋白を指し，間質性粘液は蛋白質との結合によるプロテオグリカンを形成するグリコサミノグリカンが本体であると考えられている。

粘液の染色として頻用されるのは，PAS反応とアルシアン青（Alcian blue）染色（**図 5-18**）である。PAS陽性の中性粘液はジアスターゼなどによる消化試験でも消失しない。アルシアン青染色は，アルシアン青溶液のpHを調整することにより異なる染色結果が得ら

表 5-4　粘液の種類，分布と染色性

|  | ムチンの種類 | 主な分布 | PAS | AB pH1.0 | AB pH2.5 | HID |
|---|---|---|---|---|---|---|
| 糖蛋白（上皮性粘液） | 中性ムチン | 胃粘膜 ブルンネル腺 | + | − | − | − |
|  | シアロムチン | 小腸 尿道腺 バルトリン腺 気管支腺 | + | − | + | − |
|  | スルホムチン | 子宮頸管腺 食道腺 気道の杯細胞 | + | + | + | + |
| 酸性ムコ多糖（間質性粘液） | ヒアルロン酸 |  | − | − | + | − |
|  | コンドロイチン硫酸 | A，C：軟骨 B：皮膚 | − | + | + | + |
|  | ヘパリン |  | − | + | + | + |
| グリコーゲン（参考） |  |  | + | − | − | − |

AB：アルシアン青染色，HID：高鉄ジアミン染色

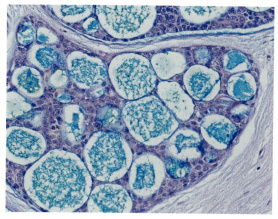

図 5-18　Alician blue（AB）-PAS重染色
腺癌組織において，アルシアン青陽性の酸性粘液が認められる（PAS反応の色調は目立たない）。

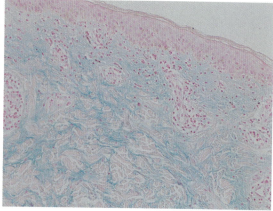

図 5-19　Alician blue染色
皮膚のムチン沈着症。ヒアルロニダーゼ処理によって染色性は消失する。

れる。例えば，pH2.5ではシアロムチンが，pH1.0ではスルホムチンが陽性となる。ヒアルロニダーゼで切片を処理（消化）した後にアルシアン青染色を行うと，ヒアルロン酸やコンドロイチン硫酸A，Cは消化されて染色性は得られない（**図5-19**）。一方，コンドロイチン硫酸Bおよびヘパリン，上皮性粘液は消化されず染色性が保持される。ムチカルミン（mucicarmine）染色は，上皮性粘液（中性ムコ多糖類）を赤く染色する。また，クリプトコッカスの菌体や莢膜が陽性を示す（**図5-20**）。酸性ムコ多糖は，トルイジン青染色で異染性（メタクロマジー）を示す。

粘液の染色は，しばしば二種類の染色法を合わせた重染色（アルシアン青-PAS重染色など）が行われる。

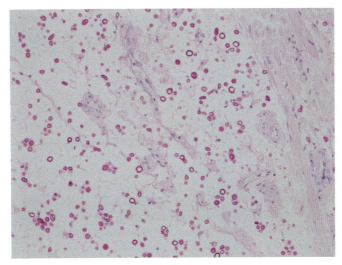

**図5-20　Mucicarmine染色**
クリプトコッカスの莢膜は多糖類であるため，陽性を示す。

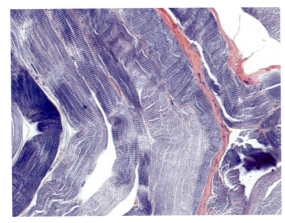

**図5-21　PTAH染色**
横紋や，他にフィブリンの証明に用いられる。

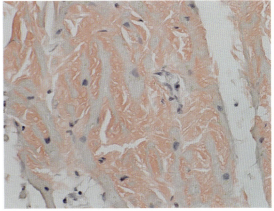

**図5-22　DFS染色**
アミロイド物質が赤橙色に染色される（心筋症の生検例）。

- **線維素の染色**

　線維素を染める方法として，リンタングステン酸ヘマトキシリン（phosphotungstic acid hematoxylin：PTAH）染色がある。線維素は青藍色の色調をとるが，横紋筋の横紋や（**図 5-21**），神経膠細胞も同様に発色する。また，ワイゲルトの線維素染色で青紫色に染まる。

- **アミロイドの染色**

　アミロイド変性（アミロイドーシス）はタンパク変性の一型だが，この中には様々な成因の異なる物質が含まれている。染色法としてコンゴ赤（congo red）染色が最も頻用されており，アミロイドは橙赤色に染色される。皮膚アミロイドーシスではコンゴ赤の染色性が不十分なことがあり，DFS（ダイレクト・ファースト・スカーレット）染色が用いられることがある（**図 5-22**）。また，偏光顕微鏡下ではアップル緑とよばれる緑色調を呈する複屈折を示す。

　アミロイドの種類別では，AA アミロイドーシスの場合，過マンガン酸カリウム処理により染色性が消失することが知られている。しかし，AL アミロイドーシスも感受性を示すことがあり，免疫組織化学染色による確認を要することがある。

## 2）脂肪（脂質）染色

　脂質には単純脂質（中性脂肪）と複合脂質（リン脂質，糖脂質）がある。病理組織検査における脂肪染色の多くは前者を標的としている。

　通常の HE 染色標本で脂肪細胞の細胞質が染色されていないことからもわかるように，パラフィン包埋時に施行される脱水操作の過程で脂質は有機溶媒中に溶出してしまう。したがって，脂質を染め出すためには一般的には新鮮凍結切片を用いるが，ホルマリン固定組織しかない場合は前処理（スクロースなど）を行い，凍結後に切片を作製して染色する。主な染色法にはズダンⅢ（Sudan Ⅲ）染色とオイルレッド O（oil red O）染色（**図 5-23**）がある。脂肪は，前者では黄橙～赤橙色を，後者では赤色を示す。ズダンⅢではリポフスチンにも染色性を示す。

　他に，スダンブラック B 染色，ナイルブルー染色，オスミウム法（電子顕微鏡観察にも利用可能で，脂質を黒化させる）がある。それぞれの特徴を**表 5-5** に示す。

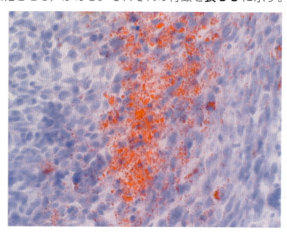

図 5-23　Oil red O 染色
脂肪が赤色に染色される（卵巣莢膜細胞腫の例）。

A．病理組織検査に用いられる染色法とその意義 ● 175

表 5-5　脂質染色法と染色性

| | 中性脂肪 | コレステリン | リン脂質 | 脂肪酸 |
|---|---|---|---|---|
| ズダンⅢ | 赤 | 黄赤 | （赤） | 黄赤 |
| オイルレッドО | 濃赤 | 赤橙 | （赤） | 赤橙 |
| スダンブラックB | 黒青～黒 | 黒青 | 黒 | 黒 |
| ナイルブルー | 赤 | 淡赤 | （青） | 青 |

### 3) 生体内色素・無機物質の染色（表 5-6）

　日常の病理検査でよく用いるものとして，褐色色素あるいはカルシウムの染色がある。

　生体内形成される褐色色素にはヘモジデリン，メラニン，リポフスチン，ビリルビンがある。色素の局在，出現する病態にはそれぞれ特徴があるが，しばしばそれらの存在証明，あるいは鑑別診断を要する。

　ヘモジデリンは，HE 染色ではコンデンサーを絞ると光輝性を示すのが特徴である。3 価鉄イオンであり，同定のためにはベルリン青（Berlin blue）染色が施行され，青色（藍青色）を呈する（**図 5-24**）。なお，2 価鉄に対する染色としてターンブル青染色がある。また，ヘモグロビン鉄のようにイオン化していない鉄は通常染色されないため，このような仮面鉄の存在を証明するため，マラカンの除面法がある。

　メラニンを証明するための染色として，フォンタナ・マッソン（Fontana Masson）染色が行われている（**図 5-25**）。メラニンが有する銀還元性を利用した方法で，メラニンが黒色～茶褐色に染まる。他に，消化管の銀親和性細胞なども陽性となる。また，メラニン漂白法やドーパ（DOPA）反応（凍結切片を要する）による証明法がある。

　リポフスチンの同定法としてシュモール（Schmorl）反応がある。消耗性色素であるリポフスチンは脂質タンパクの酸化物で，青緑～暗青色に染色される（**図 5-26**）。また，メラニン（青～暗青），セロイド（淡青），メラニンおよび腸クロム親和細胞（青～暗青），胆汁（緑～暗青）も染色される。細胞傷害に伴う崩壊物が貪食された残余小体であるセロイドは，肝炎後の色素

表 5-6　主な無機物質の染色法

| 無機物質 | 染色法 | 色調 |
|---|---|---|
| ヘモジデリン（3 価鉄） | ベルリン青染色 | 青（藍青）色 |
| メラニン | マッソン・フォンタナ染色 | 黒色～茶褐色 |
| リポフスチン | シュモール反応 | 青緑～暗青色（メラニン等も発色） |
| セロイド | dPAS | 赤色 |
| ビリルビン | スタインのヨード法 | エメラルド緑 |
| カルシウム | コッサ反応 | 黒色 |
| 銅・鉛 | マロリーパーカー法 | 銅：青色，鉛：灰青色 |
| 水銀 | ハンド法 | 黒色 |

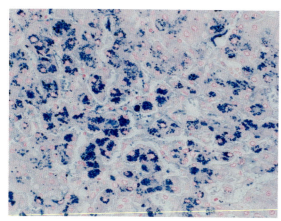

図 5-24　Berlin blue 染色
肝組織に沈着するヘモジデリンが藍青色に染色されている。

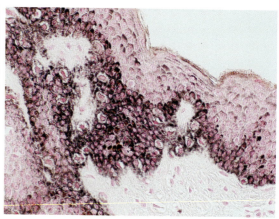

図 5-25　Masson Fontana 染色
メラニンの証明に用いられる（扁平母斑の例）。

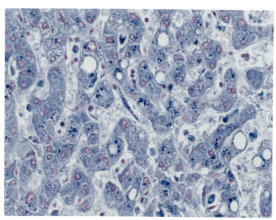

図 5-26　Schmorl 反応
肝組織内の消耗色素（リポフスチン）が青緑～暗青色に染色される。

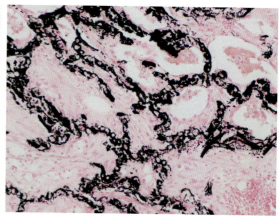

図 5-27　von Kossa 染色
肺胞壁に沈着したカルシウム成分が黒染している（肺における転移性石灰化例）。

性組織球でみられるように，ジアスターゼ消化 PAS 反応で陽性を示す（図 5-17）。

　ビリルビンを含む胆汁色素に対してはスタインのヨード法やホール染色がある。

　カルシウム（石灰）は，通常 H-E 染色でヘマトキシリンの色調（暗紫色）をとる。鑑別が難しい場合にはコッサ反応（von Kossa 染色）を施すと，黒色に染色される（図 5-27）。

### 4）細胞内物質に対する特異的染色

　細胞質の中にある好銀性顆粒を特異的に染める方法として，グリメリウス（Grimelius）染色とフォンタナ・マッソン染色がある。グリメリウス染色は銀還元反応を利用しており，好銀性顆粒（argyrophilic granule）が黒染される（図 5-28）。膵ラ氏島，副腎髄質やカルチノイドなどに存在する神経内分泌顆粒を染色する方法の一つとして知られているが，ホルモンに関連すもの以外に粘液，糖質，タンパク質に関連する好銀性顆粒がある。メラニンの染色として知られるフォンタナ・マッソン染色は銀親和性顆粒（argentaffin granule）も同様に黒～黒

褐色に染め出す。
　DOPA 反応はメラニン産生細胞の黒色顆粒を証明し，ホイルゲン染色は DNA を赤染する。メチルグリーンピロニン（methyl green-pyronin：MGP）染色では，DNA が緑色に，RNA は紫赤色の色調を示すため，例えば形質細胞は赤染する傾向にある。

### 5）神経系の染色法

　髄鞘を青く染めるクリューバー・バレラ Klüver-Barrera 染色（ルクソール・ファストブルー Luxol fast blue とクレシル・バイオレット Cresyl violet による重染色）（図 5-29），神経軸索，神経原線維，樹状突起などを黒〜黒褐色に染めるボディアン染色，グリア線維を染めるホルツァー染色などがある。

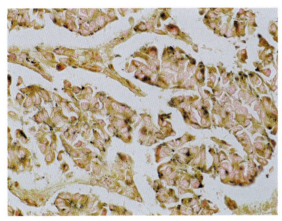

図 5-28　Grimelius 染色
好銀性顆粒 (argyrophilic granule) が黒染される（カルチノイドの例）。

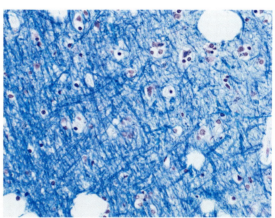

図 5-29　Klüver-Barrera 染色
髄鞘が青く染まる。

## c．病原体の検索のための染色（表 5-7）

　病原体の中には，肉眼観察や HE 染色のレベルまでで診断を確定できるものもある。しかし，特殊染色を付加することで確診に至ることができる病原体も少なからず存在し，真菌や原虫などがそれに相当する。ウイルスなどは光顕では直接確認することができないが，感染細胞の特徴的変化（封入体など）を利用して診断がなされるものもある。また，診断を確定させるために，組織切片を用いて免疫組織化学や *in situ* hybridization 法も用いられている。さらに，状況により病原体の培養（細菌・抗酸菌，真菌）や血清抗体価のチェックと併用して行うことが肝要で，病理組織検査では病原体やそれによって引き起こされる病変の形状を確認することができる。

### 1）抗酸菌染色

　結核菌，非定型抗酸菌，らい菌などのマイコバクテリウム属が赤く染まる。最も頻用されているのはチール・ネルゼン（Ziehl-Neelsen）染色で，陽性菌は赤染される（図 5-30）。また，ノカルジアや住血吸虫卵が陽性となる。抗酸菌という名称は，通常の染色では同定されないが，

表 5-7 病原体検出のための主な特殊染色

| 染色 | 病原体 | 色調 |
|---|---|---|
| チール・ネルゼン染色 | 結核菌，非定型好酸菌，らい菌，ノカルジア，住血吸虫卵 | 赤 |
| PAS 反応 | 真菌（ニューモシスティスを除く），赤痢アメーバ | 赤（赤紫） |
| グロコット染色 | 真菌 | 黒〜黒褐色 |
| ムチカルミン染色 | クリプトコッカス（莢膜） | 赤〜赤桃色 |
| グラム染色 | 細菌 | 陽性菌−濃紫色，陰性菌−赤 |
| ワルチン・スターリー染色 | 梅毒スピロヘータ，レジオネラ菌，ヘリコバクター・ピロリ菌，バルトネラ・ヘンセラ菌 | 黒褐色〜黒 |
| ヒメネス染色 | レジオネラ菌，ヘリコバクター・ピロリ菌 | 赤色 |
| ギムザ染色 | ヘリコバクター・ピロリ菌 | 紫色 |
| オルセイン染色，ビクトリア青染色 | B 型肝炎ウイルス（HBs 抗原） | オルセイン：褐色 ビクトリア青：青 |

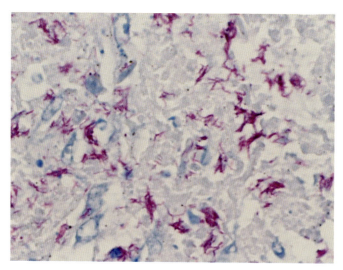

図 5-30 抗酸菌染色
多数の抗酸菌が赤く染まっている（宿主の免疫力が著しく低下している状態の例）。

一旦染色されると強酸やアルカリによる脱色処理に抵抗する性質からつけられた名称である。結核結節では，菌は中心部の乾酪壊死巣と，その周囲に散在するラングハンス型巨細胞の細胞質内に存在する傾向にある。多くの場合病巣内の菌数は少なく，強拡大視野で若干視野を明るくして探索する必要があるため，局在の特徴を知っておくことは重要である。

### 2）真菌の染色

カンジダ（図 5-15），アスペルギルス，ムコール（ムーコル）など，多くの真菌が PAS（または消化 PAS）で赤色，グロコット（Grocott silver methenamine：GSM）染色で黒〜黒

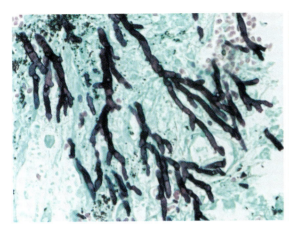

図 5-31　Grocott silver methenamine (GSM) 染色
アスペルギルスの菌糸が陽性に染色される（PAS 反応でも検出可能）。

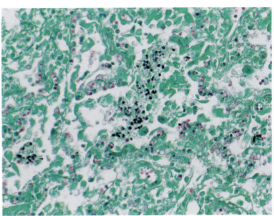

図 5-32　Grocott silver methenamine (GSM) 染色
ニューモシスティス肺炎。球状の菌体が検出される（PAS 反応では同定できない）。

褐色に染色される（図 5-31）。ただし，ニューモシスティスは，グロコットで検出されるが PAS 染色反応では陰性となるため注意を要する（グリドリー染色では赤紫色に染まる）（図 5-32）。また，クリプトコッカスは莢膜を有しており，ムチカルミン染色で赤〜赤桃色を呈するため，鑑別診断に役立つ（図 5-20）。真菌によっては HE 染色でも十分確認可能な症例もある。疑わしい場合には絞りを入れて観察したり，コンデンサーを下げて観察すると，菌体が浮き出てみえることがある。

PAS 反応は，赤痢アメーバの虫体も陽性である。

### 3) 細菌の染色

グラム（Gram）陽性菌は濃紫色，陰性菌は赤色に染色される（図 5-33）。病理組織検査として実施される頻度は必ずしも高くはないが，染色可能であることを知っておくと便利である。

ヘリコバクター・ピロリ菌の検出法として，ギムザ（Giemsa）染色，ヒメネス（Gimenez）染色，ワルチン・スターリー（Warthin-Starry）染色（図 5-34）などが適宜用いられているが，酵素抗体法を用いてもよい。この菌自体はヘマトキシリンに染色性を有するため，ヘマトキシリンの反応時間延長や濃度を濃くした HE 染色標本を作製する方法もある。

### 4) その他の病原体に対する染色

スピロヘータの染色としてワルチン・スターリー染色が，リケッチアにはギムザ染色やヒメネス染色が，原虫の検出にはベストのカルミン染色や PAS 反応が行われる。HBs 抗原の証明にはオルセイン染色またはビクトリア青染色を行う（図 5-12）。

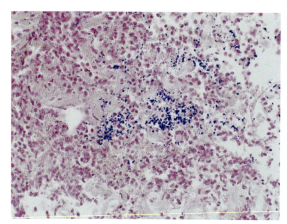

図 5-33 Gram 染色
陽性球菌（濃紫色を呈する）が確認可能である。

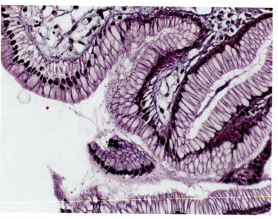

図 5-34 Warthin-Starry 染色
胃粘膜の表面にヘリコバクター・ピロリ菌を確認できる。

## 3. 臓器・疾患別の染色法選択

多くの場合，特殊染色は HE 染色標本の所見を観察した後に，必要に応じて追加検索される。しかし，臓器や対象疾患によっては，病理組織学的検査が依頼された時点で特殊染色も同時に実施されることがある。特に，小さな生検標本では病巣部が消失して検索不能とならないよう，配慮が必要と思われる。一方リンパ腫の診断など，HE 染色標本以外の検索が特殊染色のみでは不十分となり，免疫組織化学を含む他のモダリティーによる検査を要する検体の頻度が増加している。

### 特殊染色依頼の実例

- 肺生検（非腫瘍肺疾患）：鍍銀法，マッソントリクローム，エラスチカ・ワンギーソン，（状況により結核菌の染色を追加）
- 肝生検（非腫瘍性疾患）：鍍銀法，マッソントリクローム，消化 PAS，ベルリン青，オルセイン（ビクトリア青）
- 腎生検：PAS，PAM，マッソントリクローム
- 胃生検：AB-PAS 重染色，ヘリコバクター検出用の染色
- 骨髄生検：ギムザ染色，鍍銀法，ベルリン青，PAS 反応，消化 PAS，エステラーゼ染色
- 心・血管系の生検：エラスチカ・ワンギーソン，マッソントリクローム
- アミロイド沈着の疑い：コンゴ赤（DFS）染色
- 癌組織：手術標本では血管（静脈）侵襲の有無と程度を検索するための弾性線維染色
- 特異的感染症の疑い：病原体の検索
- 筋生検（凍結切片）：PAS，NADH テトラゾリウム還元酵素，ゴモリ・トリクローム（図 5-35），ATPase（図 5-36），など

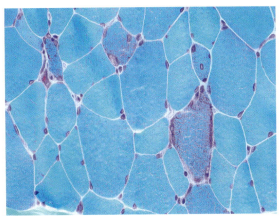

図 5-35 Gomori trichrome 染色
筋生検。赤色ぼろ線維（ragged red fiber）が赤染している（ミトコンドリア脳筋症例）。

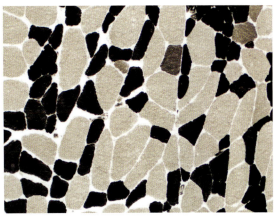

図 5-36 ATPase 染色（pH10.3）
ミオシン ATPase が活性を持つための至適 pH が異なることを利用して筋線維のタイプを分別している。

## B 免疫組織病理診断学

　免疫組織化学染色は，免疫抗体法，免疫染色ともよばれる。特異的な抗体を用いて，組織切片上の抗原の局在を調べる（抗原抗体反応）方法である。抗原に反応する抗体（一次抗体）を標識する直接法と，一次抗体に対する抗体（二次抗体）を標識して観察する間接法がある。また，標識に用いる物質によって酵素抗体法と蛍光抗体法に分けられる（**表 5-8**）。

　酵素抗体法は通常の顕微鏡で観察が可能で，組織像とも対比がしやすい。また，染色した標本を長期間保存することができる。さらに，最近では抗原賦活化法や高感度検出法などの技術革新と，染色過程の自動化によって精度が増し，日常の病理診断には欠かせない手法となっている。一方，蛍光抗体法は凍結切片を用いて実施され（注：直接法の場合），抗原の検出感度が高く，多重染色が容易である。しかし，暗視野での観察を要し，一般には時間とともに染色性が低下していく。この方法は特に，皮膚疾患や腎糸球体疾患において利用されている。

### 1．免疫染色の目的

　免疫組織化学染色の実施によって，HE 染色や特殊染色では同定できない物質の存在や分布を観察することができる。主な免疫染色の目的には以下のものがある。

- 腫瘍の組織型・分化方向・原発臓器の推定など（**図 5-37**）
- 腫瘍細胞の分泌物質（ホルモンなど）の特定（**図 5-38**）
- 細胞の増殖能や癌の悪性度判定（**図 5-39**）
- 癌における標的療法の治療適応決定（**図 5-40**）
- 病原体の検出（**図 5-41**）
- 免疫グロブリンや補体の局在（蛍光抗体法を含む）（**図 5-42**）

表 5-8　酵素抗体法と蛍光抗体法の比較

|  | 酵素抗体法 | 蛍光抗体法 |
|---|---|---|
| 観察視野 | 明視野 | 暗視野 |
| 顕微鏡 | 光学顕微鏡 | 蛍光顕微鏡・共焦点レーザー顕微鏡 |
| 検出感度 | 高感度検出法あり | 良好 |
| 標識物質 | 酵素（ペルオキシダーゼ，アルカリフォスファターゼなど） | 蛍光色素 |
| 非特異的反応 | あり（内因性酵素活性のブロッキングを要する） | ほとんどない（自家蛍光） |
| コントラスト | ときに不良（生体内色素との区別にも注意する） | 良好 |
| 核染色 | ヘマトキシリン，メチル緑 | DAPI など |
| 発色操作 | 必要 | 不要 |
| 組織構築の把握 | 容易 | 容易ではない |
| 多重染色 | 可能（抗原が同一部位に存在する場合は難しい） | 可能（向いている） |
| 保存 | 永久標本として長期保存が可能 | 写真撮影による（最近では長期保存可能な方法も開発されている） |
| 電顕 | — | 応用可能 |
| 自動染色装置 | あり（大量処理が可能） | なし |

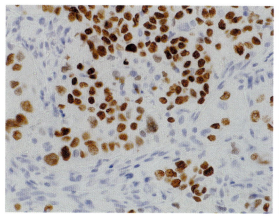

図 5-37　TTF-1
(Thyroid transcription factor-1)
甲状腺濾胞上皮と末梢肺の上皮に存在し，肺腺癌（陽性）と扁平上皮癌・転移性肺癌（陰性）との鑑別に用いられる。

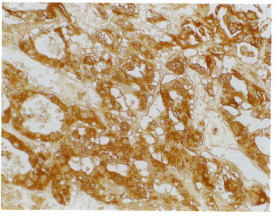

図 5-38　Calcitonin
甲状腺の C 細胞から分泌されるホルモンである。髄様癌で陽性となる。

　使用する抗原の種類はきわめて多数（数百種類）存在する。臨床像や HE 染色の観察によって適宜選択がなされる。免疫染色の実施自体は診療報酬上保険収載されているが，項目により別途加算対象となりうるので，適応を考慮の上検索を追加する（項目の設定は定期的に変更に

B．免疫組織病理診断学

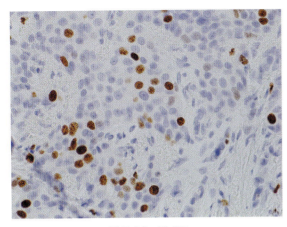

図 5-39　Ki-67
細胞周期に関連した蛋白で，G0 期以外の細胞（G1，S，G2，M 期）に発現を示す。陽性率がラベリングインデックスとして示される。薄切後放置すると染色性が低下しやすい。

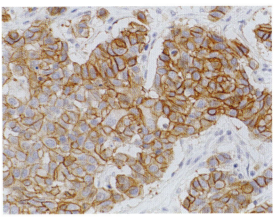

図 5-40　HER2
過剰発現したタンパクが細胞膜に存在する。乳癌の 15％程度が強発現を示す。

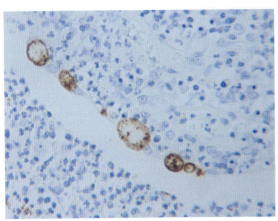

図 5-41　Chlamydia 感染細胞
卵管留膿腫の症例で，卵管上皮の細胞質内にクラミジアの封入体が散見される。

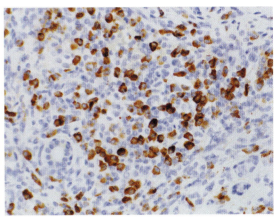

図 5-42　IgG4
IgG4 陽性の形質細胞が多数浸潤している。臨床像と IgG4/IgG 陽性細胞比などを総合して IgG4 関連疾患と診断する。

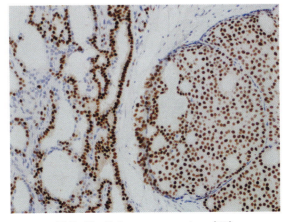

図 5-43　Estrogen receptor（ER）
乳癌細胞の核に発現している（乳癌の 70 ～ 80％が陽性）。

184 ● 5. 病理診断のための特殊検索

---

**表 5-9　保険収載がなされている免疫組織化学的検索**

- 乳癌に対するエストロジェンレセプター（**図 5-43**），プロジェステロンレセプター，HER2 タンパク（**図 5-40**）
- EGFR タンパク：大腸癌に対して（肺癌に対する検査は推奨に至っていない）
- CCR4 タンパク：成人 T 細胞性白血病リンパ腫に対して
- ALK 融合タンパク：非小細胞性肺癌に対して
- CD30：悪性リンパ腫の診断補助として
- 4 種類以上の抗体を用いた染色の実施：リンパ腫，悪性中皮腫，肺悪性腫瘍（扁平上皮癌，腺癌），消化管間質腫瘍（GIST）），慢性腎炎，内分泌腫瘍，軟部腫瘍，皮膚の血管炎，水疱症（天疱瘡，類天疱瘡等），悪性黒色腫，筋ジストロフィーまたは筋炎。

---

なりうるので注意されたい）（**表 5-9**）（**図 5-40，5-43**）。追加加算が可能な染色の中には，検体処理，染色，判定のそれぞれの方法が規定されているものもある。

## 2. 標本作製過程における留意事項

　染色法の詳細については他書に譲るが，病理医が知っておくべきプレアナリティカルな事項について簡単に述べる。

- 良い酵素抗体法の実施のためには，まずは適切な固定を行う必要がある（詳細は他項に譲る）。
- 染色過程において切片が剥がれやすいことから，コーティングを施したプレパラートを用意する必要がある。
- 酵素抗体法は，以前は凍結切片を用いなければ染色ができないものがあったが，抗原賦活法の発達によって，現在ではほとんどの抗原に対して，ホルマリン固定・パラフィン包埋組織で対応が可能となった。
- パラフィン包埋された状態であれば物質の抗原性は保たれると考えられるが，薄切した切片を放置すると抗原性が低下することがあるので，注意すべきである（**図 5-39**）。
- 一次抗体にはモノクローナル抗体と，ポリクローナル抗体がある。ポリクローナル抗体はウサギやヤギなどに抗原を免疫して得られた抗体で，抗原分子上にある複数の抗原決定基に反応するとともに，共通する分子を持つ物質とも部分的に交差反応を示しうる。モノクローナル抗体は，マウスやウサギなどの正常抗体産生細胞と骨髄腫細胞のハイブリドーマに由来するため，一つの抗原決定基にのみ反応を示し，交差反応を起こしにくい。
- 目的により複数の抗体を混合したカクテル抗体が用いられることは珍しくない（**図 5-44**）。また，日常診療で実施されることは少ないが，発色部位が異なる場合には違う色調の発色試薬を用いて二重染色を行うこともできる。
- 適切な染色を行うためには一次抗体の選定（一つの抗原に対して複数の抗体が開発されていることは珍しくない），抗原賦活法（酵素処理や加熱処理を用いることが多い。反応させる緩衝液の pH にも注意が必要である），一次抗体の希釈倍率，反応時間，反応温度，二次抗体の種類（高感度法を含む）など，予備検討が必要である。開発元による推奨や，文献検索が大切である。なお，抗体によってはキット化されているものや，染色条件が自動免疫染色

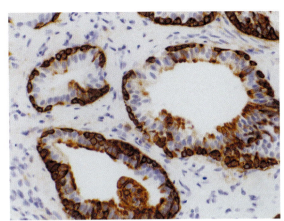

図5-44 カクテル抗体
良性前立腺組織に対する34βE12の発現。サイトケラチン1/5/10/14のカクテル抗体である。

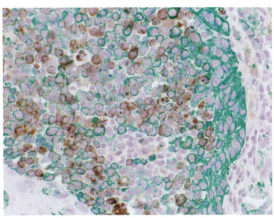

図5-45 悪性黒色腫に対するHMB-45
緑色色素を用いて発色させており,メラニンとの識別が容易である。

装置の機種に依存するものがある。
- 目的とする物質名(サイトケラチン,CEA,アミロイドA,など)が抗原の名称である。反応させる抗体は,抗サイトケラチン抗体,抗CEA抗体,抗アミロイドA抗体,などと呼称される。
- 同一の抗原に対する抗体であっても,複数の異なるクローンが存在しうる。例えば,MIB-1は抗Ki-67抗体のクローン名の一つである。また,同一のクローン名であっても製造過程が異なる抗体が開発される場合があり,染色性が必ずしも同等ではないことも経験される。
- 通常,発色試薬はDAB(ジアミノベンジジン)を用い,陽性物質は褐色の色調をとるが,他の色素を用いることも可能で,褐色の生体色素(メラニンなど)との区別を要する際などに有用である(図5-45)。
- 適切な条件設定のためには予備検討を行うことが望ましい。

## 3. 酵素抗体法の判定

判定を行う際の注意事項として,以下の点に留意する。
- 結果の判定を行う際,コントロール切片と合わせて評価する必要がある。この中には,目的とする抗原を有する陽性コントロールと,発色しない(してはならない)陰性コントロールとがある。陽性コントロールは対象組織とは別の検体を用意する場合(同じプレパラートに貼り付ければ染色自体の検証が可能となるため,抗体によって予め陽性組織を用意しておくと良い)と,同一標本の目的外部位に発色が得られる場合(内因性コントロール)がある。陰性コントロールは一次抗体の代わりに緩衝液を用いるか,同一免疫グロブリン濃度の同種正常動物の抗体を反応させる。あるいは明らかに陰性となるべき部位の判定も参考となる。
- 複数の臓器を細長く切り出して羊膜などで包み,コントロールブロックを作製して,被験検体と同じ標本に貼り付けて一緒に染色を行うと,同時に陽性および陰性コントロールを確認

することができる (multi-tissue control block) (**図 5-46**)。
- 染色結果が陽性の場合，発色する部位は核，細胞質全体，細胞の一部（例：ゴルジ野），細胞膜全周，一部の細胞表面，基質など，抗原あるいは抗体により様々である（**図 5-47**）。目的とする物質や対象とする組織により異なるので，コントロールの確認も含めて判定することが望ましい。
- 核，細胞質，細胞膜，基質など，抗原あるいは抗体により陽性となる部位が特定されている

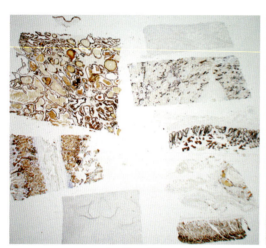

A. ルーペ像

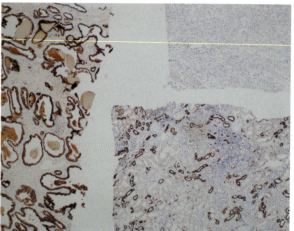

B. 複数の組織を被験検体と一緒に染めることにより，染色性の確認が容易である（写真は AE1/AE3）。右上は陰性コントロールである。

**図 5-46** multi-tissue control block を用いたコントロール染色

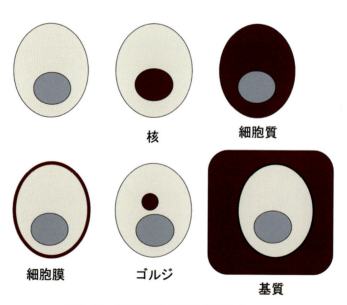

**図 5-47** 免疫組織化学染色の陽性パターン
抗原の局在や抗体によって特徴がある（DAB 発色：褐色の領域が陽性）。

場合がほとんどである。しかし，発色部位の変化が診断に役立つ場合もある（例：線維腫症ではβ-cateninが細胞質から核に移行を示す）（図5-48）。

- 多くの抗体では，陽性であること（抗原の存在を確認すること）に診断的意義が見出される。しかし，ときに目的部位が陰性となること（目的以外の部位が陽性を示し，コントラストがつくこと）が診断に役立つこともある（例：子宮内膜上皮性腫瘍におけるPTENの陰性化（図5-49），乳腺の小葉癌におけるE-cadherinの陰性化）。

- 本来の目的とは異なる組織や細胞に陽性を示すことが診断に役立つことがある（例：元々ヒト急性リンパ芽球性白血病共通抗原（CALLA）として知られたCD10は，その後様々な上皮でも発現していることが明らかになった）。さらに，説明困難ではあるが特異的な染色性が診断に役立つ事例（例：甲状腺の硬化性索状腫瘍におけるKi-67/MIB-1の細胞膜・細胞質発現）も報告されている。当初は特定の抗原に対する特異的抗体として開発されたものが，対象を広げてみると他の抗原も同時に認識することが判明し，診断にも役立っている事例は，決して珍しくはない。

- どの程度の範囲が発色した場合に陽性と判断して診断に役立てるのかは，染色の目的も含めてケース・バイ・ケースである。例えば目的とする細胞の10％以上が発色している場合に陽性と判断する場合がある。発色部位に領域性が存在する場合には，念のため染色手技の妥当性（試薬の反応過程にムラがなかったか）を確認すべきである。

- 発色強度の判定は必ずしも容易ではない。ただし，乳癌組織におけるエストロジェンレセプターやHER2のように，強度を判定に役立てる分類も示されている。一方，少しでも褐色の発色があれば陽性と捉える場合（乳癌に対するKi-67ラベリングインデックスなど）もある。

- 染色結果の判定は，感度と特異度を意識して行うべきである。例えば，ある腫瘍に特徴的とされるマーカーであっても100％の症例が陽性となるとは限らず，その発色比率も100％とは限らない。したがって，一種類の免疫組織化学的マーカーのみで診断を確定させるのは

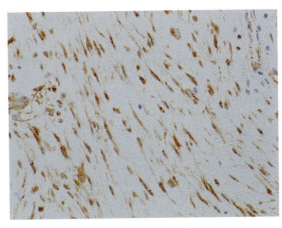

図5-48　β-catenin
線維腫症では核にも発現を認めるため，他の軟部腫瘍との鑑別上の参考になる。

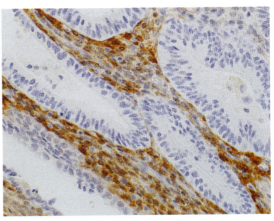

図5-49　PTEN（phosphatase and tensin homolog deleted on chromosome10）
子宮内膜異型増殖症の上皮性腫瘍（子宮内膜，類内膜癌）では発現が低下する。間質は陽性である。

必ずしも容易ではない。臨床像や HE 染色との対比，ならびに複数のマーカーの組み合わせによる総合判断が重要と思われる。

- 診断のための新しい抗体の開発や，既存の抗体を用いた様々な組織・疾患に対する染色の試みがなされている。免疫組織化学に特化した内外のウェブサイトの参照や，文献検索が重要である。

表 5-10　癌の組織型や原発巣を推定するために用いられる抗原・抗体の例

| 扁平上皮癌 | | p63, p40, CK5/6 |
|---|---|---|
| 尿路上皮癌 | | thromobomodulin, uroplakin-III, p63, |
| 神経内分泌癌 | | chromogranin A, synaptophysin, CD56 |
| 腺癌 | 肺癌 | TTF-1, PE-10, surfactant apoprotein, Napsin A |
| | 乳癌 | ER, GCDFP-15, mammaglobin, GATA3 |
| | 胃癌 | MUC5AC, HNF-4 α |
| | 膵癌 | CA19-9 |
| | 大腸癌 | CDX-2, villin |
| | 卵巣癌 | WT-1, ER, CA125, PAX-8, |
| | 前立腺癌 | PSA, P504s |
| | 甲状腺癌 | (濾胞癌，乳頭癌) TTF-1, thyroglobulin, PAX-8 |
| 肝細胞癌 | | AFP, HepPar1, Glypican 3, CD10 |
| 腎細胞癌 | | CD10, PAX-2, PAX-8 |
| 肉腫 | | vimentin, desmin, smooth muscle actin, S100, CD34, KIT　など |
| 悪性リンパ腫 | | LCA, CD3, CD20, CD5, CD10, CD15, CD30, ALK, bcl-2, など |
| 胚細胞腫瘍 | | SALL4, PLAP, OCT4, CD30, AFP, hCG, Glypican 3　など |
| 悪性黒色腫 | | S-100, HMB-45, Melan-A |
| 悪性中皮腫 | | calretinin, D2-40, WT-1, CK5/6, mesothelin |

注：すべての症例がクリアカットな，びまん性の染色性を示すとは限らない。複数の抗体を組み合わせた総合判定も重要である。

表 5-11　サイトケラチン（CK）7 と 20 の発現パターンによる癌の鑑別診断

| | CK7 (+) | CK7 (−) |
|---|---|---|
| CK20 (+) | 尿路上皮癌<br>卵巣粘液性癌<br>膵癌<br>胆道癌<br>胃癌 | 結腸・直腸癌<br>メルケル細胞癌<br>胃癌 |
| CK20 (−) | 肺腺癌<br>乳癌<br>子宮体癌<br>卵巣癌（粘液性癌以外）<br>膵癌<br>胃癌<br>悪性中皮腫<br>唾液腺癌 | 肝細胞癌<br>前立腺癌<br>扁平上皮癌<br>神経内分泌癌<br>副腎皮質癌<br>腎細胞癌（淡明細胞型)<br>胃癌 |

注：すべての症例がこの分類にあてはまるとは限らない。

抗体選択の実例として，癌の組織型や原発巣を推定するための抗原あるいは抗体の例（**表 5-10**），サイトケラチン（CK）7と20の発現パターンによる癌の鑑別診断（**表 5-11**），および CD シリーズの血液系以外の細胞・組織や腫瘍における分布（**表 5-12**）を示した。

表 5-12　CD シリーズと血液系細胞以外の細胞・組織や腫瘍における染色性

| | |
|---|---|
| CD5 | 胸腺癌 |
| CD10 | 子宮内膜間質，一部の上皮細胞 |
| CD15 | 卵巣明細胞癌 |
| CD30 | 胎芽性癌，悪性黒色腫，悪性中皮腫，肉腫の一部 |
| CD34 | 血管内皮，血管系以外の間葉系腫瘍（孤立性線維性腫瘍など） |
| CD57 | 非上皮性腫瘍の一部 |
| CD99 | ユーイング肉腫，未分化神経外胚葉性腫瘍 |
| CD117 | 消化管間質腫瘍（GIST），一部の上皮性腫瘍 |
| CD146 | 中間型栄養膜細胞 |
| CD208 | II型肺胞上皮 |

## 4. ISH（*in situ* hybridization）法

切片上で核酸をハイブリダイゼーションさせることによって，細胞内の DNA や mRNA の局在を検出する方法である。特定の遺伝子やウイルスの局在を確認するために用いられることが多い（**図 5-50**）。発色に蛍光色素を用いる FISH (fluorescence *in situ* hybridization) 法（**図 5-51**）のほか，明視野で観察可能な方法として CISH (chromogenic *in situ* hybridization) 法，SISH (silver-enhanced *in situ* hybridization) 法，DISH (dual color *in situ* hybridization) 法（**図 5-52**）も開発されている。

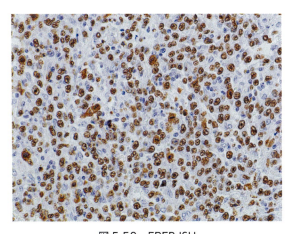

図 5-50　EBER-ISH
Epstein-Barr（EB）ウイルスによって産生される RNA を検出する。EB ウイルス感染細胞が陽性となる。

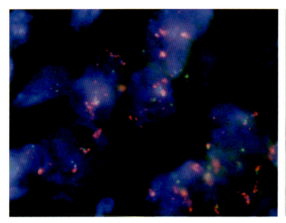

図 5-51　HER2-FISH
乳癌細胞における HER2 遺伝子（赤），17 番染色体のセントロメア（CEP17）（緑）の各々のシグナル数を蛍光顕微鏡でカウントし，HER2/CEP17 比 > 2 を増幅ありと判定する。

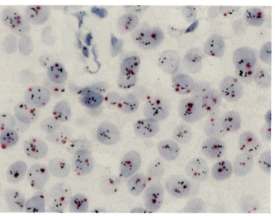

図 5-52　HER2-DISH
乳癌細胞の HER2 遺伝子は黒色，CEP17 は赤色に染色されている。増幅陰性例。

## C 電子顕微鏡による観察

　電子顕微鏡観察には，透過型（TEM: transmission electron microscope）と走査型（SEM: scanning electron microscope）がある。それぞれ検体処理の過程も異なるが，日常の病理診断に用いられるのは TEM である。TEM 用の固定はグルタールアルデヒドとオスミウム酸の二重固定である。検体の大きさにも制約がある（1mm$^3$ 程度）。

　免疫組織化学的手法の導入によって適応が減少したことは否めないが，現在でも以下のよう

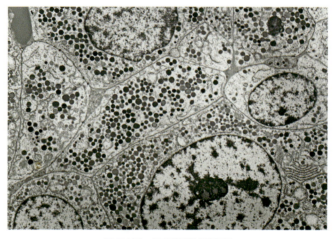

図 5-53　電子顕微鏡観察
甲状腺髄様癌における神経内分泌顆粒の証明。

な状況において TEM 実施により有効な情報を得ることが可能である。

- 糸球体腎炎の診断
- 神経内分泌顆粒の証明（機能性腫瘍，異所性ホルモン産生腫瘍を含む）（図 5-53）
- 軟部悪性腫瘍における細胞質内構造の観察
- 上皮性腫瘍における細胞接着装置，基底膜の観察（図 5-54）
- 代謝性疾患（脂質蓄積性，多糖体蓄積性など）の観察（心筋生検ほか）
- ミトコンドリア病
- 線毛の内部構造の観察（図 5-55）
- 細胞間物質の同定（アミロイドなど）（図 5-56）
- ウイルス粒子の観察

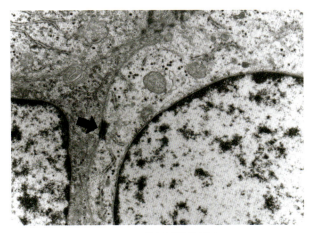

図 5-54　電子顕微鏡観察
上皮性腫瘍における細胞接着装置の確認。

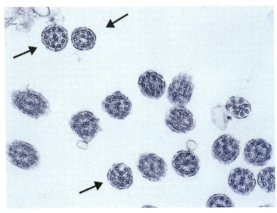 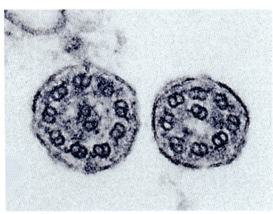

図 5-55　電子顕微鏡観察
原発性線毛運動不全症（カルタゲナー症候群）。線毛の dynein arm 欠損などがみられる（矢印）。

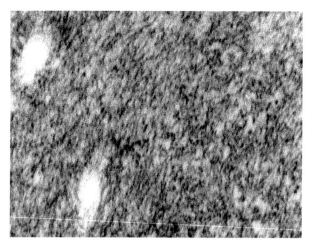

図 5-56　電子顕微鏡観察
アミロイドの幅 10 nm 程度の枝分かれがない細線維構造。

　電子線を試料に照射すると発生する特性 X 線の波長と強度を計測することによって，試料中の元素を同定したり，定量することができる。このような元素分析機能がある SEM を電子プローブマイクロアナライザ（electron probe microanalyzer）という。

# 6

# 遺伝子診断

　分子生物学の進歩に伴い，様々な疾患でそれらを特徴づける遺伝子異常が報告されている。少なくともその一部は，疾患の本質であり，造血器腫瘍や中枢神経系腫瘍など一部の腫瘍では，遺伝子異常が疾患単位そのものを定義づけるようになった。また肺がんに代表されるように，患者の治療指針の決定のために遺伝子変異検索が求められる機会も多い。この状況においては，専ら病理診断に従事する病理医であっても，遺伝学をはじめとする分子生物学に関する知識や，その分野で用いられる手法の大まかな原理や用途を理解しておくことが望ましいと考えられる。しかし，病理診断の第一線に立ちながら分子生物学を学ぶことや，基礎生命科学研究に取り組むことは容易ではなく，本書の主な読者，すなわち今まさに診断病理学を学び始めた方々にとっては，少しハードルが高いかもしれない。そこで本項では，すでに分子生物学の知識をもつ方々にとっては不十分な内容と思われるが，代表的な分子生物学的手法である southern blotting, western blotting, PCR, RT-PCR, karyotyping, *in situ* hybridization, DNA sequencing について，大雑把にイメージをつかんでもらえるよう，図を用いながら紹介したい。あわせて，「病理専門医研修要綱細目（平成 26 年 12 月版）」に挙げられている疾患を対象に，診断の確定や治療方針の決定にとって重要な遺伝子異常をもつ疾患を列挙する。

## Ⓐ 分子遺伝学的解析のために用いられる方法

### 1. サザンブロッティング Southern blotting

　サザンブロッティングは，E. M. Southern により考案された，特定の塩基配列をもつ DNA 断片の分子量を同定する方法であり，遺伝子改変を証明する王道である。はじめに，適切な制限酵素を用いて DNA を断片化し，アガロースゲル中で電気泳動することにより，DNA を切断長に応じて分離する。次にゲル中の DNA をアルカリ処理で一本鎖に変性させた後，毛細管現象によって，DNA の分離パターンを変えずにメンブレンに移行させる。その後，何らかの標識がほどこされた，検出したい DNA 領域の一部に相補的な DNA や RNA 断片（プ

ローブ）とメンブレン中の DNA 断片を結合させる（ハイブリダイズ）ことで，プローブが結合した DNA 断片のみを検出する．ラジオアイソトープを用いる方法もあるが，現在は DIG（Digoxigenin，ジゴキシゲニン）で標識されたプローブを利用し，ハイブリダイズ後に酵素標識された抗 DIG 抗体および酵素基質と反応させることで，目的の DNA 断片を可視化することが多い．

　一般的には，人工的な遺伝子改変を実証するために行われるが，診断病理学では，悪性リンパ腫が疑われる例で，リンパ球のモノクローナリティーを検索するために用いられる（**図 6-1**）．リンパ球は多様な抗原に対応する目的で，免疫グロブリンおよび T 細胞性受容体遺伝子を組み替えるため，成熟リンパ球はそれぞれ異なる配列の免疫グロブリンおよび T 細胞性受容体遺伝子を有している．リンパ腫はモノクローナルな細胞，すなわち同一の免疫グロブリンおよび T 細胞性受容体遺伝子をもつ細胞から構成されるため，可変領域を含むゲノム DNA の断片長は単一である．結果として，この領域を制限酵素で切断し，同部に結合するプローブを用いたサザンブロットを行うと，単一の再構成バンドが検出される．一方，ポリクローナルな病変では，この領域の長さは細胞それぞれで異なることから，個々の再構成バンドは量が少なすぎて可視化されない（分かりやすくするため，図では免疫グロブリンの再構成を単純化して示しており，汎用されるプローブの局在や制限酵素の切断部位も異なっていることをご了承頂きたい）．

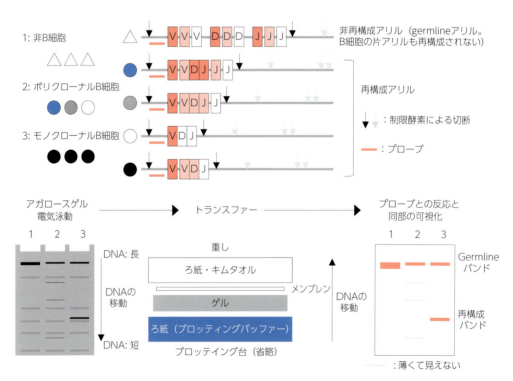

図 6-1　Southern blotting

## 2. ウェスタンブロッティング western blotting

　ウェスタンブロッティングは，組織や細胞内に存在する特定のタンパク質を検出する最も標準的な方法であり，サザンブロッティングと並ぶ代表的なブロット法である．ちなみに，サザンブロッティングが考案者の名前，つまり人名に由来しているのに対して，ウェスタンブロッティングはこれにちなんで「ウェスタン（西）」がつけられて命名されたため，小文字western-と記述される．一般には，はじめにβメルカプトエタノールなどの還元剤とsodium dodecyl sulfate（SDS）によってサンプル内のタンパク質の三次元構造を破壊する．このサンプルをポリアクリルアミドゲル中で電気泳動すると，タンパク質がその分子量に応じて分離する（SDS-PAGE．以後がwestern blotting）（**図6-2**）．その後，タンパク質をゲルからメンブレンに電気的に移動させ，タンパク質が転写されたメンブレンに対して目的のタンパク質に対する抗体を抗原抗体反応を用いて結合させる．最後に酵素活性を利用した発色や化学発光系を利用して，抗体が結合している目的のタンパク質をバンドとして検出する．

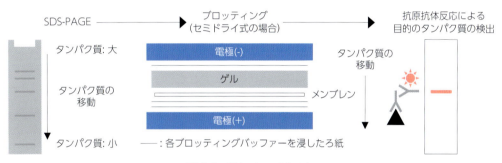

図6-2　Western blotting

## 3. ポリメラーゼ連鎖反応 polymerase chain reaction（PCR）

　ポリメラーゼ連鎖反応（PCR）法は，K. B. Mullisにより発見された，目的とするDNA断片を簡単に増幅，単離することができる革新的な技術であり，今日の分子生物学実験において最も基本的な手法の一つである．鋳型となる二本鎖DNAと，増幅したいDNA領域の両端に相補的な配列をもつ一組のDNA断片（プライマー）を用いて，1）熱変性によって二本鎖DNAを一本鎖にする（変性，denature），2）温度を下げ，鋳型DNAとプライマーを結合させる（アニーリング，annealing），3）DNAポリメラーゼによりプライマーの部分から3'方向にDNA鎖を合成させる（伸長，extension）という三つのステップを繰り返すことで，目的のDNA領域を大量に増幅させることができる（**図6-3**）．具体的には，鋳型DNA，プライマー，耐熱性DNAポリメラーゼ，バッファー，dNTP（deoxynucleoside triphosphate, デオキシヌクレオシド三リン酸）ミックス（dATP, dCTP, dGTP, dTTP）を混合した溶液内で，サーマルサイクラーを用いて上記ステップを繰り返す．

　診断病理学では，遺伝子変異検索に先立って標的となるDNA領域を増幅する目的の他に，

リンパ球のクローナリティーを検索する目的でも用いられている。後者の基本的な原理はサザンブロッティングと同じである。本来は個々のリンパ球で長さが異なる免疫グロブリンおよびT細胞性受容体遺伝子領域に対してプライマーを設計し，モノクローナルなリンパ球が同一の遺伝子配列をもつ結果，このプライマーを用いたPCRで単一のバンドが得られることをもって，腫瘍性の証とする。

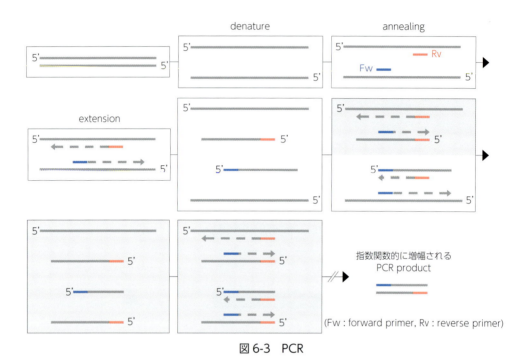

図6-3 PCR

## 4. 逆転写ポリメラーゼ連鎖反応 reverse transcription polymerase chain reaction（RT-PCR）

　逆転写ポリメラーゼ連鎖反応（RT-PCR）法は逆転写酵素（reverse transcriptase）とOligo dTプライマーやランダムプライマーを用いて，messenger RNA（mRNA）を鋳型にしたDNA（相補的DNA：complementary DNA，cDNA）を合成し，このcDNAを用いてPCRを行う方法である。多くの場合，目的の遺伝子がmRNAとして転写されているか否かを検討するだけでなく，このmRNAを定量するために行われる（リアルタイムRT-PCR）。PCRの初期のサイクルでは目的の産物が指数関数的に増幅されるので，この増幅率が一定な時期に，ある閾値量の増幅産物が得られるまでのサイクル数を測定することで，PCR前にサンプルに存在していたcDNA量すなわちmRNA量を逆算することができる（**図6-4**）。

　一般的には，目的とする遺伝子の発現量を検索するために行われるが，診断病理学では，疾患特異的な融合遺伝子を由来とする転写産物の有無を検索する目的で（つまり定量化せずに）行われることも多い。

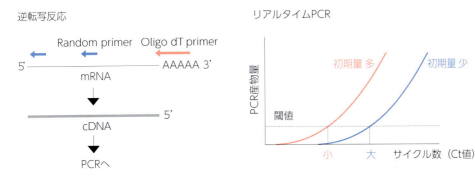

図 6-4　RT-PCR

## 5. 染色体分析 karyotyping

　染色体分析は，染色体の数および構造の異常を検出する検査である．造血器腫瘍ではそれぞれの疾患が特徴的な染色体異常を有することが知られており，診断の確定には染色体分析の結果が重要である．後述する in situ hybridization が，狙った遺伝子領域の異常を検出するために行われるのに対して，染色体という巨視的なレベルでゲノム全体の異常（倍数性，異数性，転座の有無など）を観察できるという特徴がある．一般には，採取した検体の細胞を無添加で24時間から72時間培養し，カルノア液で固定した後，G-band 法（トリプシン・ギムザ染色法）で染色体を染色後，分裂期の細胞で解析する．

　染色体分析の結果を解釈するためには，染色体に関する基本的な知識が必要であるため，ここで簡潔に解説する．染色体は主としてヒストンと呼ばれるタンパク質とそれにらせん状に巻きついた DNA から構成される複合体である．分裂期の染色体は一対の染色分体からなり，染色分体どうしが接着している領域をセントロメア，末端部をテロメアと呼ぶ．セントロメアを境に短い部分が短腕（p），長い部分が長腕（q）である．ヒト体細胞の染色体は，22 対の常染色体と 2 本の性染色体で構成される（図 6-5，上）．常染色体は，大きいものから順に 1 番から 22 番まで番号が付けられており（後に 22 番の方が 21 番より大きいことが判明した），形態が類似する染色体をまとめて A から G の 7 群に区分されてもいる（A：1-3 番，B：4-5 番，C：6-12 番，D：13-15 番，E：16-18 番，F：19-20 番，G：21-22 番）．それぞれの染色体は，分染法によって現れる縞模様によって領域とバンド番号を用いてさらに細分化され，転座，欠失，重複，挿入，逆位などの染色体異常はこのレベルで記載される．記載の仕方には原則があり，Human Genome Variation Society（HGVS）が作成する国際規約である International System for Human Cytogenetic Nomenclature（ISCN）に準拠した記載法が一般的である．最新版は 2016 年に出版されている（ISCN2016）．たとえば，14 番染色体の長腕 q32 と 18 番染色体の長腕 q21 で切断され，相互転座が生じている場合は「t（14；18）（q32；q21）」と記載される（図 6-5，下）．

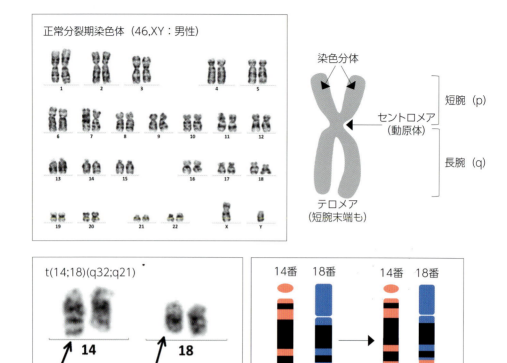

図 6-5　Karyotyping

## 6. *in situ* ハイブリダイゼーション *in situ* hybridization（ISH）

　*in situ* ハイブリダイゼーション（ISH）は，特定の DNA や RNA を組織内（*in situ*）で検出する方法であり，目的の遺伝子の増幅や転座などの有無，RNA の存在の有無などを検索するために行われる。目的の DNA や RNA を変性させて一本鎖にした後，蛍光色素や DIG（Digoxigenin，ジゴキシゲニン）などで標識された，上記核酸の一部に相補的な塩基配列（プローブ）を結合（ハイブリダイズ）させて，蛍光を励起することや抗原抗体反応を利用することで同部を視覚化する（**図 6-6**）。結果を組織切片上で評価する点，一部の手法は HE 染色標本と同じように明視野で観察できる点，施行される頻度が高い点などから，診断病理学を学び始めた方々にとっても比較的なじみ深い手法と思われる。Fluorescent *in situ* hybridization（FISH）が最も汎用されているが，明視野で観察できる chromogenic *in situ* hybridization（CISH）も普及しつつあり，同様に明視野で評価できる EBER（EBV-encoded small RNA）など，RNA を検出する手法としても広く利用されている。

　主な用途として，中枢神経系腫瘍（神経膠腫）の亜型分類，造血器腫瘍や骨軟部腫瘍の各疾患に特徴的な転座の検出，*HER2* など特定の遺伝子の増幅の検索などが挙げられる。

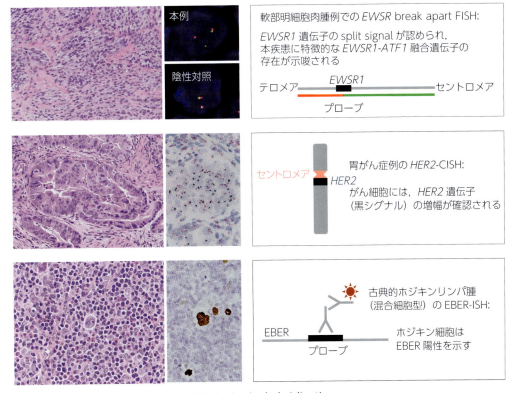

図6-6 *In situ* hybridization

## 7. DNAシークエンシング DNA sequencing

　染色体分析や*in situ*ハイブリダイゼーションでも遺伝子異常を検出できるが，遺伝子変異を証明するためには，実際にその塩基配列を決定する必要がある。代表的な手法の一つがFrederick Sangerにより発表されたサンガー法である。サンガー法の要点は，鋳型DNAに相補的なDNAを合成する際に，dNTPとともにddNTP（dideoxynucleoside triphosphate, ジデオキシヌクレオシド三リン酸）を用いることである。後者は3'-OHを持たず次の塩基と結合できないため，その後のDNA合成が停止する。結果として，最後の塩基のみが分かっている様々な長さのDNA断片が合成されることから，これらを一から順に並べることで，目的のDNA鎖の塩基配列を決定する（図6-7）。現在は，ジデオキシ体を蛍光標識し，キャピラリー電気泳動法を利用して，専用のシークエンサーでシークエンスすることが多い（dye-terminator，ダイターミネーター法）。次世代シークエンサーを用いたシークエンシングの原理もサンガー法と類似している。

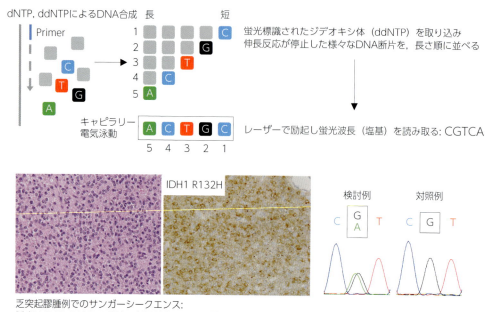

図 6-7 Sanger sequencing

## B 確定診断や治療選択に重要な遺伝子異常を有する疾患

　ここでは，「病理専門医研修要綱細目（平成 26 年 12 月版）」内の疾患に絞って，確定診断に有用なことから，あるいは治療標的となりうることから，遺伝子異常やそれに伴って生じるタンパク質の発現異常を検索した方がよいと思われる疾患を列挙した（表 6-1）。病理診断学を学び始めた方々の知識の整理になればと考え用意したものであり，全ての施設において実施すべき指針を示したものではない。また特徴的な遺伝子異常をもつ疾患は表 6-1 以外にも多数存在するので，文献や他書で確認してほしい。

## C 分子遺伝学的解析方法を理解するために

　分子遺伝学的解析方法を理解する一番の方法は，自分で手を動かしてみることだと思われる。例えば，実際に遭遇した症例の確定診断に必要な手技を自分で行ってみる，というあたりが自然かもしれない。「細胞工学別冊　目で見る実験ノートシリーズ　バイオ実験イラストレイテッド　秀潤社」や「無敵のバイオテクニカルシリーズ　羊土社」などは，多くの研究室に置かれ

C．分子遺伝学的解析方法を理解するために　●　201

### 表 6-1　確定診断や治療選択に重要な遺伝子異常をもつ疾患

| 臓　器 | 疾　患 | 遺伝子異常 | 主な検索方法<br>（IHC：免疫組織化学） | 目的 |
|---|---|---|---|---|
| リンパ・造血系 | 未分化大細胞リンパ腫 | （*NPM* など）*-ALK* | IHC（ALK） | 診断 |
| | マントル細胞リンパ腫 | t（11;14）(q13;q32) | IHC（CyclinD1），<br>FISH | |
| | 濾胞性リンパ腫 | t（14;18）(q32;q21.1) | IHC（BCL2），FISH | |
| | バーキットリンパ腫 | t（8;14）(q24;q32) | FISH | |
| 乳腺 | 浸潤性小葉癌 | *E-cadherin*（機能喪失型変異） | IHC | |
| 女性生殖器 | 漿液性癌 | *TP53*（機能喪失型変異） | IHC | |
| 骨軟部 | ユーイング肉腫 | *EWS-FLI* | FISH（EWSR） | |
| | デスモイド型線維腫症 | *CTNNB1*（機能獲得型変異） | IHC | |
| | 孤立性線維性腫瘍 | *NAB2-STAT6* | IHC（STAT6） | |
| | 高分化型脂肪肉腫<br>脱分化型脂肪肉腫 | *CDK4, MDM2*（増幅） | IHC（CDK4，<br>MDM2），<br>FISH（MDM2） | |
| | 滑膜肉腫 | *SYT-SSX* | FISH（SYT） | |
| | 胞巣状軟部肉腫 | *ASPL-TFE3* | IHC（TFE3） | |
| | 類上皮肉腫（近位型） | *INI1*（機能喪失型変異） | IHC（INI1） | |
| | 明細胞肉腫 | *EWS-ATF1* | FISH（EWSR） | |
| 神経系 | 神経膠腫 | *IDH1 R132H*<br>*1p/19q co-deletion* | IHC, sequencing<br>FISH | |
| 消化管 | 消化管間質腫瘍 | *KIT*（機能獲得型変異）<br>*PDGFRα*（機能獲得型変異） | IHC（KIT, DOG1） | 診断／<br>治療 |
| | 腺癌（胃） | *HER2*（増幅） | IHC, FISH, CISH | 治療 |
| 呼吸器 | 腺癌 | *EGFR*（機能獲得型変異）<br>（*EML4* など）*-ALK*<br>（*CD74* など）*-ROS1* | PCR, sequencing<br>FISH, IHC（ALK）<br>リアルタイム<br>RT-PCR | |
| 乳腺 | 浸潤性乳癌 | *HER2*（増幅） | IHC（ER, PgR, Ki-67<br>とともに），FISH,<br>CISH | |
| 皮膚 | 悪性黒色腫 | *BRAF V600E* | IHC, sequencing | |

ている入門書であり，実際に実験を行わない場合でも，各手法の原理や実際の雰囲気をつかむことができる。同じ出版社から刊行されている「細胞工学　秀潤社（2016 年 3 月号より休刊）」や「実験医学　羊土社」も多くの研究室が購読し，バックナンバーも所蔵されていると思われる。自身が興味のあるテーマから，分子生物学やそれに用いられる手法に携わってみるのもよい方法と思われる。

　病理医が理解する必要がある分子生物学的手法を紹介するという本項の趣旨と重なり，より

内容が広範かつ詳細であるのが「病理と臨床　29 巻臨時増刊号　病理診断に役立つ分子生物学　文光堂」および「病理と臨床　34 巻臨時増刊号　癌の分子病理学　病理診断から治療標的探究まで　文光堂」の 2 冊である。前者には各遺伝子の特徴も詳しく記載されている。自身の執筆にとっても大変参考になった。編集，執筆頂いた先生方に謝意を表したい。

　DNA，RNA およびタンパク質を扱う手法の結果が信頼に足るためには，抽出された試料の質が良好であることが前提となるが，ボリュームの関係上，本項では触れられなかった。一般社団法人日本病理学会より発行されている「ゲノム研究用病理組織検体取扱い規定」および「ゲノム診療用病理組織検体取扱い規定」では，質の良いサンプルを採取するための方法や注意事項が，豊富な写真，データとともに分かり易く記載されている。学会ホームページからも閲覧できるので，病理医であるか否かを問わず一読を勧めたい。

　筆者が病理研修を始めるにあたり，上司から初めに読むよう勧められたのが本書の初版であった。当時も今も，病理診断の原則は組織形態の解釈にあり，本書の他項で示されているその方法論は，必ずや読者の修練の手助けになると思われる。他方で，現在は生命現象の多くが分子生物学をもって語られていることから，出来る範囲でそれを学ぶことは病理医にとっても意味があり，また求められる態度であるように思われる。このことは，既に報告されている遺伝子異常を理解するという，ともすればやや消極的な目的にとって有用であるだけでなく，今後報告される分子生物学的知見の信頼性を適切に評価することにもつながるであろう。また，形態像のみに現れ，現時点では病理医だけが気付いている疾患や病態がまだ残されているはずであり，それらの特徴を分子生物学的に解釈して提示することが，新たな疾患の提唱に結びつくかもしれない。それぞれの病理医が，その好みや適性などに応じて，それぞれの視点で病理診断と分子生物学の接点を探ることが，病理医らしい生命科学への貢献につながると信じている。

# 7 病理診断報告書

## A 病理診断報告書の構成

　一般的には病理診断報告書は主に，①患者属性（氏名，ID，年齢，性別など），②病理組織診断，③病理所見，などで構成される。実際にはこれに主治医氏名と所属診療科，連絡先，臨床診断，などが記載されることが多い。さらに，報告書には必要に応じて，切り出し部位を示すための図，特殊検索（免疫組織化学，遺伝子検索など）の結果が添付あるいは記載される。病理組織診断は，①検体の種類，②採取方法，③診断名から構成される。病理所見として，①検体の肉眼所見，②組織所見，③診断に至った根拠や疾患に関する説明，④治療あるいは追加するべき検査に関する推奨，などが記載される。

　近年はコンピュータ端末上で病理診断用のアプリケーションを用いて診断結果を入力し，オンラインで電子カルテに送付する体制をとっている施設が多い。

204 ● 7. 病理診断報告書

# 病理組織診断報告書

| 科/病棟　乳腺・内分泌外科 | | 提出医　阿蘇　太郎 | | | |
|---|---|---|---|---|---|
| 患者氏名 | クマモト　ハナコ　**熊本花子** | 患者番号　**17058764** | | 性別　**女性** | |
| | | 生年月日　**1971/07/10** | | 年齢　**46歳** | |
| 標本番号　**H17-16824** | 採取日　2017/07/05 | 受付日　2017/07/05 | | 報告日　2017/07/08 | |

臨床診断
**右乳房上外側乳癌**

診　断

Breast, right, upper outer quadrant, mammotome biopsy[1]:
- Invasive ductal carcinoma, no special type[2], mSBR (Nottingham) Grade-II (3-2-1)[3]　#2[4]

　　　Ancillary studies:
　　　Estrogen receptor (ER) status: positive (100%)
　　　Progesterone receptor (PgR) status: positive (80%)
　　　HER2: negative (score 1+)
　　　Ki-67 labeling index: 5-10%

- Ductal carcinoma in situ (DCIS), intermediate-grade[5]　#1,#2
- Fibrocystic change, proliferative[5]　#1,#2

所　見

【検　体】[6]
検体は右乳房上外側領域よりマンモトーム生検で採取された組織断片で、検体①として2本（15 mm長、18 mm長）、検体②として2本（14 mm長、16mm長）が提出されています。検体①②はそれぞれ患者氏名、ID、検体番号が記載されたラベルが添付された容器に入れられていました。それぞれ標本#1、標本#2として検討しました。

標本#1：検体①
標本#2：検体②

【コメント】[7]
組織学的には標本#2において非特殊型の浸潤性乳管癌が確認されました。管腔形成スコア3、核異型度スコア2、核分裂スコア1であることから、modified Scarff-Richard-Rchardson分類ではGrade-Ⅱに相当します。切片上の計測では13 mmの範囲で浸潤しています。標本#1,#2では非浸潤性乳管癌も認められます。背景には通常型乳管過形成、硬化性腺症などが認められることから、増殖型線維嚢胞性変化（乳腺症）の状態であると考えられます。

診断医[8]　夏目　柴三郎（専攻医）／　九州みずほ　病理専門医番号　#14601

注）　本報告書の記載内容を発表・公表する場合は、診断医にご連絡ください。[9]

## 肥後大学医学部附属病院　病理診断科

（1）検体採取部位，採取法。臓器名，臓器の中での特定の部位，上下あるいは左右の順に記すことが多い。

（2）組織診断名。WHO分類や各種癌取扱い規約に準拠して記載するのが一般的である。

（3）乳癌の悪性度（グレード）。国際的には改訂Scarff-Bloom-Richardson分類（Grade）が広く用いられている。Nottingham Gradeともよばれる。様々な腫瘍で悪性度評価のための分類や基準が提唱され，病理診断で用いられている。診療科と協議して使用する分類・基準を取り決めておくことが望ましい。

（4）病変が存在した検体あるいは標本の番号を記載することが望ましい。

（5）主たる病変以外に認められた病変の診断名を重要なものから順番に記載する。重要度が低い病変は単にコメント，所見として記載するにとどめられることもある

（6）検体の記録。肉眼所見の他，提出された状態，検体処理・切り出しの概要について記載する。標本と検体がどのように対応するのかをスライド・インデックスとして記載するとわかりやすい（点線で囲まれた部分）。

（7）コメントでは，病理所見とその解釈，診断根拠，治療方針などについて記載する。

（8）診断者名は①病理診断の責任の所在を明確にする，②主治医が診断に関する疑問，質問などがある場合に問い合わせをする必要がある，という理由により必ず記載される。

（9）病理診断報告書の片隅に，「本報告書の記載内容を担当病理医の許可なく発表・公表することを禁ずる」などの但し書きがあることがある。主治医などが学会や誌上で症例の報告を行う場合には，担当病理医に事前に相談するよう各診療科に周知することが望ましい。患者を他の医療施設に紹介する際の医療情報提供書に添付する場合はこの限りでない。

## Ⓑ 病理組織診断の記載法

　報告書の病理組織診断を記載する欄には，前述のように①検体の採取部位（臓器），②採取方法（手術の場合は術式など），③組織診断名，が記載されるが，その様式は施設により異なる。一般的には英語で記載されることが多いが，これは慣習によるものであるため，施設内でコンセンサスが得られていれば日本語で記載しても問題はない。一つの臓器ないし検体で複数の病変が存在する場合は重要なものだけを診断とし，残りを病理所見欄に記載するやり方と，全て診断として記載するやり方がある。後者のメリットとしては研究目的で特定の病変を検索して抽出することが容易であることが挙げられる。特定の組織診断名を付与する代わりに所見が診断として記載されることがある（記述的診断 descriptive diagnosis）。

Stomach, antrum, biopsy:
　　臓器　　　　　　　術式
- Adenocarcinoma, tubular, moderately differentiated (Group 5)
　最も重要な組織診断（中分化型管状腺癌）
- Fundic gland polyp
　副次的な組織診断①（胃底腺ポリープ）
- Chronic active gastritis, H.pylori-associated, severe
　副次的な組織診断②（高度の H.pylori 関連慢性活動性胃炎）

> Colon, sigmoid, polypectomy:
> 　臓器・部位　　　術　式
> 　- Adenocarcinoma, tubular, moderately differentiated, intramucosal, in association
> 　　with tubular adenoma pTis, pNX
> 　　　最も重要な組織診断（腺腫と併存する粘膜固有層内中分化型管状腺癌）と病理学的進行期
> （pTNM）
> 　　- Resection margin: uninvolved by carcinoma and adenoma
> 　　　　重要な所見の記述（切除断端陰性）

　臨床診断（clinical diagnosis）は患者の症候，理学所見，病歴，検査所見，画像所見に基づいて確定されるのに対して，病理診断（pathological diagnosis）は病変自体の肉眼的・組織学的観察によって行われるもので，解剖学的診断（anatomic diagnosis）とも呼ばれる。臨床検査診断（laboratory diagnosis）は生体から採取された血液や分泌物，糞尿，髄液，胸腹水や組織の生化学，微生物学的，免疫学的手法による解析で得られる診断であるが，広い意味で病理診断はこれに含まれる。

　疾患には組織形態の観察のみで診断が確定するものと，臨床所見，検査所見あるいは画像所見などが必要なものがある。後者の場合には「～に一致する consistent with…」または compatible with…」，あるいは「～が示唆される suggestive of…」などの表現が用いられる。なお，「not deniable」などの二重否定は紛らわしいため使用するべきではない。特定の組織診断名を記載することが困難な場合には，代わりに所見を説明する記述的診断が記載されることにある。さらに，診断名を補足する重要な説明を病理所見欄に記載する場合は，「レポート参照 see report」ないし「コメント参照 see comment」と付記することがあるが，これは可能な限り避け，コメントを参照しなくても概要が把握できるように病理組織診断を記載するように努めた方がよい。

　組織像の形態観察によって診断を確立することが可能な疾患は，極めて特徴的で特異性の高い組織学的変化を示す。その代表は腫瘍性疾患だが，肝硬変などのように非腫瘍性疾患であっても形態的に定義される疾患の場合は組織診断名がそのまま疾患名となる。つまり，これらの疾患では病理組織診断がそのまま臨床診断となる。組織像が特徴的であっても臨床所見によって特徴づけられる疾患では，組織所見が臨床診断に一致するか否かが記載される。つまり病理組織診断イコール臨床診断とはならない。臨床診断が与えられていない場合には「suggestive of…」，与えられている場合は「consistent with…」などのように表現される。たとえば，糖尿病性腎症の場合には以下のように記載するとよい。

> Kidney, needle biopsy:
> 　- Nodular glomerulosclerosis and hyaline arteriolosclerosis, suggestive of diabetic
> 　　nephropathy
> 　　（糸球体結節性病変および細動脈硬化，糖尿病性腎症が示唆される）

C. 病理所見 ● 207

　核破砕型血管炎（leukocytoclastic vasculitis）は特徴的な組織反応パターンの一つである
といえるが，Henoch-Schönlein 紫斑病，クリオグロブリン血症，薬疹の他，様々な膠原病
で認められる。従って，この所見が認められた場合，例え臨床的に Henoch-Schönlein
purpura であると考えられていても「Henoch-Schönlein purpura」がそのまま組織診断と
なることはない。この場合は以下のように記載する。

Skin, lower leg, biopsy:
- Leukocytoclastic vasculitis, consistent with Henoch-Schönlein purpura

　日常業務において診断困難な腫瘍や病変に遭遇することは稀でない。その原因として，①病
変が十分に採取されていない，②組織に挫滅などが加わっている，③組織像が典型的でない，
④稀な病変である，⑤疾患概念や診断基準が確立されておらず，専門家の間でも見解が分かれ
ている，⑥特殊検索が必要だが諸事情により施行できない，などが挙げられる。手術検体の検
索によって癌の診断は 100％確定すると考えてよいが，生検では①②により，「suspicious
for adenocarcinoma（腺癌の疑い）」といった診断に留まることもあり得る。③④⑤の場合
には既存の分類に記載されている診断名を改変したり，組織像を記述的に記載するに留める場
合がある。以下のように最も可能性が高い診断名を併記することもある。その際は病理所見欄
には診断困難な理由，免疫組織化学染色や遺伝子検索，コンサルテーションを行う旨などを記
載する。

Soft part, right thigh, needle biopsy:
- Malignant small round cell tumor, suspicious for but not diagnostic of primitive
  neuroectodermal tumor（PNET）, see comment
  悪性小型円形細胞腫瘍，原始神経外胚葉性腫瘍（PNET）を疑うが断定は困難。コメント
  参照

## C 病理所見

### a．一般的事項

　病理所見としては，①検体の肉眼所見，②病理組織所見，が記載される。病理組織所見には
組織像の記述，組織像の解釈，診断に至った根拠のほか，治療や追加検索（再生検や，画像所
見の確認，臨床検査，など）に関する推奨，疾患の解説，なども記載される。病理所見欄で【検
体】，【コメント】として分けて記載をすると報告書が読みやすくなる。

　検体の肉眼所見としては，検体の①大きさ（size），②形（shape），③色（color），④硬さ

(consistency)，⑤割面（cut surface），などが記載されるが，検体が提出された状態，すなわち検体の個数，検体が入れられていた容器や検体の状態なども重要な肉眼所見である。特に生検検体が複数存在する場合は，容器の個数，依頼書や検体のラベルに提出医が記載した検体の番号（"生検①"，"病変①"，あるいは"検体①"，など）を記録し，それらが作製した標本の番号とどのように対応するのかが明確となるように記録することが重要である。提出医が記載した検体番号とプレパラート上の病理標本番号が一致している場合（たとえば，検体①が標本 #1，検体②が標本 #2，である場合）は特に必要はないが，病理医の判断で適宜番号が変更されることがある。仮に検体①〜④うち，①と②，③と④がそれぞれ同一部位あるいは病変から採取されている場合，検体①②を合わせて標本 #1，検体③④を標本 #2 とすることもありうる。標本が多数作製されている場合は，検体と標本がどのように対応するのかをまとめたスライド・インデックス（slide index）を記載しておくと報告書が読みやすくなる。特に手術検体の場合は必須といってよい。

　複数の標本のそれぞれについて所見を記載する場合，「標本 #3 では〜が認められる」という記載の仕方は必ずしも適切とはいえない。スライド・インデックスを参照すれば把握はできるが，依頼医が読みやすい報告書を作成するためには，どの臓器のどの部位に何があるのかを明確にし，「胃体部小弯から採取された検体（標本 #3）」のように記載した方がよい。

　病理所見欄は病理診断が医学的コンサルテーションであるという性格上，診断根拠と治療指針に関係する記載も含む。診断確定に必要な臨床検査，画像診断，追加生検の必要性の有無やその方法などが記載されることもある。組織像の記載は研修医，専攻医の教育という観点からは詳細に行うことが望ましいが，依頼医にとっては必ずしも優先度が高いものではなく，最小限にとどめてよいという考え方もある。いずれにしても，コメントは可能な限り簡潔にし，診療に有益な情報を正確に記述して提供することを最優先にするべきである。病理所見欄の記載を敬体（です・ます調），常体（だ・である調）のいずれで記載するか，についてはコンセンサスがなく，施設によって様々である。しかし，前述のように病理診断報告書が単なる記録ではなく医学的コンサルテーションにおける情報提供あるいは助言を与えるコミュニケーション・ツールであると位置づけることができるため，著者らは敬体で記載している。所見は英語ではなく日本語で記載されることが多いが，これは施設の方針に大きく依存する。日本語で所見を記載する場合は英単語を多用するのは避けた方がよいが，後に症例やデータの検索をする場合に重要となりそうなキーワード的単語（鑑別診断，特徴的な所見をさす用語など）はその限りではない。

　生検と手術検体の場合は所見の記載の仕方が大きく異なる。特に悪性腫瘍の場合には生検が腫瘍の診断と組織型の確定，治療選択のためのバイオマーカー検索（いわゆるコンパニオン診断）に主眼が置かれるのに対して，手術検体では腫瘍の組織型に加えて，解剖学的指標に基づく腫瘍の広がり（病理学的進行期，pTNM），腫瘍径，脈管侵襲の有無，切除断端への腫瘍の露出の有無，など数多くの事項が記載され，内容がより複雑である。これらの診断情報は術後の治療方針決定，あるいは予後推定のために重要であるほか，癌登録のためにも使用される。そのため，悪性腫瘍の病理所見は系統的に漏れなく記載する必要がある。これについては後述する。

## b．腫瘍性疾患の病理診断

　本邦では悪性腫瘍の病理診断報告書の作成は各種悪性腫瘍取扱い規約などに準拠して行われる。手術検体の病理組織診断によって，臨床診断と治療の適否が検証されるとともに，患者の予後推定，追加切除や化学療法を含む治療方針決定のための情報が提供される。悪性腫瘍の手術検体の病理診断報告書で記載される一般的事項は以下の通りである。

1. 肉眼型
2. 腫瘍の大きさ（肉眼的腫瘍径，組織学的腫瘍径）
3. 組織型
4. 分化度（悪性度）
5. 浸潤・増殖様式（侵入性か圧排性か）
6. 脈管侵襲（リンパ管，静脈，大血管など）
7. 腫瘍の広がり（深達度）
8. 断端への進展の有無，断端から腫瘍までの距離
9. 前駆病変（上皮内癌など）の有無
10. その他の付随病変
11. 治療効果判定
12. 各種バイオ・マーカーの発現

　本邦で広く使用されている悪性腫瘍の取扱い規約は悪性腫瘍の臨床記録，進行期，病理所見の記載の仕方，組織分類などを臓器ごとに規定したもので，日本病理学会，各臓器に関連する臨床学会のメンバーからなる委員会によって作成されている。進行期を決定するためにAmerican Joint Committee on Cancer（AJCC），International Union Against Cancer（UICC）が作成するTNM（tumor, lymph node, metastasis）分類が使用されており，取扱い規約も基本的にはこれを採用しているが，肝癌取扱い規約のように本邦独自の分類を使用しているものや若干の改変を加えているものがある。すなわち，取扱い規約で使用されている進行期分類とAJCC/UICC分類が乖離することがある。その場合は報告書に両方を併記することが望ましい。AJCC分類とUICC分類は同一であるが，これは前者が臓器ごとの作業部会を設置して十分なエビデンスに基づいて改定を行い，後者がこれを追認して出版していることによる。腫瘍の組織分類は世界保健機関（WHO）の外部組織である国際がん研究機関International Agency for Research on Cancer（IARC）が世界各国の専門家を招集して作成するWHO分類が参考とされている。規約によってWHO分類がそのまま用いられたり，改変が加えられるなど，様々である。

210 ● 7. 病理診断報告書

## 【大腸癌の病理診断報告の例】

**病理所見**

**【検体】**
検体はS状結腸およびリンパ節です。S状結腸は長軸方向の計測で26 cm，口側断端，肛門側断端の周径はそれぞれ8 cm，7 cmです。肛門側断端から13 cmの付近から肛門側に向かって径3.5×3 cmのBorrman-Ⅱ型に相当する腫瘍が認められます。中央は陥凹しており，表面は白苔で覆われています。漿膜側ではひきつれが認められ，表面が不整となっています。腫瘍の浸潤最深部を含む最大割面を標本として検討しました。切り出しの概要は以下の通りです。

標本 #1 〜 #6：腫瘍部
標本 #7：口側断端
標本 #8：肛門側断端
標本 #9 〜 # 12：リンパ節（#9：241番リンパ節，#10：242番リンパ節，#11：252番リンパ節），#12：（253番リンパ節）

**【コメント】**
(1) S状結腸：組織学的には腫瘍は中分化型の管状腺癌で，既存の組織を破壊しながら不規則に浸潤・増殖しています。腫瘍の周囲には軽度のリンパ球浸潤が認められます（標本 #2）。腫瘍は固有筋層を越えて漿膜下脂肪織内に進展しており，一部では漿膜表面に露出しています（標本 #3）。壁内の一部ではリンパ管侵襲と静脈侵襲が確認されました。神経周囲浸潤は認められません。なお，腫瘍の表面では一部で管状腺腫の成分が存在しています（標本 #2,#3）。口側，肛門側切除断端は陰性です。大腸癌取扱い規約第9版に準拠した記載は以下の通りです。
S，2型，3.5×3 cm，80％（環周率），tub2，pT4a，INFb，Ly1a，V1b (VB)，BD2，Pn1b，PM0 (110 mm)，DM0 (60 mm)，pN1b，ND 0 個，R0

(2) リンパ節：2個のリンパ節で管状腺癌の転移が確認されました（#241-2/6，#242-0/6，#252-0/4，#253：0/4）。

　腫瘍の分化度・悪性度：分化度は主として正常構造からの逸脱の程度や構造異型度に基づく腫瘍の悪性度の指標で，高分化型，中分化型，低分化型，未分化型などに分けられる。これに対して，最近では腫瘍の構造異型度，細胞異型度，核分裂数などをスコア化し，総合的に腫瘍の悪性度を評価することが一般化しつつある。乳癌で広く用いられているノッチンガム・スコアはその代表である。臓器・腫瘍により様々な基準があり，分化度分類よりも予後とよく相関することが示されている。臓器ごと，腫瘍ごとに施設内でどの分類を用いるかを取り決めておくことが望ましい。

　組織学的治療効果：化学療法や放射線療法が施行された症例ではその効果判定が求められることがある。術前治療の組織学的治療効果は tumor regression grade（TRG）とよばれ，治療内容の妥当性を評価するために不可欠であるのみならず，予後予測因子であることが多くの臓器で明らかにされている。悪性腫瘍取扱い規約では「大星・下里の分類」に準拠した評価基準が広く採用されているが，国際的には消化管がんで用いられている Ryan 分類のように臓器別に様々な基準が提唱されている。従って，評価方法は悪性度の評価基準と同様に関連診療科と協議して決定するとよい。一般的には腫瘍細胞の変性・壊死の有無や範囲，腫瘤全体の中で

残存している腫瘍成分が占める割合（腫瘍実質と間質の比率），などが記述的に記載される。治療前後の組織像が比較されていることが望ましいが，乳癌の Residual Cancer Burden（RCB）スコアのように術前化学療法後の組織像のみで評価されるものがある。

　バイオマーカー検索は悪性度を含む腫瘍の生物学的特性を評価するもので，様々な分子の発現を主として免疫組織化学的に検討するものである。腫瘍の増殖能を評価するための Ki-67，癌抑制遺伝子産物である p53 蛋白，乳癌におけるエストロジェン・レセプター，プロジェステロン・レセプター，HER2 などがこれに相当する。特に治療標的となる分子の発現を検討することは臨床的にも重要となっている。最近では BRAF V600E 変異蛋白などに代表されるような特定の遺伝子異常による変異蛋白を特異的に認識する抗体も市販されている。

## c．炎症性疾患

　炎症性疾患の病理診断では感染性，非感染性のいずれであるのか，原因，炎症の活動性およびその範囲，進行の程度（進行期）などを記載する。炎症の活動性を記載する目的で様々な分類が提唱されている。慢性肝炎のための新犬山分類，胃炎のためのシドニー分類などが代表的である。炎症性疾患によっては原発性胆汁性胆管炎（肝硬変）などのように進行期分類が存在し，これを用いて記載する必要があるものがある。感染性の炎症の場合には，可能な限りその原因病原体に関する記載がなされ，これが治療の重要な指針となることがある。特徴的な病理組織像や，組織化学染色，免疫組織化学染色などの併用によって病原体が特定あるいは絞り込むことが可能となることがあるが，培養などによる確認が最終的に必要となることも少なくない。

## D　概要病理診断報告書

　病理診断報告書には，腫瘍の組織型，組織学的悪性度（グレード），進行期，脈管侵襲の有無，断端露出の有無，などが記載される。近年国際的には診療に必要な情報を項目別に漏れなく，かつ系統的に記載する様式である概要病理報告 synoptic pathology reporting が一般的となっており，米国病理学会 Collage of American Pathologists（CAP）や国際的な取り組みとして International Collaboration for Cancer Reporting（ICCR）が作成する報告様式を用いる施設が増えている。子宮頸癌，子宮体癌，卵巣腫瘍・卵管癌・腹膜癌取扱い規約第 4 版では CAP，ICCR の報告様式に準拠したフォーマットを掲載している。この記載法は診断報告書の標準化，精度管理に寄与するほか，病理診断システム上で各項目をチェック方式あるいはプルダウン式で入力できるようにした場合には診断効率が高くなることが期待される。また，診断情報が全てデータ化されるため，がん登録や臨床研究におけるデータ抽出が容易となる。各項目は診断欄，所見欄いずれに記載してもよいが，著者は診断欄に記載している。これと取扱い規約に準拠した所見を併記してもよい。CAP のガイドラインに準拠した大腸癌の病理診断報告の例を以下に示す。

212 ● 7. 病理診断報告書

**【大腸癌の概要病理診断報告の一例】**

Colon, sigmoid, sigmoidectmy:
- Adenocarcinoma, tubular, moderately differentiated (AJCC Grade-2) pT4a, pN2a (Japanese classification 8th ed.) ; pT4a, pN2a (AJCC/UICC 8th ed.)

  Procedure : sigmoidectomy
  Tumor site: sigmoid colon
  Tumor size: 5.6 × 5 cm
  Macroscopic tumor perforation: not identified
  Histologic grade: G2, moderately differentiated
  Tumor extension: tumor invades the visceral peritoneum
  Margins: all margins are uninvolved by invasive carcinoma
  Lymphovascular invasion: present
  Perineural invasion: not identified
  Tumor deposits: not identified

- Metastatic carcinoma in two regional nodes (total: 2/5)
- Tubular adenoma, low-grade

Lymph nodes, dissection:
- Metastatic carcinoma (total: 2/17)

D．概要病理診断報告書 ● 213

**【子宮頸部摘出検体の病理診断報告様式】**

(1) 検体　頸部　体部　右卵巣　左卵巣　右卵管　左卵管　腟　膀胱　直腸
　　　　その他（　　　　　　　）

(2) 術前治療
　　　なし
　　　あり　化学療法　放射線治療　同時化学放射線療法，不明

(3) 円錐切除の施行の有無
　　　なし
　　　あり　（腫瘍径：　　　mm ×　　　　mm）（　ページ参照）

(4) 術式　子宮頸部切断術　単純子宮全摘出術　準広汎子宮全摘出術
　　　　広汎子宮全摘出術　広汎子宮頸部摘出術　超広汎子宮全摘出術
　　　　その他（　　　　　）

(5) 検体の大きさ

(6) 腫瘍の外観　外向発育／ポリープ様　平坦，潰瘍，全周性／バレル型
　　　　　　その他（　　　　　）

(7) 腫瘍の部位　左上 1/4（12 〜 3 時）　左下 1/4（3 〜 6 時）　右下 1/4（6 〜 9 時）
　　　　　　　右上 1/4（9 時〜 12 時）　その他（　　　　　　　）

(8) 腫瘍径（水平方向）
　　　　（　　　　）mm ×（　　　　）mm

(9) 組織型

(10) 組織学的異型度（Grade）（　ページ参照）

(11) 間質浸潤（　ページ参照）
　　　深達度：　　　mm
　　　浸潤部の頸部壁の厚さ：　　　　mm

(12) 切除断端
　　　陰性（断端までの最短距離：　　　mm）
　　　陽性の場合　浸潤癌　非浸潤癌（上皮内病変）（陽性部位：　　　　　　）

(13) 脈管侵襲
　　　なし　　あり

(14) 腟壁浸潤
　　　なし　　あり

(15) 子宮傍組織浸潤
　　　なし　　あり

(16) その他の臓器への浸潤・転移
　　　なし
　　　あり　子宮体下部，子宮内膜，子宮体部筋層，卵巣，卵管，膀胱，直腸，
　　　　　骨盤壁，その他（　　　　　）

(17) リンパ節転移
　　　骨盤リンパ節
　　　（なし，あり，陽性リンパ節総数／検索リンパ節総数，部位別陽性リンパ節個数）
　　　傍大動脈リンパ節
　　　（なし，あり，陽性リンパ節総数／検索リンパ節総数，部位別陽性リンパ節個数）

(18) 進行期（FIGO 分類 /UICC 分類，pTNM）

(19) その他の病理所見　LSIL *（CIN 1），HSIL **（CIN 2 ないし CIN 3），
　　　　　　　　　　AIS ***，SMILE ****，コイロサイトーシス，炎症，
　　　　　　　　　　その他（　　　　　）

(20) 補助的診断法の所見（免疫組織化学など）

(21) 病理所見に関するコメント（治療方針に関する事項などを含む）

（日本産科婦人科学会，日本病理学会：子宮頸癌取扱い規約 病理編 第 4 版．金原出版，2017 より）

# 8 術中迅速診断

## A 術中迅速診断とは

　手術中に術式，切除範囲などを決定することを目的として，患者から採取された検体を標本として病理診断を行うもので，術中診断（intraoperative diagnosis），術中コンサルテーション（intraoperative consultation），あるいは検体を凍結して切片を作製するため，凍結切片（frozen section）とよばれる。通常のホルマリン固定，パラフィン包埋による標本と比較してアーチファクトが加わりやすく，標本の質が劣るため，十分な経験とともに術中迅速診断の適応と限界を理解し，外科医との情報交換を行いながら診断するという姿勢が求められる。

## B 術中迅速診断の原理

　通常，病理診断を行うにあたっては，適切な固定液（通常は中性緩衝ホルマリン）による一定時間の「固定作業」の後，薄切が可能になるような基剤（通常はパラフィン）に埋め込む「包埋」という工程が必須である。上記の工程を極端に簡略化することで，数分以内に標本作製を可能にするのが術中迅速診断における標本の作製法であり，実際には凍結による固定と特殊な包埋剤を用いて行われる。

## C 手技

　検体の凍結には− 20℃以下まで検体を冷却する必要があり，0℃から− 7℃の間をごく短時間で行う急速凍結法と数分程度の時間をかける緩慢凍結法の二つに大別される。

　提出された検体から標本を作製したい部分を適切な大きさに切り出し，包埋皿に入れたあと凍結用包埋剤に埋めて固定を行う。切り出す大きさは包埋皿の大きさに合わせる必要があり，通常 7 〜 10 mm 角の正方形あるいは 37 × 24 mm 大の長方形に収まるようにするが，薄切は小さい方が容易なことが多い。市販の包埋剤は複数あり，特性に応じた包埋剤を使用すればよい。

　急速凍結法によく用いられるのは，液体窒素，ドライアイス・有機溶剤（アセトンもしくはエタノールが多い），ヘキサンなどで，包埋皿をそれぞれの溶液に数秒程度浮かべる。液体窒素は安価で管理も容易なため，最も普及していると思われる。沸点が最も低く（− 196℃），急激な凍結が可能であるが逆に過冷却を生じやすく，組織や包埋剤が硬くなりすぎると薄切が難しくなる。一方で凍結が不十分だと，標本内の結晶が大きくなってしまい，形態変化が著しくなるので，適切な標本作製には経験と習熟を必要とする。ドライアイス・アセトンは沸点が− 78.5℃と液体窒素ほど冷却力が強くないため，固定・薄切は比較的容易だが，管理は液体窒素ほど簡便ではない。ヘキサンも沸点が− 95℃なので，ドライアイス・アセトンと類似する標本作製が可能である。

　緩慢凍結法はクリオスタット内の冷却プレートに載せて数分かけて凍結する方法で，一般的には大型の氷の結晶を形成するため，診断に適する標本作製は難しい。

　出来上がった標本は良性か悪性かの判断だけならギムザ染色，トルイジンブルー染色，メチレンブルー染色などの単染色で事足りることも多いが，ヘマトキシリン・エオシン（HE）染色を行っている施設が多い。

## D 適応と限界

　術中迅速診断に適応と不適応を分ける明確な指標はない。骨は物理的に薄切が難しいし，脂肪組織も融点が低く固定しづらいという不向きな目安はあるものの，作製標本の大きさの工夫や適切な包埋剤の選択を行えば必ずしも不可能ではない。

　迅速診断の目的は多くの場合，病変の良悪性の決定であるため，手術の適応決定や切除範囲の決定に用いられることが多いが，病変が微小な場合や細胞異型に乏しい場合の確定診断はしばしば難しい。感染症は術前画像診断で腫瘍と鑑別ができないことがあり，術前診断がつかないまま術中迅速診断が依頼されて検体が提出されることがありうる。例えば，肺結核が肺癌の術前診断のもと，あるいは結核性リンパ節炎がリンパ腫を疑われて，迅速診断に提出されることがある。しかし，これらの検体の標本作製はその過程において結核菌が飛散することが避け

られないため，基本的に標本の作製は避けるべきである．割面の肉眼所見で黄色調の壊死がみられる場合，扁平上皮癌か結核感染かの判断が難しいことがあるが，結核感染が否定できない場合には組織標本作製に先立って，割面からの塗抹標本が鑑別に有用である．Langhans型巨細胞の出現や壊死物とともに出現する類上皮細胞は，結核感染を強く疑わせる所見であり，迅速組織標本作製は中止し，ホルマリン固定を行うべきである．

　その他，施設により，また臨床医により迅速診断が依頼される状況は様々であるので，実際の迅速診断の適応に関しては臨床医と病理医の間で術前に十分な相談を行うことが望ましい．術前診断が難しい深部実質臓器の腫瘍（胸腺，卵巣など）や経気道的生検が難しい肺末梢性腫瘍などは良悪の推定が術式の決定に必須であるため，術中迅速診断が求められることが多い．それ以外では脳腫瘍のように腫瘍が直視下で確認しづらい場合などでは良悪の決定以前にそもそも病変が採取できているかどうかの決定に術中迅速診断が必要なことがあるし，悪性リンパ腫の可能性が疑われるような病変に対してはフローサイトメトリーやT細胞受容体検索の必要があるかどうかを判断するために術中迅速診断が依頼される．外科手術で局所遺残の可能性が疑わしい場合や胸腔鏡や腹腔鏡下での癌の転移確認が手術中止の判断に直結する場合にも術中迅速診断が行われることが多い．

　しかし凍結標本は標本の質を犠牲にして作製するものであり，報告は仮診断の範疇を出るものではないという事情を考慮してもらったうえでどうしても必要な症例に限定して実施するのが原則である．

## Ｅ　標本の観察の仕方と解釈

　作製標本の出来不出来は施設，検体の種類，担当技師により様々であるが，ここでは実例を挙げて標本の見方を述べる．

　迅速標本で良悪の判断が難しい状況はいくつかに類型化できる．第一は腫瘍細胞が小さい時で，特に腫瘍細胞数が少ない場合や結合性が低い場合にはリンパ球や組織球との鑑別が難しいことがある．胃癌・膵臓癌・乳癌に多い．第二は腫瘍周囲に炎症細胞浸潤が目立つ場合で，これには胆管癌による閉塞性胆管炎の合併や尿管癌に起因する合併時の断端検索に代表されるように，炎症性異型か上皮内癌かの判断は難しいことがあるし，炎症性筋線維芽細胞性腫瘍やリンパ腫，ランゲルハンス細胞組織球症のように腫瘍の構成成分に反応性の非腫瘍性炎症細胞浸潤が含まれ，腫瘍細胞が相対的に少ない場合の診断は難しい．第三は腫瘍の背景に腫瘍類似変化が頻発する場合で，肝細胞癌の背景肝，食道癌の背景粘膜，膀胱癌の尿管粘膜などが挙げられる．

　図8-1a，bは乳癌手術時に提出されたセンチネルリンパ節であり，転移の有無が検索目的である．癌細胞は一般的に大きな核を持ち，核形の不整やクロマチンの増量，明瞭な核小体といった細胞異型が明瞭なことが多い．また上皮細胞としての性格から，集塊を形成することが

多いため，迅速標本で癌細胞の有無を検索する際には，異型細胞の集塊を探すのが基本である。しかし集塊を形成しにくい癌もあって，細胞間接着因子を欠いている乳腺の小葉癌や胃の低分化腺癌が代表的である。本例は小葉癌の転移例であるが，迅速標本時の図 8-1 での癌細胞の認識は困難と言わざるを得ない。迅速検体をホルマリンで再固定し，パラフィン包埋ののち作製した通常標本が図 8-2a であるが，迅速標本では不明瞭であった癌細胞集塊が明瞭化している（図 8-2b は図 8-2a の免疫組織化学）。一般に迅速診断時に作製する凍結標本は細胞膜が不明瞭化しやすいため，細胞間結合性の低下した孤立細胞の上皮性性格がわかりにくいことがある。加えて小葉癌細胞は時に細胞異型が乏しかったり，小型だったりするため，悪性の認識

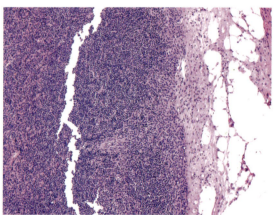

図 8-1a　センチネルリンパ節，HE 染色（× 10）
リンパ洞（辺縁洞）を含む正常リンパ節構造には異常を認めない。写真中央左の裂隙はアーチファクトである。

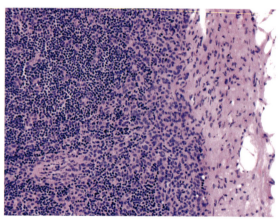

図 8-1b　図 1a の拡大像（× 20）
リンパ節被膜内に結合性に乏しい細胞浸潤がみられるが，癌を疑わせる明瞭な結合性や細胞異型は確認が難しい。

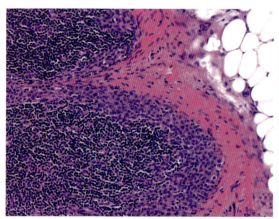

図 8-2a　センチネルリンパ節，HE 染色（× 20）
リンパ洞内の細胞密度が高く，癌細胞浸潤の可能性を疑うべきなのかもしれないが，細胞異型は乏しく，結合性も明瞭ではないため，転移の確定は難しい。

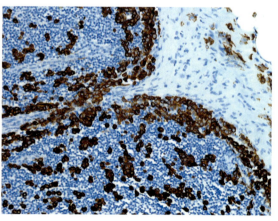

図 8-2b　図 2a の免疫組織化学
　　　　（サイトケラチン CAM5.2）
リンパ洞内の細胞も被膜内浸潤細胞もケラチン陽性を示し，癌細胞の転移・浸潤と認識できる．原発巣の乳癌は細胞接着因子（E-cadherin）が完全に欠損する浸潤性小葉癌であった。

が困難な場合がある。

　また肺の硬化性血管腫は近年，硬化性肺胞上皮腫と呼称されるようになったが，肺胞上皮の増殖が著しい場合や軽度の異型を示す場合には，迅速標本での良悪の判断はしばしば難しい（図8-3a，b）。

　水分含有量が多い検体は，凍結標本とホルマリン固定との差異が大きくなりやすい。脳神経組織の迅速標本作製が難しいのは氷の結晶による見にくさに加え，脂質含有量が多いために凍結しにくいことが原因であると思われる。多くの検査室では凍結標本の質を追求するよりも捺印や圧挫標本の同時作製を行い，細胞像の観察を診断の補助に用いている。

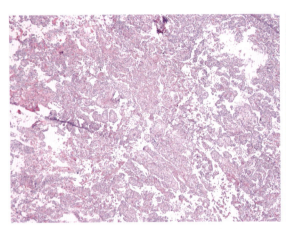

図 8-3a　肺腫瘍として提出された標本，HE 染色（× 4）
血管・結合組織性の軸を持つ上皮細胞の乳頭状増殖がみられ，高分化腺癌の可能性を疑わせる。

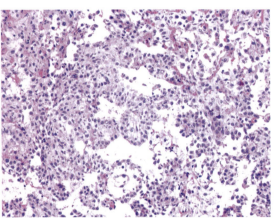

図 8-3b　（× 20）
増殖している上皮細胞は正常肺胞上皮よりも核は大きいが，大小不同に乏しい。本例の永久標本は硬化性肺胞上皮腫（硬化性血管腫）であった。

## F　報告の仕方

　良悪の判断が難しい場合，最終診断は永久標本で行うこととし，判断が難しい旨を伝えるべきである。脳腫瘍の場合，低異型度の神経膠腫に見えても，実際には腫瘍本体ではなく周囲のグリオーシスのことがあるし，画像的に腫瘍と認識されていても形成異常ということがある。神経膠腫かグリオーシスか不明と伝えることにより，術前診断と異なる場合には追加標本採取が行われる。また肺腫瘍の場合，悪性でも上皮内病変なら部分切除ですむが浸潤癌の可能性が高い場合は葉切除＋リンパ節郭清が行われることになるので，過剰診断は慎むべきである。硬化性肺胞上皮腫や線維化病変でみられるⅡ型肺胞上皮の腫大などの異型が悪性，良性のいずれであるのか，という判断は永久標本で行えば十分である。切除断端の判断は，追加切除が可能なこともあるが侵襲が大きく実際には困難なこともあるので，特に外科医との対話が重要である。

## G 精度管理

　迅速検体はホルマリンで再固定しパラフィン包埋標本を作製することで，作製された迅速標本の適正性，診断の一致率などを評価し，精度管理をすることができる。標本を作製した技師，診断者の全員で結果を共有するのが望ましい。

# 9 バーチャルスライド技術と病理診断への応用

## A バーチャルスライドとは

　バーチャルスライド（virtual slide）とは，病理診断に用いるガラススライド（プレパラート）上の組織切片あるいは細胞全体を高精細な画像としてデジタル化したもので，そのスキャナー装置を指すこともある。近年では，その技術あるいは画像を whole slide imaging（WSI）と呼ぶことが多い。この技術は1990年代初めにその原型がつくられ，1990年後半にプロトタイプがピッツバーグで完成されて発表された。本邦では2003年に国産スキャナーが開発され，国内市場に投入された。

　従来のデジタル病理画像は，光学顕微鏡にCCDカメラを接続し，病理組織の代表的な部分を撮影するといういわゆる"ワンカット写真"であった。こうして撮影されたデジタル病理画像は，現在でも教科書や論文などで多く用いられている。しかしながら，デジタル病理画像を病理診断に用いる場合には，顕微鏡と同じような動きや，より精細な画質が要求される。これを実現したのがWSIといえる。撮影されたデジタル病理画像はメディア（ハードディスクなど）に蓄積され，専用の閲覧ソフト（ビュワーソフト）によりモニター（ディスプレイ）で観察する。装置の多くはインターネットを介して閲覧，観察することができるため，離れた施設で行う遠隔病理診断（テレパソロジー telepathology）のために用いられているほか，研究，教育，カンファレンス，多施設共同の臨床試験における病理中央判定など現在では多彩な用いられ方がされている（**図9-1**）。

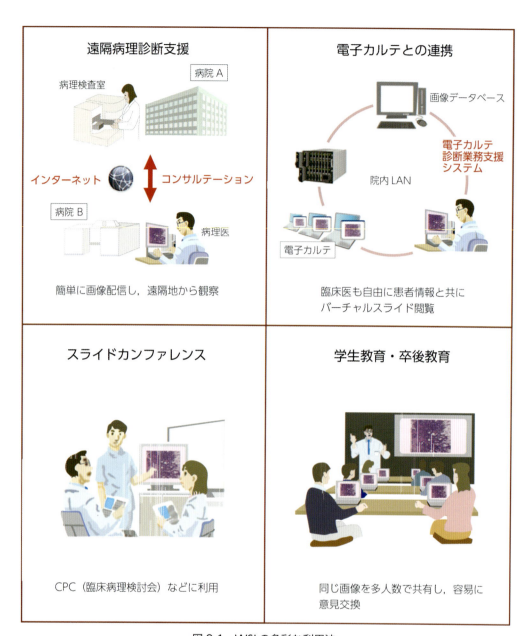

図9-1 WSIの多彩な利用法

## B WSIスキャナーの構造，精度

　WSIスキャナー機器は，ガラススライドを動かす装置，光源，光学顕微鏡用の対物レンズ，そしてそれを撮像するカメラが内蔵されているスキャナー本体と，それを制御するコンピュータ（PC）で構成されている．制御PCには通常，WSIを撮影するアプリケーションと閲覧す

るソフト（ビュワーソフト）がインストールされている。WSIを撮影するアプリケーションは，対象ガラススライドのすべての領域を強拡大（通常対物レンズとして20倍ないし40倍を用いる）でデジタル病理画像を撮影し，電子的に画像を融合し，ビュワーソフトで合成された画像を無段階的にモニターに表示させることができる。WSI撮影には，カメラあるいはガラススライドを等距離で移動させ，1枚1枚強拡大したデジタル病理画像を撮影し合成する方式（タイリング方式）と，デジタル病理画像を帯状にスキャンして合成する方式（ラインセンサー方式，ラインスキャニング方式）がある（**図9-2**）。一般にタイリング方式よりもラインセンサー方式の方が撮影速度は速いがフォーカス精度はタイリング方式の方が高いと言われている。

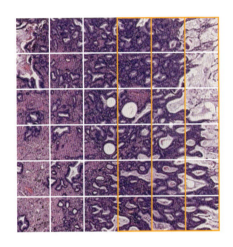

タイリング方式

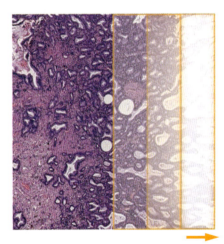

ラインごとに画像を取得
ラインセンサー方式

画像構築

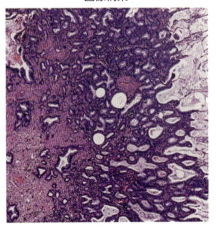

図9-2　スキャン様式の違い

フォーカスは画像の善し悪しを最も左右する因子ではあるが，後述するような遠隔病理診断での利用や大量の画像の処理が求められる場合は，撮影速度（取り込み速度）も重要な要素である。

WSI を病理診断に用いるには，適切なフォーカスやスキャン速度といった WSI スキャナーの性能に加え，ビュワーソフトの性能も重要である。病理診断のために用いる場合は顕微鏡と同じ動きを可能にするハンドリング機能は必須である。また多数の画像の整理にはそれをファイル化して整理・保管するアプリケーションが必須となる。実際に病理診断に WSI を用いるためには，病理診断支援アプリケーション（Laboratory Informatics System：LIS あるいは Pathological Informatics System：PIS）との連携が不可欠である。WSI を遠隔病理診断に用いる際には Web ビューワーでの閲覧が利便性が高く，その場合 Web サーバも必要になる。LIS との連携によって部署内閲覧に加えて部署外施設内閲覧，施設外閲覧を行う環境を整えるためには，技術的およびセキュリティーポリシーの観点から医療情報担当部署との連携が必要である。

## Ⓒ 遠隔病理診断と WSI の歴史

遠隔病理診断とは遠隔地（tele）から病理画像（pathology imaging）を閲覧し，病理診断を行うことである。その歴史は 1980 年代にさかのぼる。本邦では慶応義塾大学が関連病院と NTT の ISDN 回線を用いて行ったのが最初で，以降，広島大学，東北大学，奈良県立医科大学，京都府立医科大学，信州大学などが様々な病理画像撮影機器，通信方法を用いて行ってきた。本邦における病理医不足も相まって，1998 年には術中迅速診断をこの方法で行う遠隔病理診断が保険収載された。ただ，当時の遠隔病理診断システムの多くは顕微鏡のステージにガラススライドを乗せて，遠隔地から病理医が電話などによる口頭指示を与えて担当者がステージを動かしたり，機械的に顕微鏡を操作する Robotic telepathology が主流で，非常に時間と手間がかかるものであった。また，システムを構成する機器自体も非常に高価であったため，保険収載はされたものの費用対効果の観点から導入は容易ではなかった。しかし，WSIの登場によって遠隔地からでもモニターを介して容易に病理画像を観察することができるようになったため，診断に要する時間が短縮され，診断を行う病理医のストレスは大幅に軽減された。

## D WSI 画像を用いた一次診断（primary diagnosis）

WSI 画像の教育やカンファレンス，あるいは研究への応用はほぼ確立しつつある。また，前述したように術中迅速診断を含む遠隔病理診断における有用性も実証されている。では，ガラススライドに取って代わって WSI のみで病理診断が可能であろうか。また，日常の病理診断を WSI で行うことでどんなメリットがあるだろうか。

ガラススライドを顕微鏡のステージにおいて観察，診断する場合と，WSI をモニターで閲覧して診断する場合では，診断に用いるデバイス自体が異なる。ガラススライドが病理診断の gold standard であることは今後も変わりないと思われるが，診断精度の点において WSI はこれに匹敵することが近年，世界各国からの報告で明らかになってきた。一般的に WSI のみで病理診断を行うことを WSI による一次診断（primary diagnosis）といい，ガラススライドを顕微鏡で診断した後に WSI で確認することを二次診断（secondary diagnosis）という。世界各国から WSI を用いた一次診断の検証実験が行われているが，本邦では平成 30 年の診療報酬改定において WSI での一次診断が認可された。次に WSI を診断に用いるメリットについて説明する。

## E WSI を一次診断に用いるメリット

「そこにガラススライドがあれば，WSI は不要である」と思われがちであるが，WSI は以下の点においてガラススライドの弱点を克服することができる。

### 1. 標本の染色性が劣化しない

HE 染色のみならず，多くの染色が数年で褪色する。条件が悪ければ，数ヵ月以内に HE 染色ではヘマトキシリンの色調が褪せ，診断困難になる場合もある。これに対して WSI はデジタルデータであるために染色性が劣化することがない。また，物理的に破損することもない。

### 2. ガラススライドの貯蔵スペースが不要

ガラススライドは重くかさばり，かつ増加するため，それを保管するための物理的スペースを確保するために多くの施設が苦慮している。前述のように染色性劣化の問題もあり，数年するとガラススライドを廃棄せざるを得ない施設もある。一方，WSI は高容量のハードディスクは必要だが，ガラススライドの保管に要するほどの広大な物理的貯蔵スペースは不要である。

## 3. 画像が適切に保存（ファイリング）されていれば，端末からすぐに必要な WSI が呼び出せる

　通常の病理診断において，当該患者の過去のガラススライドを見直す作業はよく行われている。特に近年は，過去のホルマリン固定パラフィン包埋検体（ブロック）を用いた遺伝子検査を行う機会も増えており，検体内に腫瘍組織が十分含まれているかを確認するために過去の標本を検鏡することが日常的に行われている。しかし，過去に診断されたガラススライドを診断室から離れた保管場所から手元に取り寄せるためには時間と労力がかかることが少なくない。さらに 1. でも述べたように，HE 染色が色褪せて標本の観察が困難となった場合，あるいは 2. で述べたように保管スペースを確保するために標本を廃棄してしまった場合，もう一度ブロックを薄切して染色を行って標本を作製しなければならない。しかし，適切に WSI がファイリングされていれば，この作業にストレスはない。

## 4. 複数の WSI を一つのモニターで閲覧することが可能である

　現在病理診断を行う際に特殊染色や免疫組織化学染色は欠かせない。これらの標本を検鏡する場合，HE 染色標本と対比して特定の細胞や組織を観察する必要がある。癌腫などのように細胞が集簇して増殖している場合には目的とする細胞を同定することは容易だが，リンパ腫や白血病，未分化癌などのように腫瘍細胞の結合性が低い場合，さらに非腫瘍性の炎症細胞が混在している場合には，陽性細胞が目的とする細胞であるか否かの判断が難しくなる。そのため，見比べるために顕微鏡のステージの上で何度も標本を置き換えたり，移動させる必要が生じ，非常に操作が面倒である。同じことは HE 染色，PAS 染色，PAM 染色，アザンあるいはマッソン・トリクローム染色標本を 1 セットで鏡検する腎生検の症例でも遭遇する。同一の糸球体を観察するために，顕微鏡では対物レンズを変更したり，ステージを移動しなければならず，作業が極めて煩雑である。WSI は専用のビュワーソフトを用いて，一画面に 2 枚（あるいはそれ以上）の画像を表示することができる。ビュワーソフトによっては，両者を同期（シンクロナイズ）させて拡大・縮小あるいは移動まですることができるため，異なる染色の標本中に存在する同一の細胞や組織成分を容易に同定して観察することができる。これは WSI の大きなメリットである。

## 5. 計測や自動解析が容易

　現在，悪性腫瘍の診断において腫瘍径，浸潤径，深達度などの計測を行う必要がある例が増えている。WSI は簡便かつ正確に計測を行うことができるほか，画像解析によって Ki-67 標識率を算出したり，ホルモン受容体などが陽性の腫瘍細胞を定量することができる。

## F WSI を一次診断に用いる場合の問題点と解決策

カンファレンスと違って，WSI で一次診断を行う際には，いくつかの問題点がある。

### 1. 画質

WSI は強拡大像での画質が顕微鏡によるものと比較して劣る。対物 40 倍で撮影したとしても，顕微鏡に匹敵する画質は得られない。ただし，診断精度自体は一次診断の可能性を検討した複数の報告（WSI とガラススライドの対比）によると，必ずしも WSI が劣るわけではない。WSI 診断後，ガラススライドで確認し，良悪が分かれた症例について追跡調査を行ったところ，WSI 診断の方が正確であったという報告もある。この事実は「WSI の画質が顕微鏡と比して悪い，すなわち診断が困難」というわけではないことを示している。そもそも，顕微鏡であっても構成するレンズによって画質は左右される。各製造元が提供している対物レンズの中で最も解像度の高いもの（アポクロマートレンズ）を用いた検鏡と，学生実習に使用されているような廉価品による検鏡では，組織像や細胞像の解像度や視野径が全く異なる。結局，WSI を用いた一次診断においては，WSI の弱点を熟知し，いつでもガラススライドでの検鏡にもどれる体制をとっておくことで問題は解決可能と考えられる。

### 2. 微生物の観察

これは，1. に関連した課題ではあるが，細菌などの微生物の判定は強拡大による観察が必要となることが多く，WSI では非常に難しい。胃生検における *H. pylori* の有無は日常的に評価が行われているが，基本的にはその判定は困難であると考えるのが妥当である。WSI でこの弱点を補うためには，組織化学あるいは免疫組織化学染色を追加する方がよい。

### 3. 手術材料での一次診断

生検検体と異なり，手術検体では作製するガラススライドの数が多い。生検材料ではガラススライドはせいぜい 1 ～ 2 枚程度で済むが，手術材料では，断端やリンパ節などを含め，時に数十枚のガラススライドが作製される。特に消化管腫瘍のなどのように，早期の病変では「病変の広がり」を評価（いわゆるマッピング）するために，"全割" 標本を作製する施設が多く，従って，諸外国と比較して標本の作製枚数が多い。費用対効果の観点からはこの "全割" が諸手を挙げて許容されるものとはいえないが，"全割" 切片による病理学的評価が，術前画像や内視鏡所見などとの比較検討により，精度管理ならびに本邦の病理学研究に大きく寄与してきた歴史があるのも事実である。いずれにせよ，多くの標本が作製される症例では WSI を用いた一次診断は煩雑で，WSI の弱点の一つであるといえる。この問題を解決するためには病理診断支援ソフト（LIS ないし PIS）などによる適切な WSI のファイリングが必要である。

## 4. ストレージ

WSI による画像データは日常インターネットなどで扱われる画像に比し，格段に大きい。40 倍の対物レンズを用いて取り込んだ画像は，生検材料で 100-300MB，手術材料（1.0 × 2.0cm）では 1000-2000MB（1-2GB）に達する。これを貯蔵する場合非常に大きな媒体を要する。そのため多くの施設が高容量のハードディスク（HDD）を使用している。年々 HDD の値段は下がっているものの，診断に用いた画像の紛失は回避しなければならない。従って，画像のバックアップを含めた対策が求められる。たとえ RAID 機能を備えた HDD だったとしても，定期的に更新しなればならない。クラウド上で画像を貯蔵することにより，ある程度までは画像紛失のリスクは回避できるが，費用が高額となる。そのためストレージは積極的に WSI を貯蔵している国内の施設の多くが現在抱えている問題点の一つとなっている。

## 5. WSI のファイル形式

かつて放射線画像のデジタル化が進められた頃に，画像のファイル形式が撮影装置に依存していた。そのため，ある施設の画像が別施設では閲覧できないという問題が生じていた。この問題を解決するため，放射線の分野において共通のファイリング形式が提案された（DICOM 規格）。ところが，病理標本の WSI には共通の規格がないため，依然として画像を閲覧するには各メーカーが提供する閲覧ソフト（ビューワー）が必要である。閲覧のみであれば，各メーカーのホームページなどから無料でダウンロードすることが可能となっているが，病院内の PC で閲覧する場合にはそのソフトをインストールする必要があり，さらにそれが病院情報システム（HIS）に適合していなければならない。この問題を解決する方法として DICOM 規格でのファイリングが考えられるが，実現のめどは立っていない。

## 6. 患者取り違え

観察している WSI と作成する報告書の患者属性が異なっている場合，診療上重大なミスを引き起こすこととなる。コンサルテーションや遠隔術中迅速診断の場合は 1 日の診断件数は限られており，大きな問題とはなることはないが，WSI を通常診断で用いる場合には 1 日に何十件という症例で，100-200 枚という画像を扱うこととなるため，患者取り違えというインシデントが起こる確率が格段に高くなる。その対策としては WSI に付帯する患者情報を十分確認することが基本だが，抜本的な解決方法として患者属性のバーコード認証や PIS での WSI 管理（あるいは連携）が必要である。

## 7. 撮影時間と作業員

ガラススライドが作製された後，封入剤が十分に乾燥していれば即座に顕微鏡での観察が可能となる。しかし，WSI での診断には必ず WSI スキャナーでの撮影時間が必要となる。WSI

スキャナーが登場した頃と比較して現在の WSI スキャナーによる撮影時間は格段に短くなった。しかしながら，前述した手術検体などでは 1 枚に数分から 15 分程度の撮影時間が必要となる。診断に用いる数十枚，数百枚のガラススライドをすべて撮影するためには一昼夜を要することになる。現在は多くの機種で多数標本の撮影が自動化されているが，撮影した画像の品質確認も必要で，かつこれに費やす作業を誰が行うかという問題が解決されていない。WSI スキャナーのさらなるイノベーションが求められる点である。

## Ⓖ WSI の今後

2017 年 2 月に米国から大きなニュースが飛び込んできた。WSI を用いた一次診断を行うためのスキャナーシステムが FDA（Food and Drug Administration）に医療機器として申請されて通過した，というものである。このことは，WSI による一次診断には承認を受けた機種を用いなくてはならなくなるといということを意味している。日本でも同じ流れとなっており，現在 WSI スキャナーメーカーの各社が PMDA（Pharmaceuticals and Medical Devices Agency）の申請を準備している。精度管理上，WSI スキャナーの医療機器化は避けられないと考えられるが，撮影の対象となる HE 染色標本の品質は施設によってばらつきがあり，また閲覧するモニターの医療機器化も遅れている。精度管理に関しては，日本病理学会デジタルパソロジー検討委員会や米国デジタルパソロジー学会が指針を出している。また，近年，人工知能を用いた画像解析技術の開発が世界中で行われており，近い将来，WSI を用いた人工知能による病理診断技術が補助的診断法として病理診断の現場に根付く日も遠くはない。いずれにせよ，その強みと弱みを十分理解して診断に用いる必要がある。

# 10

# 細胞診

## A はじめに

　細胞診は個々の細胞を詳細に観察して，診断する学問と思われがちである。確かに，剥離細胞診が主流であった時代はそうであったかもしれない。クロマチンパターン，核小体の大きさや位置，細胞質の染色性や厚み，などなど，1個の細胞から数多くの所見を読み取り，それらを総合的に判断して診断する。そこには，明確な診断基準を設けにくく，細胞診断学独自の知識と経験が必要になる。現在は**表10-1**に示すように，さまざまな検体，標本，状況で細胞診が行われており，より深い各論的知識に加えて，病理診断学的な知識や臨床的な情報の必要性が増している。特に，穿刺吸引細胞診では，病変部から採取された細胞を直接塗抹するため，構成細胞は組織と同一であり，組織構築を推測することができることから，病理医としての知識や経験が診断に役立つことが多い。むしろ，それらなしでは推定診断は成立しないし，臨床情報なしでは，適切な報告書を作成することはできない。

### 表 10-1　細胞診の種類・適応

**検体の種類**
　剥離細胞診
　穿刺吸引細胞診
**標本の種類**
　通常塗抹標本
　集細胞法
　液状化検体細胞診標本
**適応**
　スクリーニング　―　子宮がん検診，肺がん検診，乳がん検診
　組織診の補助的診断　―　術中迅速診断における塗抹細胞診の併用
　組織診ができない部位の診断　―　体腔液，膵臓，末梢肺
　針生検にとってかわる診断　―　甲状腺，乳腺，唾液腺，脳

## B 基本的概念

　細胞形態を観察する際には三つの基本的概念を心得ておくことが大切である（**表10-2**）。一つ目は，細胞は主に核と細胞質からなるが，核の形態はその細胞の活動性を，細胞質の形態はその細胞の機能的分化を反映している。細胞の活動性は，正常状態（euplasia），退行状態（retroplasia），進行状態（proplasia），腫瘍状態（neoplasia）の四つに分類される（**図10-1**）。一方，細胞の機能的分化は細胞質に現れることから，細胞質の特徴からその細胞の由来がわかる。例えば，角化した細胞は扁平上皮細胞，粘液産生がみられれば腺上皮細胞，横紋があれば横紋筋細胞であると考えられる。また，細胞分化の状態はeuplasiaでは定型的であり，分化するほどより特異的に，そして顕著になるが，良性異型細胞や悪性細胞では分化の状態は非定型的である。二つ目は，自然状態にある正常細胞は形態的に均一で，円形で，予測性があるが，異常状態の細胞，たとえば腫瘍細胞の核の形態は不規則で，鋭く角張っており，極端さがみられることである。正常細胞とは異なる後者の所見に対しては一般的に異型性という言葉が用いられている。三つ目は，組織では，被膜浸潤があれば，それだけで悪性と診断できるというようなクライテリアがあるが，細胞診では，悪性と断定できる唯一の所見はないと考えておくべきである。

### 1. 正常状態 euplasia

　正常状態とは健康でストレスのない，生理的な状態の細胞を意味するが，その活動性は細胞の種類や分化度により異なる。たとえば，未熟な骨髄細胞は正常状態で分裂増殖を繰り返しており，核・細胞質比は高い。一方，脂肪細胞が正常状態で分裂増殖することはほとんどなく，核・

表10-2　細胞診の基本的概念

| | |
|---|---|
| 1 | 細胞の活動性は核にあり，分化は細胞質にある |
| 2 | 正常細胞の核は丸く，規則正しい。悪性細胞は不規則で，角張っており，極端である |
| 3 | 悪性と診断できる唯一の所見はない |

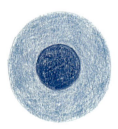
a. euplasia

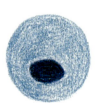
b. retroplasia

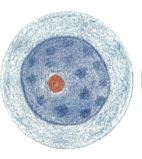
c. proplasia

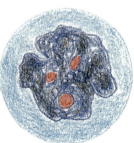
d. neoplasia

図10-1　細胞の活動性

細胞質比は低い。また，同じ扁平上皮細胞でも細胞の活動性は部位により異なる。基底層近くの扁平上皮細胞は分裂し増殖する能力を有するが，表層の扁平上皮細胞は変性傾向を示し，細胞としての活動性は低い。細胞の活動性がそれぞれの正常状態の範囲内であれば，euplasiaということができる。採取部位や採取方法により出現する正常細胞の種類や量が異なるため，まず各部位での正常細胞を熟知していることが大切であるが，基本的には，円形で，規則正しい分布をしている（**図 10-1a**）。

## 2. 退行状態 retroplasia

退行状態は細胞の活動性が正常よりも低下した状態で，変性や壊死に陥った細胞に相当する。低酸素状態，感染，治療，不適切な検体処理などにより，細胞はしばしば変性や壊死をきたす。変性所見は形態的には異型性の一つであり，良性細胞にも悪性細胞にもみられる。アルキル化剤や代謝拮抗剤などの化学療法や放射線療法を受けている場合には非腫瘍性細胞でも悪性細胞と紛らわしい異型性が出現することがある。退行状態を示す核所見としては，クロマチンの淡明化を伴う核の大型化，クロマチンの濃縮を伴う核の小型化（**図 10-1b**），クロマチンの不明瞭化，クロマチンの円形化，核縁近くへのクロマチンの移動および核縁の肥厚，核破砕，核縁の皺状化，ユークロマチンの極端な明瞭化，核小体の腫大などがある。細胞質所見としては，好酸性変化，裸核化，空胞化，核周囲明暈，不明瞭な細胞境界による偽合胞化などがある。好酸性変化が強いと，あたかも角化細胞の様相を呈する（偽角化）。化学療法や放射線療法による場合は，細胞や核の巨大化，クロマチンの不規則な凝集，奇怪な細胞形，細胞質あるいは核内の空胞形成などがみられ，悪性細胞との鑑別が困難になる。

## 3. 進行状態 proplasia

進行状態とは，細胞の活動性が正常状態より上昇した状態で，再生，修復，過形成，ホルモンの刺激状態などがこれに含まれる。その代表例が子宮頸部びらん時にみられる修復細胞である。修復細胞はシート状細胞集塊として出現する。核は丸く大型で，正常の 4 ～ 6 倍に達することもある。ヘテロクロマチンは減少し，ユークロマチンが目立つがその分布は均等である。核小体は大きく，目立つ（**図 10-1c**）。修復細胞は大型で核小体が目立つことから悪性細胞と紛らわしいが，核・細胞質比は大きくなく，個々の所見も均一で，不規則性が乏しい。

## 4. 腫瘍状態 neoplasia

腫瘍細胞の核形態は不規則で，鋭く角張っており，極端さがみられる（**図 10-1d**）。形態的に正常細胞からの隔たりが大きいほど異型性が強いと表現し，一般的に良性腫瘍および高分化型悪性腫瘍では異型性が弱く，低分化型・未分化型悪性腫瘍では異型性が強い。悪性細胞であると判定するための基準の多くは核，もしくは核と細胞質の関係を重視する。細胞質に関しては，悪性細胞は非定型的な分化を示すためこれも診断の参考になる。上皮性腫瘍の場合は，高

分化型では結合性がよく，低分化型では結合性が乏しい。現在，悪性細胞であるとする多くの形態学的な特徴が述べられているが，ただ一つの所見で悪性と断定できるものはない。また，悪性細胞の判定基準は対象となる細胞の種類や採取法によって異なるため，いくつかの各論的な悪性基準を総合的に判断して診断すべきである（**表10-3**）。

表10-3　悪性細胞の判定基準

**出現様式**
　立体的集塊，不整形集塊，マリモ状集塊，相互封入像，索状配列，乏しい結合性，孤立散在性，核間距離の不整，大小不同細胞集塊，細胞質を有する孤立散在細胞（穿刺吸引材料）

**核**
　核　形：不整形，切れ込み，陥凹，分葉状，奇怪核
　核　数：多核（個々の核所見が異なる場合）
　大きさ：大小不同（2倍以上），大型核（20 $\mu$m以上）
　位　置：極端な偏在性，極性の乱れ
　核分裂：多極分裂，異常核分裂
　核クロマチン：不均等分布，大きな凝集，濃染（増量），不整形，極端に明るいユークロマチン
　核　縁：不規則な肥厚，クロマチンの凝集，鋭い陥凹

**核小体**
　大きさ：巨大（5 $\mu$m以上），大小不同
　形　　：不整形，角張った形，核小体周囲明量
　染色性：赤紫色（cherry red），不均一
　数　　：増加（2個以上），細胞間で不均一

**細胞質**
　大きさ：大小不同，巨大細胞
　形　　：不整形，細胞間で不均一
　染色性：異常染色性
　細胞膜：細胞境界不明瞭
　分化度：異常分化，不均等分化

**核と細胞質**
　大型細胞での核・細胞質比の増大，分化の解離，核に圧排された細胞膜，隣接細胞の細胞質に押された核変形

**背景**　壊死，出血，炎症細胞，裸核細胞

# C 剥離細胞と新鮮細胞

　細胞診で観察する細胞は，その採取方法によって大まかに剥離細胞と新鮮細胞の二つに分けることができる（**表10-4**）。同じ腫瘍から採取した場合でも両者では細胞像がかなり異なるため，細胞診標本を観察する際には，どこからどのような状態で細胞が採取されたかを知っておくべきである。両者は主に検体の採取方法によって区別されるが，同じ採取方法であっても剥離細胞と新鮮細胞が併存することもある。また，術中迅速組織標本から塗抹標本を作製する場合，術中に血管を結紮してから，病理検査室に標本が届くまでの間に組織は虚血状態であることから，剥離細胞と新鮮細胞の中間的な細胞像を示す。

C．剝離細胞と新鮮細胞 ● 235

表 10-4　剝離細胞と新鮮細胞

| | 剝離細胞 | 新鮮細胞 |
|---|---|---|
| 検体 | 貯留物，排泄物，分泌物<br>（子宮頸腟部，喀痰，尿，胸・腹水，脳・脊髄液，胆汁） | 穿刺吸引，擦過，捺印，圧挫<br>（唾液腺，甲状腺，乳腺，肝臓，脳，リンパ節，軟部組織，気管支，子宮体部） |
| 採取細胞 | 広い領域から採取 | 限局した部位から採取 |
| 対象細胞 | 上皮性細胞，表層細胞，浮遊細胞 | 臓器内細胞，非上皮性細胞，間質成分 |
| 目的 | 質的判定よりもスクリーニング | スクリーニングよりも質的判定 |
| 採取範囲 | 広範な部位から採取，非病変部も混在 | 病変部から選択的に採取 |
| 観察法 | 古典的な細胞観察<br>個々の細胞所見を重視 | 組織学的な観察<br>出現様式を重視，間質成分にも注目 |
| 出現形式 | 散在性に出現しやすい | 細胞集塊の出現頻度が高い |
| （正常細胞） | 孤立散在性，細胞質あり | 結合性がよい<br>孤立散在性の場合は裸核状 |
| （細胞集塊） | 剝離後に再構築 | 組織構築を反映 |
| （腺癌） | 立体的集塊 | 平面的集塊 |
| （扁平上皮癌） | 孤立散在性 | 大型立体的充実性集塊 |
| 細胞所見 | 細胞異型がわかりやすい | 組織構築がわかりやすい |
| クロマチン | 顆粒状，濃縮状 | 細網状，微細顆粒状 |
| 細胞質 | 濃染しやすい | より淡染性 |
| 細胞変性 | 採取前に存在 | 採取後に発生 |
| 出血性背景 | 診断的意義がある | アーチファクトの可能性あり |

## 1. 剝離細胞

　剝離細胞とは，検体採取前にすでに生体組織から離れている細胞のことであり，そのような細胞がみられる代表的な検体として，子宮頸腟部スメア，尿，胸・腹水，脳・脊髄液，喀痰，胆汁などが挙げられる。剝離細胞の形態的特徴の一つは程度の多少はあるものの，必ず変性所見（細胞の小型化あるいは大型化，空胞化，細胞の円型化，核小体の明瞭化，核濃縮，クロマチンの凝集・分布異常）や二次的変化（集塊の変形）が加わっていることである。一般的に，剝離から採取時間までの時間が長いほど，滞在している環境が細胞にとって苛酷なほど（尿，胆汁），細胞が低・未分化であるほど（肺小細胞癌），変性の程度は強い。変性所見はしばしば診断を困難にするが，逆に変性所見や二次的な変化が診断に役立つ場合も多い。従来から確立されてきた細胞診の古典的な見方は，この変性した細胞像を対象に培われてきたことに留意すべきである。

　第二の特徴は，出現している細胞の比率が実際の病変を構成している細胞の比率とは大きく異なっていることである。表面に存在する細胞や元来剝離しやすい細胞ほど採取細胞量が多く，

間質の細胞や粘膜下に存在する細胞は採取されにくい。このことから，剥離細胞診は主として上皮性腫瘍や表在性病変を対象に発達してきた。肺末梢に存在する腺癌は気管支表面に存在する扁平上皮癌より検出しにくいし，粘膜下病変の診断は剥離細胞診には不向きである。正常細胞と癌細胞を比べた場合には癌細胞の方が剥離しやすい。ただし，元来生理的に剥離している細胞，たとえば，消化管の表層上皮は剥離しやすい。同様の理由で，出現している細胞のすべてが病変から採取された細胞であるとは限らず，出現している異型細胞がどこに存在したものかを断定することも難しい。たとえば，尿中に異型細胞が存在している場合，その由来は腎臓，腎盂，尿管，膀胱，前立腺，尿道のすべてを考慮しなければならない。

　第三の特徴は，出現している細胞集塊の構築は組織内に存在していたものとは異なっていることである。バラバラに剥離したものが集まって再構築した場合（喀痰），剥離後に増殖し集塊を形成した場合（胸・腹水），周囲の環境（物理的因子）により変形した場合が，考えられる。いずれにせよ，腫瘍の性格や環境によってそれぞれ特徴的な変形をきたすため，結果的にその構築が診断の拠りどころとして利用されている。たとえば，肺小細胞癌は喀痰上一列縦隊（毛虫状）配列を示すが，これは別々に剥離した腫瘍細胞が気管支内腔で再構築した結果であり，この形状のまま組織から剥離したとは考えにくい。体腔液中に播種した腫瘍細胞は生存し，増殖を続けることができる。組織内で腺管状に増殖する腺癌が体腔液中に播種した場合，体腔液中では腺管を形成しにくく，通常は細胞集塊として出現し，細胞の基底膜側は内側に位置する。内部に間質である結合織を有することもしばしばみられる。この間質が浮腫状の場合には腺管状にみえるが，実際には乳頭状構造であると理解すべきである。まりも状，ミラーボール状と表現される集塊も同様で，体腔液中における乳頭状集塊の一種であるが，原発巣が乳頭状に増殖しているかどうかはわからない（詳細は細胞配列の項目に記載）。

## 2.　新鮮細胞

　新鮮細胞は穿刺吸引材料（唾液腺，甲状腺，乳腺，肝臓，リンパ節，脳，軟部組織など），擦過材料（子宮体部，気管支，口腔，など），組織の捺印や圧挫標本などにみられる細胞である。剥離細胞のような変性所見はみられにくく，細胞間に形態的な差が出現しにくい。新鮮材料にて変性や壊死がみられれば，それは生体内にてすでに存在していたか，もしくは標本作製過程で生じた変化と考えられる。後者の場合だと変性はどの細胞にもその程度が一律にみられたり，変性の強弱に規則性がみられたりする。

　新鮮材料では組織から強引に細胞を採取するため同時に間質成分も塗抹されやすい。新鮮細胞の集塊は組織塊であり，組織構築をそのまま反映していることが，剥離細胞の集塊と根本的に異なる点である。したがって，個々の細胞所見に加えて，細胞集塊のパターンや間質成分を観察することが重要で，顕微鏡の焦点を細かく上下させながら集塊内部の構造を詳細に観察しなければならない。その解釈には病理組織学的知識が不可欠である。

　一般的に，正常あるいは非腫瘍性の上皮性細胞は結合性のよい集塊（腺細胞なら単層シート状，扁平上皮細胞なら数層の集塊）として出現するが，孤立散在性に出現する場合は裸核状になる傾向がある。これは正常細胞では結合性がよいため，細胞採取から標本作製の過程で無理

やりに細胞同士を離したことで細胞質が破壊されて裸核状になると解釈されている。一方，悪性腫瘍ではもともと細胞同士の結合性が弱いため，細胞質が保たれたまま塗抹される傾向にある。乳腺ではこの現象が良悪性の判断の基準として使われており，孤立散在性に出現する細胞の細胞質が保たれていれば悪性，裸核状であれば良性を示唆する。

# D 染色法の種類と適応

　細胞診標本の染色は，湿固定・パパニコロウ染色を行うのが基本である（**表10-5**）。パパニコロウ染色はクロマチンパターンの観察に優れており，ヘテロクロマチンの大きさや分布の認識が容易である。また，角化傾向を示す細胞質はオレンジ色に染まり，角化を認識しやすい。術中迅速診断時に塗抹細胞診を併用する場合は，迅速パパニコロウ染色，ディフ・クイック染色，HE染色などが行われるが，組織の迅速標本と同じ系列で染められるHE染色が便利である。ギムザ染色は，細胞の剥離が少ないという理由で用いられることが多い。しかし，クロマチンの凝集，核小体，核内細胞質封入体などがわかりにくく，細胞集塊の透明性がないため組織構築を観察するには不向きである。ギムザ染色を用いる利点は，血液細胞の観察と優れた異染性にある。**表10-6**にギムザ染色の有用性を示す。

表10-5　パパニコロウ染色とギムザ染色の違い

| | パパニコロウ染色 | ギムザ染色 |
| --- | --- | --- |
| 固定 | 95%アルコール | 乾燥固定 |
| 固定条件 | 均一 | 不均一 |
| 細胞剥離 | 多い | 少ない |
| 細胞の大きさ | 小型 | 大型 |
| 細胞集塊 | 立体的，透明感あり<br>内部構造観察可能 | 平面的<br>内部構造不明瞭 |
| 細胞質内顆粒 | 観察困難 | 明瞭 |
| 異染性 | なし | あり |
| 角化 | 認識しやすい<br>（ハロウィーンオレンジ） | 高度の場合のみ認識<br>(robin's egg blue) |
| クロマチン | 明瞭 | 不明瞭 |
| 核小体 | 明瞭 | 不明瞭 |
| 核縁 | 明瞭 | 不明瞭 |
| 変性空胞 | 固定不良時 | 起こりやすい |
| 血液細胞の同定 | 不適 | 適する |
| 細胞外物質 | 不明瞭 | わかりやすい |

表 10-6 ギムザ染色の有用性

**1. 異染性物質の検出**
非上皮性粘液：唾液腺多形腺腫，粘液腫，乳腺線維腺腫
上皮性粘液：マジェンタ小体（乳癌）
基底膜様物質：腺様嚢胞癌，卵巣明細胞癌
軟骨・骨基質：軟骨腫，軟骨肉腫，肺過誤腫，骨肉腫
肥満細胞：ワルチン腫瘍
細胞質内顆粒：カルチノイド，甲状腺髄様癌，低異型度神経内分泌腫瘍，
　　　　　　　褐色細胞腫，骨巨細胞腫，巨核球
**2. 微生物の検出**
一般細菌，ヘリコバクター・ピロリ，カンジダ，非定型抗酸菌（陰性画像），
ニューモシスティス・イロベチー
**3. 血液細胞の同定**
リンパ腫，白血病，骨髄腫，好酸球性肉芽腫，反応性リンパ節炎，木村氏病
**4. 背景，間質成分**
lymphoglandular bodies, tigroid appearance, コロイド，基底膜様物質，
軟骨・骨基質，間質性粘液

# E 細胞所見の見方

## 1. スクリーニングと観察法

　まず，塗抹されている範囲を肉眼で確認し，弱拡大でその範囲を再確認する。その塗抹範囲よりも外に細胞が塗抹されている場合は，コンタミネーションの可能性を考慮する。次に，弱拡大でスクリーニングする。スクリーニングは対物レンズ10倍を用いてプレパラートを上下に移動させながら，見落としをしないために視野の1/3をオーバーラップさせて，全視野を観察する。剥離細胞診の場合は，出現細胞の多くが正常細胞であることが多く，その中から診断に役立つ細胞や非細胞性物質を見つけ，マーキング（点打ち操作）し，個々の細胞あるいは細胞集塊を観察し，診断する。一方，穿刺吸引細胞診は病変部から細胞を採取しているため，細胞成分のみならず，間質成分や背景成分を含めた，塗抹されているものすべてを観察し，診断を行う。この際，細胞所見の見落としを避けるために，系統的に標本を観察する習慣を身につけておく。また，一つの所見を重要視しすぎることによるピットフォールを避けるためには，直接診断に結び付く所見は後半に観察するとよい。穿刺吸引細胞診の基本的な見方は，「弱拡大から強拡大へ，外側から内側へ」であり，①細胞量と構成成分の比率，②背景，③細胞配列，④細胞形，⑤細胞質，⑥核の順に観察する。

表 10-7 穿刺吸引細胞診の基本的な見方

**1. 観察の方向性**
①弱拡大→強拡大
②外側→内側
**2. 観察の順番**
①細胞量と構成成分の比率
②背景
③細胞配列
④細胞形
⑤細胞質
⑥核

E．細胞所見の見方 ● 239

## 2．細胞量と出現細胞の比率

　弱拡大で，プレパラート上に塗抹されている検体の細胞量と各々の構成成分の比率を確認する。その目的は二つある。第一は，適切な部位から診断に役立つ十分量の検体が採取されているかを見極めることである。検体が適正と判断すれば診断を行うが，不適正と判断した場合は，診断を行ってはいけない。検体の適正・不適正の判断は，部位により，採取法・標本作製法により異なる。例えば，子宮頸部細胞診では，保存状態がよく，鮮明に見える扁平上皮細胞が直接塗抹標本では 8,000 ～ 12,000 個以上，液状化検体細胞診標本では 5,000 個以上を必要とする。ただし，炎症細胞や血液で覆われて，扁平上皮細胞の 75％以上が不明瞭である場合は不適正とする。喀痰では，塵埃細胞（肺胞由来の組織球）が含まれていない場合は唾液成分と考えられ，不適正となる。第二は，特に穿刺吸引細胞診においてであるが，各成分の比率に注目することで，病変の組織像をある程度推測することができる。細胞成分が主体だと増殖性・腫瘍性病変を，細胞成分が少なく結合組織がみられる場合は，乏細胞性・線維性・石灰化病変を，泡沫細胞・粘液・蛋白性物質がみられる場合は嚢胞性・粘液産生性病変が考えられる。

## 3．背景

　背景所見の鑑別診断を**表 10-8** に示す。

### a．壊死

　悪性腫瘍では背景に壊死物質が出現しやすく，特に腺癌よりも扁平上皮癌で，原発巣よりも転移巣で，高分化癌よりも低・未分化癌でその頻度が高い。壊死に加えて，新旧の出血，フィブリン，炎症細胞，細胞破砕物などが背景にみられる場合は腫瘍性背景（tumor diathesis）と称され，腫瘍の浸潤に対する生体の反応を表している。扁平上皮癌が出現しているにもかかわらず，背景に壊死がみられない場合は，非浸潤癌の可能性を考える。良性疾患でも時に壊死がみられることがあるので注意する。壊死がみられる良性疾患としては，急性炎症，結核，梗塞，脂肪壊死などが知られている。リンパ腫の背景に出現する細胞質の破砕物は lympho-glandular bodies と称され，パパニコロウ染色よりもギムザ染色の方が観察されやすい。

### b．出血

　背景に赤血球が多量にみられる場合，出血性背景とされるが，実際に出血性病変なのか，採取時のアーチファクトなのかの判断は難しい。穿刺吸引細胞診や捺印細胞診では単に赤血球がみられるだけでは出血性背景と記載しないほうがいい。ヘモジデリンやヘマトイジンがある，ヘモジデリン貪食細胞がある，赤血球が変性している，などの場合は実際に出血があったと判断できる。出血は悪性腫瘍や急性炎症性疾患でみられる。なお，血液が豊富な腫瘍の穿刺吸引細胞診，たとえば血管腫や甲状腺濾胞性腫瘍の場合は，出血性背景が診断のクルーになる。

## 表 10-8　腫瘍性病変における背景の鑑別診断

**壊死**：悪性腫瘍（扁平上皮癌，転移癌，未分化癌），lymphoglandular bodies，腫瘍梗塞

**出血**：悪性腫瘍，血流が豊富な腫瘍（血管腫，甲状腺濾胞性腫瘍），穿刺吸引によるアーチファクト

**炎症細胞**

　好中球：甲状腺未分化癌

　リンパ球：精上皮腫，リンパ腫，乳腺髄様癌，胸腺腫，唾液腺粘表皮癌，リンパ節の転移癌

　好酸球：ランゲルハンス細胞組織球症

　肥満細胞：ワルチン腫瘍

　泡沫細胞：囊胞形成性腫瘍，甲状腺乳頭癌のリンパ節転移

**粘液**

　上皮性粘液：粘液癌，粘表皮癌，腹膜偽粘液腫

　非上皮性粘液：粘液腫，乳腺線維腺腫，唾液腺多形腺腫，腺様囊胞癌，筋上皮腫，脊索腫，神経鞘腫，脂肪肉腫，未分化多形肉腫，軟骨肉腫，軟骨腫

**核線**：リンパ腫，肺小細胞癌

**硝子様物質**

　基底膜様物質：腺様囊胞癌，卵巣明細胞癌，筋上皮への分化を有する唾液腺腫瘍，乳腺 collagenous spherulosis

　膠原線維：中皮腫，中皮細胞（collagen ball）

　アミロイド：甲状腺髄様癌，皮膚基底細胞癌，多発性骨髄腫

　類殿粉小体：ワルチン腫瘍

　コロイド：甲状腺濾胞性腫瘍

**砂粒体**：乳頭状腺癌（甲状腺，肺，卵巣，乳腺，腎臓，腹膜），髄膜腫，中皮腫，

**Tigroid appearance**：精上皮腫，ユーイング肉腫，横紋筋肉腫，脊索腫，明細胞腫，腎細胞癌（淡明細胞型）

**血管**：血管周囲性（ユーイング肉腫，孤立性線維性腫瘍，膵 solid pseudopapillary tumor），類洞様（肝細胞癌，甲状腺低分化癌），分岐状（粘液腫，脂肪肉腫，膵 solid pseudopapillary tumor），血管結合組織性間質（乳頭状腺癌），裸状毛細血管（甲状腺濾胞性腫瘍，肝細胞癌）

## c．炎症細胞

　悪性腫瘍では背景に種々の炎症細胞（好中球，リンパ球，形質細胞，好酸球）を伴うことがあり，時に炎症細胞が腫瘍細胞の細胞質内に入り込んでいる像（emperipolesis）をみることもある。Emperipolesis は巨核球の特徴でもあり，稀に穿刺吸引細胞診で出現することがあるので，悪性腫瘍細胞と間違わないよう注意する。好中球が多量に採取された場合，通常は急性炎症・膿瘍を考えるが，甲状腺未分化癌では，膿瘍様の背景に，大型異型細胞がわずかにみられることがある。リンパ球浸潤を伴いやすい悪性腫瘍としては，精上皮腫，リンパ腫，乳腺髄様癌，胸腺腫，唾液腺粘表皮癌などが代表的である。

## d．粘液

　粘液が正常で存在する部位からの検体にて粘液が認められるのは当然であるが，通常粘液がない部位からの標本にて背景に粘液が観察された場合は，積極的に粘液癌や粘液産生性腺癌を疑うべきである。腹膜偽粘液腫では，粘稠な多量の粘液が吸引されるが，腫瘍細胞は少なく，

異型性がなく，その認識はしばしば困難である。粘液腫様の間質を有する非上皮性腫瘍でも背景に多くの粘液が観察されるので，上皮性粘液か非上皮性粘液かの鑑別は大切である。非上皮性粘液はギムザ染色で強い異染性を示すことから異染性を示さない上皮性粘液と鑑別できる。

### e．核線

悪性腫瘍の中には非常に壊れやすいものがある。リンパ腫や肺小細胞癌では壊れた細胞のDNAが流れ出し，ヘマトキシリンに染まる糸状構造物（核線）を形成しやすい。萎縮性腟炎では好中球が核線を形成することがある。

### f．硝子様物質

硝子様に均一に染まる物質の総称で，ライト緑好性であるが，厚く塗抹された場合はオレンジ色を呈する。硝子様物質が背景にみられた場合の鑑別診断としては，基底膜様物質，膠原線維，アミロイド，類澱粉小体，コロイドなどが挙げられる。基底膜様物質は球状，膜状，棍棒状を呈し，PAS染色陽性で，ギムザ染色では異染性を示す。唾液腺では腺様嚢胞癌，基底細胞腺癌，上皮筋上皮癌，多形腺腫などでみられ，腫瘍細胞の筋上皮分化の指標となる。乳腺や唾液腺でみられる球状結節はcollagenous spherulosisとよばれている。卵巣明細胞癌や食道類基底細胞癌にも基底膜様物質はみられる。卵巣明細胞腺癌が体腔液中に出現する場合，細胞集塊内に基底膜様物質からなる球状硝子様物質がみられる像は特徴的である。中皮細胞あるいは中皮腫でも類似の球状硝子様物質を含有することがあるが，それは基底膜様物質ではなく，膠原線維（collagen ball）である。

### g．砂粒体

砂粒体は同心円状構造をもつ石灰小体であり，乳頭状に増殖する腺癌にてみられることがある。砂粒体はHE染色では好塩基性であるが，パパニコロウ染色では透明感のある褐色，黄金色，ラベンダー色を呈する。

### h．虎縞模様（tigroid appearance）

ギムザ染色の背景にみられる縞模様が虎の模様に類似していることからtigroid appearanceとよばれている。このtigroid appearanceは精上皮腫，ユーイング肉腫，横紋筋肉腫，脊索腫，卵巣明細胞癌などのグリコーゲンが豊富な腫瘍の背景に出現する。

### i．血管

血管成分の出現様式には，六つのパターン，1）血管周囲性（ユーイング肉腫，孤立性線維性腫瘍，膵solid pseudopapillary tumor），2）類洞様（肝細胞癌，甲状腺低分化癌），3）分岐状（粘液癌，脂肪肉腫，膵solid pseudopapillary tumor），4）血管結合組織性間質（乳頭状腺癌），5）裸状毛細血管（甲状腺濾胞性腫瘍，肝細胞癌），6）上記の混合型，がある。

# 4. 細胞配列

　細胞の出現様式には細胞同士が結合性を持たずに出現している場合と，細胞が結合もしくは集簇して出現する場合とがあり，前者を孤立散在性，後者を細胞集塊と表現する。孤立散在性の代表例が血液細胞やそれ由来の悪性細胞（白血病，リンパ腫）であるが，肉腫細胞や上皮性細胞でも低分化・未分化な場合は孤立散在性に出現する。良性上皮性細胞が孤立散在性に出現した場合は，結合性のよい細胞群から無理やりに引き離したために裸核状になる。したがって，細胞質が保たれたまま孤立散在性に出現している場合は悪性のことが多い。

　細胞集塊には，細胞と間質が一体となっている組織塊，上皮性細胞のみからなる細胞集団，個々の細胞が集まってできた細胞集簇などがあり，顕微鏡の焦点を微調節しながら集塊内部の構造を観察し，それらを区別することが大切である。細胞集塊では，集塊の大きさ，外縁の形，立体性，内部構築，細胞の極性，核や細胞の配列や多彩性などに注目して観察する。集塊を構成している細胞や核に 2 倍以上の大小不同がある，クロマチンのパターンや染色性が細胞ごとに異なる，核の方向に一定性がない，核小体の数や大きさにばらつきがある，核間距離が不均一である，など細胞間で不均一性が強ければ悪性の可能性がある。核間距離の不均一は核や細胞質の極性や配列の乱れ，核・細胞質比の不均一などに起因する。大型集塊，立体的・重積性集塊，不整形集塊，球状集塊，篩状集塊，一列縦隊（毛虫状）配列，hobnail cell を含む集塊などは悪性を示唆する所見である。

## a. 充実性集塊

　充実性集塊とは，細胞のみからなる立体的な集塊で，集塊内部に間質成分を含まないことが条件である（**図 10-2a**）。組織学的に胞巣状，蜂窩状，びまん性増殖を示す腫瘍の穿刺吸引にて観察され，その代表例が，扁平上皮癌，乳腺髄様癌，甲状腺低分化癌，体腔液中の悪性細胞などである。

## b. 腺管状集塊

　腺管状構造とは細胞が球形に配列し，その内部に空洞があり，外側に基底膜，結合組織が存在する構造で，その大きさや形により腺管状，導管状（**図 10-2b**），腺房状，濾胞状などとよばれる。腺管の構築が壊れずに，そのままの形で塗抹されると，押しつぶされたテニスボール様に塗抹される。焦点を動かしながら腺管状集塊を観察すると，細胞集塊の最上部では腺上皮が一層の蜂窩状に配列する像が観察され，中間部では腺上皮が円周状に配列し，最下部では腺上皮の蜂窩状構造が再び出現する（**図 10-3a**）。中間部を詳細に観察すると，内腔側の細胞膜は明瞭で平滑であるが，外側面の細胞膜は基底膜から無理やり剥がされたために不明瞭であるが，基底膜を伴ったまま塗抹された場合は，明瞭である。後者の所見はしばしば良性腺管で観察される。核の極性が保たれた状態では，核は基底膜側に位置しているため，細胞質は核の外側よりも内側のほうが広い。小腺管状・腺房状に配列する腺癌では，しばしば細胞質が淡明，あるいは裸核状になっており，核の偏在性が確認できない場合があるが，核が時計の文字盤のように円形に配列している場合は，腺管状と考えてよい（**図 10-2c**）。内腔に相当する部には，

E．細胞所見の見方 243

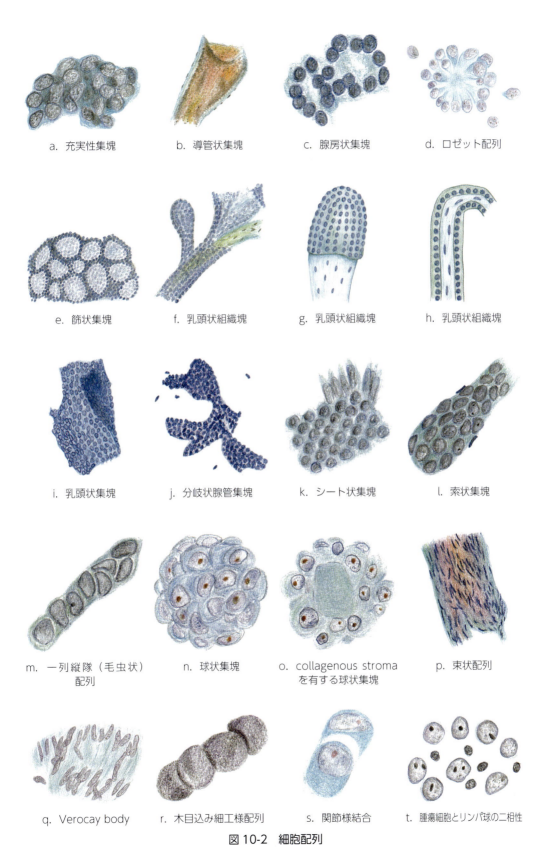

図 10-2　細胞配列

分泌液が存在する場合があるが，細胞成分はみられない。腺房に類似した配列はユーイング肉腫でみられるが，内腔縁が存在しないことから，真の腺管ではなく，ロゼット配列とよばれる（図 10-2d）。間質細胞由来と考えられる紡錘形核は集塊外に観察される。腺管構造が断片的に塗抹されると，シート状あるいは柵状配列を示す。シート状に出現した正常の腺細胞と比べると，腺癌細胞では，核の極性の乱れ，核間距離の不均等，核の大小不同，細胞境界の不明瞭化，細胞結合性の低下などがみられる。

### c．篩状集塊

　篩状構造とは腺管状構造の特殊型で，一つの細胞集塊内に小さな管腔が多数形成される像で，組織ではレンコンの断面のようにみえる。この構造は腺管構造の複雑さを意味しており，悪性の指標となる。塗抹標本では，重積傾向のある大きな細胞集塊の中に，ほぼ円形の中腔構造がいくつか観察される（図 10-2e）。定型的な篩状構造は乳腺の乳管癌や唾液腺導管癌にみられる。腺様嚢胞癌でも同様の構造が観察されるが，この場合は中腔状の部分が真の管腔ではなく間質であることから偽篩状構造という。肺小細胞癌，ユーイング肉腫，卵巣顆粒膜細胞腫などで，腫瘍細胞の核が花びら状に配列する像はロゼット様構造とよばれ，腺管構造や偽篩状構造とは異なる。

### d．乳頭状集塊

　乳頭状構造とは上皮性細胞が間質を伴って内腔に向かって樹枝状・ポリープ状に増殖する形態で，乳頭状腺癌の穿刺吸引材料で観察される。乳頭状増殖部がそのままの状態で塗抹された場合は，分岐状になった細胞集塊として観察され，集塊内部には血管結合組織が存在する（図 10-2f）。乳頭状集塊の先端部分だけが引きちぎられて塗抹されると，間質成分が細胞でできた帽子を被っているよう（cap）にみえる（図 10-2g）。乳頭状集塊を詳細に観察する際，焦点を最上部と最下部に合わせると，腺管構造と同様に蜂窩状構造が観察される。中央部では細胞が円周状に配列するが，内部には血管結合組織が存在するため，線維芽細胞や内皮細胞に由来する紡錘形核が観察されることが腺管構造と異なる点である（図 10-3b）。したがって，導管様配列であっても，内部に紡錘形核が確認されれば，乳頭状集塊とみなすべきである（図 10-2h）。細胞成分と間質が遊離して，別々に塗抹されると，細胞成分は，シート状に出現する。その集塊の辺縁では核が直線状に配列する像（核の柵状配列）やシートの折れ曲がり像が観察される（図 10-2i）。乳腺の線維腺腫では，立体的な細胞集塊が分枝している像が特徴的である。これは一見乳頭状にみえるが，内部は間質ではなく，管腔に相当することから，分岐する腺管構造（鹿の角状配列）と認識すべきである（図 10-2j）。

### e．シート状集塊

　一層に配列する部から細胞が採取されると，シート状集塊として塗抹される。腺組織は通常一層の腺上皮で構成されるため，シート状配列は腺上皮の特徴といえる。小さい腺管なら小さいシート状集塊が，嚢胞性病変からなら大きなシート状集塊がみられる。シート状集塊は，内腔側あるいは基底膜側から観察することになり，正常の腺上皮からなるシート状集塊は細胞境

界が明瞭なため蜂窩状構造（honeycomb）を示し，核は規則正しく配列している．シートの辺縁では腺上皮が倒れ，腺上皮を横からみた像を観察することができる（図10-2k）．腺癌の場合は，細胞境界が不明瞭で，核の極性が乱れている．上述したように，乳頭状増殖部から塗抹された場合でもシート状集塊がみられる．

### f．索状集塊

細胞が数列の幅で棍棒状・柱状に配列する像を索状集塊といい，腺癌の増殖様式の一つである（図10-2l）．索状集塊は，肝細胞癌，腎細胞癌，甲状腺低分化癌，乳癌などでみられる．前三者では，集塊の周囲に血管内皮細胞の付着がみられることがある．細胞が一列に並んだ索状集塊を一列縦隊（毛虫状）配列（single-file chain, caterpillars）といい（図10-2m），乳癌や肺小細胞癌にみられやすい．

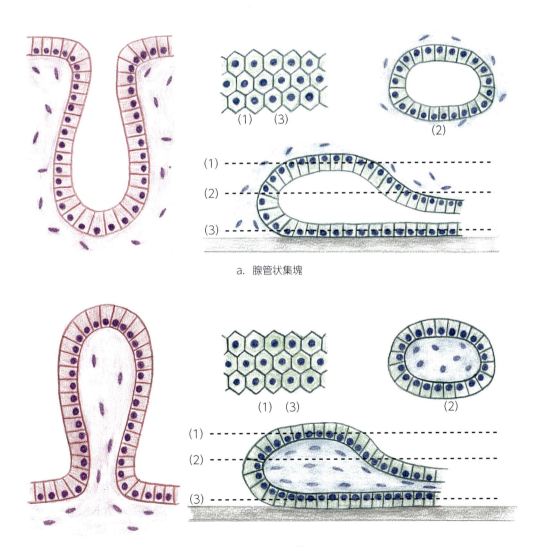

a．腺管状集塊

b．乳頭状集塊

図10-3　腺管状集塊と乳頭状集塊

## g. 球状集塊，ミラーボール状集塊

ボール状に細胞が集まった集塊を球状集塊といい，体腔液中の腺癌でみられやすい（**図 10-2n**）。一見，充実性集塊に類似するが，構成細胞の極性は異なっている。球状集塊では，表面が表層で，内部が基底膜側に相当し，集塊の内部に結合組織を伴うことがある。したがって，基本的構造は乳頭状集塊と同じである。間質成分が浮腫性で，その表面に一層の腫瘍細胞が配列する像はミラーボール状集塊とよばれる。卵巣明細胞癌では，間質に基底膜様物質が形成され，PAS 陽性球状物を腫瘍細胞が被覆する像が特徴的である。中皮腫も同様な細胞所見を示すことがあるが，間質成分は基底膜様物質ではなく，膠原線維（collagenous stroma）である（**図 10-2o**）。

## h. 束状集塊

紡錘形細胞が束状に配列する像で，核は同一方向を向いている（**図 10-2p**）。神経鞘腫や平滑筋腫にみられやすいが，扁平上皮癌でみることがある。神経鞘腫では，核の柵状配列がみられ，二つの平行な核の柵状配列が，中間の核のない領域を囲む構造は Verocay body とよばれる（**図 10-2q**）。

## i. 対細胞，木目込み細工様配列，窓形成

近接する細胞同士が鋳型状に結合している場合（対細胞，木目込み細工様配列），悪性であることが多い（**図 10-2r**）。二つの細胞が結合する面に隙間（窓 window）が存在する像は，中皮細胞あるいは中皮腫の特徴であり，関節様結合とよばれる（**図 10-2s**）。

## j. 二相性パターン

二相性には腫瘍細胞が二種類ある場合と腫瘍細胞と非腫瘍細胞からなる場合とがある。前者には癌肉腫，滑膜肉腫，中皮腫などがある。後者には精上皮腫（**図 10-2t**），Hodgkin リンパ腫，リンパ腫，胸腺腫などがあり，いずれも非腫瘍細胞はリンパ球である。乳腺では腺上皮細胞と双極裸核細胞からなる二相性は良性の指標となる。唾液腺では，多形腺腫，基底細胞腺腫，腺様嚢胞癌，上皮筋上皮癌など，腺上皮と筋上皮の二相性を示す腫瘍が多い。

# 5. 細胞形

細胞形には，円形，卵円形，立方形，円柱形，多稜形，紡錘形，不整形など様々な形態がある。同じ細胞でも塗抹されている方向により形態が異なる場合もある。たとえば，円柱形腺細胞は，単独で横たわった状態で塗抹されると，細胞は細長く円柱形で，管腔側の細胞質は広く，管腔面の細胞膜は直線状で，基底膜側の細胞質は狭く，辺縁は楔状をしている。一方，シート状に塗抹されると，長軸方向から細胞を観察することになるので，細胞は類円形で，核は中心に位置する。奇怪な形，極端に変形したもの，一部が舌状あるいは突起状に飛び出しているもの，どの方向からみても左右対称性でないもの，などの不整形細胞は悪性の可能性がある。不整形細胞が出現しやすいのは角化型の扁平上皮癌で，オタマジャクシ型（tadpole cell），延

長型(elongated cell),ヘビ型(snake cell),線維型(fiber cell),奇怪型などを呈する。腺癌細胞のほとんどは類円形であるが,大腸,胆管,膵臓,子宮頸部などの腺癌ではしばしば高円柱状である。

### a. 紡錘形細胞

紡錘形細胞(**図10-4a**)は肉腫細胞の定型的形態であり,この形態そのものは鑑別診断にはあまり役立たない。むしろ,上皮性悪性腫瘍で紡錘形を示す症例を知っておくべきである。代表例として,非角化型紡錘形扁平上皮癌,腎細胞癌,肝細胞癌,鼻咽頭癌,尿路上皮癌,黒色腫,肺小細胞癌,カルチノイド腫瘍,甲状腺髄様癌,などがある。

### b. 小型類円形細胞

小型かつ円形で核・細胞質比の高い腫瘍細胞(**図10-4b**)からなる腫瘍を総称してsmall blue round cell tumorsという。小児では,リンパ腫,横紋筋肉腫,ユーイング肉腫,神経芽細胞腫,ウィルムス腫瘍などが鑑別診断として挙げられる。成人ではリンパ腫,肺小細胞癌を含む神経内分泌癌,乳癌などの頻度が高い。

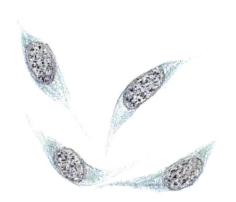

a. 紡錘形細胞

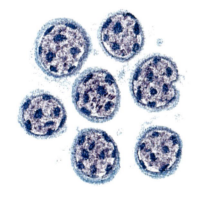

b. 小型類円形細胞

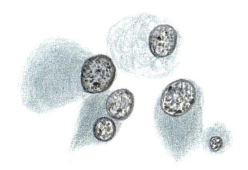

c. 形質細胞様細胞

d. 印環型細胞

**図10-4 細胞形**

### c. 形質細胞様細胞

　偏在性の核と細胞質に不明瞭な明庭を有する小型類円形細胞が孤立散在性に出現する場合は形質細胞様細胞と表現される（**図10-4c**）。形質細胞に類似した血液細胞関連以外の腫瘍として，神経内分泌癌，低分化型腺癌，筋上皮細胞や骨芽細胞由来の腫瘍，黒色腫などがある。

### d. 印環型細胞

　細胞質のほとんどを占めるような大型単一空胞と極端に偏在した核を有する類円形細胞を印環型細胞という（**図10-4d**）。印環型細胞の空胞には粘液（印環細胞癌），脂肪（脂肪腫，脂肪肉腫，肝細胞癌，腎細胞癌），甲状腺ホルモン（濾胞腺腫），免疫グロブリン（リンパ腫），変性空胞（マクロファージ）など様々な種類がある。粘液を有する印環細胞癌の原発巣で最も一般的なのは胃と乳腺である。

## 6. 細胞質

　細胞質は，その細胞の分化を示すことから，チェックポイントとしては，非定型的な分化を示す細胞に注目する。つまり，正常の分化を示す細胞ではみることのない所見があれば異型細胞と認識する。たとえば，扁平上皮細胞では，同心円状の層状配列，内側と外側の染色性の違い，正常とは異なる染色性を示す細胞など，腺細胞では，非定型的な空胞，細胞質内小腺腔，硝子滴，顆粒状細胞質，色素顆粒，封入体などである。核と細胞質の分化の解離にも注目すべきである。核の分化と細胞質の分化の程度が異なる場合は異型細胞と判断する。たとえば，扁平上皮細胞の細胞質が角化しているのに，顆粒状クロマチンがみられるのは核の分化が細胞質の分化よりも遅れているか，細胞質が異常に分化したことを意味し，異型細胞と判断される。

### a. 淡明細胞質

　細胞質が染色されず，明るくみえる細胞を淡明細胞という（**図10-5a**）。細胞質が淡明になる原因としては，グリコーゲン（腎細胞癌，肺腺癌，卵巣明細胞癌），脂肪（腎細胞癌，脂肪肉腫），粘液（腺癌）が一般的であるが，細胞小器官の変性（オンコサイトーマ，黒色腫），乏しい細胞小器官（リンパ腫），甲状腺ホルモン（甲状腺癌），アーチファクトなどのこともある。ただし，組織にて淡明細胞である場合でも，細胞診では必ずしも淡明とはならないことを知っておくべきである。

### b. 顆粒状細胞質

　細胞質が顆粒状を呈する原因には様々な構成要素がある（**図10-5b**）。顆粒細胞腫はライソソームに，オンコサイトーマ，好酸性細胞型濾胞性腫瘍，腎細胞癌，ワルチン腫瘍などはミトコンドリアに，腺房細胞癌は酵素原顆粒に，乳腺アポクリン癌は分泌顆粒に，神経内分泌腫瘍は神経内分泌顆粒に由来する。

### c．細胞質内小腺腔

細胞質内小腺腔（intracytoplasmic lumina：ICL）とは細胞質内にみられる境界明瞭な3〜12 μm大の空胞（Hector's hole）である（**図10-5c**）。空胞に接した部の細胞質がやや濃く染色されているのが特徴であり，電顕的に微絨毛が内腔面に存在することに起因する。印環型細胞との鑑別は，境界が明瞭で，周囲の細胞質が濃く染色され，核を圧迫していないことである。小腺腔内には濃縮した粘液が滴状物として観察される。この滴状物はパパニコロウ染色ではオレンジG，エオシン，あるいはライト緑に染まる。ギムザ染色にて異染性を示すことからマジェンタ小体とよばれている。細胞質内小腺腔は細胞質の非定型的な分化を意味し，腺由来の悪性腫瘍を示唆する重要な所見である。特に乳腺の小葉癌や硬癌では高率に観察される。甲状腺の好酸性細胞型濾胞性腫瘍でも観察されることがある。

### d．細胞質内硝子滴

ライト緑に染まる均一で硝子様の滴状構造物は硝子滴と呼ばれる。時に，肝細胞癌や腺癌の細胞質内に観察されるが，他の多くの腫瘍でもみられることから特異的ではない。その成分は産生する細胞の種類により異なる。肉腫にみられる場合はsarcoma bodies，形質細胞腫にみられる場合はRussel bodiesとよばれる。甲状腺硝子化索状腫瘍では，黄色体（yellow bodies）とよばれ（**図10-5d**），周囲に明暈を伴い，この腫瘍を示唆する重要なクルーである。

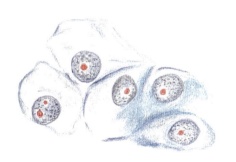

a．淡明細胞質

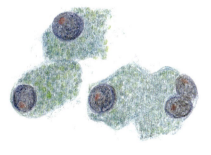

b．顆粒状細胞質

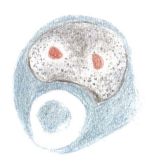

c．細胞質内小腺腔

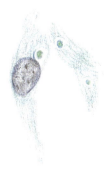

d．細胞質内硝子滴

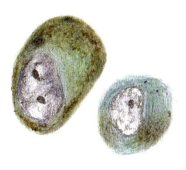

e．メラニン色素

**図10-5　細胞質所見**

## e. 色素

腫瘍細胞にみられる代表的な色素といえばメラニン色素である。黒色腫，色素性母斑，明細胞肉腫などはメラニン色素を作り，細胞質内に含有するが，メラニン色素を有する細胞がすべてメラニン産生細胞というわけではない。腺癌の一型であるパジェット腫瘍は近傍のメラノサイトから受け取ったメラニン色素を細胞質内に取り入れるため黒色腫との鑑別が困難である。また，メラニンを貪食した組織球（melanophage）も黒色腫と間違われるかもしれない。黒色腫のメラニン顆粒は微細である（**図10-5e**）が，パジェット細胞やメラニンを貪食した組織球の顆粒はより大きい。腎細胞癌，粘表皮癌，血管周囲類上皮細胞腫瘍，色素性隆起性皮膚線維肉腫，神経鞘腫などでもメラニン色素あるいはメラニン様色素を持つことがある。リポフスチン色素がみられる場合は一般に良性を示唆する。副腎皮質腺腫では細胞質内にリポフスチン色素が多量に認められ，黒色腺腫（black adenoma）とよばれている。

# 7. 核

## a. 大きさ

好中球の2倍以上あるいは20 $\mu$m以上の大きさの核はスクリーニングのチェックの対象となる。近接する核の大きさに2倍以上の差がある場合は，大小不同と表現する。大型核は単独では診断的意義はなく，大小不同や正常細胞との比較が重要である。

## b. 位置

核は通常細胞質のほぼ中央に位置している。腺細胞は，粘液あるいは蛋白を産生・貯蔵するため基底膜側に偏在している。形態的に偏在すべき理由がない細胞にて，核が極端に偏在している場合は，悪性の可能性がある。偏在性が強いと細胞質内に核が収まらずに，細胞質からあたかも外に飛び出しているようにみえる。

## c. 形

核形不整（鋭い切れ込み像，深い切れ込み像，分葉核，娘結節状突出）は悪性の可能性，特に腺癌を示唆する所見である。リンパ腫では，いくつもの切れ込みあるいは皺を有するconvoluted nuclei（**図10-6a**）はT細胞リンパ腫を，1ないし2個の切れ込みがみられるcleaved nuclei（**図10-6b**）はB細胞リンパ腫の特徴である。核溝（grooved nuclei）（**図10-6c**）やコーヒー豆様核（coffee-bean nuclei）（**図10-6d**）も核形不整の一つである。前者は甲状腺乳頭癌に，後者は顆粒膜細胞腫，ブレンナー腫瘍，ランゲルハンス細胞組織球症などにみられやすいが，必ずしも腫瘍を示唆する所見ではない。コーヒー豆様核は血管内皮細胞でも観察される。核が圧排されて変形している所見も診断学上重要である。細胞質内の成分によって核が圧排され変形している，あるいは，近接する細胞の細胞質が核を変形している場合には，悪性を考える。

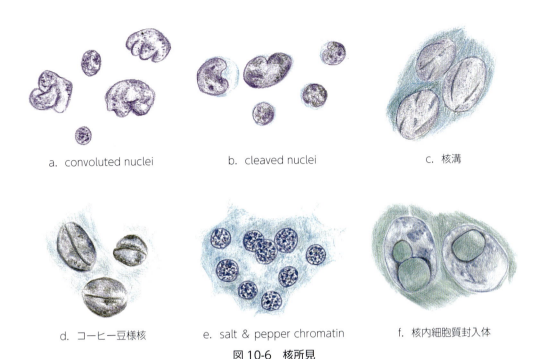

a. convoluted nuclei　　b. cleaved nuclei　　c. 核溝

d. コーヒー豆様核　　e. salt & pepper chromatin　　f. 核内細胞質封入体

図 10-6　核所見

### d．数

多核であること自体は悪性の根拠にはならない。一つの細胞内にあるそれぞれの核の大きさやクロマチンパターンが異なっている場合には悪性の可能性がある。

### e．クロマチン

クロマチンには，ヘマトキシリンで染色されるヘテロクロマチン（heterochromatin）と，染色されないユークロマチン（euchromatin）に分けられるが，単にクロマチンとよばれる時は一般にヘテロクロマチンを指している。ヘテロクロマチンは遺伝子密度が低い領域や遺伝子発現が抑制されている領域に相当し，退行状態（retroplasia）で増加する。一方，ユークロマチンは遺伝子の転写が活発な領域で，進行状態（proplasia）で増加する。クロマチン顆粒の大きさが不揃い，クロマチンの分布が不均一，極端に大きな凝集クロマチン，極端に明瞭なユークロマチン領域などは悪性を示唆する。クロマチンの異常分布は核が変性・濃染している剥離細胞で出現しやすいため，剥離細胞診ではクロマチンの観察は非常に重要であるが，新鮮細胞では観察されにくい。クロマチンの濃染は必ずしも悪性を示唆するものではなく，変性細胞やウイルス感染細胞でも濃染するので注意する。核小体周囲にヘテロクロマチンが分布していない所見（核小体周囲明暈）は剥離細胞診での腺癌でみられやすい。新鮮な腺癌細胞ではユークロマチンが豊富なため，剥離細胞と比べて淡染性となる。粗顆粒状クロマチン（salt & pepper chromatin）は，低異型度神経内分泌腫瘍／カルチノイド腫瘍，小細胞癌，甲状腺髄様癌などで特徴的である（**図 10-6e**）。すりガラス状（粉末状）クロマチンと称される淡明で非常に微細なクロマチンパターンは，甲状腺乳頭癌に特徴的である。

## f. 核縁

核膜にヘテロクロマチンが凝集した状態が核縁である。扁平上皮癌では核縁の不規則な肥厚がみられやすい。均等に核縁が肥厚している場合は，悪性と判定する基準にはなりにくい。核縁の肥厚は剥離細胞の湿固定標本で観察されやすいが，新鮮細胞や乾燥固定標本ではほとんどみられない。

## g. 核分裂像

過形成や炎症性疾患ではしばしば核分裂像が観察されるため，核分裂像が目立つだけでは悪性とは言い難い。ただし，異常核分裂像（多極分裂）の存在は悪性を示唆する。

## h. 核内細胞質封入体

細胞質の一部が核膜に囲まれた状態で核内に存在するもので偽封入体とも称される（**図10-6f**）。核内細胞質封入体の同定には，①封入体と核質との境界が明瞭であること，②その境界部の内部が平滑で，外側にはクロマチンの凝集が観察されること，③色調が細胞質の色に類似していること，④核の大きさの10%以上であること，⑤小さいものでは焦点を移動すると封入体が消失し，クロマチンが出現すること，などの所見が必要である。核内細胞質封入体は甲状腺や肺の腺癌，肝細胞癌でしばしばみられる。その他，黒色腫，髄膜腫，脂肪肉腫，脂肪腫，卵巣粘液性腫瘍，甲状腺硝子化索状腫瘍などでもみられる。

## i. 核小体

細胞の蛋白合成が促進すると，核小体は大きくなる。その代表例が再生や過形成である。核小体が赤血球よりも大きい，あるいは極めて目立つ場合は要チェックである。同じ種類の細胞で核小体の大小不同が目立つ場合もチェック対象である。一般的に，剥離細胞では腺癌細胞の核小体は扁平上皮癌よりも大きく，目立つ。核小体が大きい，あるいは目立つ腫瘍としては，腎細胞癌，肝細胞癌，黒色腫，Hodgkinリンパ腫などがある。境界が不明瞭で，周囲に明暈が見られる場合はウイルス感染症時にみられる核内封入体のことがあり，核小体と鑑別を要する。

## j. 核・細胞質比

核・細胞質比が大きい細胞は悪性を示唆するが，血液細胞，傍基底細胞，起立状態で塗抹された腺上皮細胞，裸核状細胞などは対象外である。扁平上皮細胞では分化段階により正常の核・細胞質比が異なることから，子宮頸部スメアの傍基底型細胞では1/2以上，中間層型細胞では1/3以上，表層型細胞では1/5以上ある場合に核が大きいと判断する。同様に，喀痰ではライト緑好性細胞にて1/2以上，エオシン・オレンジG好性細胞にて1/3以上を核・細胞質比大とする。

E．細胞所見の見方 ● 253

## 8．扁平上皮癌の細胞学的特徴

### a．背景

壊死物質や好中球を主体とした炎症細胞が観察されやすいが，上皮内癌の背景はきれいである。

### b．出現様式

剥離細胞診では孤立散在性に出現する。擦過あるいは穿刺吸引細胞診では，孤立散在性に出現する腫瘍細胞を背景に，大型の充実性細胞集塊がみられる。この細胞集塊は立体的で，内部に間質成分を含まない。扁平上皮の分化過程を模倣する層状集塊，紡錘形核が同方向に走行する束状構造，渦巻き状に配列した真珠形成なども観察される。

### c．細胞形・細胞質

扁平上皮への分化を最も反映するのが細胞質であり，なかでも角化は特徴的である。角化傾向を示す腫瘍細胞は細胞境界が極めて明瞭で，厚ぼったく硝子様で，光沢がみられる。内・外細胞質分離（核周囲の細胞質が淡染し，辺縁の細胞質が濃染する像）（**図 10-7a**）や，核を中心にする同心円状模様（**図 10-7b**）も角化傾向の指標である。角化の初期段階では，細胞質はライト緑に好染し，角化が進むと光輝性を増し橙色（ハロウィーンオレンジ Halloween orange）を呈する（**図 10-7c**）。ギムザ染色では明るい青色（robin's egg blue）に染まる。正常の扁平上皮細胞は分化とともに細胞質が薄くなる傾向があり，扁平上皮癌細胞もこの性質を有している。ただし，正常扁平上皮細胞のように細胞質全体が均等に薄くなることは稀で，扁平上皮癌では不均一に菲薄化する。細胞質の一部が薄く引き伸ばされた場合にはオタマジャクシ型細胞（**図 10-7c**），尾状細胞，両端が引き伸ばされた場合は線維型細胞（**図 10-7d**），延長細胞，紡錘形細胞と称される。細胞質の一端が薄く引き伸ばされた細胞質内において内側細胞質と外側細胞質が接する部に好酸性に染まる螺旋状の構造物（ハークスハイマーの螺旋体 Herxheimer spirals）が観察されることがある（**図 10-7c**）。組織標本でみられる細胞間橋を，細胞診標本で確認することは困難である。

### d．核

核は中心性に位置し，ヘテロクロマチンに富み，核濃縮や核縁の肥厚がみられやすい（**図 10-7ab**）。これは扁平上皮細胞が分化の最終段階で生理的に核濃縮をきたすことを腫瘍細胞が模倣していると理解される。核形は類円形から紡錘形である。正常の扁平上皮細胞は分化度により核・細胞質比が異なるため，腫瘍細胞での核・細胞質比を判定する場合には細胞質が同程度に分化した正常細胞と比べて大である場合に高いと判定すべきである。核小体は剥離細胞診ではヘテロクロマチンの増量により目立たないが，穿刺吸引材料の非角化型腫瘍細胞では明瞭な核小体が観察される。

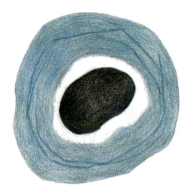
a. 内・外細胞質分離

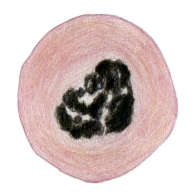
b. 同心円状模様

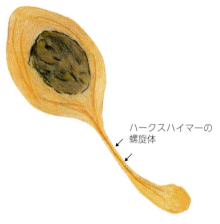
c. ハロウィーンオレンジ色細胞質, オタマジャクシ型細胞

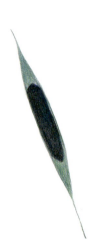
d. 線維型細胞

図 10-7　扁平上皮癌の細胞所見

表 10-9　扁平上皮癌の細胞学的特徴

| |
|---|
| 出現様式：孤立散在性, 立体的大型充実性（穿刺・擦過）, 束状配列, 層状配列 |
| 細 胞 形：類円形, 多稜形, 尾状, 蛇状, オタマジャクシ型細胞, 紡錘形, 延長型 |
| 核　　　：中心性, 類円形, 紡錘形 |
| クロマチン：濃縮, 粗大顆粒状 |
| 核 小 体：不明瞭（剝離） |
| 細 胞 質：細胞境界明瞭, ライトグリーン濃染, 硝子様細胞質, 内・外細胞質分離（核周囲明暈）, 同心円状模様, ハロウィーンオレンジ色, robin's egg blue（ギムザ染色）, ハークスハイマーの螺旋体 |
| 背　　景：壊死 |

E．細胞所見の見方 ● 255

## 9．腺癌の細胞学的特徴

### a．背景

　腺癌では背景に壊死がみられることは比較的稀である。高分化型腺癌の背景に壊死がみられる場合は，転移性腺癌を疑う所見とされる。しかし，子宮体部で壊死や炎症所見が乏しい背景に腺癌がみられる場合は，卵巣や乳腺からの転移の可能性がある。粘液産生性腫瘍ではその背景に腫瘍細胞から産生された粘液が多量にみられることがある。粘液癌や腹膜偽粘液腫では上皮性粘液の海の中に異型性の乏しい腫瘍細胞が浮いているようにみえる。本来粘液が存在しない部位，たとえば体腔液検体の背景に粘液がみられる場合は，腺癌の存在を疑うべきである。扁平上皮癌や非上皮性腫瘍でも背景に多量の粘液がみられることがあるが，この場合は間質性粘液であり，ギムザ染色で異染性を示す。砂粒体は同心円状構造をもつ石灰小体であり，乳頭状に増殖する腺癌でみられることがある。砂粒体は HE 染色では好塩基性であるが，パパニコロウ染色では透明感のある褐色，黄金色，ラベンダー色を呈する。

### b．出現状態

　高分化腺癌は結合性を有し，集塊状に出現する。低分化腺癌，印環細胞癌，未分化癌は結合性が乏しく，孤立散在性に出現する。高分化腺癌が細胞集塊として出現する場合，剥離細胞診と穿刺吸引細胞診では出現様式が異なる。剥離細胞診でみられる腺癌は，組織から一度剥離した腺癌細胞が二次的に集簇し，あるいは増生して，再構築された立体的な集塊を観察することになる。穿刺吸引細胞診では，高分化腺癌は腺管状，乳頭状に増殖する部から直接細胞を採取するため，いずれにおいても腫瘍細胞は一層の平面的なシート状配列を基本とした集塊として観察される。つまり，どこかに必ずシート状配列が存在する。腺癌細胞の細胞境界は不明瞭のことが多いため，シート状集塊は合胞状で，正常腺上皮細胞のような蜂窩状パターンを示しにくい。ただし，胆管や膵臓の腺癌ではしばしば蜂窩状構造を有するシート状集塊がみられる。この場合は核の極性が乱れていることが悪性を示唆する所見になる（drunken honeycomb）（図 10-8a）。実際には，腺管状，導管状，濾胞状，腺房状，篩状，乳頭状，索状と種々の増殖パターンがあるため，塗抹細胞像は多彩である。それらを的確に把握するためには，集塊の立体的構築を観察し，それらを構成している個々の細胞の極性，つまり内腔側と基底膜側を認識することに尽きる。シート状配列を含まない充実性集塊は中・低分化型腺癌でみられることがある。扁平上皮癌の充実性細胞集塊と比較すると，腺癌の集塊は結合性が乏しく，集塊は小型である。

### c．細胞形・細胞質

　腺癌細胞の細胞質は由来細胞や分化度により様々な様相を呈する。多くの腺癌細胞は類円形あるいは立方形であるが，大腸，胆管，子宮頸部の腺癌は高円柱状を呈することがある。細胞境界は不明瞭なためその形を正確に認識することは困難で，シート状に出現した場合でも蜂窩状構造はみられにくい。細胞質は顆粒状，空胞状，レース状，泡沫状と様々である。細胞質内に多量の粘液が貯留すると，核を圧排したり，変形させたりして，杯細胞型，印環細胞型を呈

する（図 10-8b）。粘液の貯留は淡明な空胞状，淡いオレンジ色〜黄色調を呈し（図 10-8c），空洞状の変性空胞と区別される。粘液空胞内には多数の好中球が侵入していることもある（emperipolesis）（図 10-8d）。腫瘍細胞が脂質を含んでいるときにも細胞質は空胞状となる。乳癌では細胞質内小腺腔がみられ，内腔に滴状の分泌物（マジェンタ小体）がみられることがある（図 10-8e）。細胞質内にミトコンドリア，ライソソーム，分泌顆粒などが豊富な場合は細胞質全体が顆粒状を呈する。線毛を有する細胞は，一般的には非腫瘍性細胞とみなされる。

### d．核

核は偏在性に位置する。正常の腺上皮では細胞質の基底側が狭く，内腔側が広くなっており，腫瘍化してもこの極性が保たれているものと解釈できる。ただし，腺癌では極性の乱れがある

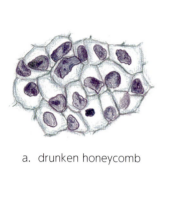
a．drunken honeycomb

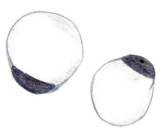
b．粘液産生性腺癌

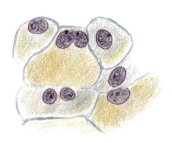
c．粘液産生性腺癌

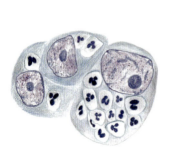
d．emperipolesis

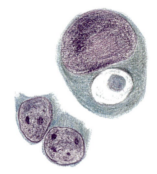
e．マジェンタ小体を含む細胞質内小腺腔

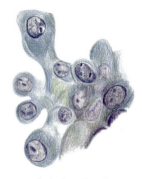
f．hobnail cell

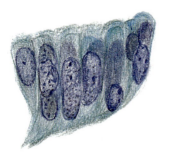
g．核の偽重層性

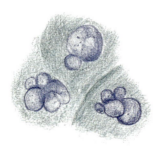
h．分葉状核

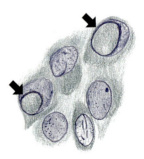
i．核内細胞質封入体

図 10-8　腺癌の細胞所見

F．細胞診の精度管理 ● 257

表 10-10　腺癌の細胞学的特徴

出現様式：腺管状，導管状，濾胞状，腺房状，乳頭状，篩状，索状，立体的小
　　　　　集塊状（擦過，穿刺），シート状（drunken honeycomb），孤立
　　　　　散在性（低分化・未分化）
細 胞 形：類円形，円柱形，形質細胞型，杯細胞型，印環細胞型
核　　　：偏在性，類円形，紡錘形，核縁の陥凹，脳回状，分葉状，柵状配列，
　　　　　核内細胞質封入体
クロマチン：微細顆粒状，小胞状，スリガラス状
核 小 体：明瞭，核小体周囲明暈
細 胞 質：細胞境界不明瞭，泡沫状，レース状，淡染性，細胞質内小腺腔，マ
　　　　　ジェンタ小体，硝子滴，顆粒状細胞質，粘液空胞（印環細胞型，杯
　　　　　細胞型），emperipolesis
背　　景：粘液性背景，砂粒体，壊死（転移性）

ため，必ずしも細胞質が広いほうが内腔側とは限らない。その代表例が hobnail cell である（**図 10-8f**）。高円柱状腺癌細胞が柵状に配列する場合は，核はしばしば紡錘形で，同様に柵状配列を示すが，核は上下においては極性が乱れ，偽重層性である（**図 10-8g**）。体腔液中に胃の低分化型腺癌がみられる場合，細胞質が類円形で，孤立散在性に出現し，核偏在性であることから，形質細胞様にみえる。核形は一般に類円形で，核縁の鋭い陥凹がみられやすく，時には分葉状を呈する（**図 10-8h**）。大腸の腺癌では紡錘形核が柵状に配列することがある。クロマチンは微細顆粒状，小胞状，すりガラス状と様々であるが，扁平上皮癌のような濃縮核はみられにくい。核内細胞質封入体（偽封入体）は扁平上皮癌ではみられず，甲状腺や肺の腺癌，肝細胞癌，腎細胞癌などでしばしばみられる（**図 10-8i 矢印**）。

## F 細胞診の精度管理

　質の高い診断，業務の正確さ・円滑さを図るためには，精度管理は必須である。精度管理は往々にして診断内容に重きを置かれがちであるが，細胞診業務に関わるすべてにわたって行わなければならない。

## 1．内部精度管理

### a．検体採取・検体受付

　検体採取の精度管理が最も重要である。診断に適した部位から，良好な標本を作製しないかぎり正確な診断はできない。採取法，塗抹法，検体提出などのガイドラインを作成し，検体不適正率が高い提出者には，採取や塗抹の指導を行う。また，検体拒否マニュアルを作成し，検体の受け取り拒否や不適正検体の記録簿を作る。

## b．標本作製

標本作製マニュアル，染色液の濾過・交換・染色評価結果などの記録簿をつくる。

## c．診断・報告

診断書には，1）標本の評価（適正・不適正），2）細胞所見，3）診断区分・診断カテゴリー，4）推定病変・推定診断，5）質問・確認内容に対するコメント，などが記載されなければならない。診断区分・診断カテゴリーは一般的に受け入れられている様式に従って行う。スクリーニングにて良性あるいは陰性と判断された症例については，その10％以上を他の有資格者が再スクリーニングする。再スクリーニング，ダブルチェックによる診断，報告書の検閲は報告前に行う。過剰労働を避けるために，細胞検査士の1日の検鏡枚数は，勤務時間を8時間とした場合90枚を上限とする。

## d．報告書・標本管理

診断内容は電子媒体にて管理し，可能な限りその内容を検索できるようにする。報告書は，誤字，脱字，記載方法，診断用語，記載内容，報告の著しい遅延などに関して，一定の割合で検証する。また，臨床診断や病理診断と細胞診断との不一致例の妥当性を検討することが重要である。ガラス標本は少なくとも5年以上保管し，管理簿を作成する。

## e．人事・資格・リスクマネージメント

細胞診専門医・指導医，細胞検査士などの有資格者が診断業務を行う。事故防止マニュアルを作成するとともに，ヒヤリ・ハット事例の積極的な提出とその評価分析を行う。

## f．設備・作業環境

顕微鏡，コンピュータ・報告支援システム，染色機器，通信機器，備品，空調，バイオハザード対策などの管理を行う。

## g．教育

学会・セミナー・研修プログラムに積極的に参加する，最新の教科書・雑誌を購入するなどして知識の向上を図る。

# 2．外部精度管理

学会や団体による様々な精度管理，コントロールサーベイ，立ち入り検査があるので，それらに積極的に参加したり，受け入れたりする体制が求められる。

## G 報告様式

　細胞診の結果は，長い間「細胞診判定」として報告されてきた。陰性，疑陽性，陽性の3段階分類がその代表例で，現在でも子宮体部の細胞診で用いられている。肺癌検診では，A，B，C，D，Eの5段階分類が採用されており，それぞれに対応する臨床的対応が定められている（**表10-11**）。また，わが国では長年パパニコロウのクラス分類が広く用いられてきた（**表10-12**）が，細胞診が診断学であるという考えからすれば，この判定的な分類は決して受け入れられる報告様式ではないし，国際的にはもはや使われてはいない。現在，子宮頸部細胞診ではベセスダシステムと日本産婦人科医会による管理指針（**表10-13**）が用いられている。ベセ

---

**表10-11　集団検診における喀痰細胞診の判定基準と指導区分（日本肺癌学会）**

| 判定区分 | 細胞所見 | 指導区分 |
|---|---|---|
| A | 喀痰中に組織球を認めない | 材料不適，再検査 |
| B | 正常上皮細胞のみ<br>基底細胞増生<br>軽度異型扁平上皮細胞<br>線毛円柱上皮細胞 | 現在異常を認めない<br>次回定期検査 |
| C | 中等度異型扁平上皮細胞<br>核の増大や濃染を伴う円柱上皮細胞 | 程度に応じて6ヵ月以内の追加検査と追跡 |
| D | 高度（境界）異型扁平上皮細胞または悪性腫瘍の疑いある細胞を認める | 直ちに精密検査 |
| E | 悪性腫瘍細胞を認める | |

注1）個々の細胞の判定ではなく，喀痰1検体の全標本に関する総合判定である
　2）全標本上の細胞異型の最も高度な部分によって判定するが，異型細胞少数例では再検査を考慮する
　3）扁平上皮細胞の異型度の判定は異型扁平上皮細胞の判定基準，細胞図譜を参照して行う
　4）再検査とは検体が喀痰ではない場合に再度検査を行うことを意味する
　5）追加検査とはC判定の場合に喀痰検査を追加して行うことを意味する
　6）再検査や追加検査が困難な時には，次回定期検査の受診を勧める
　7）D・E判定で精密検査の結果，癌が発見されない場合には常に厳重な追跡を行う

---

**表10-12　パパニコロウ・クラス分類** (Papanicolaou GN : Atlas of Exfoliative Cytology. Cambridge, Mass, Harvard University Press, 1954, pp 20-21.)

| クラスⅠ | 異常細胞または異型細胞を認めない |
|---|---|
| クラスⅡ | 異常細胞または異型細胞を認めるが，悪性細胞ではない |
| クラスⅢ | 悪性細胞を疑うが，確定的ではない |
| クラスⅣ | 悪性細胞を強く疑う |
| クラスⅤ | 悪性細胞と断定できる |

スダシステムでは，1）標本の適正評価を導入している，2）症例数が多い扁平上皮性病変に重きを置いている，3）推定診断名を前面に出した分類である，4）臨床的な対応に言及している，などの特徴を持ち，世界基準となっている。2014年には，1）HPV検査の重要性がより強調され，2）液状化検体の診断基準が追記され，3）リスク管理が追加された改訂版が報

表 10-13　ベセスダシステム 2001 による細胞診結果とその取り扱い（日本産婦人科医会）

| 結果 | 英語表記 | 略語 | 推定される病理診断 | 取り扱い |
|---|---|---|---|---|
| 1）陰性 | Negative for intraepithelial lesion or malignancy | NILM | 非腫瘍性所見，炎症 | 異常なし（検診結果なら定期検診） |
| 2）意義不明な異型扁平上皮細胞 | Atypical squamous cells of undetermined significance | ASC-US | 軽度扁平上皮内病変疑い | 要精密検査（以下の選択肢が可能）①直ちにハイリスクHPV検査施行し陰性：1年後に細胞診検査陽性：コルポ，生検②HPV検査施行せず，6ヵ月目と12ヵ月目に細胞診再検。どちらか一方でもASC-US以上の時コルポ，生検する③HPV検査施行せず，直ちにコルポ，生検することも容認される |
| 3）HSILを除外できない異型扁平上皮細胞 | Atypical squamous cells cannot exclude HSIL | ASC-H | 高度扁平上皮内病変疑い | 要精密検査：直ちにコルポ，生検 |
| 4）軽度扁平上皮内病変 | Low grade squamous intraepithelial lesion | LSIL | HPV感染軽度異形成 | |
| 5）高度扁平上皮内病変 | High grade squamous Intraepithelial lesion | HSIL | 中等度異形成高度異形成上皮内癌 | |
| 6）扁平上皮癌 | Squamous cell carcinoma | SCC | 扁平上皮癌 | |
| 7）異型腺細胞 | Atypical glandular cells | AGC | 腺異形または腺癌疑い | 要精密検査：コルポ，生検，頸管および内膜細胞診または組織診 |
| 8）上皮内腺癌 | Adenocarcinoma *in situ* | AIS | 上皮内腺癌 | |
| 9）腺癌 | Adenocarcinoma | Adenocarcinoma | 腺癌 | |
| 10）その他の悪性腫瘍 | Other malignant neoplasms | Other malig | その他の悪性腫瘍 | 要精密検査：病変検索 |

**G. 報告様式** ● 261

表 10-14　ベセスダシステム 2014

**SPECIMEN TYPE　検体タイプ：**
従来法（Pap スメア），液状化検体法，それ以外かを記載

**SPECIMEN ADEQUACY　検体の適否**
☐ Satisfactory for evaluation　評価のために適正（頸管／移行帯に由来する細胞の有無のほか，部分的に血液で不明瞭となっている，炎症所見がみられる，などの検体の質を示す指標について記載）
☐ Unsatisfactory for evaluation　不適正（理由を明記）
　　☐検体受領拒否／検体処理せず（理由を明記）
　　☐検体を処理・検査したが，評価するには不適正（理由を明記）

**GENERAL CATEGORIZATION（optional）　総括区分（任意）**
☐ Negative for intraepithelial lesion or malignancy　上皮内病変あるいは悪性が認められない
☐ Other　その他：解釈／結果を参照（45 歳以上の女性における子宮内膜細胞など）
☐ Epithelial cell abnormalities　上皮細胞異常：解釈／結果を参照（「扁平上皮系」か「腺系」か，を適切に明記）

**INTERPRETATION/RESULT　解釈／結果**
**NEGATIVE FOR INTRAEPITHELIAL LESION OR MALIGNANCY　上皮内病変あるいは悪性が認められない**
（腫瘍であることを示す証拠となる細胞が認められない場合，微生物の存在あるいはその他非腫瘍性所見の存在の有無とともに，これを上記の「総括区分」または報告書の「解釈／結果」の項に記載）
**Non-Neoplastic Findings　非腫瘍性所見（任意に報告）**
　　☐ Non-neoplastic cellular variations　非腫瘍性の細胞変化
　　　　○ 扁平上皮化生
　　　　○ 角化
　　　　○ 卵管化生
　　　　○ 萎縮
　　　　○ 妊娠に関連した変化
　　☐ Reactive cellular changes　反応性細胞変化
　　　　○ 炎症に関連するもの（典型的な修復を含む）
　　　　　・リンパ球性（濾胞性）頸管炎　Lymphocytic（follicular）cervicitis
　　　　○ 放射線照射に関連するもの
　　　　○ 子宮内避妊器具（IUD）に関連するもの
　　☐ Glandular cells status post hysterectomy　子宮全摘出後の腺細胞

**Microorganisms　微生物**
　　☐腟トリコモナス
　　☐形態的にカンジダに合致する真菌
　　☐細菌性腟症を示唆する細菌叢の転換
　　☐形態的に放線菌に合致する細菌
　　☐単純ヘルペスウイルスに合致する細胞変化
　　☐サイトメガロウイルスに合致する細胞変化

**OTHER　その他**
　　➤ Endometrial cells　子宮内膜細胞（45 歳以上の女性の場合）
　　（「扁平上皮内病変あるいは悪性が認められない」場合は明記）

**EPITHELIAL CELL ABNORMALITIES　上皮細胞異常**
　　SQUAMOUS CELL 扁平上皮細胞
　　➤ Atypical squamous cells　異型扁平上皮細胞（ASC）
　　　・ASC of undetermined significance　意義不明な異型扁平上皮細胞（ASC-US）
　　　・ASC, cannot exclude HSIL　HSIL を除外できない異型扁平上皮細胞（ASC-H）
　　➤ Low-grade squamous intraepithelial lesion　軽度扁平上皮内病変（LSIL）
　　　（HPV ／軽度異形成／ CIN1 を含む）

（次頁につづく）

- ➤ High-grade squamous intraepithelial lesion　高度扁平上皮内病変（HSIL）
  （中等度および高度異形成，CIS；CIN2 および CIN3 を含む）
  - HSIL with features suspicious for invasion　浸潤を疑う所見を有する HSIL（浸潤の疑いのある場合）
- ➤ Squamous cell carcinoma 扁平上皮癌

GLANDULER CELL　腺細胞
- ➤ Atypical glandular cells, NOS　特定不能な異型腺細胞（AGC, NOS）
  - Atypical endocervical cells, NOS　特定不能な異型内頸部細胞（特定できる場合はコメントを記載）
  - Atypical endometrial cells, NOS　特定不能な異型内膜細胞（特定できる場合はコメントを記載）
  - Atypical glandular cells, NOS　特定不能な異型腺細胞（特定できる場合はコメントを記載）
- ➤ Atypical glandular cells, favor neoplastic（AGC, favor neoplastic）腫瘍性を示唆する異型腺細胞
  - Atypical endocervical cells favor neoplastic　腫瘍性を示唆する異型内頸部細胞
  - Atypical glandular cells, favor neoplastic　腫瘍性を示唆する異型腺細胞
- ➤ Endocervical adenocarcinoma in situ　上皮内内頸部腺癌
- ➤ Adenocarcinoma　腺癌
  - Endocervical adenocarcinoma　頸部腺癌
  - Endometrial adenocarcinoma　内膜腺癌
  - Extrauterine adenocarcinoma　子宮以外の腺癌
  - Adenocarcinoma, NOS　特定不能な腺癌

**OTERH MALIGNANT NEOPLASMS　その他の悪性腫瘍：**(明記)

**ADJUNCTIVE TESTING　補助的検査**
　臨床医に理解しやすいように，検査方法を簡潔に記載して検査結果を報告する

**COMPUTER-ASSISTED INTERPRETATION OF CERVICAL CYTOLOGY　コンピュータ支援による頸部細胞診**
　自動検鏡がなされた場合，装置と結果を明記する

**EDUCATIONAL NOTES AND COMMENTS APPENDED TO CYTOLOGY REPORTS 細胞診報告書に付記される教育的注釈と提案（任意）**
　提案は簡潔で，かつ専門機関による診療ガイドライン（関連発行物を含む）に沿ったものである必要がある

(Nayar R, Wilbur DC: The Pap Test and Bethesda 2014. "The reports of my demise have been greatly exaggerated." Acta Cytol. 2015; 59: 121-132. より，日本語訳のため一部変更)

告された（**表 10-14**）。2008 年に発表された甲状腺ベセスダシステムも世界的に用いられている甲状腺細胞診報告様式である。この報告様式では，検体不適正・適正の判定基準が具体的に記載されている。また，各カテゴリー別に悪性の危険度と臨床的対応が盛り込まれている。2017 年 に は，noninvasive follicular thyroid neoplasm with papillary-like nuclear features（NIFTP）の概念を導入した第二版が提案された（**表 10-15**）。しかし，欧米とわが国では臨床的対応が異なることから，甲状腺癌取扱い規約第 7 版（**表 10-16**）では，ベセスダシステムに沿って改訂がなされたものの，悪性の危険度や臨床的対応の記載はない。一方，甲状腺癌取扱い規約第 7 版（**表 10-16**），乳癌取扱い規約第 18 版の細胞診報告様式（**表 10-17**）では，精度管理に関する項目が付帯事項として盛り込まれている。高異型度尿路上皮癌

## G. 報告様式 ● 263

**表 10-15 甲状腺細胞診の方向のためのベセスダシステム 2017：悪性のリスクに基づいて推奨される臨床的マネジメント**

| 診断カテゴリー | 悪性のリスク（%）NIFTP ≠癌とした場合 | 悪性の危険度（%）NIFTP ＝癌とした場合 | マネジメント |
|---|---|---|---|
| Nondiagnostic or unsatisfactory 診断に適さない，あるいは不適正 | 5-10 | 5-10 | 超音波ガイド下での穿刺吸引細胞診の再検 |
| Benign 良性 | 0-3 | 0-3 | 臨床所見と超音波所見に基づいた経過観察 |
| Atypia or undetermined significance or follicular lesion of undermined significance 意義不明な異型，あるいは意義不明な濾胞性病変 | 6-18 | ～10-30 | 穿刺吸引細胞診の再検査，遺伝子検査，葉切除術 |
| Follicular neoplasm or suspicious for a follicular neoplasm 濾胞性腫瘍，あるいは濾胞性腫瘍の疑い | 10-40 | 25-40 | 遺伝子検査ないし葉切除術 |
| Suspicious for malignancy 悪性の疑い | 45-60 | 50-75 | 甲状腺亜全摘術ないし葉切除術 |
| Malignancy 悪性 | 94-96 | 97-99 | 甲状腺亜全摘術ないし葉切除術 |

NIFTP: noninvasive follicular thyroid neoplasm with papillary-like nuclear features, FNA: fine-needle aspiration.

(Cibas ES, Ali SZ: The 2017 Bethesda System for Reporting Thyroid Cytopathology. Thyroid 2017; 27: 1341-1346. より)

---

**表 10-16 甲状腺癌取扱い規約第 7 版の細胞診報告様式（日本甲状腺外科学会）**

検体不適正（unsatisfactory）
嚢胞液（cyst fluid）
良性（benign）
意義不明（undetermined significance）
濾胞性腫瘍（follicular neoplasm）
悪性の疑い（suspicious for malignancy）
悪性（malignant）

付帯事項
1) 検体不適正が占める割合は，細胞診検査総数の 10%以下が望ましい。10%を超える場合は，採取方法，標本作製方法についての検討が必要である。
2) 意義不明が占める割合は，検体適正症例の 10%以下が望ましい。
3) 濾胞性腫瘍が占める割合は，検体適正症例の 10%以下が望ましい。
4) 悪性の疑いは，その後の組織学的検索で本区分の 80%以上が悪性であることが望ましい。
5) 意義不明や濾胞性腫瘍における 10%，および悪性の疑いにおける 80%の数値から明らかに逸脱するときは細胞診断に関する検討が必要である。
6) 細胞診では，画像所見との整合性を考慮して診断することが望ましい。

#### 表 10-17　乳癌取扱い規約第 18 版の報告様式（日本乳癌学会）

1) 検体不適正（inadequate）
不適正とした標本はその理由を明記すること。
本区分の占める割合は細胞診検査総数の 10％以下が望ましい。
2) 検体適正（adequate）
　(1) 正常あるいは良性（normal or benign）
　(2) 鑑別困難（indeterminate）
　　　　本区分の占める割合は検体適正症例の 10％以下が望ましい。
　　　　再検査あるいは組織診（針生検，切開生検）を勧めることを考慮する。
　(3) 悪性の疑い（suspicious for malignancy）
　　　　その後の組織学的検索で「悪性の疑い」の総数の 90％以上が悪性であることが望ましい。
　　　　再検査，あるいは組織診（針生検，切開生検）を勧めることを考慮する。
　(4) 悪性（malignant）

注 1) 検体不適正が 10％を超える場合は採取方法，標本作製方法についての検討が必要である。
　　2) 鑑別困難，悪性の疑いにおける 10％，90％の判定基準値から明らかに逸脱するときは標本
　　　　の精度管理が必要である。
　　3) 細胞診では，画像所見との整合性を考慮して診断することが望まれる。


#### 表 10-18　尿細胞診報告のためのパリシステム

| 診断カテゴリー | 悪性の危険度 (%) | 臨床的対応 |
| --- | --- | --- |
| 1 Unsatisfactory 不適正 / Nondiagnostic 診断不可 | < 5-10 | 細胞診再検，臨床的に疑わしい場合は 3 ヵ月以内に膀胱鏡検査 |
| 2 Negative for high-grade urothelial carcinoma（NHGUC）　高異型度尿路上皮癌陰性 | 0-10 | 必要に応じて臨床的に経過観察 |
| 3 Atypical urothelial cells（AUC）　異型尿路上皮細胞 | 8-35 | 必要に応じて臨床的に経過観察；補助的検査の選択肢 |
| 4 Suspicious for high-grade urothelial carcinoma（SHGUC）　高異型度尿路上皮癌疑い | 50-90 | より積極的な経過観察，膀胱鏡検査，生検 |
| 5 High-grade urothelial carcinoma（HGUC）　高異型度尿路上皮癌 | > 90 | 悪性と病期を評価するために膀胱鏡検査と生検が必要 |
| 6 Low-grade urothelial neoplasm（LGUN）　低異型度尿路上皮腫瘍 | ～ 10 | より積極的な経過観察，膀胱鏡検査，生検，病期検索 |
| 7 Other: primary and secondary malignancies and miscellaneous lesions　そのほかの悪性腫瘍：原発性悪性腫瘍・転移性悪性腫瘍・その他のさまざまな病変 | > 90 | より積極的な経過観察，膀胱鏡検査，生検，病期検索 |


の診断を主眼とした The Paris System（**表 10-18**），およびそれに準拠した本邦の泌尿器細胞診報告様式 2015（**表 10-19**），唾液腺細胞診の報告様式であるミラノシステム（**表 10-20**）でも，悪性の危険度や臨床的対応が記載されている。これらのことから判るように，今

G．報告様式　●　265

表 10-19　泌尿器細胞診報告様式 2015（日本臨床細胞学会）

| 日本語表記 | 英語表記 (略語) | HGUC のリスク※ | コメント記載 | 臨床対応の例 |
|---|---|---|---|---|
| 不適正 | Inadequate (Inadequate) | | 検体不適とした理由 | 不適正の原因を改善し再検 |
| 陰性 | Negative for malignancy (Negative) | ～5% | 軽度の異型，炎症所見があれば記載 | 精査不要だが他の検査で異常があれば再検 |
| 異型細胞 | Atypical cells (Atypical) | 15%程度 | 異型細胞とした根拠と鑑別対象疾患 | 再検あるいは経過観察 |
| 悪性疑い | Suspicious for malignancy (Suspicious) | 70～95%程度 | 悪性を疑う根拠と，可能性のある病変 | 再検と膀胱鏡検査を含めた精査 |
| 悪性 | Malignant (Malignant) | 95%～ | 悪性とした根拠と推定組織型 | 膀胱鏡検査を含めた精査 |

HGUC；高悪性度尿路上皮癌，※今後の検証を要する

表 10-20　唾液腺細胞診ミラノシステム

| 診断カテゴリー | 悪性の危険度(%) | 臨床的対応 |
|---|---|---|
| Ⅰ．Non-diagnostic　不適正 | 25 | 臨床と画像所見との相関に基づき細胞診再検査 |
| Ⅱ．Non-neoplastic　非腫瘍 | 10 | 臨床的経過観察と画像所見との相関 |
| Ⅲ．Atypia of undermined significance (AUS)　意義不明な異型 | 20 | 細胞診再検あるいは手術 |
| Ⅳ．Neoplasm　腫瘍 | | |
| 　A．Neoplasm: benign　腫瘍：良性 | ＜5 | 手術あるいは臨床的経過観察 |
| 　B．Neoplasm: salivary gland neoplasm of uncertain malignant potential (SUMP)　腫瘍：悪性度不明な唾液腺腫瘍 | 35 | 手術 |
| Ⅴ．Suspicious for malignancy (SM)　悪性の疑い | 60 | 手術 |
| Ⅵ．Malignant　悪性 | 90 | 手術 |

後細胞診の報告様式は，臓器や検体の種類ごとに定められることになるだろう。そして，その骨格には，1）病理診断を見据えた分類，2）適正・不適正の基準，3）精度管理，4）悪性の危険度，5）臨床的対応，が組み込まれていることが必要とされるであろう。

# 11 病理部門の運営

## A 病理業務の実際

　病理業務は，臨床の検体採取から始まり，検体の固定，検体の受付，写真撮影，切り出し，標本作製，検鏡・診断，報告書作成および臨床への報告をもって終了する。

　この本の読者には，トレーニング中の病理医が多いと思われるが，トレーニングを終えて大学病院から市中病院へ赴任する場合に一人病理医となることがある。その場合上記の全工程における最終的な責任を負うこととなる。実際には，受付や標本作製は技師が担当しており，その工程の管理，運営は実質的には技師が担っているが，運営における他部門との交渉は病理部門の責任者として病理医が担当することとなる。

　運営のポイントとしては，①診断結果の迅速な報告，②病理診断の精度の確保，③病理診断報告書や標本などの保存・管理，④安全な作業環境の確保，などがあげられる。

　実際の運営にあたっては，知り合いの病理医が勤務する大学病院や市中病院などを見学することが大いに参考になるが，病院によってマンパワー（技師および病理医）や使える機器も異なり，また臨床からの要求も異なるため施設ごとに最適なやり方を考えなければならない。

　紙面の関係でそれぞれの項目に詳細な解説を加えることはできないが，2，3具体例に関して述べる。

- 診断結果の迅速な報告（TAT: turnaround time）に関しては報告が早ければ早いほど良いのは事実である。しかし要求されるTATは，病院，診療科，当該患者の状況によってかなり異なる。従って病理診断の依頼紙に担当医が診断報告希望日を記載し，その日までには少なくとも中間報告は記載することが望ましい。
- 手術例の切り出しは週2回といったかたちで曜日を決めてまとめて行うことが多い。だが手術例でのHER2などの検索が必須となり，これらの検索には固定時間が重要であることから（24時間を推奨），切り出しを毎日行う施設が増えている。
- 病理診断報告書や標本などの保存・管理に関しては，プレパラートは，年月が経つと色が褪せてきて検鏡に耐えなくなってくるため，数年から10年くらいで廃棄するのが現実的であるといわれることがある。しかし，他院での手術の既往がある患者の腫瘍が転移なのか新た

な腫瘍であるのかが問題になった例で，手術から十数年過ぎて資料がなくなっており，診断に苦慮した経験がある。このようなことから治療の観点からもまた学術的な観点からもブロックは可能なかぎり保存しておくことが必要と考えられる。

• 標準的ではないが診療を目的とした臨床側からの要求に対応するために新たな予算，人員が必要であれば，病院に要望することも重要である。昨今の財政状況から，新たな機材の購入は必ずしも容易ではないが，関係診療科からも要望してもらったり，医療安全の観点から要求するのも一法である。

医療環境は時代によって変化するため，病理の業務内容も常にその変化に対応しなければならない。また ISO15189 や日本医療評価機構による認証の取得はこれからの病理検査室においては必須と考えられるが，それらへの対応は特別なものではなく，日常行っている業務運営およびその改善のための取り組みの延長線上にあるものと考えている。

また業務運営に関しては製造業を含む他業種の手法が非常に参考になる。医療業界という特殊性を頭にいれつつもそれらの取り組みを参考にする必要があると考えられる。

## B ラボの構造

## 病理部門設計の基本概念

病理部門（病理部・病理診断科など）は医療施設において病理学的診断のセンター的役割を果たすとともに，大学の附属病院などの大規模施設では病理検体の教育・研究使用における，分配，保管，管理を司る機関でもある。

病理部門が担当する分野は，外科病理と病理解剖の二つに大きく分けられる。いずれもが，臨床各科と密接な関係を保つ必要がある。取り扱うすべての検体が汚染物であり，潜在的には感染源でもあるという認識を持って対処しなければならない。また，2008 年 3 月 1 日より改正労働安全衛生法の特定化学物質障害予防規則（特化則）が施行され，ホルムアルデヒドは健康障害リスクが高い化学物質として特化則の第 3 類物質から第 2 類物質に変更され，管理濃度は 0.1ppm 以下とすることが義務づけられた。さらに 2012 年 10 月 1 日より女性労働基準規則が改正され，有機溶媒のキシレン管理濃度は 50ppm 以下とされた。

こうしたことから，病理部門の施設設計にあたっては外科病理部門の業務をより効率良くするために，①病理部門を手術室に近い位置に設置する，②スタッフの動線と作業効率，安全を考慮して機器類を配置する，③環境汚染やバイオハザードからの防御策を考慮する，などを基本的な概念とすることが望ましい。病理診断部門として必要な機器類を**表 11-1** に示す。

B．ラボの構造 ● 269

---

**表 11-1　病理部門で必要な機器類**

- 病理・細胞診検査業務支援システム
- 換気装置
  1. ホルマリンおよび有機溶媒取扱い規則に沿った換気装置
  2. 安全キャビネット
- パラフィン作製関連
  1. パラフィン包埋装置（密閉式自動固定包埋装置），2．ミクロトーム
- 術中迅速および酵素・免疫組織化学関連
  1. 自動免疫染色装置，2．クリオスタット，
  3. 自動細胞塗抹装置
- 分子病理学関連
  1. *in situ* hybridization 関連機器，2．PCR 装置
  3. 微量冷却超遠心機
- 病理診断および解析機器関連
  1. 顕微鏡＋写真撮影装置，2．蛍光顕微鏡＋高感度 CCD カメラシステム
  3. 画像解析装置，4．バーチャルスライド・システム
- 標本保存
  1. スライド式のキャビネット

---

## a．病理解剖部門

　以下の点に留意して設備設計を行う。

- 構造体の設計時に病理解剖エリアは，天井上を含めて他の区画と完全に区分する。
- バイオハザード対策用の病理解剖台を設置する。
- 感染症に罹患した遺体の病理解剖を行う場合は執刀医や介助者への感染防止対策をとる。
- 病理解剖時に流出する感染物を外部に出さないよう除菌機能を有した空調設備を備える。病理解剖室などから出る廃液は集中的に管理し，薬液やオートクレーブ処理を施した後に排水する。
- 病理解剖室全体の空調はオールフレッシュ方式で 1 時間に 25 回〜 30 回換気ができるよう調節する。

## b．外科病理部門（標本作製室）

- 標本作製室では，ホルマリンや有機溶媒に曝露しないよう，有機溶媒取扱い規則に沿った設備と十分な換気が可能な空調設備を設置する。
- 標本作製室では，パラフィン切片を作製するため室内の温度ならびに湿度の条件を夏期は 24℃± 2℃，湿度 50％± 10％，冬期は 22℃± 2℃，湿度 50％± 10％となるように設定する。

## c．手術検体処理室（切り出し室）の設置

- バイオハザード対策や業務の円滑化のため，外科的に切除された組織の肉眼写真撮影，リンパ節の分離，固定などの操作が一ヵ所で行えるよう手術検体処理室を病理部門に設置する。
- 手術後，家族に切除検体を供覧し，説明を行うための部屋は検体処理室に可能な限り近い場所に設置する。

### d. ホルマリンならびに感染性医療廃液の保存，処理設備

### e. 病理検体保管・管理スペース

　診断終了後の手術検体および病理解剖によって摘出された臓器，プレパラート，パラフィン・ブロックなどを診療の他，医学研究および教育を目的として保管するための場所を確保する。手術検体は通常数ヵ月〜1年で処分するが，標本，パラフィン・ブロックについては永久保存できることが理想的である。これが困難な場合は5年分を目安とする。スペースを有効活用するためにスライド式のキャビネットなどを設置してもよい。

### f. 各科との症例検討会（カンファレンス）ならびに医師・技師スタッフの教育を目的とした設備

　各診療科との症例検討会（カンファレンス），スタッフの教育を目的としたセミナーなどを行うための場所を確保することが望ましい。顕微鏡および顕微鏡画像を供覧するためのカメラ，モニターあるいはプロジェクターの他，電子カルテにアクセスするためのコンピュータ端末，などを完備することが理想的である。

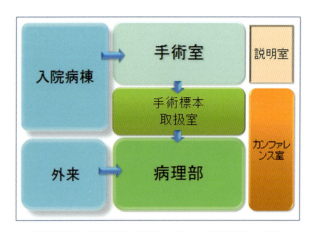

病理部門と各診療科の関係からみた施設設計の概念

# C 作業環境と安全管理（感染対策）

## 1. 作業環境と安全管理の基本概念

作業環境と安全管理においてはホルマリンやキシレンといった化学物質の管理と感染症対策が主体となるが，両者に共通する考え方として，以下の二つが挙げられる。
- 行う作業によって部屋を分離する（ホルマリン，キシレン，感染物の曝露領域を制限する）。
- 有害物質の発生源を抑える（局所および全体の排気を充実する）。

### a. ホルマリン対策

ホルマリンは特化則の第2類物質に指定され，空気中濃度が厳しく管理されている。個人的対策（作業時にホルマリンのはいった容器は常に密閉し蓋をあけたままにしておかない等）のみではこれらの基準をクリアすることは難しく，施設としての対応が不可欠である。

化学物質対策には換気が一番重要であり，切り出し台においては換気装置が付いたものが望ましい。たとえば上部から気流が噴き出し，切り出し台から吸引するタイプの切り出し台を使用する方法がある（図11-1）。また臓器の切り出し，保管は同一部屋で行い，固定された臓器が入った容器を保存する棚や臓器を水洗いする台等にも同様の空気の吸引装置がついたものを使用するとよい（図11-2A）。

これらの吸引装置を作動させるにはかなりの大きさの排気ダクトが必要であるが，近年では

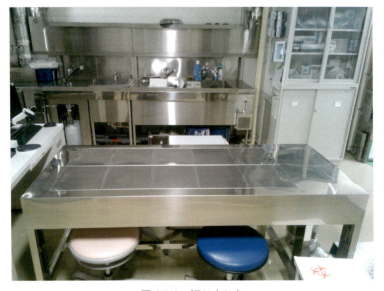

図11-1 切り出し台
台のほぼ全面が金属のメッシュ構造になっており，上から吹き付けられた空気を吸引する。この上に切り出し台をおいて作業する。奥が水洗台である。台の前面にはエアカーテンがあり，奥の壁面にはメッシュ状の吸引部がある。

気密性の高い建物が多くなっており，あとから対応することが難しくなっている。病院全体の設計時から十分考慮にいれておくことが必要である。

## b. 有機溶剤（キシレン）対策

キシレンは，有機溶剤中毒予防法（有機則）では第二種溶剤に指定されおり，こちらも空気中濃度が管理されている。検査室では，脱脂，プレパラート作製，封入の過程などでキシレンが使用されているが，いずれの過程も密閉型の機器にて作業を行い，機器から排気管にて直接排気すると，キシレンが検査室中で気化することがない（図 11-2B）。

## c. 健診の実施

ホルマリンやキシレンを使用する作業従事者は，6ヵ月ごとに特定業務従事者健康診断や特殊健康診断を受けなくてはならない。

## d. 感染対策

### ●切り出し時

白衣とディスポーザブルのエプロン・手袋などを使用し，裸眼ないしコンタクトレンズ使用者はゴーグルの着用が必須である。裸眼での作業はホルマリンが跳ねることがあり危険である。また刃物などが落ちて足を傷つけることがあるため，サンダルなどの露出の多い履物は使用するべきではない。

固定された臓器は感染力はないとされているが，ホルマリンは 1 時間に 1 mm ほどしか浸透せず，固定されていない組織の深部は血液が滲むことがあり感染源となり得る。肉眼写真の

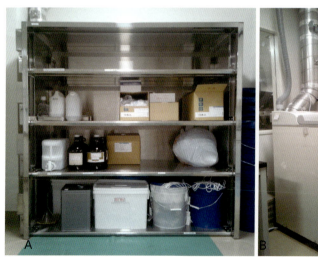
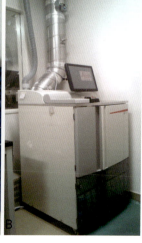

図 11-2
A．切り出し後の臓器の保存棚。前面にはエアカーテンがあり，奥の壁面にはメッシュ状の吸引部がある。一番下の棚に密閉容器にいれた保存臓器を置き，下から 2 番目の棚にはホルマリンとキシレンを置いている。
B．自動包埋装置。装置背部から出る左の管からキシレンを直接排気する。装置背部の右の太い管は，隣の部屋の切り出し台からの排気管。

品質の点でも中央部が未固定の病変は見栄えがよくないので，1cmほどの厚さに再スライスしたあと再固定を行うことがある。また依頼紙が血液などで汚染した場合には再度打ち出して取り替えるようにする。

### ●術中迅速診断時

　結核の感染対策が重要である。そのためには有機溶剤対策とも共通するが，空調の管理が最も重要である。迅速用の検体の切り出しから凍結切片作製までを専用の部屋で行い，部屋の空気圧が病理検査室内で一番陰圧となるようにして，空気が他の部屋には漏れないようにする。また特に肺の結節性病変の切り出しは，全例安全キャビネット内で行い，症例によってはN95マスクの着用も考慮する（喀痰などの呼吸器関係の細胞診の検体処理もこの凍結切片作製室の安全キャビネット内で行う）。

　凍結切片作製時にクリオスタットから検体の周囲への飛散を抑えるような装置のついたクリオスタットを使用することが重要であるが，結核が疑われる症例では切片を作製しないことが一番である。そのためには肉眼診断力をつけることが必要であり，肉眼的に結核が疑われる時は迅速診断を行わない場合もあることは事前に外科医と協議しておくことが必要である。またその場合は単に迅速診断を行わないだけでなく，細菌検査室と協力して培養やPCRなどの診断確定のために必要な検査を同時に行うことも必要である。

### ●解剖

　解剖時の感染リスクは通常の切り出しよりも格段に高い。解剖時の感染対策に関しては別書籍を参考にして欲しい。


　職員の作業環境の改善や安全対策は，個人的な努力で推進できることもあるが，施設としての取り組みがないと難しい。しかし財源が限られている中，ともすれば後回しにされがちであり，病理医の関心も向きにくい。平成20年の特定化学物質障害予防規則の改正に伴ってプッシュ・プル方式の切り出し台などを導入し，病理検査室全体や保管棚や水洗台を含めた根本的な換気の改善を行って作業環境の大幅な改善を行う施設が増えた。法改正や新病院移転を改善の大きな好機ととらえて積極的に改善へと取り組むべきと考える。

# 12

# 精度管理

## A 精度管理の基本的考え方

## 1. 精度管理とその目的

　病理診断の目的は，臓器や組織・細胞の形態を観察することによって患者の病態を把握し，診療に必要な情報を提供することである。そのためには質の高い病理診断を提供する必要がある。Nakhleh は病理診断の質の定義，あるいは構成要素として①正確性（accuracy），②完全性（completeness），③適時性（timeliness），の三つを挙げている[1]。

| 【病理診断の質 quality を構成する 3 要素】 |
| --- |
| 正確性＝病理診断が標準的なもので，再現性がある<br>完全性＝診療に必要な情報が系統的かつ漏れなく記載されている（付加価値）<br>適時性＝遅滞なく報告書が発行される（迅速性） |

　これら三つの要素を担保するための仕組みが精度管理（quality control）あるいは精度保証（quality assurance）である。精度は品質といいかえることができる。ここでいう品質・精度は病理診断の質にとどまらず，これを適正あるいは最高水準に維持するための業務手順，病理診断部門の施設・設備・機器とその運用，医師・他種職員の業務内容を含む"全体の質"を意味する。すなわち，病理診断における精度管理は，全ての業務過程を系統的に監視し，検証・評価を行い，対策を講ずるためのプログラムである。その根底にある思想は病理診断部門という統合されたシステム全体の質の管理（total quality management）である。

　今日的には病理部門の果たす役割として，遺伝子解析に供するための新鮮凍結試料のサンプリングおよび最適なホルマリン固定パラフィン包埋組織の確保が重要性を増している。良質の試料を確保するためには，検体採取から検体処理に至るまでの過程（検体採取から固定までの時間，固定時間，固定液の選択，検体処理など）を適切に管理する必要がある。すなわち，病理部門における精度管理はゲノム医療の実践においても不可欠となっている。

精度管理の責任は部門を統括する病理専門医（病理部長，病理診断科長など）が負うが，他の病理医，臨床検査技師，細胞検査士で構成されるスタッフ，他診療科の医師，医療スタッフ，医療安全管理に関係する部門などの協力が必要である。また，病理関連技術が技術革新によって大きく進歩した現在，病理機器の保守・管理や医療情報システムのための専門家あるいは企業による支援も求められる。

病理診断の精度管理は病院全体の診療の質の維持・向上にも重要で，日本医療機能評価機構の審査項目に含まれている。ちなみに，精度 precision と正確度 accuracy は一見類似する用語だが，同義語ではない。前者は複数回の測定や計算結果のばらつきを示す尺度で，再現性と同義語であるのに対して，後者は測定あるいは計算された値が実際の値にどれだけ近いかを示す尺度である。病理診断ではこの二つが高い水準で維持される必要がある。

## 2.　精度管理の対象となる各過程と構成要素

精度管理の対象は，①検体採取から受領に至るまでの過程（分析前過程 pre-analytic），②検体の受領と処理，標本作製，診断の過程（分析過程 analytic），③報告書の作成および報告完了後に実際に依頼医師がそれを受領して内容を把握するまでの過程（分析後 post-analytic），の 3 段階に大別される（**表 12-1**）。すなわち，病理部門外の過程も対象となる。精度管理体制を構築する場合には，これらの過程の全てにおいて生じうる過失（エラー）を想定しておく必要がある。

検体採取からの搬送・提出に至るまでの過程において生じる事故あるいはインシデントとして，検体取り違えのほか，依頼書の記載ミス，ラベルの貼り間違え，検体紛失，不適切な検体処理（乾燥，生理食塩水に浸ける，など）が想定される。特にこの段階で生じる検体の取り違えの頻度は病理診断業務の全過程の中で発生する取り違えの約 3 割近くを占める。この過程では病理部門外の医師のほか，様々な職種の医療スタッフが関与するため，病理部門が主導して医療施設内の医療安全を担当する部門やこれに準じる部署とともに対策を講じる必要がある。具体的な対策として，文書による周知に加えて，院内医療安全講習会，セミナーなどを開催して啓発に努める，などが挙げられる。また，診療科ごとの検体採取から提出までの手順を個別に確認し，前述の事態につながる問題点を洗い出して指導を行うことが望ましい。

報告書は，現在多くの医療施設では電子カルテが導入されているため，病理診断システムで作成されてオンラインで送付され，外来や病棟の端末で閲覧される。しかし，日本医療機能評価機構による医療安全情報では病理診断が閲覧されないまま，患者が適切な治療を受ける機会を喪失する事例が複数報告されている。このような事態は報告書が従来の紙ベースであっても生じうることであるため，報告書の送付形式にかかわらず対策を講じておく必要がある。オンライン送付の場合は，病理診断報告書の閲覧状況を監視し，担当医が病理診断報告書を閲覧していない場合には電子カルテ上で警告が表示される，などの対策が講じられるようになっている。

A．精度管理の基本的考え方 ● 277

---

**表 12-1　精度管理の対象** [2, 3]

A．検体提出〜受領（pre-analytic）
　検体の固定
　検体搬送
　検体の種類（臓器・部位，左右），患者属性の確認
　病歴記載の確認
　検体受領
B．切り出し〜診断（analytic）
　1．術中迅速診断
　　　　迅速診断と永久標本診断の一致・不一致
　2．最終診断
　　　　同僚検閲による誤診・過失の頻度
　3．標本作製
　　　　組織標本の質
　　　　検体紛失
　　　　標本作製所要時間（TAT）
　　　　ブロックのラベリング
　　　　スライドのラベリング
　　　　組織の混入（コンタミネーション）
　4．免疫組織化学
　　　　再染色の頻度・原因
　　　　免疫組織化学所要時間（TAT）
　　　　形態診断と染色結果の統合がなされているか否か
　　　　抗体の在庫，使用頻度の検討
　　　　治療に直接関連した染色の標準化（HER2 など）
　5．FISH，電顕，遺伝子診断などの補助的検査
C．報告（post-analytic）
　1．署名（サインアウト）の際の確認不備
　2．報告書の誤送付，送付遅延，未送付
　3．記載不備
　3．補助的検索の結果と組織所見との相関

---

## 3．病理部門の医師およびその他の職員

　病理部門には病院の規模（病床数など），診療内容，手術件数，検体数，に応じて適正な数の臨床検査技師，細胞検査士，病理専門医，細胞診専門医，が確保されていなければならない。病理専門医は常勤で，かつ精度管理の観点からは非常勤を含めて複数名が確保されていることが望ましい。病理診断の精度に影響を与える病理医の資質としては，

　　①知識と性格
　　②真実を追求しようという意欲
　　③病理診断業務への意欲
　　④卒後教育の質
　　⑤経験年数

278 ● 12. 精度管理

⑥生涯教育への参加

⑦仕事量

⑧保守性・先見性

などが挙げられる[4, 5]。精度管理は病理医および技師スタッフの高い職業意識に支えられているといえる。

## 4. 標本の保管・管理

　残余検体，パラフィンブロック，組織標本，診断報告書，は病理部門で保管・管理される。残余検体は数ヵ月から1年程度で焼却処分されることが多いが，パラフィンブロック，組織標本，診断報告書は永久に保存され，台帳やデータベースにより常に事後検証可能な状態にあることが望ましい。実際には保管スペースなどの問題もあるため，永久保存をするかどうかは医療施設の判断に委ねられるが，医師法24条によって診療録（カルテ）の保存期間については5年間の保存義務が課されているため，これに準じて5年が目安となる。CAPの指針では残余検体は報告後2週間，パラフィンブロックは10年，組織標本は25年とされている。ただし，報告書は現在データとしてハードディスクに保存可能であるため，物理的制約は少なくなっている。パラフィンブロックは医学研究に活用されるため，永久保存を原則とする施設が少なくない。

　パラフィンブロックと標本の部門外への持ち出しは厳重に管理される必要がある。これらは精度管理や研究・教育を目的として使用されることがあるが，これらが適正に行われるために，患者から得られた包括的同意の確認，倫理委員会による研究内容の審査，病理部門の責任者の承認，提供の手順および規則が定められている必要がある。パラフィンブロックと標本は紛失と破損の危険があるため，貸与と返却，取り扱いに関する指導などが適切に行われる必要がある。貸与・返却状況を把握し，返却が遅延している場合は督促を行う。規則では借用できる職員・医療スタッフ，使用目的（診療用，研究用，教育用，など）の区分，使用法，貸与できる標本とパラフィンブロック，貸与依頼書および添付文書の様式（研究内容，IRB承認番号など），貸与期間，返却遅延時の督促の仕方，返却遅延者への貸与禁止といった対応，などを取り決めておく。米国のメイヨークリニックでこのような対策を講じることにより，2005年にはそれぞれ61%，47%であった標本とパラフィンブロックの期限内返却率が2008年には92%，94%となり，紛失率がそれぞれ0.02%，0.05%となったことが報告されている[6]。

## 5. 精度管理の手法

### a. 精度管理委員会（精度改善委員会）

　病理部門内では病理医，技師，研修者（レジデント）の代表，などから構成される精度管理委員会が設置され，定期的に開催されることが望ましい。また，決められた担当者が定期的に業務が適切に行われているかを監視し，精度管理委員会でその結果を報告する。改善されるべき問題が生じている場合にはそれを分析し，改善策などが話し合われる。また，インシデント

が発生した場合も委員会で報告がなされ，原因究明，防止策の検討が行われる[7]。その内容は全て文書で記録・保管される。

## b. マニュアル

マニュアルは，

①切り出しや標本作製といった特定の業務を行うための技術・作業マニュアル
②特定の状況下での対応の方針を規定したポリシーマニュアル

に大別される。必要に応じて細分化され，病理解剖マニュアル，感染症対策マニュアル，精度管理マニュアル，などが作成されることもある。これらは定期的に再検討され，適宜改訂されることが望ましい。構成員がマニュアルの内容に精通していることも重要である。なお，一般社団法人日本病理学会が日本臨床衛生検査技師会の協力を得て作成した「ゲノム医療用病理組織検体取扱い規定」は大いに参考となる。

## B 標本作製における精度管理

病理部門内の精度管理は，受付，ホルマリン固定パラフィン包埋標本を中心とした標本の作製（固定，切り出し，包埋，薄切，HE 染色），免疫組織化学染色，組織化学染色，電子顕微鏡検査，診断，報告書の作成および送付に至るまでの各過程を含む。ここではホルマリン固定パラフィン包埋標本作製を中心とした病理検査技術の精度管理に関して述べる（**表 12-2**）。

## 1. 病理技術の内部精度管理

### a. 検体の受付とその取り扱い

病理診断の受付および検体受領時には，受付業務担当の技師および切り出し担当医師が確認し検体の受取りを行う。申込書の記載事項に不備がある場合，あるいは記載内容と検体が入れられた容器のラベルに記載された内容（検体名，検体個数，患者属性）の間に不一致がある場合には主治医に連絡をとり，確認を行う。このときチェック方式のワークシートにその旨を記録するとよい。確認作業が完了しない場合は，検体の受付を保留する。

### b. 固定法の選択ならびに固定方法

固定は病理組織標本の質に最も大きな影響を与える過程である。生検検体の場合には採取した医師あるいは看護師が固定した後に病理部門に提出する。そのため，これらの医療スタッフに対して固定に関する助言・指導を行っておく必要がある。これに対して，手術検体は新鮮な状態で提出され，病理部専属の医師スタッフが検体の処理（臓器の展開，新鮮凍結試料の採取，肉眼所見の記録など）および固定を行うが，人員や時間的制約などにより外科医がこれらを行

## 12. 精度管理

表 12-2　病理部門における精度管理体制

| 作業過程 | 想定されるエラー | 対策 |
|---|---|---|
| 検体採取 | 検体取り違え<br>ラベルの貼り間違え<br>不適切な固定 | • 1 検体 1 容器を遵守<br>• ダブルチェック<br>• 医師・医療スタッフへの教育 |
| 運搬・受付 | 検体取り違え<br>受付番号間違い<br>検体紛失 | • バーコード管理<br>• 声出し・指さし確認 |
| 検体処理<br>　写真撮影<br>　固定<br>　切り出し | 患者・検体取り違え<br>検体紛失<br>固定不良<br>不適切なサンプリング | • バーコード管理<br>• 1 症例 1 トレーを遵守<br>• 検体処理・切り出しマニュアル作成とスタッフ教育 |
| 薄切・染色 | パラフィンブロック取り違え<br>切片の間違え<br>ラベルの貼り間違え | • バーコード管理<br>• ダブルチェック<br>• 声出し・指さし確認 |
| 標本チェック | チェック漏れ | • ダブルチェック |
| 病理診断 | 誤診（過大評価，過小評価，見落とし，記載ミスなど） | • ダブルチェック（同僚検閲）<br>• 技師・事務職員による読み合わせ |
| 診断報告 | 誤送付，送付遅延，報告書紛失 | • 電子化，オンライン送付 |
| 標本の保管・管理 | 標本，パラフィンブロックの紛失あるいは破損 | • PC による台帳管理 |

うことが少なくない。従って病理医のみならず，検体を提出する各診療科の医師は固定液，固定の方法および手順について精通している必要がある。そのため，定期的な教育セミナーを開催したり，病理検査マニュアルを準備しておくことが望ましい。固定が適切でない場合にはその都度提出医に連絡し，状況，問題点，担当者，対処法を記録する。近年は病理診断のみならず，臨床研究に付随してバイオマーカー検索，分子遺伝学的解析が頻繁に行われるようになり，固定までの時間と固定時間，固定液が適切に管理することが求められている。そのため，一般社団法人日本病理学会では「ゲノム診療用病理組織検体取扱い規程」を発行している。この内容は学会ホームページでも閲覧可能である（http://pathology.or.jp/genome/index.html）。

　固定には 10％中性緩衝ホルマリンを用い，24 ～ 48 時間以内に固定を完了させる。検体の大きさとホルマリンの浸透速度を考慮して，検体は適宜分割する。なお，固定は室温で行う。加温固定は免疫組織化学染色の偽陰性化や DNA の断片化の原因となるため避けるべきである。

## c. 肉眼観察ならびに切り出し

　肉眼観察あるいは切り出しは病理専門医あるいはその監督下にある医師が行う。また，十分な経験と知識がある臨床検査技師がこれに従事してもよい。各種悪性腫瘍取扱い規約，診療マニュアルに準拠した検体処理と切り出しマニュアルを整備し，必要に応じて改定を行う。マニュアルには，標本の切り出し方の他，所見の記載法，検体の種類や検索の目的に応じた特殊な固定法，新鮮凍結組織を確保するための試料採取の方法，などについて記載する。この段階で留

B．標本作製における精度管理 ● 281

意すべきことは，
　　①複数の症例の検体処理を行う場合は各症例の検体（特に複数の検体・容器がある場合）
　　　をそれぞれ一つのトレーなどに分ける。すなわち 1 トレー 1 検体（one tray, one
　　　case）の原則を守る
　　②作業は一例ずつ行い，一つの切り出し台（cutting board）上に複数の症例の検体を載
　　　せない
　　③次の症例（検体）に移る前に作業を中断せず，完結させる（他の作業を同時に行わない）
である。切り出しの詳細については総論 1 を参照されたい。

## d．パラフィン包埋

　生検検体は，手術検体と比較して処理中に紛失や検体の取り違いが起こりやすく，特に極小
の検体は潜在的にその可能性が高いことを認識する必要がある。従って，生検検体を取り扱う
ときには，大きさ，色，形などを記録する必要がある。検体をホルマリン容器から取り出して
カセットに移す場合には白色調の検体は，可能であればインクなどで着色する。このような作
業は切り出し業務の一環として行い，医師と技師とで確認，記録する。包埋・脱水時に検体を
目の細かいカセットに入れ，さらに周囲を目の細かいテフロン袋で包むことで紛失を防止でき
る。この一連の作業は前述のように整理された台の上で一例一例行い，異なる患者の検体を同
時に台上に置くことは厳に避けるようにする。この作業に入る前の検体と病理診断依頼書など
の書類は一例ずつトレーに入れるなどして他の症例と区別する。ちなみに検体の紛失の許容限
度は 3,000 例に 1 例と言われている。なお，微小検体の取り違いが起こったと推定される場
合に血液型により患者確認ができるよう，血液型抗原に対する抗体を準備することが望ましい。
後に検体取り違えを確認するため，この作業をビデオで撮影している施設もある。ウェアラブ
ルカメラは廉価で設置が簡単であるため導入が容易である。

## e．薄切，貼付，伸展

　薄切，貼付けは，1 ブロックごと行い，スライドグラスの番号とカセットの番号を照合する。
複数の異なるブロックの薄切切片を，同時に水に浮かべ，後にまとめてガラスで拾うことは，
切片の入れ違いの原因となるため絶対に行ってはならない。

## f．染色標本の確認ならびにコントロール切片管理

　完成した標本は，切り出しに関わった技師と病理診断学に精通した技師の 2 名が依頼書と
照合し，顕微鏡下で検閲し，検体の間違いや，組織の適切な包埋，切片の厚さ，薄切時のアー
チファクトやコンタミネーションの有無，染色状態，封入時の気泡の混入，などをチェックす
る。染色性が一定しないなどの問題がある場合は詳細に調査し，問題点とその対処法を詳細に
記録し，同様なトラブルが発生しないようにする。
　組織化学染色や免疫組織化学染色を行うときには，染色別に陽性細胞や組織が含まれるコン
トロール切片により，その品質を担保する。特に免疫組織化学染色では多岐にわたる一次抗体
を使用するため，これらに対応できるよう，様々な臓器から採取された小組織を集めて一つの

ブロックとするソーセージ法が推奨される。これは Battifora らによって提唱されたもので、コロジオン液を用いてマルチコントロールブロックを作製する改良法を用いてもよい。コントロール切片を何枚か薄切した状態で保存し、染色時に使用することは効率的ではあるが、切片は酸化により劣化し、抗原性が低下するため、長期間の保管は避けるべきである。

### g. 免疫組織化学の精度管理

病理診断に不可欠な免疫組織化学染色は機械化と自動化が進み、短時間で容易に施行することができるようになった。現在ホルマリン固定パラフィン包埋切片でも抗原の検出が可能な一次抗体が多数市販されているが、固定液や固定時間（**図12-1**）、抗原の賦活方法、抗体のクローン、検出キットの違いによって、染色性が異なるため、実際に使用するためには一次抗体別に最適な条件を設定する必要がある。染色の品質を担保するためには陽性よび陰性のコントロール標本を準備し、染色する必要性がある。

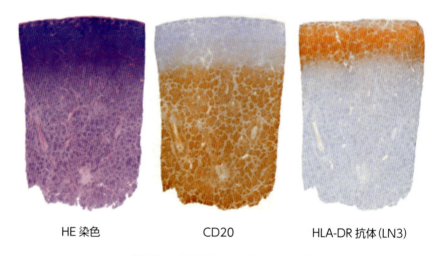

HE 染色　　　　　CD20　　　　HLA-DR 抗体(LN3)

図 12-1　固定法による抗原の保存性
悪性リンパ腫のリンパ節に割を入れることなく固定した場合、HE 染色でも明らかなように固定のムラが認められる。被膜下の良好な固定領域は CD20 が陰性を示す。一方、固定不良の内部は LN3 の抗原性が失われ、CD20 と明確に逆転している。

### h. 術中迅速病理標本

組織を徐々に凍結した場合には組織内で氷結晶が生じ、観察に支障をきたすことがある。これを避けるためにドライアイス・アセトンを用いて氷結ができる 0℃〜−5℃の「最大氷結晶生成帯」を急速通過するように凍結する。また、乳腺などの脂肪組織を多く含む組織はクライオフィルムなどを用いるとよい。

### i. ラベリング labeling の標準化

スライド（ガラス標本）とカセット・パラフィンブロックのラベルに記載する内容は患者と

連結されるため，精度管理において重要な要素の一つであるといえる。そのため，米国病理学会はラベリングを標準化するための指針を公表している[7]。その要点は以下の通りである。

---

1．患者を区別するために少なくとも二つの識別子（情報）を用い，明瞭に表示する
2．検体の種類と年，固有の病理番号を含む必要がある
　例．S18-09999（S＝組織診，C＝細胞診，A＝剖検，年，登録番号）
3．患者名を識別子として用いる場合は様式（カタカナ，アルファベット，漢字など）を統一する
4．凍結切片やコンサルテーションなどの例で標本番号が発番されていない場合は二つの患者識別子のうち少なくとも一つは患者名を用いてブロックとスライドを標識する

---

## j. 検体取り違え mislabeling

　検体取り違えは患者への影響という点で最も防止しなければならないものである。これが実際に起こる頻度は，米国の 36 施設が参加した研究では病理診断が依頼された症例の 0.11％，検体の 0.1％，パラフィンブロックの 0.17％，スライドの 0.11％で，取り違えが生じる過程の割合は検体採取から運搬までが 20.9％，提出・受付が 12.4％，切り出しが 10.2％，パラフィンブロック作製が 21.7％，薄切が 30.4％を占めることが報告されている[8]。この研究では取り違えの大部分，すなわち 96.7％の症例では報告前にミスが判明して修正され，3.2％では報告後に判明して修正報告がなされている。そして実際に患者に影響が生じた症例は取り違えが起こった症例全体の 1.3％であることが示されている。この結果に基づいた場合，病理診断において取り違えにより患者に何らかの影響が生じるリスクは 0.0064％となる。この数字は年間 1 万例の生検・手術検体を扱う施設では 0.6 例に相当する。

## 2. 外部精度管理

　特定非営利活動法人日本病理精度管理機構や日本臨床衛生検査技師会などでは，病理検査における技術の精度管理を目的とし，各種染色法に対する精度管理を実施し，方法の標準化を進めている。このような外部精度管理に積極的に参加し，自施設の精度を客観的に評価し，問題点があれば改善していく必要がある。

## 3. まとめ

　以上，病理技術の精度管理体制についてまとめた。各々の施設によりその規模や事情が異なるため統一的な精度管理の体制を強いることは困難である。従って，他施設の精度管理体制を参考にしながら，独自の体制を築き上げるよう努力していくことが大切である。また，精度管理体制のなかには，初心者の技能教育や熟練者に対する再教育も今後取り入れていく必要があると考えられる。

# C 病理診断の精度管理

## 1. 診断

### a. 鏡検

　標本を鏡検する前に必ずラベルの患者属性，標本の枚数，検体の種類，個数などと依頼書の記載内容を照合し，作製された標本が診断に適するものであるかを判断する。標本は見落としがないように弱拡大視野で系統的に移動して観察する。病理医は自己の体調管理と環境整備に努め，集中力，注意力を維持しながら鏡検できるようにするべきである。物理的な作業スペースだけでなく，鏡検症例数，鏡検のために充分な時間の確保，にも配慮する。疲労が蓄積する夜間に診断を行うことは避けることが望ましい。

### b. 所見の解釈

　組織形態の観察によってパターン化した組織像に基づいて鑑別診断を挙げ，特徴的あるいは診断的価値がある所見に基づいて病理組織診断を確定する。診断はコンセンサスが得られており，広く受け入れられている組織分類（WHO 分類，取扱い規約分類など），診断基準，腫瘍の悪性度あるいは炎症の活動性の評価基準，進行期分類（TNM 分類），治療効果判定基準，などに準拠することを心がけるべきである。総論で解説した逆鑑別診断のプロセスも誤診回避のために重要である。

　病理医は未経験の，あるいは稀な疾患の診断を下す場合には細心の注意を払うべきである。症例の難易度に応じて，職場の同僚，当該臓器ないし病変に精通した同地域の病理医，国内外の専門家などにコンサルテーションを依頼し，診断意見を仰ぐ。その結果は記録し，追加診断報告書を作成する。

　免疫組織化学が難解症例の診断を可能にすることもあるが，染色の質，適切な抗体の選択，染色結果の評価，組織形態と染色結果の相関など，が診断に大きな影響を及ぼす。抗体の特性，感度と特異度を熟知した上で使用することも重要である。

　誤診しやすい病変とそのパターンを知ることはその防止に役立つ。米国では誤診の 82％が特定の臓器や診断カテゴリーで繰り返されており，特に悪性黒色腫，乳房の生検，婦人科腫瘍，肉腫，悪性リンパ腫などで多い。これらと肺病理，胃生検，前立腺生検の症例が誤診による訴訟の 7 割近くを占めている[9]。また，誤診は偽陰性，すなわち見落としの方が偽陽性よりも圧倒的に多い[9]。

## 2. 報告

　病理診断報告書は簡潔明瞭で，かつ診療に必要な情報が系統的に記載されなければならない。報告書を作成する段階で生じる主な過失は，誤字・脱字，記載漏れである。スペルチェッカーは有用だが，誤用であってもスペル自体が正しい場合はチェックされないので完璧とはいえな

い。最終的には診断者自ら報告書送付の前に目を通して確認する必要がある。数字の誤りは悪性度（グレード）や進行期（TNM 分類），治療効果，リンパ節の番号，個数などの重要な情報を誤って伝えることになるため，特に注意を払う。教育・研修施設では研修者が病理診断報告書の原案を作成し，上級医がこれをチェックすることが一般的だが，著者らの経験ではこの過程で数字の修正漏れが生じることが少なくない。特に診断欄とコメント欄で同じ事項を記載している場合に，一方だけを修正してしまうことがある。これを回避するためには，診断欄とコメント欄で同じ事項を記載しないようにするとよい。

　病理診断報告書の記載ミスを排除し，品質を一定に保つ方法として考えられる最良の方法は，施設内で使用する報告様式を作成しておくことである。病理診断システムを用いて PC 端末から入力する場合は，記載項目をチェック方式，あるいはプルダウン方式にして選択できるようにしておくと便利である。この方法は診断情報を PC 上で検索，抽出することが可能であるため，精度管理そのものを容易にするという点でもメリットがある。

　診断報告書は遅滞なく返却されなければならない。追加検索のために報告が大幅に遅延すると考えられる場合は，暫定報告書（仮報告書）を作成し，最も可能性の高い診断，遅延の理由，などを伝える。前述のように，依頼医師が報告書の閲覧を忘れるという事態も起こりえるため，これを回避する手段を講じる必要がある。特に暫定報告書，最終報告書，あるいは追加報告書が送付されるために複数の報告書が存在する場合，診断情報が正確に伝わらない可能性があることを認識しておく必要がある。また，確定した病理診断や細胞診判定が迅速な医学的対応を必要とするもので，かつ依頼医師が全く想定していなかった場合（いわゆるパニック値 panic value，あるいは重大診断 critical diagnosis）には，診断を行った病理医は速やかに担当医に電話，PHS などで連絡をとって直接口頭で診断を伝えることを，施設内，部門内で取り決めておくことが望ましい。

## 3. 病理診断の精度管理のための指標

　病理診断の精度あるいは品質の構成要素は多岐にわたっている。すなわち精度管理を行うためには「正しい病理診断」を定義する必要がある。以下，病理診断の精度の指標について解説する。

### a. 診断の正確度

　病理診断の正確性の基準は究極的には患者の転帰と治療への反応だが，一般的には複数の病理医によるコンセンサス診断，卓越した専門家によるエキスパート診断との一致・不一致，解離の程度によって評価される。病理診断のダブルチェックを行う場合，2 番目の病理医の意見が常に正確とは限らないため，ときに外部の専門家へのコンサルテーションが必要となる[2]。

　その性格により病理診断の正確度を数値化することは困難であるため，客観的評価が必ずしも容易でない。そのため，病理診断の妥当性は過失の種類，治療への影響などにより類型化されて評価される。具体的には，過失の内容が

　　①診断カテゴリー間の判断の誤り（例：良性か悪性か）

②診断カテゴリー内の判断の誤り（例：悪性腫瘍の組織型の誤り）

③閾値（基準）の誤り（例：異型乳管過形成と非浸潤性乳管癌の鑑別，悪性度，など）

④切除断端の評価

⑤リンパ節転移の有無

⑥診断に無関係の所見の誤記載

⑦患者ないし検体，標本の取り違え

⑧採取臓器・部位の誤記載

などに分類される[3]。あるいは，

①偽陰性ないし過小評価

②偽陽性ないし過大評価

③分類（診断カテゴリー）の誤り

に分けることも可能である[3]。患者に及ぼす影響により

①無害である，あるいは診療に全く影響を与えない

②わずかに有害である，あるいは診療に殆ど影響を与えない

③非常に有害である，あるいは診療の変更を要する

に分けられる[3]。

　正確度の指標として感度と特異度が用いられることもある。細胞診では組織診断，生検診断では手術検体の診断を基準にして，検査結果を，真陽性，偽陽性，偽陰性，真陰性に分け，感度と特異度，正確度が算出される。正確度は真陰性と真陽性が占める割合で，100％を最高とする。

## b. 誤診率

　誤診の頻度は検討の方法，すなわち誤診の定義，検討方法（抽出率，後ろ向きか前向きか，ダブルチェックかカンファランスか，専門家による検討か），対象（単一施設か多施設か），検体の種類（生検か手術材料か），臓器（全臓器か，乳腺，前立腺といった特定の臓器か）によって異なる。従って施設間あるいは診断者間の誤診率の比較は必ずしも容易ではない。文献的には誤診の頻度は 0.00％ ～ 2.45％ だが，一般病理医が経験することが比較的少ない神経病理の症例では 43％ に達するとの報告がある。診療に影響を与える誤診は全体としては 0.25 ～ 1.7％ だが，専門性が比較的高い神経病理症例では 8.8％，子宮内膜生検・掻爬では 24％ という報告があり，許容される誤診率である 2％ を超えている。術中迅速診断では凍結切片と永久標本の診断の不一致率は 2.2％ 程度で。許容される不一致率は一般に 3％ 程度であると考えられている。なお，診断保留の頻度は 2％ ～ 4.6％ で，10％ 以下にとどまるべきであるとされている。

## c. 所要時間（ターンアラウンドタイム turn around time；TAT）

　診療に及ぼす影響，あるいは診療を制約する因子という観点からみた場合，検体受領から報告完了までに要する TAT は重要な精度管理の指標である。適正な TAT は検体の種類，ハードおよびソフトを含む病理部門の体制などを含めて様々な因子に依存するため，一概にはいえ

C. 病理診断の精度管理 ● 287

ない。日本医療機能評価機構は生検結果が 4 ～ 5 日以内で判明する体制が必要であるとしている。一般に生検の場合は 78 時間程度と考えられているが，至急の要請がある場合には，24 時間以内に報告が可能な体制を構築しておくことが望ましい。手術材料も手術直後，固定を行う前に切り出しを行って 78 時間以内に報告することが不可能でないが，検体の変形が著しいため本邦では固定後に切り出しを行うのが一般的で，一週間程度を要する施設が多い。追加切り出し，再薄切，特殊染色，を行った場合にはさらに 1 日～ 3 日を要する。術中迅速診断の場合は検体受領から標本作製までが 15 分程度，報告完了までが 20 分以内であることが望ましい。TAT が診療科の要求を満たしていない場合は，その原因を分析し，業務手順の見直しを検討するべきである。

### d. 特定の診断名の頻度

個々の病理医の診断レベルを検証する場合，ある特定の診断が下される頻度が一つの指標となる。たとえば異型乳管過形成（atypical ductal hyperplasia：ADH）や子宮内膜異型増殖症（atypical endometrial hyperplasia）あるいは類内膜上皮内腫瘍（endometrioid intra-epithelial neoplasia：EIN）の診断が施設内外の他の病理医よりも突出して少ない場合，あるいは多い場合には診断基準の摺り合わせが必要である。

### e. 再現性

再現性とは条件を一定にした場合にある同一の事象が生じることをいう。病理診断の領域では時間と場所，診断者と無関係に同一の病変が同じ診断で報告されることを再現性があると表現する。再現性は診断者間再現性と診断者内再現性，あるいは施設間再現性に分けられ，しばしば病理診断の妥当性を評価するために指標として使用される。この指標は κ（カッパ）値として 0 ～ 1.0 の連続変数で数値化される。0 ～ 0.2 は殆ど一致せず，0.2 ～ 0.4 は軽度の一致，0.4 ～ 0.6 は中等度の一致，0.6 ～ 0.8 は高度の一致，0.8 ～ 1.0 はほぼ完全な一致，として扱われる。病理医間の再現性を改善するには，同じ診断基準を使用することが大前提であるが，これに加えて内容を理解し，一緒に標本を鏡検して運用の仕方を統一することが望ましい。従って，様々な領域の専門家とともに鏡検を行いながら直接指導を受けることができる実践的な講習会（いわゆる Hands-on course）は非常に効果的である。これに対して診断者内再現性を維持するためには，個人が過去の症例の標本を確認するよう心がけることが望ましい。そのため，標本のリカット（re-cut）をファイルするなどしている病理医もいる。

## 4. 病理診断の精度を監視する方法

病理診断の正確性，完全性をチェックする方法には様々なものがある。複数の病理医が勤務する施設で行われる方法としてはダブルチェックとカンファランスがある。ダブルチェックは診断報告書が送付される前に行うものと，送付した後に行うものに分けられる。

送付前のダブルチェックの方法としては 2 名以上の病理専門医による鏡検と診断が一般的で，これを全例で行っている施設もある。特定の臓器についてのみ，それを専門とする病理医

がダブルチェックを行う方法もある。この方法には報告までの所要時間が長くなるというデメリットがあるが，それを補う効果があり，実際に行っている施設が少なくない[3]。報告書送付後のダブルチェックの方法として，

①全ての症例から一定数（1%〜10%）を抽出して決められた担当者が行う

②一人の病理医が診断した症例の中から一定数を抽出して，別の病理医が行う

などのやり方がある。再検討症例の抽出率や方法は全体の症例数，病理医数，業務量を勘案して決定される。この方法も有効ではあるが，全ての誤診を発見することはできず，かつ発見までに一定のタイムラグが生じる。従ってこの方法は誤診を直接防止するものではなく，誤診を回避するための対策を講じることを目的としているといえる。術中迅速診断の場合は凍結標本と永久標本の診断が比較検討される。通常は迅速診断を担当した病理医とは別の病理医がこれを行う。不一致がみられた場合は，

①サンプリング

②標本作製（染色，薄切不良）

③解釈

④診療科医師とのコミュニケーション

のいずれの過程に原因があるかを検証する。

　カンファランスは診療科と合同で行う臨床病理カンファランスと病理部門内で行うカンファランスに2分される。前者では関連診療科の医師の指摘によって病理診断報告書の誤りが判明し，修正や追加検索が必要となることがある。カンファランスによって目的，方法，検討症例数は異なるため，精度管理の手段としての効果は一概にはいえないが，全症例が検討される場合は精度管理の方法としては非常に有効である。カンファランスで判明する誤診の88%は専門家による標本の見直し，4.8%は臨床情報の追加が契機となっていたとの報告がある[10]。また，カンファランスによって治療に大きな変更が加わる例は検討症例の3.8%を占めると報告されている[2]。

　病理部門内で開催するカンファランスでは，所属する病理医全員が一堂に会してディスカッション顕微鏡やテレビモニターを用いて症例の検討を行う。これは診断後のみならず，診断中あるいは診断前に行われることもある。施設によっては，複数の病理医に標本を分配する前に全員で診断につい協議してコンセンサス診断を得た後，症例ごとに担当病理医を決めてそれぞれの責任で診断・報告を行っている。

　診断に関する診療科医師からの問い合わせ，追加検討の依頼，苦情なども病理診断の質の向上に寄与する。そのため，その内容と担当病理医の対応を記録し，スタッフ全員で共有する体制も有益である。


## 5. 過失への対応

　病理診断の誤りが判明した場合には，その内容と想定される患者への影響を考慮してから対応策を検討し，危機管理（リスクマネジメント）を行う。単なる報告書の修正にとどまらず，治療に何らかの影響を与えると判断された場合には速やかに主治医に連絡し，医療安全マニュ

アルなどの院内の規定に従って対応する。重大インシデントあるいはアクシデントと認定された場合は，診断に用いた標本は厳重に保管する。

　病理診断報告書の修正を行う場合には，修正した報告書を送付するだけではなく，変更点，変更理由を直接口頭ないし電話で主治医に説明することが望ましい。なお，一度報告書を発行した後に発行する報告書は，①訂正・修正報告書，②追加報告書，の二つに分類される。

## 6. 診療科からの問い合わせあるいは診断修正の要請

　病理診断に精通した病理専門医ではない診療科医師が病理診断の誤りを指摘し，病理診断報告書の修正を求めることがある。修正を求めずに独自の病理診断に基づいて診療を行うことも起こり得るが，これは回避するべきである。その理由は一つの医療施設で異なる二つの病理診断が存在することになるためである。病理専門医資格を有しない医師が病理診断を行うことは法律的には問題ではないが，潜在的には患者の不信を招く可能性があり，社会通念上も望ましいことではない。しかし，専門性の高い領域では病理専門医資格がなくても当該領域の病理診断に精通している医師が存在することも事実で，病理医専門医の診断の方が誤っていることがあり得る。従って，病理診断に関して疑義が生じ，診療科側が修正を求めた場合には病理医は真摯に対応し，診断に関する協議を行い，必要と判断された場合には診断を修正あるいは変更し，修正報告書を発行するべきである。また，診療科医師には協議の内容などを電子カルテ上に記載して記録として残すことを依頼する。このような対応の仕方を予め各診療科に周知しておくことが理想的である。

## 7. 外部精度管理

　前述したように各種病理技術の質を客観的に評価する外部精度管理体制が整備されている一方で，病理診断の精度管理に貢献する仕組みとして，特定非営利活動法人日本病理精度保証機構が行う免疫組織化学標本などの評価，米国病理学会（CAP）日本事務局が行う外部精度評価プログラム（Performance Improvement Program：PIP）がある。施設間で標本などを交換してお互いに評価する方法，あるいはお互いに監査を行う方法も有効である。

## 8. 外部コンサルテーション

　特定の臓器・疾患の病理診断に精通する国内外の多くの病理医がコンサルテーションを受けつけている。コンサルテーションの依頼は直接行う方法と，学会や専門施設が提供するコンサルテーションシステムを利用する方法がある。本邦では一般社団法人日本病理学会，国立がん研究センター（がん対策情報センター）のシステムがあり，依頼をすれば適当と判断される専門家のもとに標本が送られる。前者は非学会員である臨床医の依頼も受けつけているが，施設の病理医の了承を得る必要がある。後者は主としてがん診療連携拠点病院に属する病理医を対象としている。コンサルタントの診断報告書を受領した場合は，それをファイルあるいはスキャ

ンするなどして保管し，診断意見に基づいた追加病理診断報告書を作成して送付することが望ましい。

## 9. 専門医制度と専門性（サブスペシャリティー）

　病理医が取得するべき資格としては，病理専門医（一般社団法人日本病理学会），細胞診専門医（公益社団法人日本臨床細胞学会）がある。大学病院や地域の中核病院，がん診療拠点病院，などでは専門領域別の病理専門医が複数常駐していることが望ましい。将来的には神経病理，皮膚病理，腎臓病理，小児病理，希少腫瘍などの専門性の高い領域において専門医制度が確立される可能性が考えられるが，特定の臓器，病変の症例が一部の病理医に集中することによって，一般の病理医がそれらを経験する機会を失い，当該臓器の診断レベルが病理医全体として低下することが憂慮される。複数の病理医が勤務する施設で，全員が各自の専門とは無関係に全ての臓器の診断を行うか，特定の臓器の診断を特定の専門家に委ねるか，という選択は教育と精度管理のバランスを勘案しながら慎重に行う必要がある。

## 10. 学会・各種教育コースなどへの参加

　病理医は継続的に生涯学習に努め，知識，技能を向上させることが望ましい。社団法人日本病理学会や，国際病理アカデミー日本支部，特定の臓器や疾患を扱う学会が開催する教育セミナーへの出席や，前述のような標本の鏡検と直接の指導を専門家から仰ぐことができる講習会への参加は効果的である。病理専門医を養成する施設では日常診断業務，教育セミナー，カンファランス，などを組み合わせた教育システムを構築しておくことが望まれる。これも精度管理の一環となり得る。

### 参考文献

1) Nakhleh RE: What is quality in surgical pathology? Journal of clinical pathology; 59: 669-672, 2006.
2) Nakhleh RE, Fitzgibbons PL: Quality management in anatomic pathology: promoting patient safety through systemic Improvement and error reduction. Northfiled, Illinois: Collage of American Pathologists; 2005.
3) Zarbo RJ, Meier FA, Raab SS: Error detection in anatomic pathology. Archives of pathology & laboratory medicine; 129: 1237-1245, 2005.
4) 向井 清：病理診断の精度向上：なぜこの命題は繰り返され，具体的解決が図られないのか. 病理診断の問題点（病理）を考える. 病理と臨床；19: 1280-1287, 2001.
5) Mikami Y, Manabe T, Epstein JI, et al. Accuracy of gleason grading by practicing pathologists and the impact of education on improving agreement. Human pathology; 34: 658-665, 2003.
6) Giannini C, Oelkers MM, Edwards WD, et al. Maintaining clinical tissue archives and supporting human research: challenges and solutions. Archives of pathology & laboratory medicine; 135: 347-353, 2011.
7) Brown RW, Della Speranza V, Alvarez JO, et al. Uniform Labeling of Blocks and

C．病理診断の精度管理 ● 291

Slides in Surgical Pathology: Guideline From the College of American Pathologists Pathology and Laboratory Quality Center and the National Society for Histotechnology. Archives of pathology & laboratory medicine; 139: 1515-1524, 2015.

8) Nakhleh RE, Idowu MO, Souers RJ, Meier FA, Bekeris LG. Mislabeling of cases, specimens, blocks, and slides: a college of american pathologists study of 136 institutions. Archives of pathology & laboratory medicine; 135: 969-974, 2011.

9) Troxel DB. Diagnostic Errors in Surgical Pathology Uncovered by a Review of Malpractice Claims: Part I. General Considerations. International journal of surgical pathology; 8: 161-163, 2000.

10) McBroom HM, Ramsay AD. The clinicopathological meeting. A means of auditing diagnostic performance. The American journal of surgical pathology; 17: 75-80, 1993.

# 各　論

1　外科病理全般
2　中枢神経系
3　甲状腺
4　乳　腺
5　骨・軟部組織
6　皮　膚
7　肺
8　造血器
9　肝　臓
10　消化管
11　泌尿器
12　女性生殖器

# 1 外科病理全般

## 症例1

　37歳, 男性。18年前に gastrointestinal stromal tumor（GIST）にて胃の部分切除術が行われている。残胃において再発が認められたため, 残胃全摘とリンパ節郭清が行われた。傍

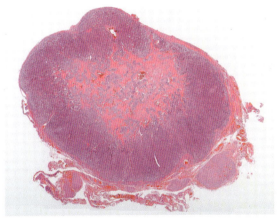

図1

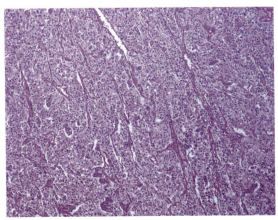

図2

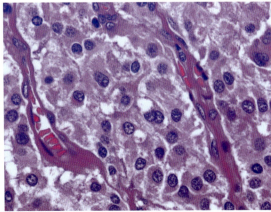

図3

脈リンパ節として提出された検体の組織像を示す。

## 【解説】

### 1. 弱拡大による観察

　病変は長径約 2 cm 大の周囲境界明瞭な結節性病変である（**図 1**）。粘膜組織が認められず，周囲は被膜とみられる薄い線維性結合で被包されていることから郭清リンパ節として採取された組織に一致すると考えられるが，観察した範囲ではリンパ組織を思わせる濾胞構造や洞は認められず，断定はできない。病変の中央では赤みが強く，辺縁部では青みが強くなっている。病変の中央部では線維化が多く，辺縁部では細胞密度が高いものと思われる。また病変の周囲に長径約 5 mm 大までの好酸性の小結節が散見される。

### 2. 中拡大～強拡大による観察

　比較的豊富な好酸性細胞質を有する細胞が充実性シート状あるいは索状に密に増生し，胞巣間には繊細な線維血管性間質が介在している（**図 2, 3**）。核の大小不同などは目立たず，細胞は比較的均一である。個々の細胞の核は類円形～楕円形で，核膜は明瞭である。核クロマチンは粗く，核内に均等に分布している。また細胞質は淡好酸性で細顆粒状である。

### 3. 観察により得られた情報（組織パターン）に基づく鑑別診断

　単一の細胞の増殖で構成されていることから，本病変は腫瘍であると考えられる。GIST を構成する腫瘍が転移・再発巣において上皮様変化を示している可能性も考えられたが，組織像が大きく乖離しているため，新たな腫瘍の合併も念頭において鑑別を進めるべきである。

　本病変は，豊富な好酸性細胞質を有する上皮様細胞が索状，胞巣状に密に増生しており，主な組織構築は胞巣パターン（alveolar pattern）であると判断した（☞ **p.98, 35. 胞巣状パターンを示す腫瘍**）。繊細な線維血管性間質の介在はみられるが，血管内腔は狭細で，類洞パターン（sinusoidal pattern）とするには無理がある。胞巣パターンを呈する腫瘍としては，内分泌腫瘍，グロムス腫瘍，胞巣状軟部肉腫が挙げられる。内分泌腫瘍であるとすれば病変の部位が後腹膜であることから，パラガングリオーマである可能性が高い。また，採取された組織がリンパ節であるとすれば，転移性腫瘍として悪性黒色腫，肝細胞癌，腎細胞癌なども考慮する必要がある。

### 4. 鑑別診断から診断を絞り込む過程

　本症例においては腫瘍の核所見が特徴的である。すなわち，核は類円形から楕円形で，核縁は平滑であり，核クロマチンは粗く核内に均等に分布している。この核クロマチンの所見は，"salt and pepper pattern" とよばれ，内分泌系の腫瘍に特徴的な所見である。また細胞質好酸性で細顆粒状であるのも，内分泌腫瘍に一致する（内分泌系の腫瘍は，胞体内に内分泌顆粒を有するため，淡好酸性細顆粒状にみえる）。

　グロムス腫瘍は，細胞像は近いが，特徴的な血管を取り囲むような所見が認められない点，

細胞境界が不明瞭な点，などで合致しない．胞巣状軟部肉腫は，本症例と異なり，通常は核異型が強く核小体が目立つことが多い．また胞巣状軟部肉腫に特徴的な胞体内の結晶構造は認められない．胞体内のメラニンは認められなかったが，amelanotic melanoma の転移の可能性もあり悪性黒色腫の可能性も否定できなかったが，悪性黒色腫は通常，核異型が強く，核小体が目立つことが多い．

　腎細胞癌の中では特に淡明細胞型腎細胞癌，嫌色素性腎細胞癌が胞巣パターンを示すが，前者は淡明な細胞質を有する腫瘍細胞の混在がみられない点，後者は胞巣が比較的小型で，"レーズン様（raisin-like）"と表現される不整形の核，核周囲の明調帯（ハロ halo），細胞質辺縁が比較的強い好酸性を呈するために細胞壁があるようにみえる"植物様（plant-like）"外観がみられないことなどから否定的である．肝細胞癌は類同構造，胆汁産生がみられないことなどから可能性が低い．

　腫瘍の既往歴がある症例では，その再発可能性を考慮して過去の標本と病理診断を確認するべきである．本症例の既往にある胃の病変，および他のリンパ節の病変の標本を鏡検したところ，好酸性の細胞質を有する紡錘形細胞の束状増殖で構成されており（図 4），免疫組織化学的に KIT，CD34 が陽性であることから，gastrointestinal stromal tumor（GIST）であることが確認された．以上より，今回の標本では神経内分泌腫瘍である可能性が高いと考えられた．

　前述のように転移・再発巣で腫瘍細胞が上皮様形態を示す GIST である可能性を除外するため，免疫組織化学的検討を行ったところ，クロモグラニン A（図 5），シナプトフィジン，CD56 が陽性で，KIT，CD34 は陰性であった．以上より，パラガングリオーマと診断した．組織学的に，周囲にリンパ節を思わせる組織がないため，後腹膜原発のパラガングリオーマと考えた．また病変の周囲に認められた長径約 5 mm 大までの小結節はいずれも神経節であった．

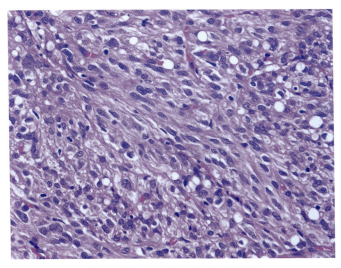

**図 4　既往にある胃の腫瘍の組織像**
形態的には典型的な GIST であると考えられた．

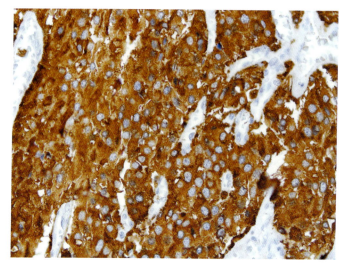

図5　免疫組織化学染色（クロモグラニンA）

## 5. 最終組織診断

Retroperitoneum*, resection:

- Paraganglioma, extra-adrenal

（副腎外傍神経節腫）

＊最終的に採取組織はリンパ節ではないと判断されたため，リンパ節ではなく後腹膜として記載した。

## 6. 逆鑑別診断

　パラガングリオーマと鑑別を要する疾患として肝細胞癌，腎細胞癌，巣状軟部肉腫のほか，低異型度神経内分泌腫瘍の転移などが挙げられる。特に神経内分泌腫瘍はパラガングリオーマと同様にクロモグラニン，シナプトファジンが陽性となるため，組織像と既往歴を確認する必要がある。低異型度神経内分泌腫瘍は細胞配列が多彩で，索状あるいはリボン状配列，島状配列，充実性シート状増殖が種々の割合で混在する。なお，類上皮型GISTも蜂巣パターンを示すことがあるため，HE標本の段階では鑑別診断に挙げておく必要がある。この場合，腫瘍細胞は豊富な好酸性あるいは淡明な細胞質を有し，細胞同士の接着性が弱く，間質が比較的豊富であることが多い点でパラガングリオーマと異なる。悪性黒色腫のマーカーであるHMB45，Mart-1，Melan-A，肝細胞のマーカーであるHep-Par-1，arginase-1，腎細胞癌で陽性となるCD10，RCCMaによる検討も必要であるが，本例では神経内分泌細胞のマーカーが強陽性であることから，これらに対する免疫組織化学は不要であると判断した。

## 7. 臨床病理相関

　本例は10代で発症したGISTであり，異時的な胃の多発病変，リンパ節への転移，パラガ

ングリオーマの合併など，典型的な GIST の臨床像とは異なっていたため，何らかの症候群の可能性を疑って検索を行った。文献検索用データベースである PubMed で「GIST」と「paraganglioma」のキーワードで検索したところ，Carney triad（三徴）がヒットした。

Carney triad とは，胃平滑筋肉腫（GIST），肺軟骨腫，副腎外傍神経節腫の三つの軟部腫瘍を合併する症候群だが，これら三つの腫瘍のうち二つが合併しているものも含む。2 腫瘍が合併した場合は不全型，3 腫瘍が合併した場合は完全型とするが，完全型は約 22％に過ぎない。若年女性に多く，予後は比較的良好であるが，原病死は 13％で，死因は GIST ないし傍神経節腫の再発，転移とされている。原因は不明で家族内発生は原則としてないとされている。GIST およびパラガングリオーマが死因となることから，若年女性でこれら 3 腫瘍のうちどれかが認められた時は，他の二つの腫瘍の合併を念頭に置いて積極的に検索を行うことが推奨されている。本症例においても，術前に PET 陰性の肺の結節性病変が指摘されていた。Carney 三徴の診断後，CT ガイド下針生検にて軟骨腫の診断がなされ，最終的な病理診断は，Carney 三徴（完全型）となった。本症候群の報告例において，GIST と肺の過誤腫の合併例を，不全型の Carney 三徴と診断している例も散見されるが，肺病変はあくまでも軟骨腫であり，過誤腫ではないことに注意すべきである。

## 症例2

79歳，男性。2年前に縦隔のびまん性大細胞型B細胞リンパ腫（diffuse large B-cell lymphoma：DLBCL）と診断され，治療を受けていたが，前額部に結節性病変が認められたため，悪性リンパ腫の再発が疑われ，生検が行われた。前額部皮膚の生検組織像を示す。

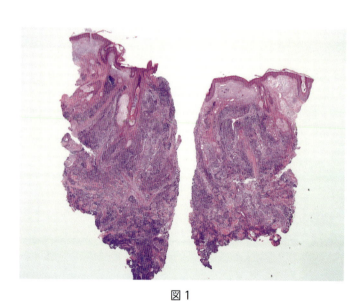

図1

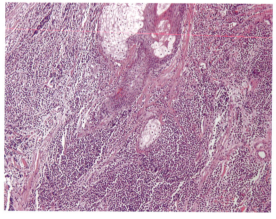

図2

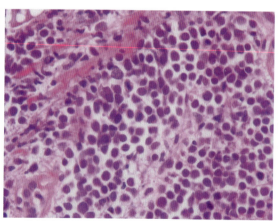

図3

## 【解説】

### 1. 弱拡大による観察

パンチ生検が半割されて標本が作製されたため，組織片が2片認められる。皮膚の全層が

採取されており，表皮直下では好塩基性で淡青色調の領域が認められるが，真皮網状層から深部にかけて濃青紫色調の領域が存在している（**図 1**）。前額部から採取された組織であることから，表皮直下では solar elastosis が存在していることが推察される。また真皮全体に細胞密度が高くなっており，この部位が病変部と思われる。

## 2. 中拡大～強拡大による観察

　真皮内で裸核に近い比較的均一な N/C 比の高い細胞がびまん性かつ密に浸潤・増殖しているが，毛包と脂腺は破壊されずに保持されている（**図 2**）。個々の細胞の結合性は弱く，個別性に浸潤しているようにみえる。腫瘍細胞の核は円形ないし類円形で，クロマチンは繊細だが，一部の細胞では核小体が認められる。核分裂像は目立たない（**図 3**）。

## 3. 観察により得られた情報（組織パターン）に基づく鑑別診断

　表皮とは関連性がなく，真皮を主座とする病変で，裸核状の異型細胞がびまん性に浸潤・増殖しているが，毛包などの付属器が保持されている。すなわち炎症性のパターンを示す増殖性病変だが，構成細胞が単一かつ均一で，形質細胞や組織球，肥満細胞など多彩な細胞の混在がみられないことから腫瘍性病変であると考えられる。構成細胞の形態からは小円形細胞腫瘍（small round cell tumor）のカテゴリーに含まれると考えてもよい（☞ **p.107，43. 小円形細胞腫瘍**）。このパターンを呈する皮膚腫瘍の鑑別診断として，リンパ腫，白血病をはじめとする造血器腫瘍，悪性黒色腫，メルケル細胞癌，転移性腫瘍（肺小細胞癌など）が挙げられる。

## 4. 鑑別診断から診断を絞り込む過程

　本症例では，DLBCL の既往があるため，まずその再発が鑑別の対象となる。弱拡大で，真皮浅層に病変が認められず（Grents zone の存在），病変の主座が真皮の比較的深い位置にあることから（bottom heavy），DLBCL の再発として矛盾のない所見のように思われる（**図 1**）。強拡大でも細胞同士の結合性は低く，この点も悪性リンパ腫として矛盾のない所見である。しかし，典型的な DLBCL では核の大小不同が目立ち，クロマチンが粗な分布を示すことが多いのに対して，本症例では核クロマチンが繊細である（**図 3**）。このような核クロマチンパターンを示す時は，まずメルケル細胞癌を考えるべきである。T 細胞性リンパ腫は表皮内への細胞浸潤がみられない点で非典型的で，悪性黒色腫も表皮内で異型細胞が認められない，すなわち上皮内悪性黒色腫が確認できないことから否定的である。免疫組織化学的に増殖している細胞はリンパ球系のマーカーがいずれも陰性で，細胞質においてサイトケラチン 20 が点状に陽性であったことから（**図 4**），メルケル細胞癌と診断した。

## 5. 最終組織診断

　Skin, forehead, biopsy:
　- Merkel cell carcinoma
　（メルケル細胞癌）

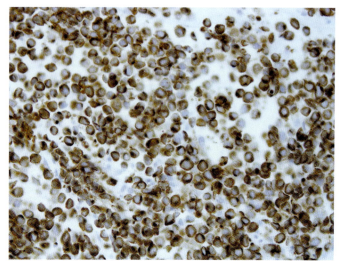

図4 免疫組織化学（サイトケラチン20）

## 6. 逆鑑別診断

　悪性黒色腫は，通常は大型の異型細胞で核小体や核分裂像が目立つことが多いが，小円細胞の形態をとることがあり，また amelanocytic のこともあり，鑑別の対象となる。悪性黒色腫にみられる表皮内病変が本症例ではみられないため，否定的と考えるが，転移性の悪性黒色腫の除外のためには免疫組織化学的な検索が必要と考える。抗体としては，MART-1，Melan A，HMB45 などが推奨される。S100 は感度が高く悪性黒色腫を除外するためには有用であると考えるが，一般的には特異度が低く，後述する小細胞癌でも陽性になるため本症例では不適である。

　小細胞癌の転移が鑑別上の一番の問題となる。いずれも神経内分泌腫瘍で，免疫組織化学的に神経内分泌マーカー（シナプトフィジン，クロモグラニン）が陽性になるが，小細胞癌では免疫組織化学的に CK20 の点状の陽性像は認められない点で区別される。また他臓器(特に肺)に原発病変と思われる病変がないという臨床および画像情報も重要である。

## 7. 臨床病理相関

　本症例は 79 歳男性で，リンパ腫（DLBCL）の経過中に前額皮膚に結節性病変が認められ，その再発が疑われたものである。当初，組織学的にも DLBCL の再発を考えていたが，核所見が典型的な DLBCL とは異なっており，免疫組織化学的な検討を行い最終的な診断に至った。

　メルケル細胞癌は皮膚の神経内分泌細胞（メルケル細胞）由来と考えられている高悪性度の腫瘍で，高齢者や免疫低下患者の露光部に好発する。80％以上の症例でメルケル細胞ポリオーマウイルスの感染が認められており，発癌機構は不明であるものの，発癌に何らかの関係があるものと考えられている。本症例においても悪性リンパ腫およびその治療によって免疫状態が低下し，再活性化したメルケル細胞ポリオーマウイルスによってメルケル細胞癌が発生した可能性もあり，悪性リンパ腫とメルケル細胞癌は単なる合併でない可能性が高いと考えている。

本症例も MCPyV large T antigen 抗体（CM2B4）が陽性であった。なお，メルケル細胞癌は稀に表皮内に限局していることがある（上皮内メルケル細胞癌）。また，ボーエン病と合併例も知られている。これらの事実もこの腫瘍が表皮から発生することを示している。

　メルケル細胞癌の診断にあたっては核所見が重要で，特に悪性リンパ腫の既往がある場合は既往歴や臨床診断によってバイアスが入り，正しい診断にたどり着くことが困難となることがある。近年では上記のようにメルケル細胞癌とウイルスとの関係が示唆されており，担癌患者や免疫不全状態の患者の小円形細胞腫瘍に遭遇した場合は積極的にメルケル細胞癌を念頭におく必要がある。

## 症例 3

72歳,男性。複視を主訴に眼科を受診し,画像上副鼻腔腫瘍が指摘され,耳鼻科紹介となった。鼻腔内に赤色の腫瘤が認められ,同部位より生検された。

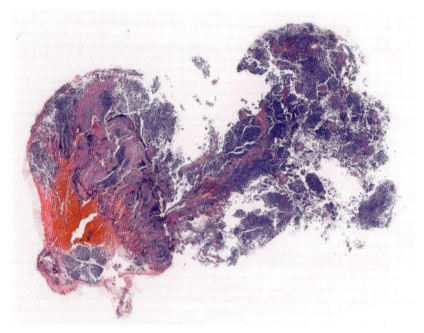

図 1

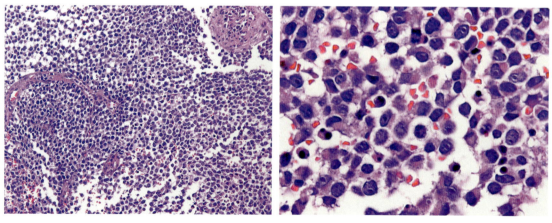

図 2　　　　　　　　　　　　　　　図 3

## 【解説】

### 1. 弱拡大による観察

　プレパラート上では既存の鼻腔粘膜としての組織構築が明らかでなく，全体的にヘマトキシリンの濃紫色が強く，細胞成分が多い小組織片が認められる（**図1**）。細胞の種類までは同定困難である。

### 2. 中拡大〜強拡大による観察

　N/C比の高い異型細胞が密に浸潤・増殖しており，既存の多列線毛円柱上皮や腺構造は認められない（**図2**）。これらの細胞は接着性に乏しく，好酸性の細胞質を有しており，一部の細胞では核の偏在が認められる。核小体が目立つ細胞も存在する（**図3**）。

### 3. 観察により得られた情報（組織パターン）に基づく鑑別診断

　裸核に近いやや小型の異型細胞の増殖で構成される病変で，リンパ球・形質細胞，組織球，好中球などの多彩な細胞成分も混在がみられないことから，腫瘍性病変であると考えられ，既存の鼻腔粘膜組織が不明瞭であることから，組織破壊性に広がる悪性腫瘍が示唆される。小円形細胞腫瘍のパターンであると考えられる（☞ p.107，43. **小円形細胞腫瘍**）。このパターンを示す場合の鑑別診断は多岐にわたり，リンパ腫，形質細胞腫，癌（非角化型扁平上皮癌，鼻咽頭癌未分化癌，リンパ上皮腫様癌，神経内分泌癌，NUT正中線癌など），悪性黒色腫，嗅神経芽細胞腫，Ewing肉腫/PNET，横紋筋肉腫などが考えられる。

### 4. 鑑別診断から診断を絞り込む過程

　リンパ腫には様々な亜型があるが，共通しているのは核膜がやや厚く，かつ不整で，クロマチン構造が粗造である傾向がある。鼻腔で頻度が高い節外性NK/T細胞リンパ腫は腫瘍細胞の大きさが様々で，血管内に浸潤し，広範な壊死を伴うことが多い。びまん性大型B細胞性リンパ腫は核小体が明瞭である点で本腫瘍と類似しているが，腫瘍細胞の細胞質の断片化による顆粒状物質（いわゆるlymphoglandular bodies）が細胞間で認められることが多い。癌腫の中では非角化型扁平上皮癌は腫瘍細胞が充実性シート状増殖を示し，細胞境界が明瞭でかつ細胞間端の存在がうかがわれる点で合致しない。リンパ上皮腫癌は小型成熟リンパ球と核小体が明瞭な空胞状の大型核を有する腫瘍細胞が混在する。神経内分泌癌は小細胞神経内分泌癌の場合は腫瘍細胞の細胞質が僅少で，核クロマチン増量が目立ち，大細胞神経内分泌癌の場合は腫瘍細胞が索状，リボン状に配列したりロゼット形成がみられる。NUT正中線癌は比較的均一なN/C比の高い細胞で構成され，一見小細胞癌に類似する。悪性黒色腫は好酸性の大型核小体と空胞状の核と好酸性とも好塩基性ともいえない両染性の細胞質を有する細胞の充実性シート状増殖で構成され，メラニンを含有する細胞がしばしば認められるが，ほとんどメラニンが認められない例や細胞質が僅少である例があり，組織像が多彩であるため注意を要する。神経芽細胞腫も腫瘍細胞はN/C比が高く比較的均一で，背景は好酸性か細線維状あるいは網目状で，ロゼット形成がみられることがある。線維血管性間質の介在により胞巣状あるいは分

葉状構築を示す。Ewing 肉腫/PNET は繊細な核クロマチン構造を示す小型円形核を有する均一な N/C 比の高い細胞で構成される。横紋筋肉腫もこれに一見類似することがあるが、好酸性の横紋を有する細胞が混在している場合には HE 像から積極的に疑うことが可能である。本症例では以上の鑑別診断の中で、悪性黒色腫、未分化癌などの可能性が特に高いと考えられた。

　小円形細胞腫瘍の診断においては免疫組織化学的検索が必須で、一部の軟部腫瘍では転座の証明などの遺伝子検索が診断の決め手となる。本症例において上記の鑑別疾患の中から診断を確定するために多数の抗体の中から適切なものを選択して診断を絞込み、適宜遺伝子検索を行う必要がある。この場合、費用対効果を考慮することが重要である。そこで、第一段階として、上皮性マーカーとしてサイトケラチン（AE1/AE3），間葉系マーカーとして vimentin，リンパ球マーカーとして LCA（CD45），メラノサイトのマーカーである S100 蛋白に対する 4 種の抗体を用いて免疫組織化学染色を行ったところ、異型細胞が vimentin および S100 蛋白のみが陽性であることが確認された。未分化癌や神経内分泌癌であってもサイトケラチンが陰性であったり、一部でのみ弱陽性であることがあるが、この結果からはリンパ腫ともに可能性は低いと判断された。ただし、S100 蛋白はシュワン細胞や神経鞘腫、顆粒細胞腫のほか、癌でも陽性となることがあり、悪性黒色腫のマーカーとしては感度は高いものの特異性が低いことから、免疫組織化学的検討を追加してより特性が高い HMB45，Melan-A が陽性であることを確認した（**図 4**）。なお、念のために神経内分泌マーカーであるシナプトフィジン、クロモグラニン A，CD56 の発現の有無についても検討したが、結果は陰性であった。以上より、悪性黒色腫と診断した。なお，メラニン顆粒の有無について検討したが、顆粒は確認できなかった。

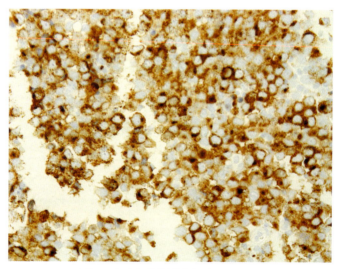

図 4　免疫組織化学染色（HMB45）

## 5. 最終組織診断

Nasal cavity, biopsy:
- Malignant melanoma
（悪性黒色腫）

## 6. 逆鑑別診断

悪性黒色腫は腫瘍細胞が上皮様形態を示すことがあるため，HE染色標本の段階では常に癌である可能性も念頭において除外診断を行う必要がある．免疫組織化学的にHMB45，Melan-A陽性であることで通常は診断が確定するが，血管周囲性類上皮細胞腫（perivascular epithelioid cell tumor：PEComa）もこれらのマーカーが陽性となることに留意する必要がある．極めて稀であるがPEComaが鼻腔に発生することがある．しかし，PEComaは淡好酸性ないし淡明な細胞質を有する上皮様細胞や淡紡錘形細胞で構成され，豊富な線維血管性間質の介在が認められ，本腫瘍の組織像とは異なる．なお，悪性黒色腫のマーカーとして特異性の高いものとしてSOX10，microphthalmia-associated transcription factor（MITF）がある．

## 7. 臨床病理相関

鼻腔・副鼻腔の悪性黒色腫は稀で，全悪性黒色腫の1％に満たない．また，全副鼻腔腫瘍全体の5％以下を占めるに過ぎない．しかし，500床規模の市中病院でも10年間で10例程度

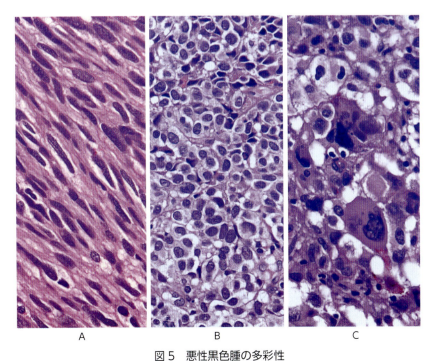

図5　悪性黒色腫の多彩性
腫瘍細胞は紡錘形（A），上皮様（B）のものから，多形性に富むものまで（C），様々である．いずれも本症例とは異なる症例からの写真である．

の頻度で遭遇する腫瘍であり，実地臨床においては必ず鑑別診断として考慮するべき疾患であるといえる。腫瘍細胞の胞体内にメラニン顆粒が存在すれば診断は比較的容易で，臨床診断でも悪性黒色腫が鑑別に挙げられて検体が病理に提出されてくることも多いが，頭頸部領域においては約30％はメラニンが認められない。また，悪性黒色腫の腫瘍細胞の形態はきわめて多彩で，上皮様細胞で構成されるもの，紡錘形細胞で構成されるために肉腫に類似するもの，小型細胞で構成されるもの，多形性に富む異型細胞で構成されるもの，など様々である（**図5A，B，C**）。これらの特徴を頭に入れておかないと診断に難渋することがある。耳鼻科領域の悪性黒色腫も皮膚原発と同様に悪性度が高く，頭蓋底への浸潤や他臓器への転移をきたし，5年生存率は10％から31％で，平均生存期間は約2年である。

## 症例 4

 84歳，男性。2年前に鎖骨を骨折し，その後，骨折癒合遷延として経過観察されていた。その後，前立腺腫大と PSA 高値（14 ng/mL）を指摘され，前立腺生検にて腺癌と診断された（Gleason スコア 3 + 4 = 7）。前立腺癌の骨転移が疑われ，骨病変部から針生検が行われた。

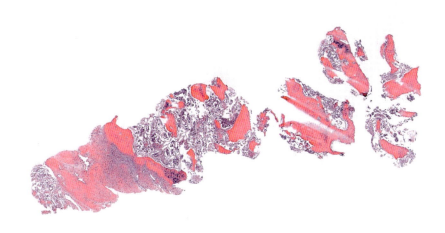

図 1

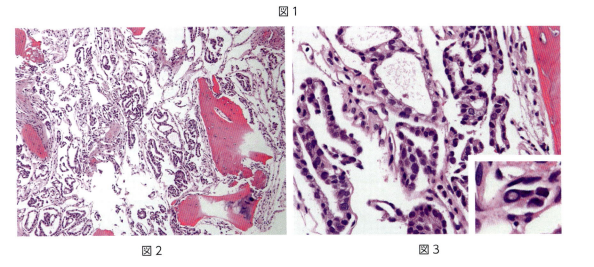

図 2　　　　　　　　　　　　　　　　　　　図 3

## 【解説】

### 1. 弱拡大による観察

　針生検による組織が提出されている。検体を横断する好酸性の構造物が認められる。既存の骨梁と思われる。骨梁の破壊像は明らかではないが，骨粗鬆症の頻度が高い 85 歳の年齢を考

慮すると厚くなっていると考えられる。また，骨梁間ではこの年齢では優勢であるはずの脂肪細胞がほとんどみられず，やや全体として青色調であることから，何らかの細胞が増殖していることが示唆される（**図1**）。

## 2. 中拡大～強拡大による観察

骨梁間には線維化巣を背景として中小の管腔構造が多数認められる（**図2**）。管腔構造は不規則で，病変を構成する細胞は好酸性の細胞質を持ち，核は細胞質のほぼ中央に位置している。細胞質内粘液は明らかでない。個々の細胞の核クロマチンは細かく均一である（**図3**）。また一部の細胞の核には，核内偽封入体が認められた（**図3**）。

## 3. 観察により得られた情報（組織パターン）に基づく鑑別診断

本来上皮が存在しない骨内で管腔を形成する細胞増殖が認められることから，腺癌の転移が考えられる。前立腺癌の診断が既に確定していることから，前立腺癌の骨転移を最初に考慮するのが自然だが，罹患率や骨転移をきたす頻度なども考慮すると前立腺癌のほか，胃癌，肺癌，甲状腺癌のほか，女性であれば乳癌の可能性を念頭におく必要がある。今回の生検で認められた腺癌は丈の低い立方状の細胞で構成されており，原発巣が胃，肺，乳腺いずれも原発巣でありうる形態を示しているが（☞ **p.69，11. 微小腺管パターンを示す腫瘍**），細胞質内粘液に乏しい点で胃癌である可能性は低いと考えられた。大腸癌は通常は腫瘍細胞が高円柱状である点で合致せず，骨転移が先行することは稀である。

前述の骨梁が厚くなっていたのは骨折後の治癒機転によるものである可能性があるが，これを造骨型優位の転移であると解釈した場合，その代表である前立腺癌の骨転移を考慮する必要がある。一部の乳癌や胃の未分化癌もこのパターンを示すことがある。これに対して，病的骨折が骨吸収の亢進による溶骨型優位の転移によって生じたと考えられた場合，その原因として乳癌，肺癌，胃癌，甲状腺癌などが挙げられる。

以上より，本症例では前立腺癌が鑑別診断の第一に挙げられるが，肺癌，甲状腺癌の可能性も考慮する必要がある。

## 4. 鑑別診断から診断を絞り込む過程

原則に従って今回の組織像と前立腺生検で認められた前立腺癌の組織像を比較的してみたところ，前立腺癌では腺管を形成する腫瘍細胞が比較的豊富な淡好酸性ないし両染性の細胞質を有しており，核が基底側で一列に配列しているのに対して，骨転移巣でみられる細胞は，管腔を形成しているようにみえるものの，細胞質が僅少で，核の重積が高度であった（**図4**）。

骨生検が施行された時点で既にホルモン療法が開始されていたことから，これらの所見の違いは治療による組織像の修飾を反映している可能性も考えられたが，腫瘍細胞の細胞質の膨化や空胞化，細胞質の崩壊，泡沫細胞の浸潤・集簇，線維化などの治療による変化が全くみられない点で否定的であると考えられた。

骨生検で認められた核内封入体は甲状腺乳頭癌の特徴的な核所見一つだが，臓器特異的あるいは悪性腫瘍に特異的な所見でもなく，肺腺癌，肝細胞癌，母斑細胞性母斑，悪性黒色腫（Apitz

小体），髄膜腫，巨細胞膠芽腫，多形性黄色星細胞腫などのほか，脂肪腫，甲状腺硝子化索状腫瘍，乳腺の筋上皮細胞腫，ALK 陽性未分化大細胞性リンパ腫などで認められることがある。しかし，前立腺癌では核内封入体がみられることは殆どない。従って，この段階では肺癌ないし甲状腺癌の転移である可能性を考慮したい。

　免疫組織化学的検討を行ったところ，腫瘍細胞は TTF-1 陽性（**図 5**），Napsin A 陰性，

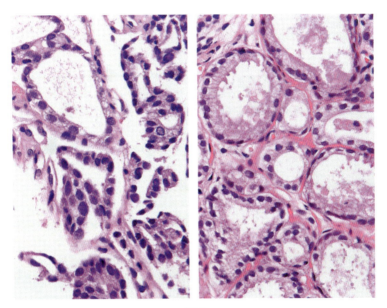

図 4
骨転移巣（左）と既往歴にある前立腺癌の針生検組織像（右）

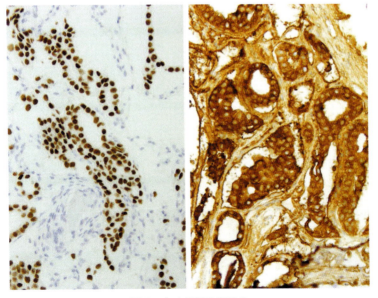

図 5　免疫組織化学染色
左：TTF-1，右：サイログロブリン

PAX8 陽性，サイログロブリン陽性（図5）であることが明らかとなった。この結果はこの骨病変が甲状腺乳頭癌の転移であるという解釈を支持している。なお，前立腺特異抗原（prostate specific antigen：PSA）は陰性であることが確認された。

## 5. 最終組織診断

Bone, clavicle, needle biopsy:
- Papillary thyroid carcinoma, metastatic

（甲状腺乳頭癌の転移）

## 6. 逆鑑別診断

HE 所見と TTF-1，PAX8 陽性という免疫組織化学的所見，血行性転移の頻度が高いことなどから，甲状腺濾胞癌の転移が逆鑑別診断として挙げられる。この場合，鑑別ポイントは核内封入体の有無である。核内封入体や核溝，すりガラス状外観，乳頭状構造がみられない場合には乳頭癌と濾胞癌の判別は困難であると考えられ，最終的には甲状腺の腫瘍の組織像と比較・検討した上で組織型を確定することになる。

## 7. 臨床病理相関

診断確定後，患者の病歴を確認したところ，約 40 年前に他の病院で甲状腺右葉切除術が行われ，甲状腺乳頭癌と診断されていたことが判明した。甲状腺乳頭癌は術後 10 年以上経過しても転移することがあるが，残存した甲状腺左葉に新たに発生した可能性も考えられたことから，検索を行ったところ，径約 8mm 大の結節性病変が認められた。そのため，穿刺吸引細

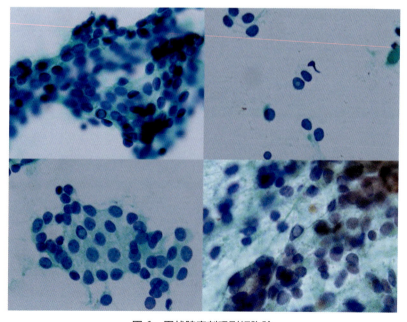

図6　甲状腺穿刺吸引細胞診

胞診を行い，甲状腺乳頭癌の診断が確定した（**図6**）。甲状腺は高細胞型 tall cell cariant などの例外を除いて緩徐に進行することが多く，リンパ節転移の頻度が高い。従って，骨転移を契機として診断された本症例は例外的であるといえるが，骨転移は2年前から存在していた可能性が高く，その後他の部位で転移が認められなかったという経過は肺腺癌ではなく甲状腺乳頭癌に合致するものである。

# 2 中枢神経系

## 症例1

52歳，男性。第四脳室腫瘍。切除術が施行された。切除検体の組織像を以下に示す。

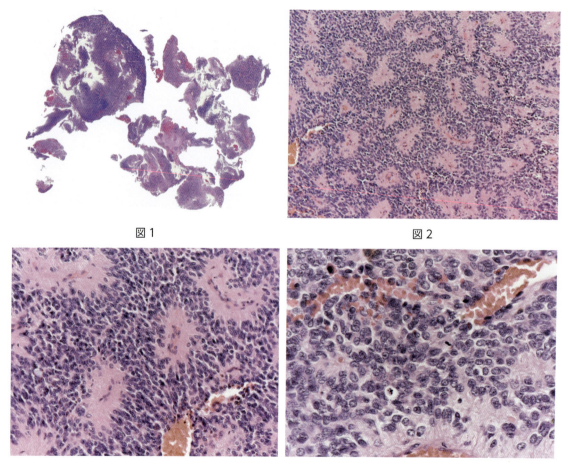

図1

図2

図3

図4

## 【解説】

### 1. 弱拡大による観察

　検体は大小の組織断片で構成されている（図1）。青色調を呈する好塩基性の領域が主体だが，ややピンク色をしている領域が混在している。病変は比較的N/Cの高い細胞の増殖で構成されており，全体として暗調だが，血管周囲を中心として細胞密度が低い好酸性の領域が存在している（図2）。出血・壊死などは認められない。既存の神経膠組織などは含まれておらず，周囲組織との関係，すなわち境界が明瞭であるのか，あるいは不整であるのか，組織破壊性に進展しているのかどうか，は不明である。

### 2. 中拡大〜強拡大による観察

　中拡大では壁の薄い血管周囲には細線維状の基質が存在しており，細胞密度が低い。その周囲で細胞質に乏しくN/C比が高い細胞が増殖している（図3）。これらの増殖している細胞は比較的均一だが，軽度の核大小不同，核形不整，核重積を示しており，クロマチン構造が粗造である。小型の核小体が認められ，核分裂も散見される（図4）。本病変では対物40倍強拡大10視野（視野径0.55 mm）あたり6個認められた。微小血管増殖（microvascular proliferation）は認められない。

### 3. 観察により得られた情報（組織パターン）に基づく鑑別診断

　本症例では血管周囲で細胞密度が低い領域が存在していることから，血管周囲偽ロゼット（perivascular pseudorosette）の形成を特徴とする腫瘍であると考え，上衣腫である可能性を考慮したが，ロゼット形成を伴う腫瘍としてロゼット形成性グリア神経細胞腫瘍（rosette-forming glioneuronal tumor of the fourth ventricle），血管中心性膠腫（angiocentric glioma），原始神経外胚葉性腫瘍（primitive neuroectodermal tumor）が鑑別診断として挙げられた（☞ p.77，18. ロゼットを形成する腫瘍）。松果体腫瘍であるとすれば松果体腫（pineocytoma），小児の小脳から発生した腫瘍であるとすれば髄芽腫（medulloblastoma）が鑑別診断として挙げられる。また，上衣腫であるとすれば，WHO Grade-Ⅱ，Grade-Ⅲ（退形成性上衣腫）のいずれであるのかが問題となる。

### 4. 鑑別診断から診断を絞り込む過程

　ロゼット形成性グリア神経細胞腫瘍は神経細胞分化，グリア系分化を示す細胞で構成され，前者は小型円形かつ裸核状で，種々の程度に小血管を含む好酸性の芯を花冠状に取り囲んで偽ロゼットを形成するが，核は同心円状に配列する点，ロゼット構造の間にグリア成分が介在する点，などで本症例の組織像とは異なる。血管中心性膠腫は血管周囲で増殖する腫瘍細胞が楕円形の核と淡好酸性細胞質を有する紡錘形細胞である点で異なる。原始神経外胚葉性腫瘍はN/Cが高い細胞で構成される細胞密度の高い腫瘍である点で一見類似しているが，本症例で認められるような明瞭な血管周囲偽ロゼットがみられることは稀である。松果体腫瘍，髄芽腫は患者の年齢，発生部位から否定的である。以上より，本腫瘍は上衣腫であると考えられた。

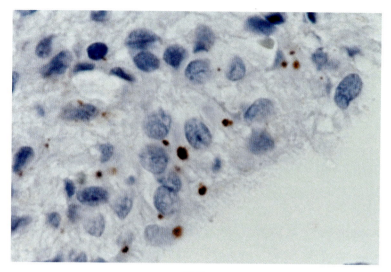

図 5

診断を確定するために免疫組織化学的検討を行った結果，GFAP，S100 蛋白が陽性で，前者は血管周囲で特に発現が目立つことが明らかとなった。また，EMA が点状（dot-like）に陽性であった（**図 5**）。この EMA の陽性所見は微絨毛や線毛を容れた細胞内空隙の存在を示唆しており，GFAP，S100 蛋白陽性所見と合わせて上衣腫の診断を支持している。さらに細胞密度が高く，分裂活性が高く，核分裂が対物 40 倍強拡大 10 視野あたり 5 個を超えており，退形成性上衣腫瘍の診断基準を満たしていた。

### 5. 最終組織診断

Portion of fourth ventricle, resection:
- Anaplastic ependymoma, WHO Grade-Ⅲ
（退形成性上衣腫）

### 6. 逆鑑別診断

退形成性上衣腫は WHO Grade-Ⅱの上衣腫との鑑別を要する。ロゼット形成が不明瞭である場合には，原始神経外胚葉性腫瘍，膠芽腫，退形成性星細胞腫，非定型奇形腫様ラブドイド腫瘍，中枢型神経細胞腫が鑑別診断として挙げられる。

ロゼット形成を示す腫瘍はその形状に基づいて鑑別をするとよい。ロゼットには真性ロゼットと偽ロゼットがある。前者には Flexner-Wintersteiner rosette，上衣型ロゼット（ependymal rosette），後者には Homer Wright rosette，血管周囲偽ロゼット（perivascular pseudorosette）が含まれる。Flexner-Wintersteiner ロゼットは小型円形の空隙を細胞が同心円状に取り囲み，内腔には微細な細胞質突起が伸びている。上衣型ロゼットでは細胞が完全に中空となっている空隙を取り囲む。Homer Wright ロゼットは細胞が空隙ではなく線維状物質を取り囲んでおり，血管周囲ロゼットは中央部に小血管が存在している。この他，密に

配列する神経細胞やグリア細胞の突起で構成される神経網 neuropil を取り囲むロゼットは松果体腫ロゼット pineocytomatous rosette，神経細胞ロゼット neurocytic rosette とよばれる。それぞれ考慮する腫瘍が異なるが，同一の腫瘍で二種類以上のパターンのロゼットが認められることがある（**表 1**）。

**表 1　ロゼットの形態に基づいた鑑別診断**

| ロゼットのタイプ | 主な腫瘍 |
|---|---|
| Homer Wright rosette | 神経芽細胞腫，髄芽腫，原始神経外胚葉腫瘍 |
| Flexner-Wintersteiner rosette | 網膜芽腫，松果体芽腫，髄芽腫 |
| True ependymal rosette | 上衣腫 |
| Perivascular pseudorosette | 上衣腫，髄芽腫，原始神経外胚葉腫瘍，中枢型神経細胞腫，膠芽腫，単一性双極粘液性星細胞腫 |
| Pineocytomatous rosette | 松果体腫 |
| Neurocytic rosette | 中枢型神経細胞腫 |

## 7. 臨床病理相関

　上衣腫は脳室を被覆する上衣細胞への分化を示す腫瘍で，WHO 分類では上衣下腫 subependymoma（WHO Grade-Ⅰ），粘液乳頭状上衣腫 myxopapillary ependymoma（WHO Grade-Ⅰ），上衣腫 ependymoma（WHO Grade-Ⅱ），退形成性上衣腫 anaplasitc ependymoma（WHO Grade-Ⅲ）を含む。上衣芽腫 ependymoblastoma は上衣細胞分化を示す原始神経外胚葉性腫瘍，あるいは現在では胎児性腫瘍の亜型として位置づけられている。年齢分布は二峰性で，発生のピークは 6 歳および 30 ～ 40 歳である。小児では殆どが頭蓋内に発生するのに対して，成人では 2/3 以上が脊髄に発生する。男女比は 1：1 である。上衣下腫は病理解剖などで偶然みつかることが多い。好発部位は後頭蓋窩で，特に第四脳室が多く，テント上発生がこれに次ぐ。テント上に発生する場合は第三脳室よりも側脳室に存在することが多い。皮質あるいは皮質下の脳実質にも発生する。脳室に存在する場合は水頭症，頭蓋内圧上昇をきたし，頭痛，悪心・嘔吐，運動失調，斜視などを引き起こす。

　退形成性上衣腫は，特徴的な血管周囲偽ロゼット，上衣型真性ロゼットを示す他，WHO 分類第 4 版では，前述のように（1）細胞密度が高い，（2）核分裂が多い，などの要件を満たした場合に診断される。核分裂数の基準は一般的には対物 40 倍強拡大 10 視野あたり 5 個という基準が広く用いられている。これに加えて微小血管増殖，腫瘍細胞の柵状配列を伴う凝固壊死巣が認められることもある。ただし，WHO Grade-Ⅱの一部でもこれらの要件を満たす領域（いわゆる focal anaplasia）が混在することがある一方で，量的診断基準が確立されていないため，診断者によってグレード評価の結果が乖離することがある。小児の上衣腫は成人と比較して退形成性上衣腫の頻度が高い。

　退形成性上衣腫は悪性と位置づけられるが，周囲境界は比較的明瞭で，周囲脳実質への侵入

性発育が顕微鏡的サイズの範囲にとどまることがある。多形性に富む異型細胞がみられることがあるが，定義上は Homer Wright ロゼットを伴う原始神経上皮性腫瘍に類似する成分は認められない。免疫組織化的には S100 蛋白，GFAP，ビメンチンが陽性である。特に GFAP は血管周囲に存在する腫瘍細胞の繊細な細胞質突起で陽性となり，血管周囲偽ロゼットの認識を容易にする。サイトケラチンは陰性ないしごく一部で陽性となるに過ぎないが，EMA が細胞質内で点状（dot-like）に陽性となる。CD99 もしばしば細胞膜に沿って，あるいは点状に陽性となる。神経細胞マーカーは陰性である。

　WHO Grade-Ⅱの上衣腫と比較して退形成性上衣腫は予後不良である。一般的には上衣腫の予後因子として，年齢，手術の完遂度，侵入性発育の有無，髄腔播種の有無，などが挙げられる。特に小児の上衣腫は成人の場合と比較して死亡率が高い。Ki-67 標識率も予後と相関することが報告されている。

# 症例 2

2 歳，男児。第三脳室腫瘍。代表的組織像を以下に示す。

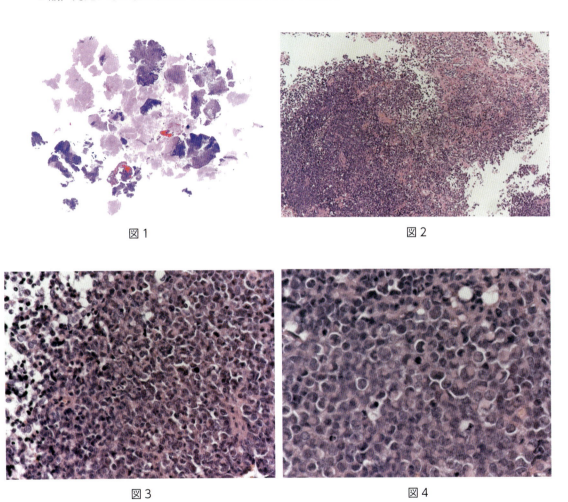

図 1　　図 2

図 3　　図 4

## 【解説】

### 1. 弱拡大による観察

検体は多数の組織断片で構成されている。ルーペ像では濃い青色調の組織断片と壊死に陥っているとみられる淡好酸性の組織断片が混在している（**図 1**）。既存の正常組織は切片上では明らかではない。前者では N/C 比の高い細胞が充実性シート状に増殖しており，いわゆる blue cell tumor としての形態を示している（**図 2**）。

### 2. 中拡大〜強拡大による観察

中拡大では増殖している細胞の核は軽度から中等度の核大小不同, 核形不整を示しているが,

比較的均一で，奇怪な形の大型核を有する細胞は明らかでない．核の重積も随所で認められる（図3）．強拡大では細胞質内で好酸性の封入体様構造物を含有し，核が辺縁に偏位したいわゆるラブドイド細胞が混在していることがわる（図4）．

### 3. 観察により得られた情報（組織パターン）に基づく鑑別診断

N/C比の高い細胞で構成されるいわゆるblue cell tumorであることから，髄芽腫，非定型奇形腫様ラブドイド腫瘍（atypical teratoid/rhabdoid tumor：AT/RT），その他の胎児性腫瘍（embryonal tumors），リンパ腫が鑑別診断として挙げられる（☞ p.107, 43. 小円形細胞腫瘍；p.110, 45. 大型上皮様/筋様細胞腫瘍）．さらに，比較的均一な細胞のびまん性シート状増殖で構成される腫瘍として，上衣腫，中枢型神経細胞腫などが鑑別診断として挙げられる．

### 4. 鑑別診断から診断を絞り込む過程

一部でblue cell tumorであることとラブドイド細胞が混在していることから，AT/RTである可能性が考えられた．患者の年齢，発生部位もこの診断を支持している．そこで免疫組織化学的検討を行ったところラブドイド細胞においてサイトケラチン（CAM5.2）が点状に陽性となっている他，INI-1が既存の血管内皮細胞で陽性であるのに対して腫瘍細胞において発現がみられないことが確認された（図5）．この結果はAT/RTの診断を支持するものであった．

### 5. 最終組織診断

Portion of third ventricle, resection
- Atypical teratoid/rhabdoid tumor（AT/RT）
（非定型奇形腫様ラブドイド腫瘍）

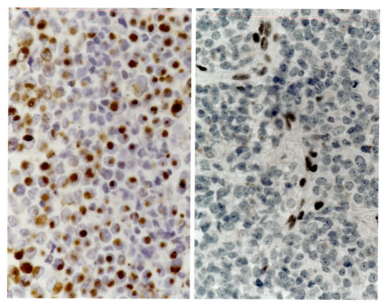

図5　サイトケラチン（CAM5.2）（左）およびINI1（右）

## 6. 逆鑑別診断

　悪性リンパ腫を含めて円形細胞腫瘍が鑑別診断として挙げられるが，小児に発生するため原始神経外胚葉性腫瘍，髄芽腫を除外することが重要である。癌腫にみえる場合でも，患者が小児である場合は AT/RT の可能性を考慮することが現実的である。その他，組織像が多彩であるため脈絡叢癌，神経膠腫，胚細胞腫瘍，様々な肉腫との鑑別が問題となることがある。特にラブドイド形態を示す腫瘍として，癌腫，悪性黒色腫，髄膜腫，神経膠腫，肉腫を除外する必要がある。

## 7. 臨床病理相関

　AT/RT はかつて中枢神経系ラブドイド腫瘍あるいは非定型奇形腫様腫瘍とよばれていた腫瘍を一括する高悪性度の腫瘍で，3 歳以下の幼児に好発するが，中高年を含めて幅広い年齢層でも発生する。男児で多い傾向がある。近年は *INI1 （SMARCB1/hSNF5）* 遺伝子の不活化がこの腫瘍を特徴づける所見として注目されている。テント上，テント下いずれにおいても発生する。好発部位は大脳半球，小脳半球だが，松果体，鞍上部，小脳橋角部，脳幹部，脊髄に発生することもある。小脳に発生した場合は画像上，あるいは病理学的に髄芽腫との鑑別が問題となる。多中心性の例がある他，診断時に髄腔播種をきたしていることも稀でない。

　組織学的には核小体が明瞭な空胞状の核と中間径フィラメントの凝集からなる細胞質内封入体様構造物を有する腫瘍細胞が特徴的である。これらの細胞は一見横紋筋芽細胞に類似しているが，横紋筋分化の証拠は認められない。ラブドイド細胞が主体を占める例がある一方で，N/C 比の高い小型円形細胞が優勢である場合もある。また，ラブドイド細胞のほか，淡明な細胞質を有する細胞や細胞質内空胞を有する細胞，比較的豊富な細胞質を有する上皮様の細胞，束状に配列する紡錘形細胞が混在することがある。グリア細胞や真の横紋筋分化を示すこともある。異型上皮様細胞が索状に配列する場合は癌腫に酷似する。稀に乳頭状増殖や管腔形成が認められる。すなわち，AT/RT は幅広い形態的あるいは表現型のスペクトラムを示す。実際，免疫組織化学的には腫瘍細胞はしばしば EMA，サイトケラチンなどの上皮性マーカーが陽性である他，ビメンチン，GFAP，ニューロフィラメント，平滑筋アクチンなどが陽性となる。SALL4，CD99，Fli-1 が陽性となることもある。診断上重要な所見として *INI1* 遺伝子変異による INI1 蛋白の発現消失が挙げられる。

　AT/RT の予後は極めて不良で，早期に再発，髄腔播種をきたすため，生存期間の中央値は 17 ヵ月に過ぎない。化学療法および同種骨髄移植が行われるが，有効な症例は少ない。

# 3 甲状腺

## 症例 1

　72歳，女性。30年前に乳癌，7年前に腎癌に罹患した既往歴がある。10年前に4 cm大の甲状腺結節を指摘されたが，徐々に大きくなったために受診した。検査所見上では甲状腺

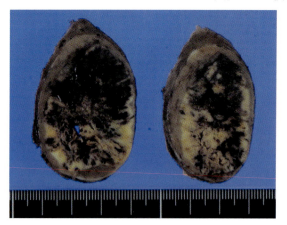

図1　摘出甲状腺の肉眼像（割面）

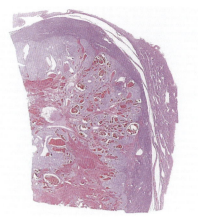

図2

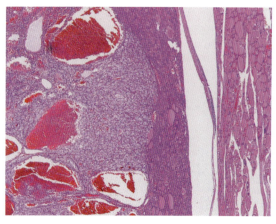

図3

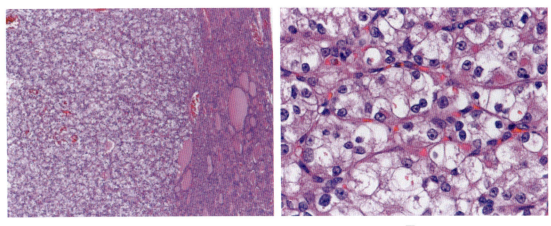

図4　　　　　　　　　　　図5

　機能は正常で，血清サイログロブリン値は155.1 ng/mLであった．超音波検査および細胞診で濾胞性腫瘍が疑われ，甲状腺左葉摘出術が施行された．

## 【解説】

### 1. 肉眼および弱拡大による観察

　切除された甲状腺左葉のほとんどを占めるような，被膜に囲まれた，4.5×3.0 cm大の結節がみられる．割面では，結節は"結節内結節 nodule in nodule"の様相を呈している（**図1**）．内部の結節は，黄白色で，出血を伴っており，外側には，より褐色の部分が縁取るように存在する．ルーペ像では腫瘤と既存の甲状腺組織との間に裂隙が形成されており，境界が平滑かつ明瞭である（**図2**）．結節の外側は好酸性で，濾胞構造がうかがわれる（**図3**）．被膜浸潤や脈管浸潤は確認されない．これに対して，内側の結節は明調で，充実部と血液を容れているとみられる拡張した空隙が認められる．両者の境界は明瞭である（**図4**）．

### 2. 中拡大〜強拡大による観察

　結節の外側部分は，小型〜中型の濾胞状増殖パターンを示している（**図4**）．細胞質は好酸性で，核は軽度腫大しているが，乳頭癌を示唆する核所見はみられない．結節の内側の充実部分では淡明な細胞質を有する異型細胞が増殖しており，小濾胞性，索状ないし胞巣状の構築パターンを示している．豊富な毛細血管が介在しており，類洞パターンと解釈することもできる（**図5**）．核クロマチンは明るく，核小体が目立ち，核形不整がみられる．また，二核細胞が観察される．核内細胞質封入体はみられない．

### 3. 観察により得られた情報（組織パターン）に基づく鑑別診断

　被膜で囲まれたnodule in noduleで，外側の部分は，濾胞性病変で，構成細胞は均一であることから腫瘍であると考えられるが，外側と内側の形態的に異なる成分の解釈が問題となる．

外側は乳頭癌の核所見がなく，被膜浸潤・脈管浸潤がないことから，濾胞腺腫と診断される。これに対して，内側は細胞像と組織構築が異なっており，腫瘍全体を一元的に濾胞腺腫であると解釈するのは困難である。細胞異型が強く，索状配列が主体であることから，濾胞腺腫内に発生した低分化癌成分であると考えることもできるが，類洞パターンを示す胞巣パターンがみられ，構成細胞の細胞質が淡明であることと，既往的に腎癌があることから，淡明細胞型腎細胞癌の腺腫内転移も考慮しなければならない。そのほか，形態的鑑別診断として肝細胞癌，神経内分泌腫瘍，パラガングリオーマなどが挙げられる（☞ **p.102，37．類洞パターンを示す腫瘍**）。

## 4．鑑別診断から診断を絞り込む過程

甲状腺低分化癌の典型的な組織像は，小型円形の核を有する均一な細胞からなる大きい充実性胞巣の形成と，その間に介在する繊細な血管によって特徴づけられる島状の増殖パターンで

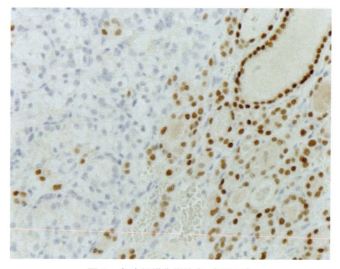

図6　免疫組織化学染色（TTF-1）

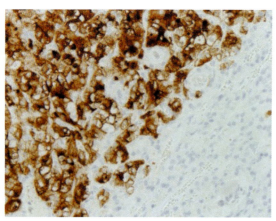

図7　免疫組織化学染色（CD10）

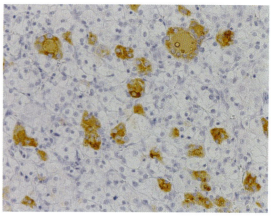

図8　免疫組織化学染色（サイログロブリン）

ある。そのため insular carcinoma とよばれていた。ときに核異型が高度で，核のくびれ，核分裂の増加，壊死などが認められる。本腫瘍の内側の成分は低分化癌である可能性が否定できないが，胞巣が典型的な島状パターンとしては小さすぎる点で典型的ではない。これに対して腎細胞癌は繊細な線維血管性間質が複雑に介在し，胞巣が小さい傾向があり，形態的に合致する。なお，嫌色素性腎細胞癌は胞巣が大きく，核の周囲が明るく抜ける核周囲明庭（ハロ halo）がみられる，などの点で組織像が異なる。

淡明細胞型腎細胞癌と甲状腺癌の鑑別には，甲状腺癌で陽性となるサイログロブリンと TTF-1，淡明細胞型腎細胞癌で陽性となる CD10 を用いた免疫組織化学染色が有用である（図 6 ～ 8）。本症例では外側の濾胞腺腫がサイログロブリン陽性，TTF-1 陽性で，CD10 が陰性であるのに対して，内側の腫瘍はサイログロブリン陰性，TTF-1 陰性，CD10 陽性であることが確認された。この結果，内側の腫瘍の辺縁，つまり濾胞腺腫に近い部では，濾胞腺腫成分が混在しているという両成分の関係から，腎細胞癌が濾胞腺腫内に転移したと考えることができる。

## 5. 最終組織診断

Thyroid gland, left lobectomy:
- Clear cell renal cell carcinoma, metastatic, in follicular adenoma
（淡明細胞型腎細胞癌の濾胞腺腫内転移）

## 6. 逆鑑別診断

甲状腺における淡明細胞型腫瘍の鑑別診断は，淡明細胞型乳頭癌，淡明細胞型濾胞腺腫・濾胞癌，好酸性細胞型濾胞腺腫・濾胞癌，副甲状腺腺腫の四つである。淡明細胞型乳頭癌は定型的な乳頭癌の核所見を示し，TTF-1 が陽性である。サイログロブリンは弱陽性あるいは部分的に陽性であるので判定には注意を要する。淡明細胞型濾胞腺腫・濾胞癌は小濾胞構造が主体で，本例のように索状配列が主体ではなく，核形不整がみられない。好酸性細胞型濾胞腺腫・濾胞癌の腫瘍細胞が部分的に淡明なことがあるが，かならず定型的な好酸性細胞が存在する。本例の外側にみられる濾胞腺腫は好酸性細胞型ではない。副甲状腺腺腫が甲状腺内に発生することがあるので，濾胞腺腫の診断時には，かならず副甲状腺腺腫の可能性を考慮すべきである。副甲状腺腺腫は，サイログロブリン陰性，TTF-1 陰性，PAX8 陰性，GATA-3 陽性で，濾胞腺腫はその逆である。

## 7. 臨床病理相関

手術症例において，甲状腺に転移する癌の中で最も頻度が高いのが腎細胞癌である。腎細胞癌の診断から甲状腺への転移が見つかるまでの期間は様々で，10 年以上であることも稀でない。一方，甲状腺への転移が腎臓の原発巣よりも先に見つかる場合がある。転移性甲状腺癌は通常多発性であるが，孤立性の場合もある。また，本症例のように濾胞腺腫内に癌の転移がみられることは稀ではなく，その原発巣として最も多いのも腎臓であることは意外と知られていない。従って，"結節内結節 nodule in nodule" の外観を示す濾胞腺腫に遭遇した場合には，

腎細胞癌を含む転移性甲状腺癌の可能性も考慮すべきである。本症例の甲状腺結節は10年前（**図9A**）から経過観察されていたが，4年前に結節内に腎細胞癌の転移と思われる低エコー部が出現しており（**図9B**），術前には結節の大部分を占めるまでに増大していた（**図9C**）。

　ある悪性腫瘍が他の腫瘍内に転移することを腫瘍内転移と呼んでいる。この現象には良性腫瘍内に転移する場合と悪性腫瘍内に転移する場合があり，それぞれ cancer to benign tumor metastasis（がんの良性腫瘍内転移），cancer to cancer metastasis（がんの悪性腫瘍内転移）と呼ぶ。いずれも内分泌系腫瘍のような血管に富む腫瘍に多いとされている。文献的にはユニークな例として，von Hippel-Lindau 病患者において発生した小脳の血管芽腫に転移した淡明細胞型腎細胞癌が報告されている。この二つの腫瘍は細胞像と組織構築が一見類似しているため，切除された血管芽腫において腎細胞癌の転移が見落とされる可能性がある。

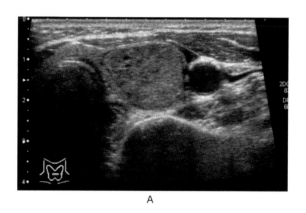
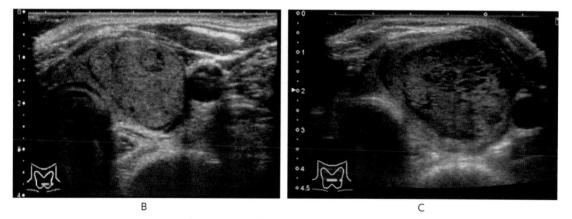

図9　甲状腺結節の超音波像
A：10年前，B：4年前，C：術前

## 症例 2

65歳，女性。肺炎の治療中に精査のため胸部 CT をした際に，甲状腺右葉に結節を指摘された。超音波にて，甲状腺右葉に 16 × 11 × 11 mm 大の充実性腫瘤がみられ，濾胞性腫瘍が疑われた。穿刺吸引細胞診で髄様癌が疑われ，右葉摘出＋中央および右外側のリンパ節郭清が施行された。甲状腺機能は正常で，血中カルシトニン 456 pg/mL，CEA 38.4 ng/mL であった。2回目の穿刺吸引細胞診にて，穿刺針洗浄液でカルシトニンを測定し，199,000 pg/mL であった。

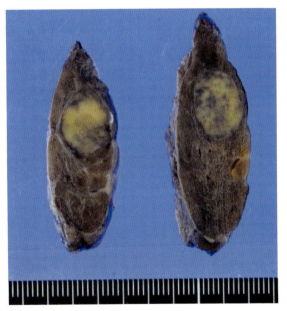

図1

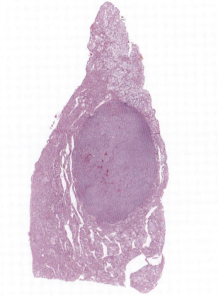

図2

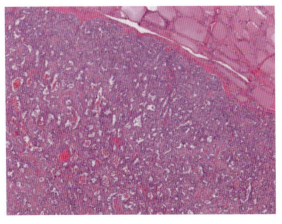

図3

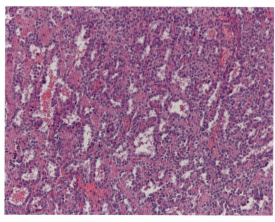
図4

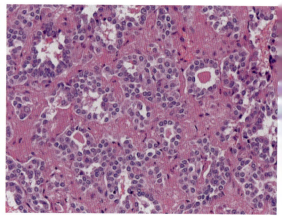
図5

## 【解説】

### 1. 肉眼および弱拡大による観察

切除された甲状腺右葉の上約2/3の部位に，境界が明瞭な充実性結節がみられる。結節は14×9 mm大で，割面はやや黄色調である（図1）。ルーペ像では結節は全体が好酸性で，均一である（図2）。被膜形成は明らかでなく，膨張性発育をしている（図3）。周辺の既存の甲状腺組織と比較して細胞密度が著しく高く，管腔形成がみられる。

### 2. 中拡大～強拡大による観察

充実性胞巣と管腔形成がみられ，後者は一見濾胞様だが，正常の濾胞と比較して小型である（図4）。また，管腔の形状は不規則なものが多く，明瞭な管腔縁（luminal border）は観察されない（図5）。一部の管腔内には分泌物が貯溜しており，一見コロイドが存在しているようにみえる。間質は硝子様で，毛細血管は目立たない。増殖している細胞は淡好酸性細胞質と円形ないし類円形の核を有している（図6）。核には乳頭癌を示唆する核所見はみられない。

### 3. 観察により得られた情報（組織パターン）に基づく鑑別診断

周囲境界明瞭な結節で，均一な細胞で構成されていること，周囲の既存の甲状腺組織と比較して細胞密度が高く，濾胞様の管腔がみられるものの小型であることから，腫瘍であると考えられる。腺管状配列を示す腫瘍であることから濾胞性腫瘍をまず考え，被膜形成がみられないことから，濾胞腺腫ではなく濾胞癌を疑う必要がある。ただし，濾胞様空隙は強拡大で観察すると管腔縁が明瞭でないことから（図6），真の管腔であるかどうかは疑わしく，腫瘍細胞の変性・脱落による偽管腔である可能性がある。また，間質は硝子様で，毛細血管が目立たず，濾胞性腫瘍としては典型的でない。そのため，腺管様構造を示す他の腫瘍を鑑別診断として挙げなくてはならない（☞ p.69，11．微小腺管パターンを示す腫瘍：p.98，35．胞巣状パターンを示す腫瘍）。甲状腺で間質の硝子化がみられた場合，基底膜様物質か，アミロイドが沈着している可能性を考慮する必要がある。基底膜様物質は，乳頭癌，濾胞腺腫・濾胞癌，硝子化

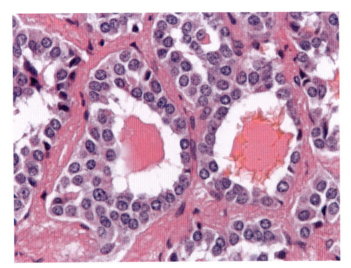

図6 腺管様配列を示す腫瘍

索状腫瘍で，アミロイドは髄様癌で観察されるが，乳頭癌の核所見がないことから乳頭癌，核内細胞質封入体がみられないことから硝子化索状腫瘍は除外できる．すなわち，鑑別診断として濾胞腺腫・濾胞癌と髄様癌が残る．

## 4. 鑑別診断から診断を絞り込む過程

間質の硝子物はコンゴー赤陽性で，アミロイドと判断される．したがって，髄様癌と診断することができる．髄様癌はカルシトニンを産生するC細胞由来の悪性腫瘍と定義されることから，診断を確定するために，カルシトニンの免疫組織化学染色を施行したところ，陽性であることが確認された（**図7**）．また，髄様癌で陽性となるCEAも陽性であった（**図8**）．濾胞腺腫・濾胞癌は乳頭癌，硝子化索状腫瘍とともにカルシトニンおよびCEAが陰性である．

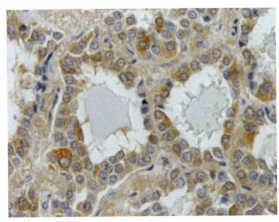

図7 免疫組織化学染色（カルシトニン）

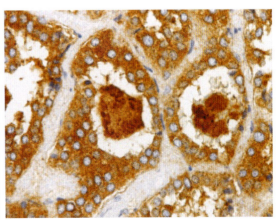

図8 免疫組織化学染色（CEA）

330 ● 3. 甲状腺

## 5. 最終組織診断

Thyroid gland, right lobectomy:

- Medullary carcinoma

（髄様癌）

## 6. 逆鑑別診断

甲状腺にて，腫瘍細胞がカルシトニン陽性，CEA 陽性，さらに，間質にアミロイドがみられれば，髄様癌であり，逆鑑別診断の必要はない。ただ，髄様癌の組織像は多彩であるので，そのどれに相当するかには配慮する（**表 1**）。また，髄様癌が濾胞癌や乳頭癌と混在する場合（混合性髄様・濾胞細胞癌）がある。真の混合性腫瘍か，衝突癌かの区別は非常に難しく，明確な基準は示されていない。髄様癌の病巣内に取り残された非腫瘍性甲状腺濾胞の細胞はしばしば核腫大を示すことから，濾胞癌や濾胞型乳頭癌と混同されやすい。転移巣にて両方の成分があれば混合性と診断してよい。

| 表 1　髄様癌の亜型 |
|---|
| Microcarcinoma |
| Glandular/tubular/follicular variant |
| Oxyphilic/oncocytic variant |
| Giant cell/anaplastic variant |
| Clear cell variant |
| Spindle cell variant |
| Pigmented/melanin producing variant |
| Papillary and pseudopapillary variant |
| Pseudoangiosarcomatous variant |
| Squamous cell variant |
| Small cell variant |
| Amphicrine/composite calcitonin and mucin producing |
| Neuroblastoma-like variant |
| Hyalinizing trabecular adenoma-like variant |
| Carcinoid-like variant |
| Paraganglioma-like variant |

## 7. 臨床病理相関

甲状腺髄様癌には遺伝性と散発性がある（**表 2**）。遺伝性は常染色体優性遺伝で，*RET* 遺伝子の胚細胞性点突然変異が存在し，遺伝子変異の部位と臨床病型がある程度関連する。一方，一見して散発性甲状腺髄様癌と考えられた症例でも，詳しく検索すると遺伝性であった症例が少なくない。遺伝性髄様癌は多発し，散発性は通常単発性であることから，遺伝性であるか否かは，手術方針上重要であるが，腫瘍細胞の形態的特徴からは遺伝性か，散発性かの区別はできない。髄様癌を診断する際，注目すべき重要な所見の一つが C 細胞過形成である。弱拡大

一視野当たり少なくとも50個以上のC細胞が存在するとき，C細胞過形成とされる。C細胞過形成には反応性と腫瘍性があり，後者は甲状腺の上2/3に好発し，CEAがより強く染まり，遺伝性髄様癌の先行病変である。本症例では，C細胞過形成は確認できず，散発性と考えられた。

なお，本例は，超音波所見にて濾胞性腫瘍が疑われた（**図9**）。超音波で濾胞性腫瘍が疑われ，実際に濾胞性腫瘍ではない場合を想定すると，濾胞型乳頭癌と髄様癌が考えられる。いずれも細胞診で診断可能であるが，鑑別が難しい場合は，再度穿刺吸引細胞診を行い針洗浄液のカルシトニンを測定，あるいはカルシトニンの免疫細胞化学染色をする方法もあるが，残血清があるなら，それからカルシトニンを測定すれば十分である。

表2　甲状腺髄様癌の病型

遺伝性
　多発性内分泌腫瘍症2型（Multiple Endocrine Neoplasia type 2：MEN2）
　　MEN 2A：副腎の褐色細胞腫，副甲状腺機能亢進症
　　MEN 2B：副腎の褐色細胞腫，舌や口唇の粘膜下神経腫，腸管神経節腫，
　　　　　　マルファン様体型
　家族性髄様癌
散発性

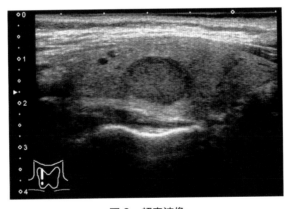

図9　超音波像

# 4 乳　腺

## 症例 1

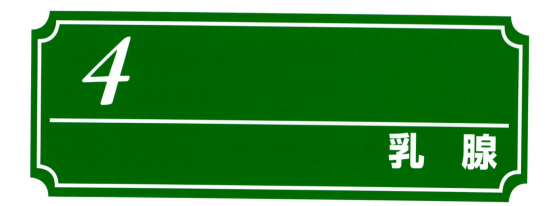

37歳，女性。入浴中に左乳房上外側にしこりを自覚して来院した。マンモグラフィでは境

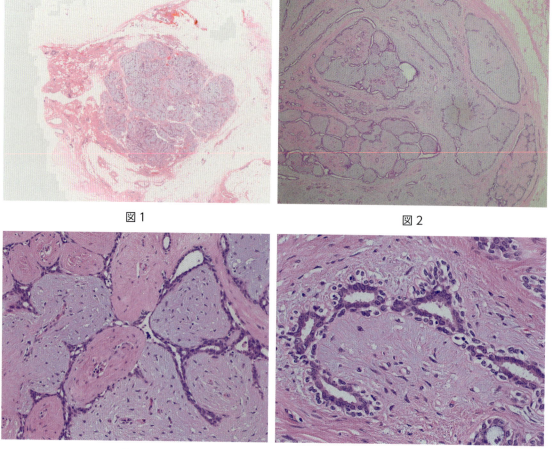

図 1　　　　　　　　　　　図 2

図 3　　　　　　　　　　　図 4

界明瞭，平滑な高濃度腫瘤として，超音波検査では円形〜楕円形の低エコー腫瘤として描出された。穿刺吸引細胞診検査の後，希望により摘出生検が施行された。

## 【解説】

### 1. 弱拡大による観察

　ルーペ像では切除された検体の中に周囲境界が明瞭で，かつ平滑な腫瘤が認められる（図1）。標本上の計測では腫瘍の長径は 13mm であった。弱拡大では周囲の脂肪組織との境界が明瞭だが，被膜形成がないことがわかる（図2，図5 矢印）。腫瘍内では圧排された裂隙状の空隙がみられ，間質が灰青調を呈していることがわかる。

### 2. 中拡大〜強拡大による観察

　腫瘍の内部では分枝を示す列隙状ないし管状の空隙と，浮腫状（灰青色）〜膠原線維性（好酸性）の間質成分が混在して認められる（図3）。空隙は立方状の上皮細胞で被覆されていることから，乳管であるとみられる。間質細胞の密度は低く，核異型，核分裂像も目立たず，間質成分の一方的な増殖はみられない。強拡大では乳管を被覆する上皮細胞においても核異型はみられず，その外側では淡明な細胞質を有する筋上皮細胞が被覆していることがわかる。すなわち2種類の細胞が確認された（二層性がみられた）（図4，図6 矢頭）。

### 3. 観察により得られた情報（組織パターン）に基づく鑑別診断

　本腫瘍は，境界明瞭な腫瘤を形成していることから腫瘍性病変である。乳管上皮と間質の両者がともに混在して増殖する二相性パターン（biphasic pattern）を示す腫瘍で，その成分は腺管と線維性間質からなっており，線維腺管パターン（fibroglandular pattern）を呈している。乳腺腫瘍でこのような形態を示しうるものとして，頻度順に線維腺腫，葉状腫瘍，化生癌（紡錘細胞癌ないし癌肉腫）が考えられる（☞ p.83, 24-a. 線維腺管パターン）。

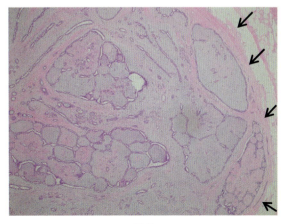
図5

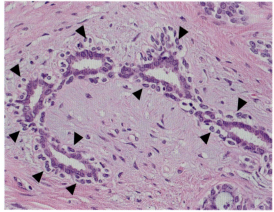
図6

## 4. 鑑別診断から診断を絞り込む過程

境界明瞭である点，乳管成分と間質成分が比較的バランス良く分布しており間質の一方的増殖がみられない点，上皮には二層性が明瞭である点，間質細胞に核異型や核分裂像がみられない点から，葉状腫瘍，化生癌は否定的で，線維腺腫（管内型線維腺腫）であると考えられる。

## 5. 最終組織診断

Breast, left, upper outer quadrant, excision:
- Fibroadenoma

（線維腺腫）

## 6. 逆鑑別診断

境界明瞭な乳腺腫瘍として鑑別に挙げられるものとして，良性では線維腺腫以外に嚢胞，乳管内乳頭腫，腺腫などが，悪性では粘液癌，充実腺管癌，髄様癌などがある。悪性上皮性腫瘍との鑑別のポイントは個々の細胞に核異型が乏しいことと，腺上皮細胞と筋上皮細胞の二層性（これを二相性，二細胞性と呼ぶ人もいる）がみられることである。良性の上皮を含むfibroglandular tumorとして葉状腫瘍（良性〜境界悪性〜悪性）との鑑別診断は必須である。しかし，葉状腫瘍は間質成分の面積的優位性と細胞密度の増多，少なからず葉状構造の出現（図7）が認められるはずである。

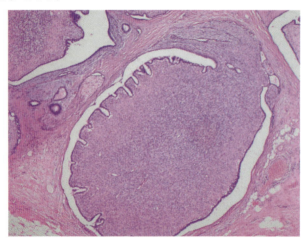

**図7 境界悪性葉状腫瘍**
葉状構造とともに，間質細胞の密度が高い腫瘍である。

## 7. 臨床病理相関

線維腺腫は比較的若年の女性に好発する良性乳腺腫瘍で，それ自体が癌化することはきわめて稀である。自然退縮する症例も多く，診断が確定できれば必ずしも摘出する必要はない。しかし，特に上皮過形成を伴う症例などでは細胞診や針生検で過剰判定されやすいため，fibroglandular tumorとしての基本構造をしっかり把握する必要がある。また，細胞診や針生検で葉状腫瘍と鑑別が難しい場合はfibroepithelial tumor lesionなどの診断に留めざるを得ないことがある。

## 症例2

　50歳，女性。乳がん検診のマンモグラフィで異常を指摘され来院した。超音波検査では左乳房上外側において不整形の低エコー腫瘤として描出された。針生検施行ののち，乳房円状切除術が施行された。

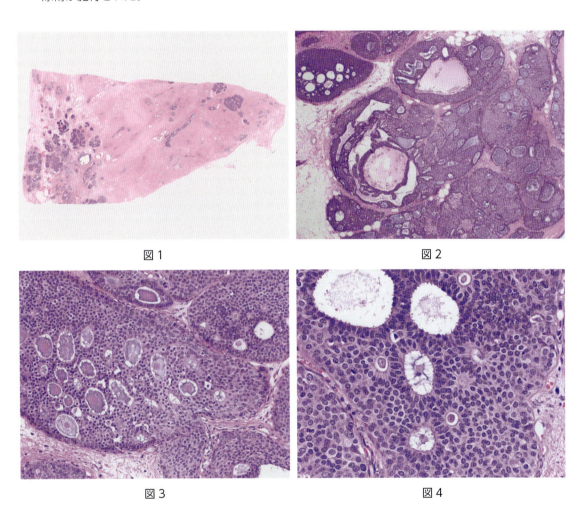

図1　　　　　　　　　　　　　　図2

図3　　　　　　　　　　　　　　図4

## 【解説】

### 1．弱拡大による観察

　ルーペ像では淡好酸性を呈する結合織を背景として，点状に淡青調を呈する領域が存在している（**図1**）。これらは小葉とみられる。細長い乳管とみられる構造も認められる。約15mmの範囲で濃い青紫色調を呈する領域が存在しているが，これらは小葉構造に一致する上皮細胞の塊の集簇であるようにみえる（**図1**，左下，右上の一部）。上皮塊の大きさは様々であったが，多くは円形ないし類円形で，境界が明瞭かつ平滑であった（**図2**）。内部では空隙がみられる。

介在する間質には著変は認められない。

## 2. 中拡大～強拡大による観察

　個々の上皮塊は，一つの胞巣内に複数の管腔（＊印）の介在を認める篩状構造を特徴としていた。個々の胞巣辺縁は平滑であった（**図3，図5**）。増殖細胞は類円形の比較的均質な核を有し，クロマチン増量を伴っていた。また，篩構造の管腔に対して規則正しく均等な分布を示していた（**図4**）。

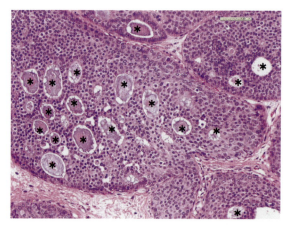

図5

## 3. 観察により得られた情報（組織パターン）に基づく鑑別診断

　弱拡大では，上皮塊に集簇性があり，個々の辺縁が平滑であることから，腺房内の上皮が増殖した結果小葉が拡大している可能性が示唆される。上皮の増殖は篩状 cribriform パターンを示している。粘液産生や壊死はみられない。構成細胞は均一で，核は小型円形かつ核間距離が均等である。これらの所見より，低異型度の非浸潤性乳管癌が鑑別診断として挙げられる。篩状構造を示す乳腺病変として，非浸潤性乳管癌のほか，浸潤性乳管癌の一型である（浸潤性）篩状癌，乳腺症や良性腫瘍に伴う乳管過形成が挙げられる（☞ **p.72, 15. 篩状パターンを示す癌**）。

## 4. 鑑別診断から診断を絞り込む過程

　乳管内～小葉内の細胞増殖が示唆されること，増殖細胞は均質で，管腔に緊満感があることから，非浸潤性乳管癌であると考えられる。上皮塊辺縁と間質の境界が明瞭でかつ形状が平滑であること，組織破壊に伴う線維形成性間質反応が認められないことなどから浸潤癌は否定的である。一方，乳管過形成は構成細胞の核配列，核形態，核染色性が細胞ごとにバラバラである，空隙の形が裂隙状で，真の腺腔ではない点で本病変の組織像と異なる。

## 5. 最終組織診断

　Breast, left, upper outer quadrant, partial resection:
　- Ductal carcinoma *in situ*, low-grade
　（低異型度非浸潤性乳管癌）

## 6. 逆鑑別診断

　篩型の構築からなる乳管内病変における良悪性の診断は，乳腺病理の中でも比較的難易度が高く，高度核異型の癌を除くと，増殖細胞の均質性が癌であることを示す診断の鍵となる。すなわち，乳管過形成は上皮細胞のみではなく，筋上皮細胞および両者の中間的性格を有する細胞が種々の割合で混在するため，構成細胞の形状が多彩である（**図 6**）。非浸潤癌であることは癌胞巣辺縁の形状を重視する。浸潤癌であれば，胞巣の形態はより不整である（**図 7**）。

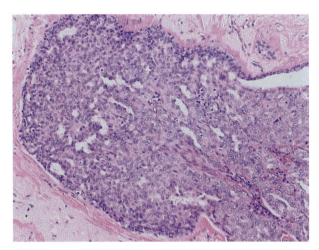

**図 6　乳管過形成**
核形態，核染色性や配列が不均質で，管腔も緊満感を欠いている。

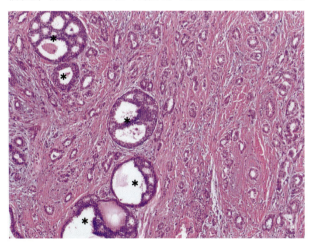

**図 7　浸潤性乳管癌**
一部に篩型の乳管内癌を伴う（＊印）。浸潤癌部の胞巣は小型で，不整な配列を示し，間質も浮腫状を呈している。

## 7. 臨床病理相関

　非浸潤性乳管癌のうち，核異型が比較的軽く，コメド壊死を伴わないタイプは特に予後が良好である。ただし，針生検法でその診断が得られた場合でも，その後の手術標本内に浸潤癌成分が見出されることがある。

# 5 骨・軟部組織

## 症例 1

20歳代，女性。下肢対麻痺，排尿困難を契機に来院。第一胸椎レベルの硬膜内髄外腫瘍に

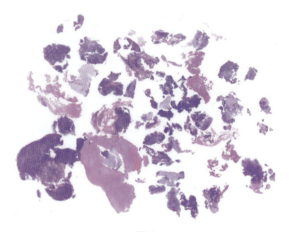

図 1

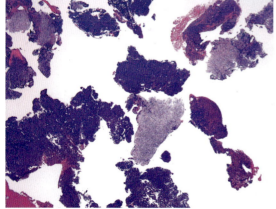

図 2

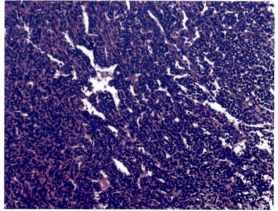

図 3

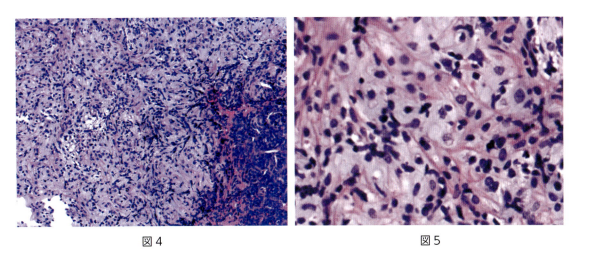

図4　　　　　　　　　　　　　　　　図5

対して腫瘍切除術が施行された。

## 【解説】

### 1. 弱拡大による観察

　多数の組織断片が採取されている。大部分は紫色調が強く，細胞密度が高い増殖性病変であるとみられる（図1）。これに対して，中央あるいはその右上などで淡青色調の比較的細胞密度が低いとみられる組織断片が認められる。上の断片では両者の移行がうかがわれる（図2）。この段階では本病変は腫瘍であると推察されるが，細胞密度が低い領域は腫瘍によって産生された基質が沈着している領域である可能性，あるいは腫瘍に対する間質反応が生じている可能性を考える必要がある。

### 2. 中拡大〜強拡大による観察

　細胞密度が高い部分では細胞質に乏しいほぼ裸核状の腫瘍細胞が，びまん性に増殖しており，腫瘍細胞間には内腔がスリット状になった毛細血管が介在している（図3）。いわゆる血管周皮腫パターン（hemangiopericytomatous pattern）である。細胞密度が低い部分（図4左側）は灰青色調の豊富な細胞質を有する円形ないし類円形の上皮様腫瘍細胞が増殖している（図5）。これらの細胞は軟骨細胞に類似している。軟骨細胞は軟骨基質が存在している場合は細胞質が比較的淡明であるため，核の周囲に空胞が存在しているようにみえるが，本病変では軟骨基質は明瞭とはいえない。細胞密度が高い部分（図4右側）の腫瘍細胞とは突然移行しているようにみえる。骨軟部腫瘍の診断において病変の局在，周囲組織との関係を把握することが重要であるため，この時点でMRIやCTによって得られた画像情報が必要である。本症例では病変が骨と無関係であることが確認された。

### 3. 観察により得られた情報（組織パターン）に基づく鑑別診断

　骨軟部腫瘍では増殖する細胞の形態や増殖パターンをみることも重要であるが，腫瘍細胞が

340 ● 5. 骨・軟部組織

産生する基質で分化の方向がわかることが多いので，まず弱拡大で間質が介在している部分を精査するとよい。骨，軟骨，脂肪といった特徴的な基質産生がみられれば，鑑別診断はかなり絞り込める。分化を示唆する基質がみられない場合，あるいは基質がみられてもさらに詳細な分類が必要とされる場合は，増殖細胞の形態と構築（増殖パターン）から診断名を考える。

　本症例では明瞭な基質の産生が観察されず，裸核状小型腫瘍細胞の増殖という点からPNET/ユーイング肉腫，横紋筋肉腫，円形細胞型脂肪肉腫，間葉型軟骨肉腫，線維形成性小円形細胞腫瘍（desmoplastic small round cell tumor：DSRCT）などが鑑別に挙げられる（☞ **p.107，43．小円形細胞腫瘍**）。また，血管周皮パターンを示す軟部腫瘍としてはグロームス腫瘍，孤立性線維性腫瘍，滑膜肉腫，悪性末梢神経症腫瘍，平滑筋肉腫，間葉型軟骨肉腫，未分化多形肉腫，乳児筋線維腫，血管内皮腫，などが挙げられる（☞ **p.100，36．血管周皮腫パターンを示す腫瘍**）。

## 4．鑑別診断から診断を絞り込む過程

　横紋筋肉腫は小児発生が多く，横紋筋肉腫の既往があるとか組織学的に腫瘍細胞の横紋形成が明瞭であるなどの特別な事情がない場合，若年成人に出現する頻度はかなり低い。PNET/ユーイング肉腫は小児期から若年成人にみられることが多いが，腫瘍細胞の形態は単調であり，本症例のように比較的豊富な細胞質を有する円形ないし類円形の上皮細胞様細胞が出現することはない。円形細胞型脂肪肉腫は脂肪分化を示す細胞がみられないと診断は難しいが，通常は種々の割合で粘液型脂肪肉腫の成分が混在し，やはり上皮細胞様細胞がみられることはない。DSRCTも多彩な組織像が報告されているが，上皮細胞様細胞の出現は通常みられない。一方間葉型軟骨肉腫は小円形細胞のびまん性増殖を背景に，種々の程度の分化を示す軟骨形成を特徴としている。また，小型円形細胞が血管周皮腫パターンを示すのが特徴で，本症例の組織像はこれに合致する。血管周皮腫パターンを示すその他の腫瘍は年齢や細胞形態から否定的である。以上より，HE標本の組織像は間葉型軟骨肉腫の可能性が高いことを示していると考えられた。しかし，粘液基質の産生を確認することが難しいため，軟骨細胞で陽性となるマーカーであるS100蛋白の発現を免疫組織化学的に検討したところ，陽性であることが確認された。このほか，軟骨性分化を示すマーカーとしてSOX9も有用であるが，SOX9は滑膜肉腫，PNET/ユーイング肉腫でも陽性となることがあるため，注意を要する。

## 5．最終組織診断

　Soft part, portion of thoracic spine, resection:
　- Extraskeletal mesenchymal chondrosarcoma
　（骨外間葉性軟骨肉腫）

## 6．逆鑑別診断

　軟骨分化が免疫染色で確認できない場合は，増殖細胞が小円形細胞と上皮細胞様細胞の二相性細胞で構成されているという観点から，低分化滑膜肉腫や悪性末梢神経鞘腫瘍（malignant peripheral nerve sheath tumor：MPNST）の可能性も考える必要がある。免疫染色（TLE-1

やケラチン, GFAP など) や FISH・PCR での解析を必要とすることもある。S100 蛋白陽性の小円形細胞腫瘍であるため, 悪性黒色腫 (原発性および転移性) である可能性も除外する必要がある。悪性黒色腫は腫瘍細胞が上皮様形態を示すことがあり, かつ粘液基質の沈着や軟骨形成を伴うことがあるが, 本症例のように小型円形細胞と上皮様細胞の成分の境界が明瞭であることはなく, 血管周皮腫様パターンを示すことも稀である。免疫組織化学的には悪性黒色腫で陽性となる HMB45, Melan-A, MiTF などのマーカーが有用である。

## 7. 臨床病理相関

　骨外性間葉型軟骨肉腫は 30 歳以下の女性に多い腫瘍であり, 軟骨形成部分以外には分化の不明瞭な小円形腫瘍細胞のびまん性増殖しかみられない。肉眼的には境界明瞭な腫瘤を形成し, 年齢・性別・肉眼所見・組織所見は本症例に一致する。好発部位も頭頸部および大腿であり, 臨床像と組織像を合わせると最終組織診断は妥当と考える。

　軟骨形成が確認できない場合, 特に術前針生検標本では最終診断に至らない場合も多く, 本症例も針生検時には最終診断に至らなかった。小円形細胞腫瘍は上記鑑別診断に挙げたもの以外にもリンパ腫や名称に「芽腫」がつく様々な小児腫瘍, 未分化神経外胚葉性腫瘍 (primitive neuroectodermal tumor:PNET) や非常に分化度が低い癌腫・肉腫も鑑別に挙がってくる。検体が小さい場合は再検をお願いした方がよいこともあるが, 術前化学療法が必要な肉腫の可能性だけは否定したうえで最終診断を手術材料まで保留せざるを得ないことも稀ではない。

## 症例 2

80 歳代，女性。仙骨部に出現した最大径 1.5 cm 大の有痛性腫瘤。腫瘤切除術が行われた。

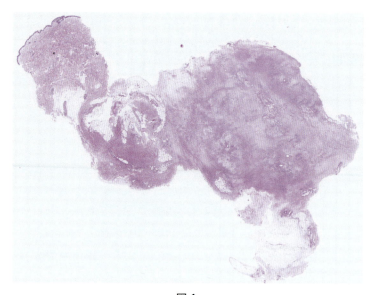

図 1

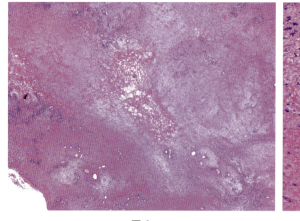

図 2                    図 3

## 【解説】

### 1. 弱拡大による観察

　左上に皮膚が存在しており，その直下に脂肪織が存在していることから，病変は皮下腫瘤であることがわかる（**図 1**）。腫瘤は好酸性ないし淡好酸性で，細胞密度が高くないとみられる。

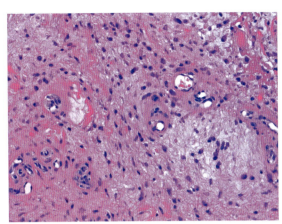
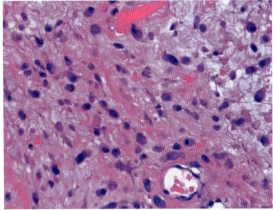

図4　　　　　　　　　　　　　　　　図5

　実際，中央部分では特に細胞が少なく，フィブリン析出が目立つ（図2，図3）。周囲には拡張した小血管の増加と浸潤細胞がやや目立つ。線維芽細胞様紡錘形細胞が認められるが，著しい細胞密度の増加，特徴的な細胞配列や血管構築は認められない。

## 2. 中拡大〜強拡大による観察

　紡錘形細胞は血管周囲でやや密度が高い傾向がある（図4）。強拡大では核はクロマチンが増量して濃染しており，偏在性を示すものも認められる（図5）。一部の細胞は核がやや大型で，N/C比が高い。核分裂像も観察される。間質では軽度の浮腫やフィブリン析出が観察される。核分裂は散見されるが，著しい増加，異常核分裂像は認められない。

## 3. 観察により得られた情報（組織パターン）に基づく鑑別診断

　炎症細胞浸潤が僅少である一方で腫瘤を形成している病変であることから，紡錘形細胞で構成される腫瘍である可能性が考えられるが，細胞密度の著しい増加，特徴的な細胞配列，血管構築がみられない一方で，小血管の拡張とフィブリン析出がみられることから，線維芽細胞や筋線維芽細胞の増生を主体とする炎症性疾患を考慮する必要がある。炎症性疾患であっても，創傷の治癒機転に代表されるように時間が経過とともに炎症細胞がみられないようになることに留意する必要がある。線維芽細胞や筋線維芽細胞からなる反応性の腫瘤類似病変としては結節性筋膜炎が代表的であるが，腫大した大型核を有する間葉系細胞が出現する類縁疾患として増殖性筋膜炎，虚血性筋膜炎が知られている（☞ p.110，45．大型上皮様/筋様細胞腫瘍）。特に後者はフィブリン析出がみられる点で，本症例における鑑別診断として重要である。鑑別診断として炎症を伴う腫瘍性疾患として，炎症性筋線維芽細胞腫瘍（inflammatory myofibroblastic tumor：IMT）が鑑別診断として挙げられるほか，平滑筋腫・平滑筋肉腫，横紋筋肉腫，粘液線維肉腫を含めて様々な間葉系腫瘍が炎症や外傷，虚血などによって二次性変化をきたすことがある。

## 4. 鑑別診断から診断を絞り込む過程

　炎症や外傷，虚血などによって組織像が修飾された腫瘍の診断の鍵は特徴的な組織像が保持されている領域を見いだすことだが，本症例ではそのような所見は得られなかった。大型細胞は散見されるが，著しい核形不整やクロマチンの粗造化，核分裂の増加，異常核分裂がみられないことからも，腫瘍性病変は否定的で，特に悪性腫瘍である可能性は低いと考えられる。IMT は通常リンパ球や形質細胞の浸潤が目立つが，本例ではフィブリンの析出と浮腫がみられるのみであり，積極的に疑う根拠は乏しい。これに対して，増殖性筋膜炎時に出現する神経節細胞様間葉系細胞は本例で観察された細胞に類似しているが，通常は浮腫や出血を伴うのみで本症例のような著しいフィブリン析出はみられない。従って，随所でみられるフィブリン析出を考慮し，虚血性筋膜炎（ischemic fasciitis）である可能性が高いと考えられた。80 代女性の仙尾部という褥瘡が生じやすい部位に存在している点もこの診断を支持している。

## 5. 最終組織診断

Soft part, sacrococcygeal region, resection:

- Ischemic fasciitis

（虚血性筋膜炎）

## 6. 逆鑑別診断

　軟部腫瘍が二次的に虚血をきたした可能性は常に考慮する必要があるが，腫瘍を示唆する細胞密度の増加や特徴的な配列，血管構築，細胞異型が認められない点で否定的である。仙尾部の線維細胞・筋線維芽細胞様細胞の増殖であることから，組織像からは褥瘡による潰瘍の底部である可能性も考えられるが，炎症細胞浸潤がほとんどみられない点，腫瘤を形成している点などで本症例の組織像と異なる。

## 7. 臨床病理相関

　虚血性筋膜炎は atypical decubital fibroplasia とも呼ばれ，高齢者で肉体的に消耗したり，寝たきり状態で動けなくなった患者の骨突起部で常時床などに当たる領域の軟部組織に発生することが多い。しばしば，褥瘡好発部位である仙骨部に生じる腫瘤性病変で，通常であれば潰瘍化する部分に線維化と間葉系細胞の増殖を示す偽腫瘍性病変である。その組織像は褥瘡の瘢痕期と重なる部分があるが，臨床的に腫瘤形成性という点が異なる。本症例も仙骨部に出現した腫瘤であり，臨床病理的背景を考慮した場合は第一に考えるべき疾患である。

## 症例3

10代，女性。運動時に踵痛が出現。X線写真で踵骨内に境界明瞭な4cm大の骨透亮像を認める。骨掻爬術が施行された。

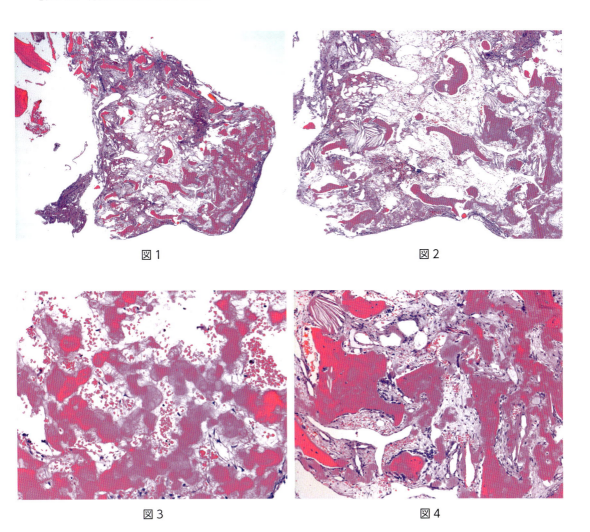

図1　図2

図3　図4

## 【解説】

### 1. 弱拡大による観察

骨梁の分布は非常に不規則で，上下方には断裂や小型化がみられ，右方では厚さの不均一で，かつ不規則に癒合して密度が増加しており（**図1**），組織片の辺縁部では骨梁間が好酸性であることから線維化巣がうかがわれる（**図2**）。これに対して，中央付近は淡明で，疎な間質で構成されているとみられるが，赤色ないし褐色調の領域がみられることから出血とヘモジデリン沈着が示唆される。また，左下方付近ではコレステリン裂隙が観察される。

## 2. 中拡大～強拡大による観察

　形態の不揃いが目立つ骨梁間では造血細胞や脂肪細胞，結合織は明らかでなく，フィブリン様の針状物質で囲まれる小球状構造物が観察される（**図3**）。既存の骨梁が均一な好酸性を呈しており，層板が重ね合わせてつくられるために骨質の表面に平行した層状模様がみられる。これに連続して層状構造がみられず，好酸性の色調に濃淡がある骨梁が存在している（**図4**）。その周囲は骨芽細胞で縁取られている。この新生骨はカルシウム沈着が不十分な未熟な骨組織で，いわゆる類骨に相当するものであると考えられる。

## 3. 観察により得られた情報（組織パターン）に基づく鑑別診断

　索状あるいは網目状の骨増生によって特徴づけられる骨梁パターン（bony trabecular pattern）を示す腫瘍ないし腫瘍類似病変としては類骨骨腫，骨肉腫，セメント質腫，セメント質形成線維腫，骨形成線維腫，線維性骨異形成などが挙げられるが，本病変では細胞増殖が明らかでなく，線維化巣の存在も合わせると，骨壊死が生じた後に治癒機転が働いている状態である可能性が考えられる（☞ **p.103，38．骨性格子を示す腫瘍**）。すなわち，中心部の間質の浮腫や出血，ヘモジデリン沈着，泡沫細胞浸潤は退行性（変性）病変を存在しており，右側にみられる不規則な骨梁形成はこれに伴って骨新生が起こっていると解釈することができる。このような炎症性変化・退行性変化をきたす非腫瘍性疾患としては腫瘤形成性炎症性疾患あるいは偽腫瘍性疾患が鑑別診断として挙げられる。ただし，腫瘍でも二次的に変性をきたすことがあるので，腫瘍を示唆する細胞増殖がないことを確認しなければならない。

　二次性変化をきたす腫瘍としては骨巨細胞腫，線維性骨異形成，骨内脂肪腫が挙げられるが，

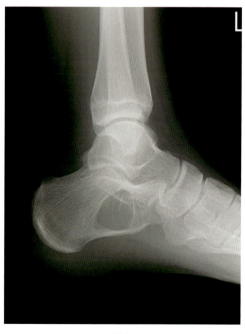

図5

肉腫でも稀に認める。なお，単純X線写真では，踵骨内部には境界明瞭な4×3cm大の透亮像が認められ（掻爬術施行部），後面にも表層からの骨突出がみられる（**図5**）。

## 4. 鑑別診断から診断を絞り込む過程

　本例では骨芽細胞は骨辺縁に規則正しく分布しており，炎症細胞以外の増殖細胞をみないため，腫瘍性病変は考えにくい。多核巨細胞が目立つ場合には動脈瘤様骨嚢腫（aneurysmal bone cyst：ABC）が鑑別に挙がり，実際に単発性骨嚢腫にABC変化を生じることはあるが，間質に沈着するフィブリン様物質は単発性骨嚢腫を強く示唆する。

## 5. 最終組織診断

Calcaneous bone, curettage:

- Solitary bone cyst

（単発性骨嚢腫）

## 6. 逆鑑別診断

　骨折に伴う骨髄炎が鑑別に挙がるが，急性骨髄炎にしては炎症細胞浸潤が目立たず，慢性骨髄炎にしては線維化が目立たない。線維性異形成の二次的な骨折合併も鑑別に挙がるが，線維性異形成を特徴づける繊細な線維骨形成は観察されないので積極的に疑う根拠はない。

## 7. 臨床病理相関

　X線像に加え，嚢胞性病変を示唆する病変内液面形成は術前CTで確認されていることが多く，臨床的には単発性骨嚢腫以外にABC，骨内ガングリオンが鑑別に挙がる。ガングリオンは長管骨骨端部に多く，内部にゼラチン様液体の貯留が観察される。画像上，嚢胞周囲の骨硬化所見が明瞭で，病理ではしばしば粘液変性や泡沫細胞浸潤を伴うことがある線維性結合組織がみられるのみで，本症例のような組織変化はみられない。ABCでは出血や肉芽組織の形成，線維化といった炎症性変化を伴い，多核巨細胞や単核細胞の増殖が目立つ。

## 症例 4

　16歳，男性。3ヵ月前より右股関節部痛を自覚していた。X線検査にて大腿骨大転子部に骨透亮像を指摘された。辺縁骨硬化のない境界明瞭な溶骨性病変で，針生検後に掻爬術が施行された。

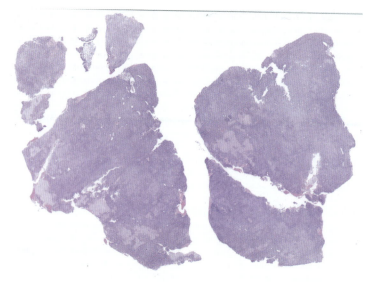

図1

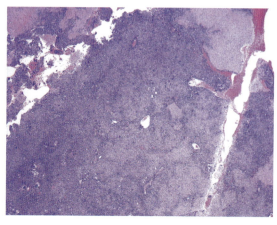

図2

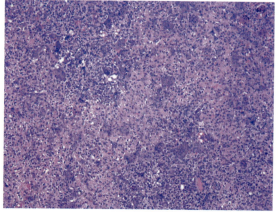

図3

## 【解説】

### 1. 弱拡大による観察

　採取された組織断片は充実性で，色調は主として淡青色だが（図1），随所で比較的明るい

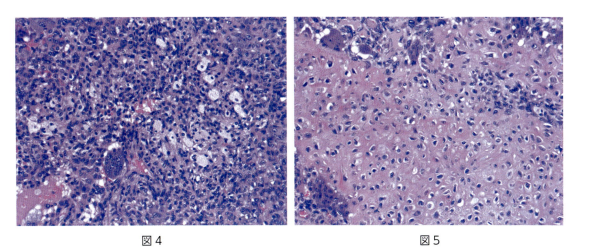

図4　　　　　　　　　　　　　　　図5

領域が存在している（図2）。前者は細胞密度が高く，増殖性病変であるとみられるのに対して，後者は細胞密度が低く，部分的には好酸性ないし淡好酸性の基質が観察される（図3）。細胞密度が高い領域では大型の細胞が散見される。

## 2. 中拡大～強拡大による観察

　増殖している細胞は大部分が単核細胞だが，多核巨細胞が混在している。これらの多核巨細胞は核が空胞状で核小体がみられることから，破骨型多核巨細胞であると考えられる（図4）。単核細胞では核の大小不同やクロマチン増量は目立たず，特定の組織構築も観察されない。泡沫細胞浸潤を散見することから退行性変化を示しながら，緩徐に発育する腫瘍である可能性が示唆される。細胞密度が低く，基質産生がみられる領域では，基質内に存在する単核細胞が灰青色の細胞質を有し，細胞周囲明暈（ハロ halo）の形成がみられることから，軟骨成分であることが考えられる（図5）。

## 3. 観察により得られた情報（組織パターン）に基づく鑑別診断

　大部分は細胞の密な増殖がみられる病変であり，腫瘍性病変が考えられ，軟骨基質の産生がみられることから，軟骨性腫瘍であると考えられる。軟骨を形成する腫瘍の鑑別診断として，内軟骨腫，軟骨粘液線維腫，軟骨芽腫，骨肉腫，軟骨肉腫が挙げられる。破骨型多核巨細胞が出現する増殖性病変の鑑別診断として，骨巨細胞腫（giant cell tumor：GCT），動脈瘤様骨嚢腫（ABC），巨細胞修復性肉芽腫（giant cell reparative granuloma：GCRG），が挙げられる（☞ p.92，28. 骨巨細胞病変）。ABC は充実性あるいはほとんどが充実性であることがあるほか，GCT や軟骨芽腫でも同様の変化がみられることがあるため注意を要する（二次性ABC）。単核細胞の増殖が主たる構成成分であることも考慮すると，本症例における鑑別診断として軟骨芽腫，骨肉腫，軟骨肉腫，GCT，充実型 ABC，CCRT を考慮する必要がある。

## 4. 鑑別診断から診断を絞り込む過程

充実型の ABC と GCRG はともに単核細胞と多数の破骨型多核巨細胞が混在するために本症例の組織像と類似するが，紡錘形細胞が混在し，肉芽組織様にみえる領域が存在することが多く，多くの ABC では出血が目立つ。骨 GCT は破骨型多核巨細胞の形態を模倣する腫瘍細胞がより多くみられ，単核細胞の細胞質辺縁は不明瞭なことが多い。軟骨芽腫瘍は多数の破骨型多核巨細胞を伴うため，GCT に酷似することがあるが，単核の腫瘍細胞は卵円形ないし類円形で，細胞質境界が明瞭である。また，細胞質は淡明ないし淡好酸性細胞質を有し，極端な例では上皮様となる。また，核はくびれや横溝を示す。そのためランゲルハンス組織球症に類似することがあるが，多数の好酸球浸潤を伴うことはない。本症例の単核細胞の形態はこれらに合致し（**図6**），軟骨形成，破骨型多核巨細胞の混在などの所見も考慮すると本病変は軟骨芽腫であると考えられる。骨肉腫は核異型が認められないことから否定的である。軟骨肉腫は異型が軽度であることがあるが，破骨型多核巨細胞の出現は淡明細胞型軟骨肉腫を除いて稀であることなどから否定的である。

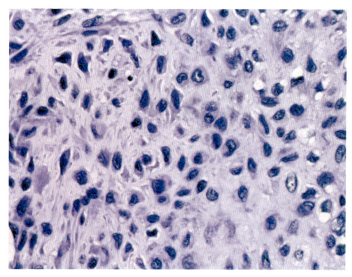

図6

## 5. 最終組織診断

Femur, curettage:
- Chondroblastoma

（軟骨芽細胞腫）

## 6. 逆鑑別診断

常に骨肉腫と軟骨肉腫の可能性も念頭において確実に除外する必要がある。軟骨肉腫では多数の破骨型多核巨細胞の出現や泡沫細胞の浸潤は少ないが，前述のように淡明細胞型軟骨肉腫

では破骨型多核巨細胞が出現することがある。最終的には，画像上腫瘍が破壊性に進展しないかどうか，軟部組織への浸潤がないかどうかなどを確認することが望ましい。

## 7. 臨床病理相関

　軟骨芽腫は若年で発生する骨腫瘍だが，周囲骨への浸潤性広がりがみられない点で骨肉腫との画像による鑑別は容易である。これに対して，軟骨芽腫と骨 GCT はいずれも境界明瞭な溶骨性腫瘍であり，時に局所再発や転移を示すなどの点で類似するため，臨床像からこれを鑑別することは困難である。従って，組織学的検索によって診断が確定する。

# 6 皮膚

## 症例 1

25歳，女性。左前腕の腫瘤が切除された。

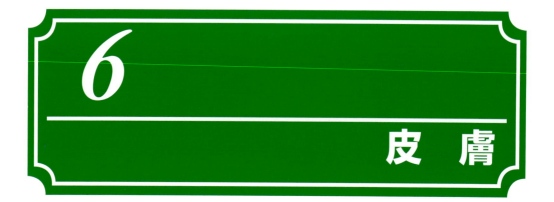

図 1

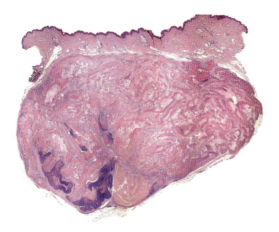

図 2

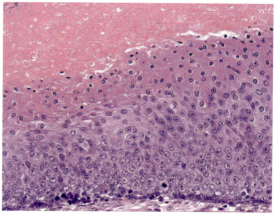

図 3

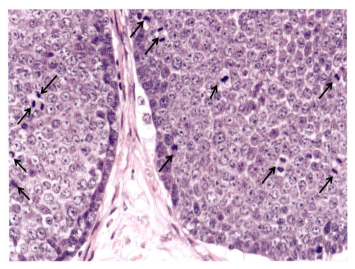

図4

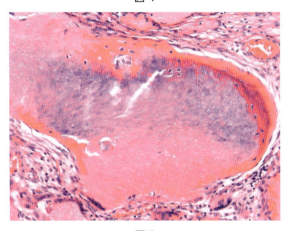

図5

## 【解説】

### 1. 肉眼観察および弱拡大像

弱拡大で，真皮から皮下脂肪組織内に，良性の腫瘍性疾患であることを意味する境界明瞭な1.8 mm × 1.1 mm 大の腫瘤が存在している（**図1**）。腫瘤は大部分が好酸性を呈するが，腫瘤の左下部分は好塩基性に染まる。

### 2. 中拡大〜強拡大による観察

好塩基性にみえた部位は，N/C 比が高く，クロマチンが濃縮し，核小体が明瞭な"好塩基性細胞（basophilic cells）"が非常に密に増殖し，V字状あるいは腸管様の胞巣を形成している（**図2**）。胞巣は核が消失した好酸性の領域に連続している（**図3**）。好塩基性細胞には核分裂像が多数みられる（**図4**矢印）。好塩基性細胞は，正常な毛嚢の毛母基の主たる構成細胞で，毛皮質（cortex）（毛幹 hair shaft）を作る毛母細胞（pilomatrical cells）への分化（形態的

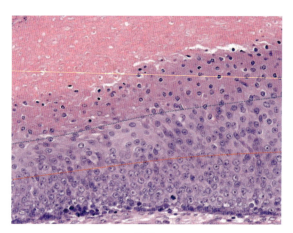

図6

な類似性）といえる（図6赤色点線より深部）。徐々に細胞質がやや豊富で好酸性を示す，上毛母細胞（supramatrical cells）へ成熟し（図6赤色と青色点線の間），本来であれば毛皮質を作るはずだが，腫瘍としてその正常な成熟が障害され，まるで凝固壊死のように核の形態が残存する"陰影細胞（shadow cells）"を形成している。好酸性に染まる部位は，陰影細胞の増殖巣で，すでに異物とみなされ，しばしば異物巨細胞に貪食されている（図5の右下）。青色でパウダリーな石灰沈着（図5の好塩基性の領域）や骨化（図5の好酸性が特に強い領域）もみられる。

### 3. 観察により得られた情報（組織パターン）に基づく鑑別診断

　毛母腫と診断するための必要条件である好塩基性細胞は，N/C比が高く，クロマチンが濃縮し，核分裂像が多数あるがそれらは，常時活発に毛髪を作り続けている正常な毛母細胞の特徴そのものであり，これらの所見を悪性所見とみなしてはいけない。毛母癌（pilomatrix carcinoma/pilomatrical carcinoma/malignant pilomatricoma）の報告例の大多数は，こられの所見の過大評価によるoverdiagnosisであり，日常診断上は，毛母癌は存在しないと言っても過言ではない。

### 4. 鑑別診断から診断を絞り込む過程

　陰影細胞は，正常組織や多くの疾患においても非特異的に出現するため，診断には好塩基性細胞の増殖が必須である。中拡大でV字状あるいは腸管状に曲がりくねった胞巣は，本来であれば一本のまっすぐに伸びるはずの毛囊や毛皮質が，腫瘍性に不規則に増殖した形態である。

　毛母腫は石灰化や骨化を必ずしも伴うわけではない。従って，石灰化上皮腫という診断名は正確ではない（misnomer）ため，欧米では毛母細胞（pilomatrix）の良性腫瘍（-oma）という，分化の方向を正しく反映した，毛母腫（pilomatricoma/pilomatrixoma）が使用されている。

### 5. 最終組織診断

Skin, left forearm, excision:

- Pilomatricoma/Pilomatrixoma（Calcifying epithelioma）

（毛母腫／石灰化上皮腫）

## 6. 逆鑑別診断

　本腫瘍の重要な鑑別疾患として，基底細胞癌（basal cell carcinoma，基底細胞上皮腫 basal cell epithelioma）が挙げられる。基底細胞癌で増殖する細胞は，胎生期の毛嚢の原基である毛芽（hair germ）を模倣しており，N/C 比は高いもののクロマチンは繊細で核小体は目立たない。胞巣の辺縁で核は柵状に配列し，間質との間にしばしば粘液基質が介在する裂隙を形成する。基底細胞癌ではアミロイドが腫瘍胞巣内や間質に Civatte body 様あるいは面皰壊死様に沈着する。

## 7. 臨床病理相関

　毛母腫は，10 歳代〜20 歳代の女性の上肢，顔面および頸部などに好発する。本症例は 25 歳女性の左前腕に発症した典型例である。8 ヵ月前から硬い結節を自覚し，徐々に大きくなったというが，症状がない点や被覆表皮が常色で硬い点も合致する。臨床的に軟らかく，嚢胞状病変が疑われる症例では，組織学的に表皮嚢腫（粉瘤 epidermal cyst）の壁の一部から毛母腫が発生していることが多い。

　内毛根鞘と外毛根鞘への分化を示す腫瘍は非常に稀で，とりわけ内毛根鞘への分化を示す病態はほとんど存在しないが，毛母腫においては，稀ならずトリコヒアリン顆粒を有する内毛根鞘（**図 7 左**赤色点線）や，淡明な細胞質を有する外毛根鞘（**図 7 右**）への分化を一部にみることがある。毛母腫でこれらの細胞が出現することから，逆に正常組織を理解する上で，毛母基の最外層に位置する内毛根鞘や外毛根鞘は毛母細胞から成熟することが理解できる。

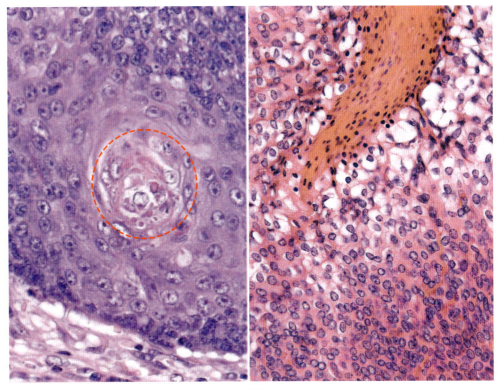

図 7

## 症例 2

81歳，女性。1ヵ月前に左頬の腫瘤に気づいた。急速に増大したため，切除された。

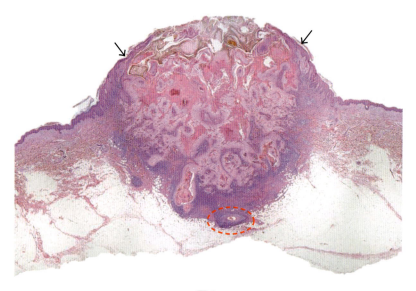

図 1

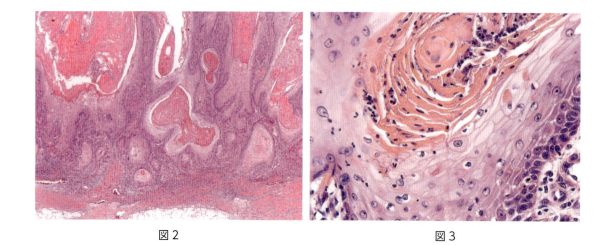

図 2　　　　　　　　　　　　　　　図 3

## 【解説】

### 1. 肉眼観察および弱拡大像

　真皮内に病変の中心がある類円形の腫瘤が形成され，腫瘤によって押し上げられるように，正常な表皮（"overhanging epidermal lip"）が病巣の表層を覆っている（図1．矢印）．深部は皮下脂肪組織のレベルに達するものの，腫瘤は全体としてほぼ左右対称性でカップ状を呈

している．増殖するのは，細胞質が豊かで N/C 比が低く好酸性を呈する細胞である．腫瘍中央部に角化物を大量に入れ，諸処で胞巣内でも角化していることから，角化細胞性（扁平上皮細胞）の病変であることが解る（**図 2**）．腫瘍の周囲は好塩基性の領域が帯状に取り巻いており，リンパ球が高度に浸潤していることがうかがわれる．

### 2. 中拡大〜強拡大による観察

胞巣内に増殖する細胞は，淡好酸性を呈する豊富な細胞質（ground glass cytoplasm）と小型で比較的異型性の乏しい核を有する特徴的な大型細胞である（**図 3**）．この細胞は著しい角化をきたし，角質物には好中球が浸潤して排除されつつある．これに対して胞巣の辺縁に位置する細胞は N/C 比が高く，明瞭な核小体を有し，高度の核異型を示すことが多い（**図 4**，赤色点線より下部）．異型核分裂像を含む核分裂像も容易に散見される（**図 4**，赤色点線）．胞巣の周辺はリンパ球が高度に浸潤し，異型細胞を侵食している．胞巣内に太い膠原線維束が突き刺さるように入り込んでいる（**図 5**．矢印）．

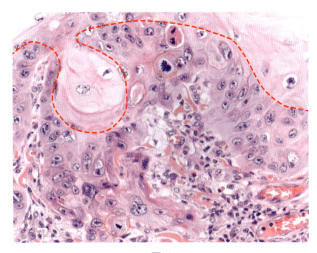

図 4

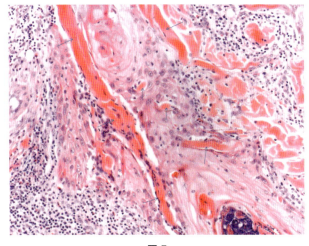

図 5

## 3. 観察により得られた情報（組織パターン）に基づく鑑別診断

　ケラトアカントーマは，しばしば扁平上皮癌との鑑別に悩まされる。被覆表皮の角化細胞から発生する定型的な扁平上皮癌は，ケラトアカントーマのように表層を正常皮膚が覆うことはなく潰瘍を形成することが多い。腫瘍細胞は表皮と連続性を示し，深部に向かうにつれ，胞巣はより小型となり不規則に浸潤する。背景に，日光角化症（老人性角化症）やボーエン病などの squamous cell carcinoma in situ を有することが多い。

　定型的な扁平上皮癌は表皮の角化細胞から発生するが，ケラトアカントーマは毛囊上皮の角化細胞に由来するといえる。真皮に存在する毛囊の上皮から発生し，病変が 360 度方向に増殖するため，腫瘍は左右対称性を示し，表層は正常の被覆表皮が覆い被さる。

## 4. 鑑別診断から診断を絞り込む過程

　弱拡大像で overhanging epidermal lip を有する左右対称性の病変であることと，強拡大で特徴的な好酸性の大型角化細胞が増殖するという両方の所見が揃うことから，ケラトアカントーマと診断することができる。つまり，病理学的にケラトアカントーマと診断するためには，全体像（弱拡大像）の確認が必須であり，扁平上皮癌との鑑別が必要な場合に，生検や部分切除をしても診断的価値を有さない。

　確定診断には，扁平上皮癌よりもむしろ急速に増大するものの自然消退傾向を示すという臨床情報を得ることも欠かせない。臨床的にケラトアカントーマが強く疑われる場合は，すぐに切除せず，経過を観察し自然消退の有無を確認することも重要である。

## 5. 最終組織診断

Skin, left cheek, excision:

- Keratoacanthoma

（ケラトアカントーマ）

## 6. 逆鑑別診断

　扁平上皮癌との鑑別がしばしば必要となる（前述）。

　HPV 感染が毛囊上皮に生じると全体がカップ状を呈し過角化を来すため，弱披大像がケラトアカントーマに類似することがあるが，ground glass cytoplasm と呼ばれる淡好酸性で豊富な細胞質を有する角化細胞の出現，核異型，表皮突起の不規則な延長，胞巣内の好中球浸潤，胞巣周囲のリンパ球浸潤などはない。

## 7. 臨床病理相関

　ケラトアカントーマが独立した疾患概念であるのか，自然消退しうる高分化型扁平上皮癌なのかの論争は未だに決着がついていないが，ケラトアカントーマは次の臨床病理学的診断基準を満たす病態を指す。臨床的に，①短期間（1，2 ヵ月）で急激に大きくなり，数ヵ月（3 ～ 6 ヵ月）で自然に退縮するという経過，組織学的に，②左右対称性で境界明瞭な病変で，③ overhanging epidermal lip が病変の表層を覆い，④ ground glass cytoplasm（すりガラス状の細胞質）と呼ばれる，淡好酸性の豊かな細胞質を有する大型細胞が存在し，⑤胞巣の周

辺にはリンパ球が，胞巣内の角化物（壊死巣）には好中球が浸潤する。

驚くべきことに，高度の核異型，多数の核分裂像，深達度，はては神経周囲侵襲や脈管侵襲でさえも，ケラトアカントーマを否定する要素とはならない。

ケラトアカントーマは最盛期にはあたかもチューリップのつぼみのような形態を示すが，退縮期には，チューリップの花びらが散る前に外側に広がるように平坦に帰す（図6　参考症例）。自然消退という臨床像を象徴する組織学的所見として，角化した胞巣内は好中球が浸潤し，胞巣辺縁ではリンパ球が腫瘍細胞を排除しようと高度に浸潤する。消退の程度は病変内で程度に差があり，ground glass cytoplasm を有する大型細胞が残存する部位（図6 赤色点線）から，完全に線維化を来し再生表皮によって覆われた部位（図6 青色点線）などが不均一に混在し左右非対称な病変になるため，扁平上皮癌と誤診してはならない。

本症例は腫瘍の最下端の小静脈に脈管侵襲がみられる（図7　右は EVG 染色，＊，図1の赤色点線内）。上記の①〜⑤の基準を満たしケラトアカントーマと診断された病変で，稀ながら脈管侵襲が報告されているが，リンパ節転移や遠隔転移はないという。本例は皮下脂肪織まで病変が及んでいるが，深速度も扁平上皮癌と診断したり，予後を悪化させる因子にはならない。

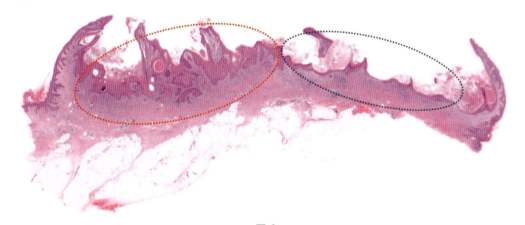

図6

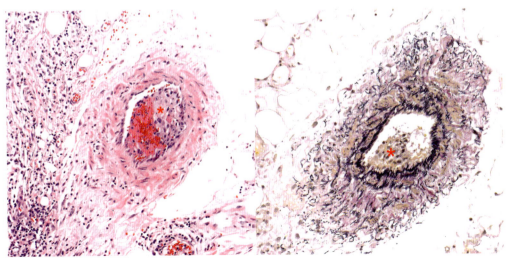

図7

## 症例 3

47歳，男性。8ヵ月前から額正中に痂皮が付着する萎縮性の紅斑が出現した。

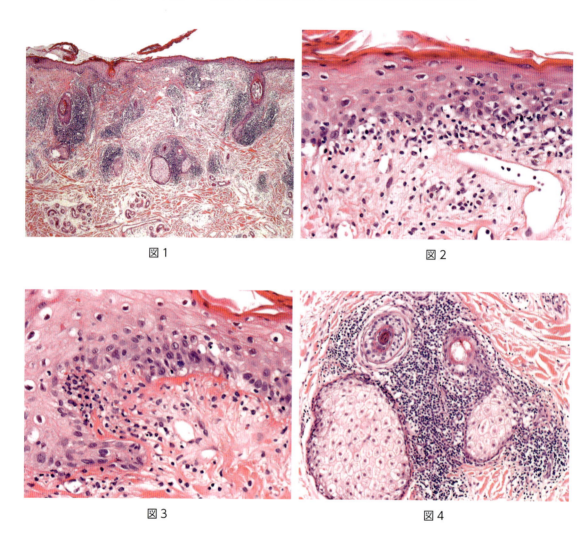

図1

図2

図3

図4

## 【解説】

### 1. 肉眼観察および弱拡大像

表層は痂皮が落屑し，表皮は全体に萎縮している（**図1**）。真皮は，毛嚢，皮脂腺および汗管などの皮膚付属器および血管を中心に炎症細胞が結節状に浸潤している。毛嚢には毛皮質（cortex）ではなく角栓を入れている（**図1，図5　青色点線**）。真皮は膠原線維間が離開しており，粘液の沈着や浮腫があることが推測される。

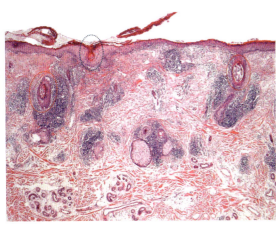
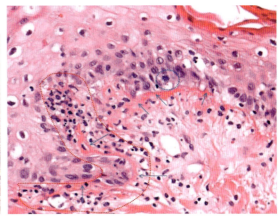

図5　　　　　　　　　　　　　　　図6

## 2. 中拡大〜強拡大による観察

　表皮真皮境界部を主体にリンパ球が表皮向性に浸潤し，基底膜は不明瞭である（**図2**）。高度の空胞変性（vacuolar degeneration，液状変性 liquefaction degeneration）をきたし，リンパ球が角化細胞の細胞質内や細胞間に浸潤している。真皮浅層は浮腫が著しくリンパ管の拡張を伴う（**図2**）。基底膜がフィブリノイド変性を来して肥厚する部位もみられ（**図3，図6，矢印**），一部では好中球とその核破砕物が浸潤している（**図3，図6赤色点線**）。基底細胞は，核異型を示し明瞭な核小体を有し，核分裂像もみられる（**図6青色点線**）ものの，クロマチンは繊細であることから，慢性的に繰り返される破壊による再生性の異型角化細胞であることがわかる。

　毛嚢を中心とする皮膚附属器や血管周囲にはリンパ球が結節状に浸潤し，表皮向性に毛嚢内に浸潤し，毛嚢上皮が侵食され，基底膜は不明瞭である（**図4**）。

## 3. 観察により得られた情報（組織パターン）に基づく鑑別診断

　表皮真皮境界部の空胞変性は特異性の高い所見で，表皮真皮境界部皮膚炎（interface dermatitis）としてくくることのできる疾患群と促えることができる。全身性エリテマトーデス（systemic lupus erythematosus：SLE），皮膚筋炎，ウイルス性疾患などが鑑別に挙がる。加えて角化細胞に個細胞壊死（dyskeratosis，アポトーシス，Civatte body）が目立つ場合は，①多形滲出性紅斑（erythema multiforme），②移植片対宿主病（graft-versus-host disease：GVHD），③急性痘瘡状苔癬状粃糠疹（pityriasis lichenoides et varioliformis acuta）（Mucha-Habermann 病）および④薬疹の4疾患にほぼ絞られる（☞ **p.124，4. 真皮浅層と深層の血管周囲に炎症細胞が浸潤，表皮の変化がある；p.132，11. 毛嚢周囲に炎症細胞が浸潤**）。上記の疾患はいずれも炎症細胞浸潤が真皮浅層に主座を置くが，本例のように真皮深層，特に皮膚附属器や血管周囲に結節状に浸潤する病態は，ほぼ円板状エリテマトーデス（discoid lupus erythematosus：DLE）と診断して良い。

## 4. 鑑別診断から診断を絞り込む過程

DLE は，臨床病理学的に明瞭な病態を示す独立した疾患概念であるが，SLE にとっては，皮膚症状の一型として生じうる。皮疹の形態の違いにより，急性型 LE，亜急性型 LE，慢性型 LE と，あたかも時期の違いを連想させる分類があり，DLE は慢性型 LE に相当する。

組織学的には，急性期では空胞変性が目立ち，慢性期では基底膜が肥厚する。

## 5. 最終組織診断

Skin, forehead, biopsy:

- Discoid lupus erythematosus（DLE）

（円板状エリテマトーデス）

## 6. 逆鑑別診断

SLE でみられる表皮の萎縮と空胞状変性，真皮の浮腫および粘液の沈着などは DLE と相同である。SLE では，炎症細胞は真皮浅層に限局して浸潤し，皮膚附属器周囲に結節性に浸潤することはない。皮膚筋炎（dermatomyositis）も表皮の萎縮，空胞変性および真皮の浮腫を来すが，炎症細胞浸潤は乏しい。多形日光疹（polymorphic light eruption）は，真皮内に結節性にリンパ球が浸潤するが，血管周囲性である。表皮は肥厚や海綿状態を呈することがあり，表皮直下の高度の浮腫は特徴的である。

## 7. 臨床病理相関

47 歳男性の額や耳介に，8 ヵ月前から母指頭大の境界明瞭な萎縮性紅斑が多発した。通常 DLE は，SLE のような性差（女性＞男性）はなく，頭頚部（日光裸露部）に限局して多発する円板状の局面であり，本例は定型的といえる。DLE は皮膚以外の身体所見や検査値の異常はなく，瘢痕治癒を来し生命予後は良い。ただし，DLE は非常に稀ながら，有棘細胞癌の先行病変になりうる。

## 症例 4

72歳, 女性。1ヵ月前から両足に紅斑が出現し, 急速に拡大した。

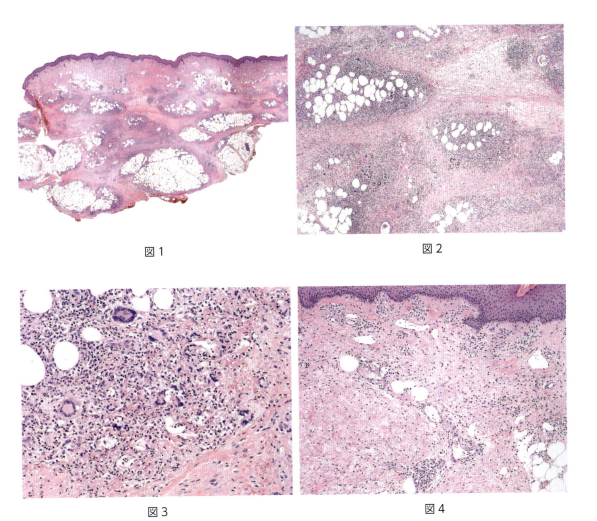

図1

図2

図3

図4

## 【解説】

### 1. 肉眼観察および弱拡大像

　表皮と真皮浅層には著変を認めず, 病変の主座は皮下脂肪組織に存在する。脂肪隔壁が厚く肥厚し, 小葉辺縁に炎症細胞が浸潤することにより, 脂肪組織が減少している (**図1**)。隔壁性脂肪織炎 (septal panniculitis) の組織像である。皮下脂肪組織を主体とした病変は, 結節性紅斑の"結節"として触れる病態に相当する。

　拡張した脂肪隔壁は, 好酸性のフィブリノイド物質が析出し正常な間質の構造が消失した, 類壊死 (necrobiosis) に陥る部位 (**図2**, **図6**, 赤色＊) から線維化をきたす部位 (**図2**,

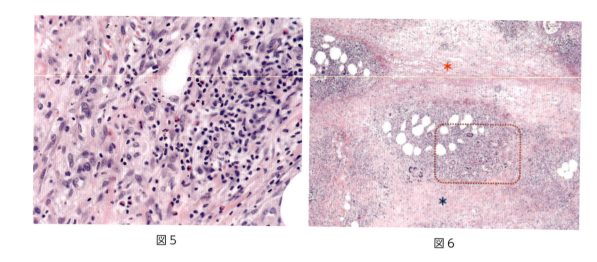

図5　　　　　　　　　　　　図6

図6，青色＊）まで様々である。

## 2. 中拡大～強拡大による観察

　脂肪織小葉の辺縁を主体に炎症細胞浸潤や毛細血管が増生している。核が馬蹄形に配列するラングハンス（Langhans）型の多核巨細胞が目立ち（図3，図6の赤色枠内），リンパ球，好中球の浸潤および出血を伴う。乾酪壊死や組織球が柵状に配列する像はない。明らかな血管炎の所見は指摘できない。

　真皮は全体に変化が乏しいものの，血管は細・小血管から毛細血管にいたるまで全層性に増生し内腔が拡張している。これが結節性紅斑の"紅斑"の臨床像をかたち作る（図4）。血管周囲には好中球，リンパ球，好酸球および組織球など多彩な炎症細胞が浸潤する（図5）。

## 3. 観察により得られた情報（組織パターン）に基づく鑑別診断

　Septal panniculitisで組織球が浸潤する疾患のうち，間質が類壊死に陥ったりフィブリノイド物質が析出していれば，リポイド類壊死症（necrobiosis lipoidica）が鑑別に挙がる（☞ p.134，14. 脂肪組織の隔壁に炎症細胞が浸潤）。間質だけに着目すると鑑別がつかないが，リポイド類壊死症は病変の主座が真皮にあり，組織球が壊死巣に対して垂直に柵状配列を示す（palisaded granuloma）。

　組織学的に隔壁の炎症は多かれ少なかれ小葉におよび，逆に小葉に炎症があれば同時に隔壁にも炎症細胞が浸潤する。そのため病変の主座が隔壁にあるのか（隔壁性脂肪織炎 septal panniculitis），小葉（小葉性脂肪織炎 lobular panniculitis）かの鑑別が困難な症例が少なくない。小葉性脂肪織炎の代表疾患であるバザン硬結性紅斑（erythema induratum Bazin）では，炎症細胞浸潤や壊死が少なくとも一つ以上の小葉をびまん性に巻き込むことが最大の鑑別点となる。乾酪壊死を伴うことも特異性が高い。血管炎は静脈を標的とすることが多く，血管炎が明瞭な症例は，結節性血管炎（nodular vasculitis）と呼ばれる。臨床的には，結節性紅斑が比較的急性に経過し数週間で消退するのに対し，バザン硬結性紅斑は，好発部位が両側の下腿であることは類似しているものの，小太りの女性に多く，潰瘍を生じて慢性・再発性に

経過し，治癒後は瘢痕や色素沈着を残す。

## 4. 鑑別診断から診断を絞り込む過程

　結節性紅斑は，ひとつの疾患というより病態名であり，ベーチェット病（Behçet disease）
では 30 ～ 50％の患者に同様の皮疹がみられ，臨床的に"結節性紅斑様皮疹"と呼ばれる。
組織学的にはベーチェット病を背景とする場合には，好中球の浸潤がより高度で，小動脈から
毛細血管および小静脈までの広い範囲で壊死性血管炎（necrotizing vasculitis，白血球破砕
性血管炎 leukocytoclastic vasculitis）をきたすことが多い。結節性紅斑は，炎症性腸疾患
やサルコイドーシスを基礎疾患として発症することもある。従って最終診断は，臨床・病理学
的所見を総合して下す必要がある。その意味で病理診断は厳密には，"septal panniculitis,
consistent with erythema nodosum"（組織学的に結節性紅斑として矛盾しない）と記載
する方が正確である。

## 5. 最終組織診断

Skin, lower leg, biopsy:

- Erythema nodosum

（結節性紅斑）

## 6. 逆鑑別診断

　膵炎や感染症に伴う脂肪織炎が逆鑑別診断として挙げられる。前者は初期において隔壁性脂
肪織炎のパターンを示すが，脂肪組織の種々の程度の変性や脂肪細胞の輪郭が残る"ghost
cell"を伴う脂肪壊死がみられる。壊死に陥った領域の辺縁部を中心に淡青色調の石灰が沈着
する。感染症による脂肪織炎では，好中球浸潤や出血および壊死が高度であるが，確定診断の
ためには培養を要することがある。

## 7. 臨床病理相関

　患者は 72 歳の女性で，1 ヵ月前から左足背に紅斑が出現し，右下腿，右足関節および両膝
蓋などに拡大してきた。皮下結節を触れる紅斑で熱感と圧痛がある。潰瘍はない。皮疹はステ
ロイドの投与により速やかに消失した。

　結節性紅斑の経時的変化：急性期には脂肪隔壁は浮腫と好中球の浸潤により肥厚し，やがて
出血やフィブリンが析出する。小葉に炎症がおよぶにつれ，脂肪細胞は変性や壊死を生じ，多
核細胞の目立つ組織球の浸潤が目立つようになる。晩期には脂肪隔壁が線維化をきたす。すべ
ての時期を通じて，真皮の血管周囲にはリンパ球が浸潤し，血管内腔が拡張する。

# 7 肺

## 症例 1

60歳代，男性。検診にて左肺野に異常陰影を指摘され来院。胸部CTでは胸膜に接して境

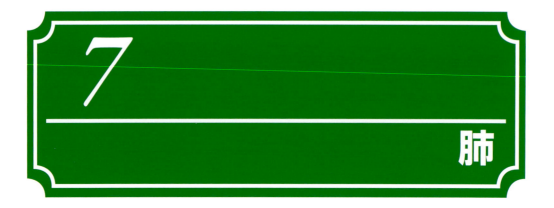

図1

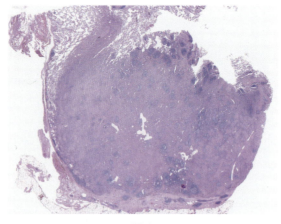

図2

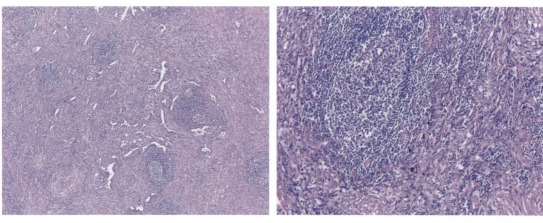

図3

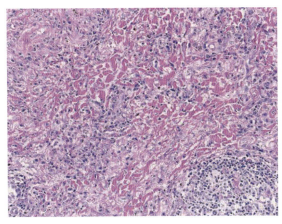
図4

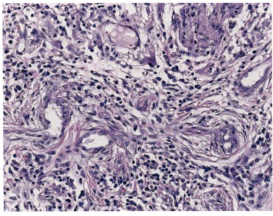
図5

界の不明瞭な腫瘤性病変が確認された。縦隔内，肺門部に腫大したリンパ節も指摘された。原発性肺癌を念頭に，経気管支肺生検，擦過細胞診，縦隔鏡による組織診断が行われたが，腫瘍を確定するには至らなかった。肺癌を否定することができず，左肺下葉部分切除が行われた。

## 【解説】

### 1. 弱拡大による観察

　左上部には肺胞腔が開存した肺組織が残存してみえる。その下方から右にかけて境界比較的明瞭な結節病変が標本のほぼ全体を占めるように存在している。下方では胸膜に接しているようにみえる。病巣全体が好酸性にみえ，所々で好塩基性にみえるリンパ濾胞の形成が散見される（図1）。切片左下方では胸膜は線維性に肥厚してみえ，切片断端が毛羽立ってみえるので，壁側胸膜に癒着していたのかも知れない。胸膜炎を伴っていたと考えられる。

### 2. 中拡大〜強拡大による観察

　病変部は，正常肺胞構造はなく，束状（fascicular）の膠原線維の増生，リンパ球主体の慢性の炎症細胞浸潤が散見される（図2）。リンパ濾胞の形成も目立つ（図3〜5）。単調なリンパ球の増殖やlymphoepithelial lesion（LEL）はみられない。

### 3. 観察により得られた情報（組織パターン）に基づく鑑別診断

　本症例は，肺野の線維化とリンパ球を主体とした炎症細胞浸潤を特徴とした腫瘤性病変（組織破壊性結節性病変）であるその輪郭からは腫瘍性変化を窺わせるものの，細胞像から見ると多種類の細胞からなる多型性（polymorphous）細胞浸潤巣で炎症性変化も示唆される，いわば第3の病変とも言える組織学的には"炎症性偽腫瘍（inflammatory pseudotumor：IPT）"とも呼ばれる疾患群の範疇に入るものと考えられる。ただ，この概念や類似疾患の中には，炎症性疾患だけではなく，以前炎症性疾患とされていたが現在は腫瘍性疾患と考えられて

いる病変，実際には腫瘍性疾患でありながら強い炎症性反応を伴いその本質が捉え難い病変があることを念頭に置いておく必要がある。

過去の"炎症性偽腫瘍"とされていた病変の中には炎症性筋線維芽細胞腫瘍が含まれている。これ以外に鑑別すべき疾患が複数ある。鑑別のポイントとして，①炎症の主座はどこか，②浸潤している炎症細胞の種類は何か，が挙げられる。炎症の主座は，肉眼的に，あるいはルーペ像や低倍率による観察で，小葉単位の中でどの部分が侵されているか確認する。このとき，腫瘍部だけではなく，周囲組織での比較的変化が軽微な領域の観察が，腫瘍の形成がどうして起こったかを考えるうえで重要なカギとなる。検体が小さい生検組織などの場合には画像情報は必須である（びまん性か限局性か，上葉優位か下葉優位か，胸膜直下優位かどうか）。次に，中－高倍率で，浸潤している細胞の種類，肉芽腫の有無，線維化の形態，血管との関係を観察する。

炎症細胞浸潤が多く，その主体がリンパ球，形質細胞の場合は，膠原病関連疾患，リンパ球性間質性肺炎（lymphocytic interstitial pneumonia：LIP），節外性濾胞辺縁帯粘膜関連リンパ組織型リンパ腫（MALT lymphoma），多中心性キャッスルマン病（multicentric Castleman disease：MCD），lymphomatoid granulomatosis（LYG），多発血管炎性肉芽腫症（granulomatous polyangitits：GPA），IgG4関連疾患（IgG4 related disease：IgG4-RD）が鑑別診断となる。炎症細胞浸潤が多く，組織球が目立つ場合は，Rosai-Dorfman病，Erdheim-Chester病，ランゲルハンス細胞組織球症（Langerhans cell histiocytosis：LCH）といった組織球系の腫瘍を考慮する必要がある。これに対して，線維性増生が強い場合は，炎症性筋線維芽細胞腫瘍（inflammatory myofibroblastic tumor：IMT），肺内の弧発性線維性腫瘍（solitary fibrous tumor：SFT）の可能性があり，細胞異型がみられる場合は紡錘細胞癌（spindle cell carcinoma）や肉腫の転移などを念頭に置く。ほとんどが細胞外基質で占められ，細胞成分が僅少である場合は，アミロイド腫瘍（amyloidoma），硝子化肉芽腫（hyalinizing granuloma）などが鑑別診断として挙げられる（☞ p.137，1．肺腫瘤性病変の鑑別）。本症例は，線維性成分が多く，その細胞に悪性を考えるような異型はみられなかったため，炎症性筋線維芽細胞腫，IgG4関連疾患の二つを鑑別することにした。

## 4．鑑別診断から診断を絞り込む過程

炎症性筋線維芽細胞腫瘍は，肉眼的に比較的境界明瞭な腫瘍を形成する腫瘍で，組織学的には形質細胞，組織球，リンパ球などの炎症細胞浸潤と紡錘形細胞の増殖からなる。紡錘形細胞は，細胞に富む領域では束状（fascicular）に配列する線維芽細胞，筋線維芽細胞の増殖を示し，これらの細胞はやや膨らんで（plump）類円形となり，いろいろな程度の核異型を示す。これらの細胞をみつけることが大切である。確定には免疫染色を使用すると良い。免疫染色にて紡錘形細胞は平滑筋アクチン（α-SMA）が陽性になり，半数の症例でALK（anaplastic lymphoma kinase）が陽性になる。ALKの免疫染色としては，ALK融合肺癌で用いられる増感法を用いた検出法（intercalated antibody-enhanced polymer：iAEP法）では，細胞質に陽性像を示すが，未分化大細胞型リンパ腫で用いられていた従来の抗体（clone：ALK1）

では陽性になりにくい。本症例では，α-SMA が陽性の紡錘形細胞はみられるものの，ALK は陰性であった。α-SMA は，非腫瘍性の筋線維芽細胞でも陽性になり，腫瘍と非腫瘍の鑑別する際に果たす役割は限定的である。

　IgG4 関連疾患は，臨床病理学的な疾患概念である。全身の様々な臓器で形質細胞，リンパ球を主体とした炎症細胞浸潤，線維化をきたす疾患群で，免疫グロブリンのサブクラスであるIgG4 が血中で高値となり，組織中では IgG4 陽性形質細胞の増加，Storiform fibrosis，閉塞性血管炎が特徴的である。この疾患群は自己免疫性膵炎との関連でわが国から初めて報告され，現在では，全身性疾患として，IgG4 関連疾患という疾患名で臨床像，病因究明がすすんでいる。病理組織学的には，その包括診断基準が 2011 年に発表されており，肺切除検体において「著明なリンパ球，形質細胞の浸潤と線維化を認める」，「IgG4/IgG 陽性細胞比 40％以上，かつIgG4 陽性形質細胞が 50/HPF を超える」ことが診断に必要である。このため，この疾患が疑われる場合は，免疫組織学的に IgG と IgG4 を染める必要がある。本症例では IgG4 陽性形質細胞が 91％（65/71）で，50/HPF をこえていることが確認された（図6）。

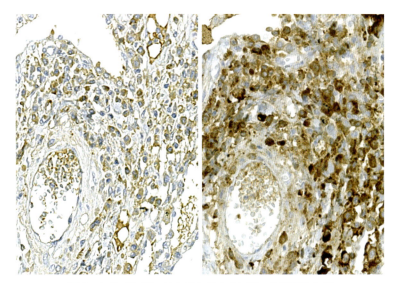

図6　IgG（左側）および IgG4（右側）免疫組織化学

## 5. 最終組織診断

　Lung, left, lower lobe, partial resection:
　- Inflammatory pseudotumor, suggestive of IgG4 related disease
　（IgG4 関連疾患を示唆する炎症性偽腫瘍）

## 6. 逆鑑別診断

　IgG4 関連疾患の肺病変としては，本症例のような炎症性偽腫瘍型のほかに，間質性肺炎型，LYG 型，気管支炎型などが報告されている。図7 は LIP パターンの間質性肺炎を呈した症例である。この例では，気管支から細気管支に至るまでの気管支血管束周囲および小葉間隔壁に

リンパ球, 形質細胞主体の炎症細胞が集簇し全体として結節状の病変を形成している。典型的な線維化はなかったが, 閉塞性静脈炎が散見された。IgG4陽性形質細胞の出現する疾患としては, 感染症, MCD, GPA, Rosai-Dorfman病などが挙がる。従って単純に組織切片上でIgG4陽性形質細胞が増えているだけで判断される疾患ではなく, 臨床所見, 組織所見の双方から定義されている疾患として認識しておく必要がある。診断としては組織像の記載にとどめ, その原因として可能性が高い疾患, 除外すべき鑑別疾患を挙げることが妥当と考える。

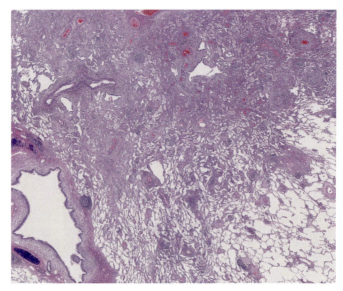

図7

## 7. 臨床相関

　本症例は, IgG4関連疾患の組織学的特徴を満たしており, 手術後に血中IgG4値が196 mg/dLで, 高値であることが判明した。さらに, 手術の8ヵ月後に両側顎下腺腫脹が出現し, この病変もIgG4関連疾患であることが明らかとなった。

## 症例2

60歳代，女性。人間ドックのCT検査で，右肺背側底部に1cm程度の結節影が指摘された。良性が疑われたが，手術加療を希望され，右肺下葉部分切除術が施行された。

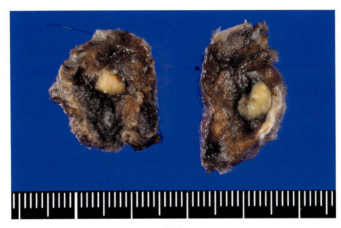

図1

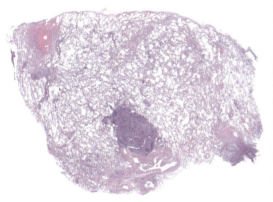

図2

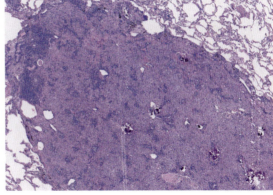

図3

## 【解説】

### 1．肉眼および弱拡大による観察

肺内に0.6cmの境界明瞭で辺縁整な黄白色結節がみられる（**図1**）。組織学的には，境界明瞭な結節が存在しており，いわゆる腫瘍性のパターンである。周囲の肺組織では構築の破壊や細胞浸潤はうかがわれない（**図2**）。結節の辺縁では被膜は認められない。主として充実性だが，空隙が散見される（**図3**）。一部では青色調を呈しているが，大部分は淡好酸性の色調を呈している。

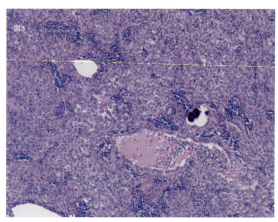
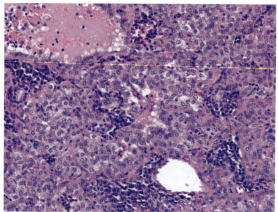

図4　　　　　　　　　　　　　　　　図5

## 2. 中拡大〜強拡大による観察

　淡好酸性の細胞質を有する上皮様細胞が充実性に増殖しており，腫瘍と確認されるが，介在する青色調の領域ではリンパ球とみられる細胞が浸潤している（図4）。弱拡大でみられた空隙には拡張した血管と，Ⅱ型肺胞上皮類似の細胞で囲まれた腔の2種類がある。上皮様細胞は，好酸性から淡明，比較的豊かな細胞質を持ち，均一，核分裂像はなく，異型は弱い（図5）。浸潤している炎症細胞のほとんどが，リンパ球および形質細胞であり，好中球や好酸球はみられない。また，砂粒小体が散見される。

## 3. 観察により得られた情報（組織パターン）に基づく鑑別診断

　単核球浸潤と共に上皮様細胞が増殖する結節である。鑑別疾患には腫瘍性病変のほか肉芽腫性病変も挙がる。腫瘍性疾患としては，肺癌のほか，硬化性肺胞上皮腫，低異型度神経内分泌腫瘍（カルチノイド腫瘍），上皮筋上皮癌，血管周囲類上皮細胞腫（perivascular epithelioid cell tumor：PEComa），類上皮血管内皮腫，腎細胞癌などの各種転移性腫瘍が挙げられる（**p.137, 1. 肺腫瘤性病変の鑑別**）。肺の上皮性腫瘍の中では肺癌が筆頭に挙がる鑑別診断であるが，増殖している細胞は比較的豊富な淡好酸性細胞質を有することから，N/Cの高い異型細胞で構成され，全体に濃青調を呈する小細胞癌は否定的で，非小細胞肺癌を考慮する必要がある。

## 4. 鑑別診断から診断を絞り込む過程

　本症例は充実性増殖が主体であることから，非小細胞肺癌としては非角化型扁平上皮癌，充実型腺癌を考慮する必要がある。免疫組織学的に腺，扁平上皮への分化が確認できない場合には大細胞癌も鑑別診断に挙がる。しかしながら，これらの腫瘍は高度な細胞異型を有し，周囲の肺組織の破壊や炎症，間質反応がみられる。本症例の細胞異型は軽度で，結節の辺縁が平滑，明瞭で，周囲肺組織が正常であることから肺癌は否定的である。
　低異型度神経内分泌腫瘍（カルチノイド腫瘍）は，気管支壁に発生することがほとんどで，本症例とは発生部位が異なる。組織学的には，充実性胞巣を形成し，石灰化を伴うことがある

点，腫瘍細胞の細胞質は好酸性顆粒状ないし淡明，かつ異型が乏しい点で，本病変に類似する。しかし，低異型度神経内分泌腫瘍は索状・リボン状配列，島状配列などを示し，免疫組織化学的にChromogranin AやSynaptophysinなどの神経内分泌マーカーが陽性となるため，鑑別は比較的容易である。念のために行っておくと良い。

　上皮筋上皮腫は，肺原発では極めて稀ではあるが，唾液腺型の腫瘍として新しいWHO分類にも掲載されている。基本的には，中枢気管支で，内腔に突出する腫瘤を形成するが，本症例は，気管支との関連はない。組織像は，管腔を形成する上皮とそれらを取り囲む筋上皮からなる腫瘍で，筋上皮の成分が大半を占めることがある。免疫染色にて，平滑筋アクチン（α-SMA）やS100など筋上皮成分が証明されれば診断できる。本症例ではこれらは陰性であった。

　PEComaは，clear cell tumorないしsugar tumorともよばれ，淡明な細胞質を有する腫瘍細胞が充実性に増殖する疾患である。淡明な細胞質はグリコーゲンからなる。免疫染色では，HMB45やMelanA，α-SMAが陽性になる。これも免疫染色で確認しておく方が良い。本症例ではHMB45，α-SMAは陰性であった。

　類上皮血管内皮腫は，好酸性の細胞質を有する細胞が間質を伴って肺胞内を充満するように増殖する。肉眼的には灰白色から黄褐色の腫瘤で，多発することが多い。組織学的には硝子化あるいは粘液様基質を背景に上皮様の細胞が索状配列を示しながら，あるいは接着性を失って個別に増殖する。上皮様細胞は淡好酸性細胞質を有し，細胞内空胞が散見される。細胞異型は軽度から中等度である。以上の所見は本病変には合致しない。免疫組織化学的には類上皮血管内皮種はCD31，CD34，ERGといった血管内皮細胞のマーカーが陽性になる。本症例はCD34は陰性であることが確認された。

　転移性腫瘍の除外には病歴の確認と全身精査が欠かせない。悪性腫瘍の病歴が確認されていなくても，原発性肺腫瘍として合致しにくい組織像に遭遇した際には，転移性腫瘍を疑うことが必要である。本症例は比較的異型の弱い腫瘍細胞の充実性増殖がみられ，淡明細胞型腎細胞癌やメラノーマ，淡明細胞肉腫の肺転移が鑑別に挙がった。免疫組織化学によるアプローチとしては，腎細胞癌との鑑別にはCD10，RCC，PAX8が，メラノーマや淡明細胞肉腫との鑑

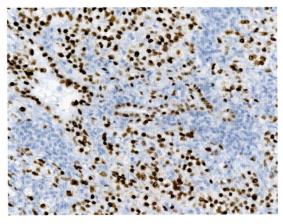

図6　免疫組織化学染色（TTF-1）

別に MelanA，HMB45 といった melanocytic marker や S100 が有用である。本症例は HMB45，S100 は陰性であった。

　硬化性肺胞上皮腫は異型に乏しい腫瘍細胞の増殖で構成され，空隙の形成や乳頭状構築を示したり，充実性シート状増殖を示す。しばしば拡張した血管や出血を伴うこともある。空隙や乳頭状構築を示す細胞の形態はⅡ型肺胞上皮様細胞に類似しており，ときに核内細胞質偽封入体が認められる。これらの細胞はサイトケラチン，TTF-1 がともに陽性である。これに対して，充実性増殖を示す腫瘍細胞は円形ないし多稜形で，円形ないし卵円形の核とときに空胞を伴う細胞質を有し，TTF-1 が陽性である一方，高分子量サイトケラチンが陰性である。本症例においても空隙を形成している細胞が TTF-1 陽性であった（**図6**）。

## 5. 最終組織診断

Lung, left, lower lobe, partial resection：

- Sclerosing pneumocytoma

（硬化性肺胞上皮腫）

## 6. 逆鑑別診断

　硬化性肺胞上皮腫の鑑別診断としては，境界明瞭な充実性腫瘍という点でカルチノイドが挙がる。鑑別には気管支との関係を明らかにしておくこと，免疫組織学的な検討が有用である。本症例の場合は陰性であった。構造からは，非小細胞肺癌，特に腺癌が挙がる。本症例は，ほとんどが充実性成分であったが，乳頭状成分が多い場合は，術中迅速診断などで乳頭状腺癌との鑑別が難しい場合がある。鑑別には，画像上，あるいは肉眼的に境界明瞭な結節であることを確認することが最も重要である。

## 7. 臨床病理相関

　硬化性肺胞上皮腫はかつて硬化性血管腫とよばれていた良性腫瘍で，中年女性で多いとされているが，実際には小児でも発生することがある。大部分の患者は無症状であるため，偶然見つかることが多い。画像上は周囲境界明瞭な円形ないし卵円形の腫瘤として認められる。通常は充実性だが，嚢胞様変化を示すことがある。組織学的には前述のようにⅡ型肺胞上皮に類似した腫瘍細胞で構成されるが，硬化性変化，乳頭状構築，充実性増殖，出血や動脈瘤様空隙の形成など多彩な像を示す。これらいずれかが主体を占める例がある一方で，種々の割合で混在することが少なくない。異型や核分裂がみられず，周囲境界明瞭である点で多くは容易に良性腫瘍であると認識することが可能だが，術中迅速診断では診断に苦慮する可能性がある。ときに核腫大，核の大小不同，多核細胞が認められることがあるため注意を要するが，この場合も核分裂は認められず，境界は明瞭である。

## 症例3

　70歳代，男性。関節リウマチにて経過観察中の患者。細菌性肺炎治療後の画像検査で両肺，胸膜直下に3〜10mm程度の大小不揃いな多発肺結節を認めた。2ヵ月の経過で増大傾向が確認され，診断目的に右肺部分切除術が施行された。

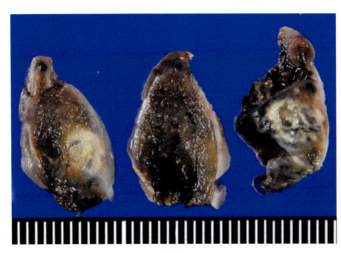

図1

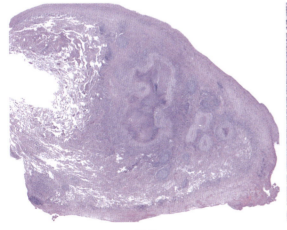

図2

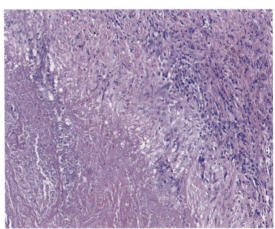

図3

## 【解説】

### 1. 肉眼および弱拡大による観察

　肉眼的には胸膜直下に境界不明瞭な白色調ないし淡黄白色調の腫瘤が存在している（図1）。腫瘤は0.5〜5mm程度の結節が融合して形成されているようにみえる。ルーペ像でやや青みがかった領域と好酸性の領域を淡好酸性の帯状の領域が取り囲む病変が複数存在しており，

融合している。リンパ濾胞も散見される（図2）。

## 2. 中拡大〜強拡大による観察

淡好酸性の帯状の領域は上皮様の細胞で構成されている（図3，左上から右下にかけて存在）。多核巨細胞も認められる。この領域が取り囲んでいるのは壊死巣であることがわかる（図3，左下側）。いわゆる壊死性肉芽腫であり，柵状肉芽腫（palisaded granuloma）である。

## 3. 観察により得られた情報（組織パターン）に基づく鑑別診断

本病変は肉芽腫性肺疾患で，その診断は，まず病変が感染性疾患であるのか，あるいは非感染性疾患であるのか，を考えることからはじまる。感染性疾患としては肺結核症や非結核性抗酸菌症に加え，真菌感染症，寄生虫感染症を考慮する必要がある。非感染性疾患としてはサルコイドーシス，血管炎症候群，慢性過敏性肺炎，誤嚥性肺炎，膠原病，ベリリウム肺などが挙げられる（☞ p.57，1-c. 柵状肉芽腫；p.137，1. 肺腫瘤性病変の鑑別）。鑑別の際には臨床症状，既往・併存疾患はもちろんのこと，他の検査所見を合わせた総合的な判断が必要となる。慢性過敏性肺炎，誤嚥性肺炎，ベリリウム肺などは通常壊死を伴わない点，気道中心である点などで，本症例とは鑑別が比較的容易である。

## 4. 鑑別診断から診断を絞り込む過程

肺結核症は，Mycobacterium tuberculosis による感染症で，多くは感冒様症状，肺炎様症状を呈する一次感染から集束，器質化するが，一部は潜伏感染巣として肉芽腫性結節を形成する。肺結核症による結節は，空洞形成が特徴で，組織学的に中心に壊死，周辺に類上皮肉芽腫（granulomatous rim）を伴う乾酪壊死巣を形成する。同壊死巣が血管を巻き込み，出血，喀血をきたす。肺の非結核性抗酸菌症は肺結核症と比較し気道を中心とし，組織破壊は軽度，壊死を伴うことは比較的少ない。中高年女性にみられる結節・気管支拡張症型や，両葉びまん性に小葉中心性の分布を示す hot tub lung，免疫不全者に発症する全身播種性 MAC 症もこの疾患範疇に入る。こういった抗酸菌感染症は特殊染色（Ziehl-Neelsen 染色）を用いた菌体の有無，培養，PCR 法による菌種の同定により最終診断に至る。イヌ糸状虫症（dirofilariasis）も壊死性肉芽腫を形成する。典型的には胸膜直下に単発性の結節を形成し，組織学的には壊死内の肺動脈内に虫体が認められる。真菌感染としてはアスペルギルス，ヒストプラズマ，クリプトコッカス，コクシジオイデス，ブラストミセス，ニューモシスチスなどが肉芽腫を形成する。菌体は特殊染色（Grocott 染色，PAS 染色）にて確認しうるが，培養による同定が必要である。本症例では特殊染色，病原体が確認されなかったことから，感染性肉芽腫は否定的であると考え，非感染性疾患を中心に鑑別を行うことにした。

サルコイドーシスは肺以外にも皮膚，目，リンパ節などに全身に肉芽腫を形成する疾患で原因ははっきりしていない。肺サルコイドーシスの肉芽腫は小型（200 $\mu$m 以下）で典型的には広義間質に沿って観察される。時間が経過すると肉芽腫はわずかにしか認められず不規則な線維化巣が主体となり診断に苦慮することがある。肉芽腫は類上皮様で asteroid body が有

名であるが，特異性はない（図4）。サルコイドーシスの典型的な肉芽腫は壊死を伴わないため，本症例との鑑別は容易であるが，壊死を伴うことがあることは記憶しておく必要がある（necrotizing sarcoid granulomatosis）。診断には前述したように他臓器病変の有無，血清学的検査（ACE，リゾチーム）も参考となる。血管炎症候群としては，多発血管炎性肉芽腫症（granulomatosis with polyangiitis：GPA）（旧：Wegener 肉芽腫症）が鑑別となる。鼻腔などの上気道や肺に病変が認められ，血清学的にPR3-ANCA 陽性であることが診断を支持する。組織学的には地図状，好塩基性の壊死を含む肉芽腫形成と壊死性血管炎が特徴で，壊死内には核破砕片を伴う好中球浸潤を高度に認める。壊死巣や周囲には中小動脈の壊死性血管炎が認められ，弾性線維染色が有用である。ANCA関連血管炎症候群としては，eosinophilic granulomatosis with polyangiitis（EGPA）も鑑別に挙がるが，組織像の主体は好酸球性肺炎＋壊死性血管炎であり，壊死主体で，好酸球浸潤が軽微である本症例は像が異なる。リウマトイド結節は，GPAと同様の核破砕片を含む好塩基性の壊死物，好酸性の壊死物が混在し，周囲を柵状に配列した組織球が取り囲み，辺縁不整な肉芽腫が形成される。肉芽腫は胸膜や胸膜下に分布することも特徴とされる。血管壁に炎症が波及することもあるが，壊死性血管炎は通常伴わない。

　本症例は，胸膜直下の壊死性肉芽腫病変で，各種検査で感染症は否定され，臨床的に血管炎症候群の基準を満たさず，関節リウマチの既往があることを鑑み，肺リウマトイド結節であるとの結論に至った。

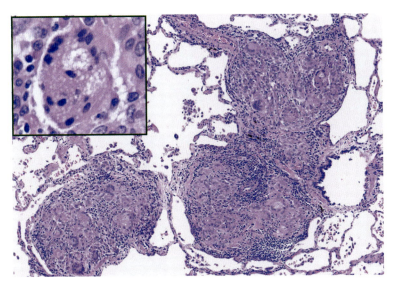

図4

## 5. 最終組織診断

　Lung, right, partial resection：
　- Rheumatoid nodule
　（リウマトイド結節）

## 6. 逆鑑別診断

　肺リウマトイド結節の鑑別診断（壊死性肉芽腫の形成）としては前述の疾患が挙げられる。鑑別のポイントとしては，微生物がいないことの証明に加え，血管炎の有無や好酸球浸潤の程度が手がかりとなる。血管炎は血管炎症候群の診断根拠となる重要な所見ではあるが，感染症においても二次性にしばしば観察される。血管炎＝非感染性肉芽腫症と決めつけず，感染症の除外は忘れてはならない。Aspergillosis や mucormycosis では，菌の播種による壊死性血管炎を引き起すことがある。また，鑑別診断として壊死を伴う腫瘍性疾患を確実に除外する必要がある。リンパ腫様肉芽腫症（lymphomatoid granulomatosis）は EB ウイルス関連の B 細胞性リンパ増殖性疾患で，幅広い組織学的スペクトラムを示すが，Grade-2，Grade-3 の場合には高頻度に免疫グロブリン遺伝子の再構成が検出される。広範な壊死を伴う結節として認められることがあるが，周囲ではその名前に反して肉芽腫反応や多核巨細胞がみられることはない。

## 7. 臨床病理相関

　関節リウマチ経過観察中の 70 歳代の男性で，抗生剤治療後の細菌性肺炎に対するフォローの CT 検査で，両側胸膜優位の多発結節影と両側胸水を認め精査が行われた。画像検査における鑑別診断は，原発性／転移性肺腫瘍およびその播種，感染症など多岐にわたった。胸水検査は好中球優位の細胞分画で悪性所見は認められず，細菌／抗酸菌培養検査は陰性であった。腫瘍マーカーや ADA，ヒアルロン酸の増加は認めなかった。アスベスト曝露歴はなく，T-SPOT は陰性，20 歳〜精査直前まで 20 本／日の喫煙歴を有した。診断目的に右肺部分切除術が施行された。組織学的には中央壊死を伴う 0.5 〜 5mm 大の肉芽腫の形成がみられた。Ziehl-Neelsen 染色で抗酸菌は確認できず，また組織から行った PCR 検査でも検出されなかった。また，Grocott 染色，PAS 染色にて真菌も確認されなかった。併存疾患として関節リウマチがあり，治療抵抗性で悪化傾向にあった。臨床像と合わせて肺リウマトイド結節として合致する病変と考えられた。

　肺のリウマトイド結節は，炎症の活動性や時間経過に影響され，画像検査では増大傾向を示した後に線維化により縮小することがある。増大途中に採取された場合には上述した特徴的な病巣を呈するが，陳旧化した場合には確定診断に至らないこともあり，臨床情報が重要となる。

## 症例 4

50歳代，女性。両肺嚢胞性疾患にて呼吸不全が進行し，脳死両肺移植術が施行された。

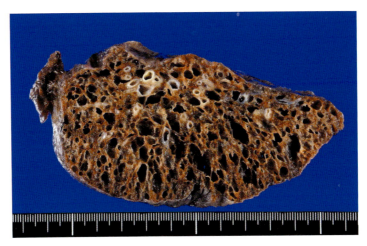

図1

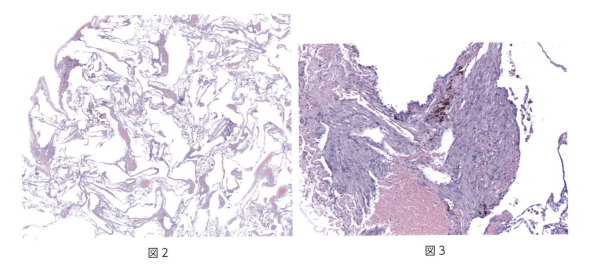

図2　　　　　　　　　　　　　図3

## 【解説】

### 1. 肉眼および弱拡大による観察

　肉眼的には，割面において全葉にわたってびまん性に大きさ0.5〜1cm大の嚢胞様空隙が存在しており，気腫状である（**図1**）。弱拡大の観察では嚢胞の壁はおおむね薄く，腫瘤の形成はない（**図2**）。

## 2. 中拡大～強拡大による観察

嚢胞様に拡張した空隙は主として小葉中心性に分布しており，空隙の壁はおおむね薄いが，一部で肥厚，あるいは粒状の小結節がみられる（図3）。これらの小結節では好酸性の細胞質を有する短紡錘形細胞の増殖がみられた。その空隙側には線毛上皮が存在していることからもこの領域が呼吸細気管支付近であることがわかる。炎症細胞浸潤は伴わない（図4）。

## 3. 観察により得られた情報（組織パターン）に基づく鑑別診断

肺の嚢胞性疾患の診断には，肉眼所見が重要である。嚢胞の肺内分布（上葉優位か，下葉優位か），嚢胞辺縁の病変の有無（結節性病変など），非嚢胞部の性状に着目する。胸膜肥厚の有無も参考となる。顕微鏡的観察では，嚢胞の組織内分布（小葉中心か小葉辺縁か），嚢胞壁の性状（細胞成分を伴うか），炎症細胞の有無に注意する。また，呼吸器疾患全体に共通することではあるが，喫煙歴にも留意したい。

肺実質に発生する多発嚢胞性病変の鑑別診断としてはリンパ球性間質性肺炎（lymphocytic interstitial pneumonia：LIP），ランゲルハンス細胞組織球症（Langerhans cell histiocytosis：LCH），Birt-Hogg-Dube症候群（BHD syndrome：BHD-S），リンパ脈管筋腫症（lymphangioleiomyomatosis：LAM）など多岐にわたる（☞ p.150，3．嚢胞性肺病変の組織パターン）。

## 4. 鑑別診断から診断を絞り込む過程

リンパ球性間質性肺炎では小葉中心性のリンパ球集簇とその周囲に形成される嚢胞が特徴である。膠原病関連肺疾患から低異型度のリンパ腫のスペクトラムを包括するが，本来の特発性

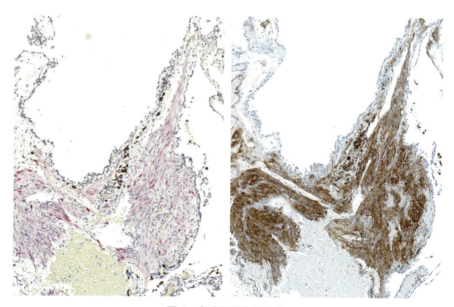

図4　免疫組織化学染色
左：HMB45，右：α平滑筋アクチン

という意味合いからすると非常に稀な疾患で，今日的にはその多くが低悪性度のリンパ腫であると考えられている。いずれにしても本症例ではリンパ球あるいはリンパ球様異型単核細胞を主体とする細胞浸潤が認められないことから，考慮する必要はない。

LCH は臨床的に喫煙との関係が強く，病理学には上葉優位，小葉中心性の不整形囊胞形成を特徴とする。初期には特徴的な類円形核をもつ小型細胞，好酸球浸潤が認められるが，晩期にはそれらは消失し星芒状の線維化巣のみとなることが多い。細胞成分が残存している時期は，免疫染色（CD68，Langerin，CD1a，S100）が有用である。近年 BRAF V600E 変異を伴う症例が報告されている。本症例では特徴的な小型細胞，好酸球浸潤が認められないことから，LCH は否定的である。

BHD-S は上葉優位，小葉辺縁の菲薄な壁を持つ囊胞が特徴で，炎症を伴わない。BHD 遺伝子の検索が必須となるが，家族歴や他臓器病変の有無（線維毛包腫，腎腫瘍）が診断の助けとなる。これらの所見は本症例では認められない。

LAM は一部に壁肥厚を伴う囊胞が小葉中心性に，ときに胸膜下に全葉にわたって認められる。本症例では全葉にわたり多数の小葉中心性，円形の囊胞形成が認められた。囊胞壁はおおむね薄く，正常肺胞に混じって一部には細気管支上皮に被覆された肥厚を認めた。その直下には異型に乏しい紡錘形細胞が認められた。これらの所見は LAM に合致するものであることから，LAM の可能性を念頭において，免疫組織化学的検討を行った。その結果，紡錘形細胞がメラノサイトのマーカーである HMB45，平滑筋細胞のマーカーである α-SMA に陽性であることが確認された（**図 4**）。

## 5. 最終組織診断

Lung, explanted for transplantation:
- Lymphangioleiomyomatosis（LAM）
（リンパ脈管筋腫症）

## 6. 逆鑑別診断

LAM の鑑別診断としては，上述の囊胞性疾患のほか，転移性良性平滑筋腫症（metastasizing leiomyoma），平滑筋の反応性過形成が挙げられる。LAM 細胞の核はやや plump で，細胞質が両染性を示すことから既存の平滑筋とは区別されることが多い。紡錘形細胞に異型が見られる場合は，転移性の子宮内膜肉腫も鑑別に挙がる。また，低異型度子宮内膜間質肉腫は異型が軽度で，囊胞様空隙を形成し，かつ平滑筋分化を示すために α-SMA などの平滑筋マーカーが陽性となることがあるため注意を要する。この腫瘍は CD10 が陽性であるのに対して，HMB45 などのメラノサイトマーカーが陰性である点で LAM と区別される。臨床像，囊胞の形態に加えて，紡錘形細胞の形態が鑑別の手がかりとなる。

## 7. 臨床病理相関

50 歳代の女性で肺囊胞性疾患による呼吸不全に対し，脳死両肺移植術が施行された。最終診断は LAM であった。LAM は多発する肺囊胞性病変と囊胞壁に存在する平滑筋腫様形態を

示す LAM 細胞の増殖を特徴とする疾患である。妊娠可能年齢の女性に多く発症し，喫煙との関連はないとされる。症状としては呼吸困難，咳，そして再発性の気胸も特徴的である。進行性の呼吸不全をきたす症例に関しては肺移植が対象となる。結節性硬化症（tuberous sclerosis complex：TSC）に合併する TSC-LAM と，孤発性の sporadic-LAM に分けられるが，いずれにも TSC1 もしくは TSC2 の遺伝子変異が認められる。

　本症例の発症は 30 歳代後半で，TSC の家族歴／既往歴はなく，喫煙歴もなかった。移植前に生検診断はされておらず摘出肺での診断となったが，生検材料での診断時には LAM 細胞が認識し難い可能性もあり，年齢，性別，家族歴，喫煙歴，画像所見を参考に免疫染色をする必要がある。

# 8 造血器

## 症例 1

61歳，女性。天疱瘡と診断され，ステロイドを内服中であったが，胸部単純撮影で縦隔腫瘤が指摘されたため，生検が施行された後に開胸術が施行された。代表的な組織像を以下に示す。

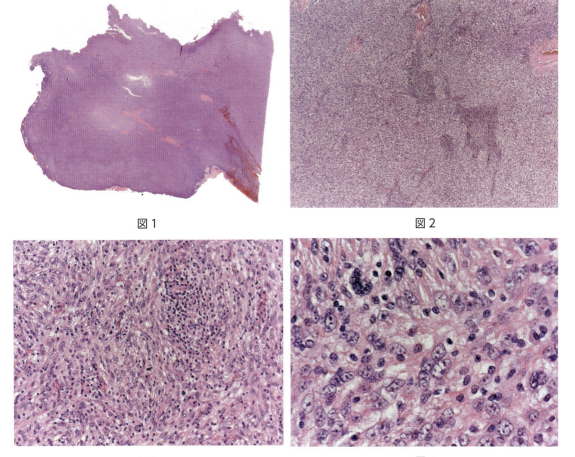

図1　　図2

図3　　図4

## 【解説】

### 1. 弱拡大による観察

　ルーペ像では主として淡好酸性の色調を呈する充実性の腫瘤で，やや青みがかった暗調の領域が混在していることがわかる。一部で出血がみられるが，壊死は明らかではない。周囲の臓器あるいは組織との関係は明らかでない（**図1**）。弱拡大では腫瘤は淡好酸性の細胞質を有する細胞の増殖で構成されていることがわかる（**図2**）。やや暗調な領域がみられる。筋性血管も随所で散見される。

### 2. 中拡大〜強拡大による観察

　増殖している細胞は紡錘形で，一部では花むしろ様配列，渦巻き配列，あるいは束状配列がみられるが，境界明瞭な胞巣形成は認められない（**図3**）。暗調な領域ではリンパ球の浸潤が認められる。紡錘形細胞は核小体が明瞭な空胞状の大型核を有している（**図4**）。軽度の大小不同，核形不整，小型の核小体がみられる。核分裂は対物40倍強拡大10視野あたり2，3個認められる。一部ではWarthin-Finkeldey巨細胞に類似した奇怪な形の核を有する大型細胞が認められる。

### 3. 観察により得られた情報（組織パターン）に基づく鑑別診断

　リンパ球などの混在もみられるが，ほぼ全体が単一の紡錘形細胞の増殖で構成されることから，腫瘍性病変である可能性が考えられる。腫瘍であるとすれば，胞巣形成が不明瞭で，組織様パターン（histoid pattern）を示していることから，間葉系腫瘍を考慮する必要がある。縦隔に発生する間葉系腫瘍として，神経鞘腫，孤立性線維性腫瘍などの良性腫瘍のほか，様々な肉腫が鑑別診断として挙げられる。リンパ球の混在に注目すると，炎症性筋線芽細胞腫瘍，濾胞樹状細胞肉腫なども鑑別診断に含まれるが，様々な肉腫でもリンパ球が浸潤することに留意しなければならない。紡錘形細胞で構成される縦隔腫瘍という観点からは，A型胸腺腫が鑑別診断として挙げられる。紡錘形細胞の増殖を反応性の線維芽細胞あるいは筋線維芽細胞の増殖であると考えた場合には，硬化を伴う縦隔B細胞リンパ腫，結節硬化型ホジキンリンパ腫などの可能性も考慮する必要がある。

### 4. 鑑別診断から診断を絞り込む過程

　神経鞘腫は長楕円形の核を有する紡錘形細胞の束状増殖で構成されるほか，核の柵状配列，間質浮腫や硝子化，嚢胞様変性，泡沫細胞やリンパ球の浸潤，血管の拡張と壁の硝子化が様々な割合で認められ，組織像が異なる。孤立性線維性腫瘍は卵円形の核を有する線維芽細胞様細胞の増殖で構成され，しばしば血管周皮パターン，膠原線維の増生を伴うが，これらの像は認められない。

　A型胸腺腫は弱拡大で線維性隔壁を有する分葉状構築を示し，紡錘形の上皮細胞の束状増殖で構成される。細胞形態は比較的均一で，細胞密度が高い。本症例の組織像はこれに合致しない。

　硬化を伴う縦隔B細胞リンパ腫は膠原線維間で大型異型リンパ球様細胞が増殖する。腫瘍

細胞は大型かつ空胞状だがクロマチン構造は粗造である。このような異型リンパ球様細胞は本症例では認められない。結節硬化型のホジキンリンパ腫は膠原線維に富む間質が介在し，リンパ球や好酸球などの多彩な細胞が浸潤している他，肉芽腫形成がしばしば認められる。これらの背景に加えてReed-Sternberg細胞やHodgkin細胞が認められることで診断が確定するが，本症例では認められない。しばしば胸腺嚢胞も形成されるが，これらの組織像もみられず，否定的である。

炎症性筋線維芽細胞腫瘍は楕円形の核を有する長紡錘形の細胞が束状に錯綜するが，本病変で増殖している細胞の形態と構築が合致しないため，可能性は低い。

濾胞樹状細胞肉腫は比較的豊富な淡好酸性細胞質を有する紡錘形ないし卵円形の細胞で構成され，核は類円形ないし楕円形で空胞状かつ核小体が明瞭である。細胞境界は不明瞭である。小型リンパ球が種々の程度に浸潤する，HE染色標本ではこれらの組織像がみられることから，濾胞樹状細胞肉腫である可能性が高いと考えられた。

免疫組織化学的検討を行ったところ，紡錘形細胞はCD21（**図5**），CD23の他，Fascinが陽性であることが確認された。この結果から，本病変は濾胞樹状細胞肉腫であると考えられた。なお，孤立性線維性腫瘍で陽性となるCD34，神経鞘腫で陽性となるS100蛋白，炎症性筋線維芽細胞腫瘍が発現していることが多いALK1は陰性であった。*in situ* hybridizationではEBERも陰性であった。

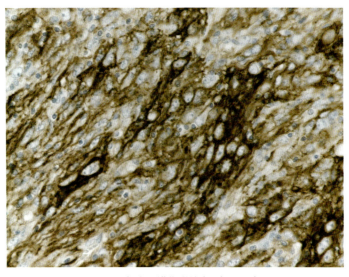

図5　免疫組織化学染色（CD21）

## 5. 最終組織診断

Mediastinum, resection:

- Follicular dendritic cell sarcoma

（濾胞樹状細胞肉腫）

## 6. 逆鑑別診断

濾胞樹状細胞肉腫と鑑別を要する疾患として指状嵌入樹状細胞肉腫（interdigitating dendritic cell sarcoma：IDCS），紡錘細胞癌，胸腺腫，悪性黒色腫のほか，平滑筋肉腫を含む様々な肉腫が挙げられる。IDCS は CD1a が陽性で，CD21，CD23 は陰性である。紡錘細胞癌は肺からの転移も含めて常に考慮するべきであるが，CD21，CD23 は同様に陰性である。胸腺腫も免疫組織化学的表現型から否定的である。S100 蛋白は悪性黒色腫でも陰性となることがあるため注意を要するが，免疫組織化学所見からは考えにくい。他の肉腫も同様である。

## 7. 臨床病理相関

濾胞樹状細胞肉腫はリンパ濾胞の胚中心に存在する濾胞樹状細胞に類似した形態と表現型を示す細胞の増殖で構成される稀な腫瘍である。若年あるいは中年の成人で好発するが，稀に小児でも発生する。10%～20%の例では Castleman 病が先行する。その多くは硝子化血管型で，形質細胞型であることは少ない。Castleman 病において濾胞樹状細胞の増生が目立つことが少なくない。そのため，この腫瘍は濾胞樹状細胞過形成を母地として発生すると考えられている。本症例においても術前の生検では Castleman 病であると考えられていた。切除検体ではこの成分を確認することはできなかったが，Castleman 病に関連して天疱瘡が発生することがあることから，本症例において患者が罹患していた天疱瘡も腫瘍随伴症候群である可能性があると考えられた。

濾胞樹状細胞肉腫の発生原因として EB ウイルスが知られているが，肝臓や脾臓で発生する例では検出が報告されている一方で，リンパ節から発生した例では殆ど検出されることはない。Human herpesvirus 8 は陰性である。ごく一部の症例ではランゲルハンス細胞組織球症や組織球肉腫と同様に BRAF V600E 変異が検出される。

初発症状は無痛性で緩徐に増大するリンパ節腫脹で，頸部リンパ節でみられることが多いが，腋窩，縦隔，腸間膜，後腹膜，鎖骨上窩リンパ節でみられることも少なくない。扁桃や胃・消化管，腹腔内で発生することもある。全身症状は通常はみられないが，肝臓や脾臓に好発する炎症性偽腫瘍類似の亜型では発熱などがみられることがある。

本腫瘍は肉腫として扱われるが悪性度は比較的低いと考えられている。しかし，深在性の例では著しい核の多形性を示し，分裂活性が高く，異常核分裂，壊死を伴うことがある。治療は腫瘍の完全切除で補助化学療法，放射線療法が適宜追加されるが，約半数の例では局所再発をきたし，約 1/4 の例では遠隔転移がみられる。約 20%の患者は腫瘍により死亡する。予後不良因子としては腹腔内発生，高度の細胞異型，広範な凝固壊死，高い分裂活性，腫瘍径が 6cm をこえる，などが挙げられる。

## 症例 2

　61歳, 男性。右眼瞼皮膚腫瘤を主訴に来院した。腫瘤は径 1 cm 程度で, 中央は自壊していた。切開生検が施行された。採取された検体の組織像を以下に示す。

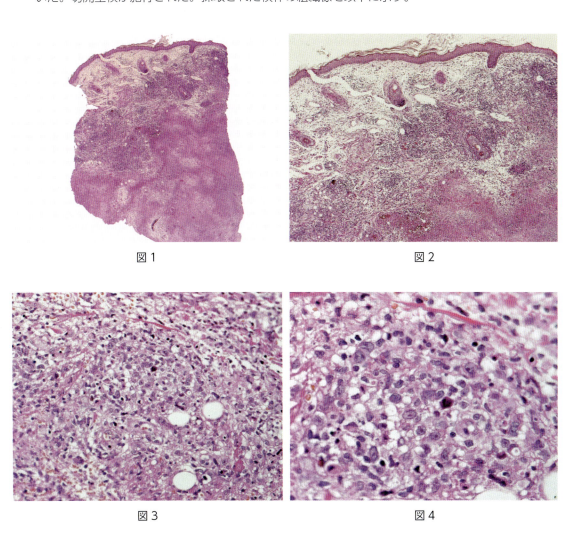

図 1　　　　　　　　　　　　　図 2

図 3　　　　　　　　　　　　　図 4

## 【解説】

### 1. 弱拡大による観察

　皮膚および皮下脂肪織が検体として採取されているとみられるが, 真皮深層を含めて好酸性を呈する領域が広がっており, 脂肪織は明らかでない（**図 1**）。表皮では過角化がうかがわれるが, 真皮乳頭層では細胞浸潤が軽度で, 毛包は等間隔に並んでおり, 組織破壊はうかがわれない。真皮網状層では随所でやや青色調を呈している。これらの領域では高度の細胞浸潤が認められる（**図 2**）。深部の好酸性を呈する領域では細胞が存在せず, 壊死およびフィブリン析

## 2. 中拡大～強拡大による観察

　中拡大では浸潤細胞は主として大型の異型単核細胞で，細胞同士の接着性はうかがわれず，特徴的な構築は認められない（**図3**）。すなわち，類器官パターン（organoid pattern）ではなく，組織様パターン（histoid pattern）を示している。強拡大では大型細胞は形が不整で，核小体がみられるが，小型のリンパ球も混在している（**図4**）。

## 3. 観察により得られた情報（組織パターン）に基づく鑑別診断

　接着性に乏しい大型の単核細胞の浸潤で構成される病変で，類器官パターンがみられないことから，非上皮性腫瘍である可能性が考えられる。鑑別診断として，リンパ腫，白血病，未分化癌，悪性黒色腫のほか，高度の炎症が挙げられる（☞ **p.107，43．小円形細胞腫瘍**）。原発腫瘍のみならず，転移である可能性も考慮する必要がある。

## 4. 鑑別診断から診断を絞り込む過程

　既往歴，現病歴などから，転移性腫瘍である可能性は否定的であると考えられるが，最後まで残しておく必要がある。悪性黒色腫としては表皮内で異型メラノサイトがみられないことから少なくとも原発性のものは否定的である。同様に未分化癌を含む癌腫も表皮において上皮内癌がみられないことなどから可能性は低い。細胞浸潤が深部を中心としており，真皮乳頭と表皮が保持される，いわゆる"bottom heavy"パターンがみられることから，腫瘍細胞が表皮親和性を示すために"top heavy"パターンを特徴とする菌状息肉腫症，成人T細胞性白血病・リンパ腫を含むT細胞リンパ腫である可能性は低い。これに対して，B細胞リンパ腫は"bottom heavy"パターンが特徴的であるため，びまん性大細胞型B細胞性リンパ腫を考慮し，免疫組織化学的検討を行った。

　免疫組織学的には大型細胞がCD20陽性（**図5左**）であることから，びまん性大細胞型B

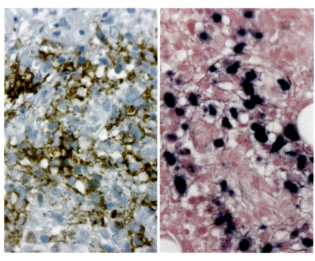

図5　CD20 免疫組織化学（左）およびEBER（右）

細胞性リンパ腫であると考えられた。皮膚原発のびまん性大細胞型B細胞性リンパ腫は稀であるため，病変の分布，表在リンパ節を含む他のリンパ節の腫大の有無などについて主治医に問い合わせたところ，リンパ節腫脹がなく，発熱はあるものの，全身状態が良好であることが確認された。病変は単発性で，眼瞼以外に腫瘤形成がないことも明らかとなった。さらに，このとき患者が関節リウマチに罹患しており，プレドニゾロンとメトトレキセートが投与されていることが判明した。そのため，*in situ* hybridization を施行したところ，EB virus-encoded RNA（EBER）が CD20 陽性の大型細胞の核内に局在していることが確認された（**図5右**）。

## 5. 最終組織診断

Skin and subcutis, righ eyelid, biopsy:

- Iatrogenic immunodeficiency-associated lymphoproliferative disorder
（医原性免疫不全関連リンパ増殖性疾患）

## 6. 逆鑑別診断

原発性，二次性のものを含むリンパ腫。白血病，未分化癌を除外した上で診断を確定する必要がある。

## 7. 臨床病理相関

本症例は組織形態と免疫組織化学染色の結果からリンパ腫が示唆されたが，臨床情報により医原性免疫不全に関連するリンパ増殖性疾患であることが判明したもので，適切な臨床情報なくして正確な病理診断が困難であることを如実に示す例であるといえる。この疾患は幅広い形態的なスペクトラムを示すリンパ球あるいは形質細胞の増殖性病変で，その殆どが EB ウイルスによって生じる。臓器移植後あるいは骨髄移植後に発生することが多いが，メトトレキセートなどで治療されている関節リウマチ，皮膚筋炎，乾癬や，抗 TNF-α 受容体拮抗薬と代謝拮抗薬で治療を受けているクローン病の患者で発生することもある。形態的に反応性過形成に類似するものから悪性リンパ腫と形態的に判別することが困難であるものまで多彩な病変を内包するため，予後推定，治療方針決定のために正確な組織学的評価が不可欠である。

組織像は移植関連のリンパ増殖性疾患と同様であるが，びまん性大細胞型B細胞性リンパ腫の診断基準を満たすものが比較的多く，バーキットリンパ腫の形態を示すものも少なくない。その一方で，polymorphic PTLD の形態を示すものは少ない。約 1/4 はホジキンリンパ腫の形態を示す。稀に末梢性T細胞リンパ腫，小型B細胞性リンパ腫などの診断基準を満たす腫瘍が発生する。いずれにしても地図状壊死がみられることが多い。経過中に polymorphic PTLD から monomorphous PTLD あるいはホジキンリンパ腫の形態を示すようになることもある。

メトトレキセート関連のリンパ増殖性疾患は約 40 ％の症例で EB ウイルスが検出され，メトトレキセートの中断により病変が縮小する。しかし，再発の頻度も高く，化学療法が追加されることが少なくない。本腫瘍の適切な患者管理のためには特に臨床側との情報共有が不可欠である。

390　● 8. 造血器

## 症例 3

　83歳，男性。左足趾の皮膚潰瘍の治療のために受診した際，血小板増多（150万）を指摘された。精査のために，骨髄穿刺吸引と生検が施行された。穿刺吸引物のクロットの組織像を以下に示す。

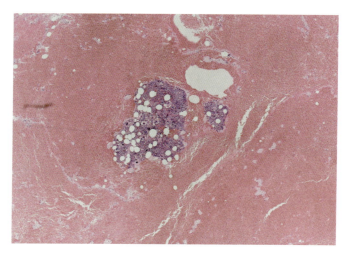

図 1

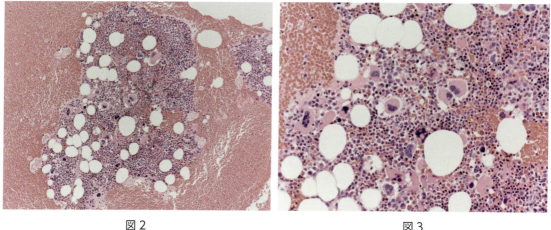

図 2　　　　　　　　　　　　　　　　　図 3

## 【解説】

### 1. 弱拡大による観察

　骨髄穿刺吸引物のクロットでは末梢血とともに脂肪細胞と有核細胞からなる骨髄成分の塊が複数認められる（**図 1**）。それらはいずれも同様で，弱拡大では有核細胞が 80 ～ 90％を占めており，脂肪細胞に対して年齢不相応に細胞成分が優勢であることがわかる。色調は多彩で，

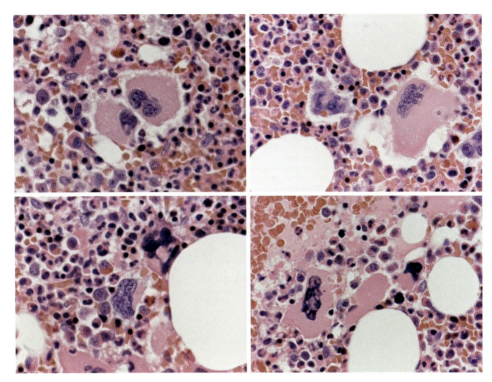

図4

単一の細胞が圧倒的に優勢となる細胞増殖はうかがわれず，芽球の増殖を示唆する青色調ないし暗調の領域もみられない（図2）。ただし，巨核球が多数存在しており，その分布が均等ではなく，随所で集簇しているようにみえる。この時点で巨核球の増殖を伴ういわゆる汎骨髄症（panmyelosis）の状態であることがわかる。

## 2. 中拡大〜強拡大による観察

　中拡大では骨髄球系，赤芽球系の細胞が混在しており，両者の比率（M/E比）は5程度である（図3）。赤芽球は濃縮した暗調の小型円形の核と少量の好酸性細胞質を有する細胞で，集簇（赤芽球島）が保持されているが，相対的に数は減少している。強拡大では骨髄球系細胞は各成熟段階の細胞が混在しており，分化・成熟傾向が保持されているが，巨核球はN/C比が様々で，核の腫大と分葉および棍棒状突出，クロマチン構造の粗造化がみられる（図4）。

## 3. 観察により得られた情報（組織パターン）に基づく鑑別診断

　本症例では骨髄における細胞増加とともに巨核球の増加がみられることから，鑑別診断として血栓性血小板性減少性紫斑病，特発性血小板減少性紫斑病，本態性血小板血症，その他の骨髄増殖性腫瘍（myeloproliferative neoplasms：MPNs），白血病，骨髄異形成症候群，が鑑別診断として挙げられるが，末梢血において高度の血小板増多が認められることから，定義上血小板減少性紫斑病は否定的である。また，末梢血所見，造血細胞において成熟傾向がみら

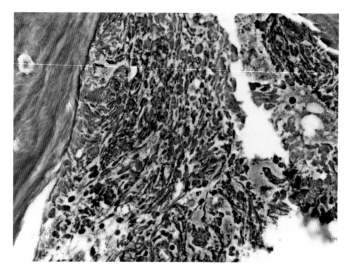

図5　鍍銀染色（細網線維染色標本，生検組織）

れることなどから，急性白血病，骨髄異形成症候群も否定的である。従って，MPNs を念頭において鑑別を進めることにした。

## 4. 鑑別診断から診断を絞り込む過程

　MPNs として，真性多血症（polycythemia vera：PV），原発性骨髄線維症（primary myelofibrosis：PMF），本態性血小板血症（essential thrombocythemia：ET），が挙げられる。これらはそれぞれ診断基準があり，遺伝子検査の結果を踏まえて診断が確定する。これらの三つの疾患は同様の遺伝子変異が認められるため，鑑別のためには組織学的検索が重要であるが，特に初期（前線維化期 prefibrotic phase）の PMF は ET と組織像が類似するため注意が必要である。巨核球が随所で集簇し，かつ異型がみられ，ともに採取された生検組織を鍍銀染色を併用して検討したところ，Grade-1 に相当する軽度の細網線維の増加が確認された（図5）。これらの所見は PMF の診断を支持するものである。なお，本症例では遺伝子検索により *JAK2* V617F 変異が確認された。

## 5. 最終組織診断

　Bone marrow, aspiration clot and biopsy:
　- Myeloproliferative neoplasm, suggestive of prefibrotic/early phase of primary myelofibrosis
（前線維化期・早期の原発性骨髄線維症を示唆する骨髄増殖性腫瘍）

## 6. 逆鑑別診断

　骨髄線維症の約半数は MPNs によって生じるが，診断にあたっては二次性骨髄線維症をきたす疾患が逆鑑別診断の中に含まれる。頻度的には転移性腫瘍のほか，悪性リンパ腫，白血病

などが挙げられる。また，炎症性疾患も考慮する必要がある。骨髄線維症は細網線維が増加する reticulin fibrosis と膠原線維が増加する collagen fibrosis に 2 分され，前者は炎症性疾患，後者は腫瘍に関連することが多い。骨髄線維症の原因は組織像に加えて既往歴，現病歴，検査所見などを参考にしながら検討し，確定する必要がある。MPNs の中では ET が PMF の逆鑑別診断として重要で，PMF であっても早期の場合は貧血や白赤芽球症（leukoerythroblastosis）がみられず，高度の血小板増多が出現するため，臨床診断が ET として骨髄穿刺，生検が行われて検体が提出されてくることが少なくない。

## 7. 臨床病理相関

MPNs は赤芽球系，顆粒球系，あるいは巨核球系細胞のうち 1 系統あるいは複数の系統の細胞の増殖によって特徴づけられるクローナルな造血器疾患で，末梢血中で成熟した赤血球や顆粒球，巨核球が増加する。過剰な血球の貯留と髄外造血により，しばしば肝脾腫が生じる。緩徐に発症し，進行するが，やがて骨髄線維症と無効造血が生じ，白血病に移行することがある。現在の WHO 分類では，*BCR-ABL1* 陽性慢性骨髄性白血病（chronic myeloid leukemia：CML），慢性好中球性白血病（chronic neutrophilic leukemia：CNL），PV，PMF，ET，慢性好酸球性白血病（chronic eosinophilic leukemia：CEL），分類不能な MPNs が含まれる。CML では全例で *BCR-ABL1* 融合遺伝子，95%でフィラデルフィア染色体が認められるのに対して，PV，PMF，ET，CNL ではこれらの異常は認められず（*BCR-ABL1* 陰性骨髄増殖性腫瘍），*JAK2* 遺伝子，*CALR* 遺伝子，*MPL* 遺伝子変異が種々の割合で認められる。特に *JAK2* V617F 変異は PV，ET，PMF ではぞれぞれ 95 ～ 97%，50 ～ 60%，55 ～ 60%の症例で検出され，最も頻度の高いドライバー遺伝子変異であることが明らかとなっている。本症例では，*JAK2* V617F 変異が確認されたが，前述のように MPNs の病型決定には末梢血所見，骨髄所見などの評価が不可欠である。

PMF は主として顆粒球と巨核球が骨髄内で増殖する疾患で，徐々に細網線維，膠原線維が増加する一方で，肝臓，脾臓などの臓器で髄外造血が生じる。腫瘍性のクローンからは T リンパ球，B リンパ球が派生することもある。これに対して線維芽細胞は線維化に直接寄与するが，線維化自体は異常な巨核球や血小板が産生・放出する血小板由来増殖因子や TGF-β などの増殖因子あるいは炎症性サイトカインの影響によるもので，腫瘍細胞ではない。約半数は *JAK2* V617F 変異，30%は *CALR* 変異，5 ～ 10%は *MPL* 変異が検出され，稀に *JAK2* exon 12 の変異が認められる。10 ～ 15%ではこれらの異常が認められず，トリプルネガティブ PMF とよばれる。進行の度合いによって PMF は前線維化期（prefibrotic phase），線維化期（fibrotic phase）に分けられる。前述の典型的な症状は線維化期で認められるもので，前線維化期にはこれらに先行して末梢血で血小板増多が出現し，骨髄では顆粒球と巨核球が増加して過形成性骨髄の状態となるため，ET に類似する。実際，WHO による診断基準が確立される前には前線維化期の PMF の多くが ET と診断されていたと考えられている。

発症時の年齢は 60 代で多く，40 歳以下で発生する例は全体の 10%に満たない。小児では極めて稀だが，遺伝性とみられる小児発生例が報告されている。男女差はない。初発症状は体重減少，寝汗，発熱などだが，緩徐に発症するため血液検査で偶然血小板増多が指摘されて診

---

**【WHO 第 4 版（2017）による前線維化期 PMF の診断基準】**

大基準
1. 異型巨核球と顆粒球の増加とともに，赤芽球の減少を伴い，年齢を考慮しても高度の細胞増加が骨髄で認められるが，Grade-1 をこえる reticlulin fibrosis が認められない
2. *BCR-ABL1* 陽性 CML，PV，ET，MDS，あるいはその他の骨髄腫瘍の WHO 診断基準を満たさない
3. *JAK2*，*CALR*，あるいは *MPL* 遺伝子変異が認められるか，これらの遺伝子変異が認められない場合はその他の腫瘍性増殖のマーカーが存在する，あるいは骨髄の一部で反応性の reticuliin fibrosis が認められない

小基準
2 回連続して，少なくとも以下の項目のうち一つが認められる
1. 偶発症としては説明がつかない貧血
2. 白血球増多（≧ 11.0 × 10^9/L）
3. 触知可能な脾腫
4. LDH 値が当該医療施設における正常上限を超える

前線維化期の PMF を診断するためには大基準の 3 項目全てを満たし，かつ小基準の要件のうち少なくとも一つを満たす必要がある

---

断に至る例が少なくない。前線維化期には肝脾腫はみられない。末梢血検査で軽度の貧血，白血球増多，中等度から高度の血小板増多が認められる。進行とともに貧血が高度となり，有核赤血球，涙滴赤血球，骨髄芽球，奇怪な形の血小板などが出現する。線維化が進むと白血球は減少に転じる。骨髄生検では，（1）細胞密度，（2）骨髄球系細胞の割合と分化・成熟の程度，（3）巨核球の形態，（4）線維化の程度，などに注目して観察を行う。組織学的には赤芽球が相対的に減少するのに対して，顆粒球が増加するが，芽球の増加は認められない。巨核球は小型から大型のものまで様々で，多形性に富み，奇怪な形のものが集簇する。しばしば N/C 比が高く，核は腫大し，"雲様 cloudlike"，あるいは "風船様 baloon-like" と表現される分葉を示す。核クロマチンは増量する。裸核状の巨核球もみられる。これらの所見は臨床像と検査所見が類似する ET では認められないため，前線維化期の PMF と ET を鑑別する際の鍵となる。PMF は ET と比較して白血病に進展するリスクが高く，予後が不良であるため，この鑑別は重要である。

# 9 肝 臓

## 症例 1

3歳11ヵ月，男児。原因不明の肝硬変に対して生体肝移植が施行された。手術中，胆管を切離した際に総胆管内に胆泥と黒色調の胆石が多数認められた。切除された肝臓は肉眼的に肝

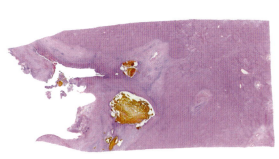

図1

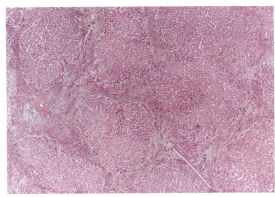

図2

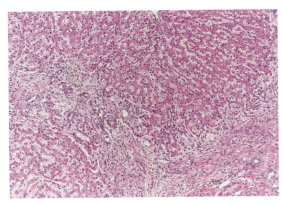

図3

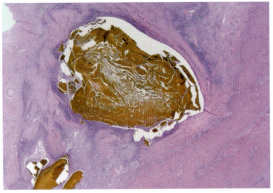

図4

硬変の状態であると考えられた。肝門部胆管付近の組織像を**図1～4**に示す。

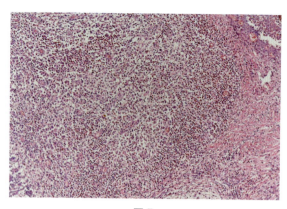

図5

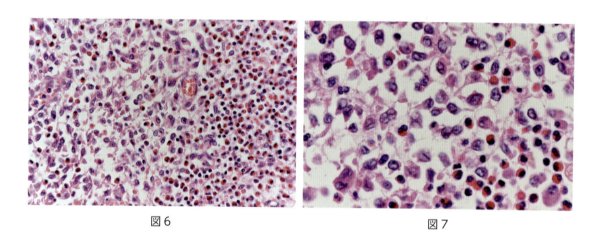

図6　　　　　　　　　　　　　　　　　図7

## 【解説】

### 1. 弱拡大による観察

　肝臓実質では淡好酸性の領域が小葉間に介在しているようにみえるが，肝硬変を定義づける境界明瞭な再生結節はルーペ像では明瞭でない（**図1**）。肝門部では胆管が拡張し，内腔には胆汁が貯留している。その周囲では淡好酸性の領域が広がっており，線維化がうかがわれるほか，青色調の領域ではリンパ球などの単核細胞の浸潤が示唆される。肝実質では門脈域の拡大と架橋線維化がみられる（**図2**）。再生結節の形成というよりも，既存の小葉が取り残されているだけのようにみえる。門脈域では軽度のリンパ球とみられる単核細胞浸潤と最胆管増生がみられる（**図3**）。小葉内の索状構造，類洞は保持されている。肝門部の拡張した胆管内に濃縮した胆汁が存在する（**図4**）。周囲では多数の細胞が浸潤しているとみられる。

## 2. 中拡大～強拡大による観察

中拡大では肝門部の拡張した胆管周囲で多数の細胞浸潤が認められるが，色調が淡好酸性の細胞と好酸性の細胞が混在するなど，浸潤細胞の多彩性がうかがわれる（図5）。強拡大では好酸球が多数認められる一方で，淡好酸性の細胞質を有する組織球様細胞が認められる（図6）。リンパ球も散見される。組織球様細胞では核のくびれや分葉，核溝を伴うコーヒー豆様外観を示す核が認められる（図7）。核クロマチンは繊細で，核小体は不明瞭である。

## 3. 観察により得られた情報（組織パターン）に基づく鑑別診断

本症例ではウイルス性肝炎などが先行して生じる典型的な肝硬変でみられるような肝細胞の増殖による再生結節は認められないが，架橋線維化によって小葉が分画された状態であることから，肝硬変とみなすことができる可能性がある。さらに，細胆管増生は胆汁うっ滞が生じていることを示しており，胆汁性肝硬変の状態であると考えることもできる。従って，患者の年齢，肝門部の胆管を中心とする病変であること，なども考慮すると，先天性胆道閉鎖症が考えられるが，鑑別診断としては原発性胆汁性胆管炎（肝硬変），原発性硬化性胆管炎，などが挙げられる。胆管炎という観点からは，感染などによる化膿性胆管炎，肉芽腫性胆管炎，リンパ球性胆管炎，などが鑑別診断として挙げられる。好酸球浸潤と核のくびれを有する細胞が浸潤していることから，ランゲルハンス細胞組織球症（Langerhans cell histiocytosis：LCH）も考慮する必要がある。

## 4. 鑑別診断から診断を絞り込む過程

先天性胆道閉鎖症は肝門部胆管，総胆管において閉塞機転が確認されないことから，否定的であると考えられた。原発性胆汁性胆管炎は小児では稀であるが，組織学的にも肉芽腫がみられない，などの点で合致しない。原発性硬化性胆管炎は疎な同心円状の線維化による胆管の閉塞像が明らかでない点で合致しない。これに対して，肝門部を中心に浸潤する細胞の中に，好

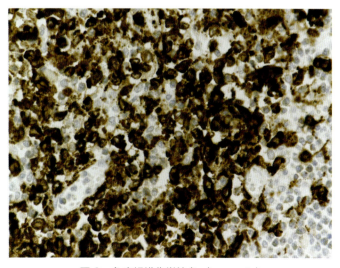

図8　免疫組織化学染色（Langerin）

酸球，リンパ球のほか，核のくびれや分葉を示したり，核溝を伴うコーヒー豆様外観を示す核を有する組織球様細胞が認められたことから，LCHである可能性が高いと考えられた。そのため，免疫組織化学的検討を加えたところ，これらの組織球様細胞がランゲルハンス細胞のマーカーであるCD1a，Langerinを発現していることが確認された（**図8**）。これにより，LCHの診断が確定した。

## 5. 最終組織診断

Liver, explanted for transplantation:

- Langerhans cell histiocytosis

（ランゲルハンス細胞組織球症）

## 6. 逆鑑別診断

非特異的な二次的な炎症を伴う胆管炎の他，Rosai-Dorfman病（sinus histiocytosis with massive lymphadenopathy）などの組織球が多数浸潤・増殖する疾患が鑑別診断として挙げられる。Rosai-Dorfman病は形質細胞とより豊富な細胞質と空胞状の核を有する組織球様細胞が特徴的で，LCHで認められる組織球様細胞の形態とは異なる。Erdheim-Chester病は骨・肺などで組織球が浸潤・集簇する疾患でまれに肝臓をおかすか組織球が泡沫状である点で本標本の組織像と異なる。若年性黄色肉芽腫は皮膚において単発性の丘疹や結節を形成するが，ときに多数の臓器に多発することがある（xanthoma disseminatum）。形態的にはTouton型巨細胞がときに混在し，S100蛋白，CD1a陰性である点でLCHと区別される。

## 7. 臨床病理相関

LCHはランゲルハンス細胞の浸潤によって特徴づけられる疾患で，かつてはhistiocytosis Xともよばれていた。現在は腫瘍性の増殖性病変であると考えられているが，原発性のものと白血病，悪性リンパ腫に続発する二次性のLCHに分けることができる。後者は同一クローンの腫瘍細胞の異分化heterodifferentiationの結果生じると考えられている。38～64％の症例で*BRAF* V600E変異が検出されるが，この異常はErdheim-Chester diseaseなどでも認められ，LCHに特異的ではない。LCHは骨，肺，皮膚，リンパ節の他，肝臓を含めて様々な臓器・組織で認められる。特に小児では肝臓で発生する例が報告されており，硬化性胆管炎を合併する例が報告されている。多臓器で病巣がみられることが少なくないが，本症例では肝臓でのみ病変が確認されており，他の臓器で病変が存在する証拠が得られていない点で特異であると考えられた。肝臓および胆道系のLCHは小児から高齢に至るまで幅広い年齢で発生するが，年齢の中央値は18ヵ月で，女性で多い傾向がある。初発症状は肝脾腫，黄疸，肝機能異常で，腹水貯留がみられることもある。胆管拡張がみられることがある一方で，細胞浸潤による腫瘤が形成されることもある。また，胆管に沿って線維化巣が広がり，高度である場合には胆汁性肝硬変の状態となる例もある。細胞浸潤は小径の小葉間胆管から肝門部の大径の胆管に至るまで種々の程度で認められる。細胞浸潤により上皮がしばしば傷害され，黄色肉芽腫反応が惹起されたり，ランゲルハンス細胞が集簇して肉芽腫様となることもある。多くの症例では

胆管周囲で同心円状の線維化が認められるが，これらは二次的な変化であると考えられている（二次性硬化性胆管炎）。胆汁うっ滞が高度である場合は細胆管の増生や胆汁栓，門脈域近傍の肝細胞の偽黄色腫変化がみられる。門脈域周囲の線維化，架橋線維化が種々の程度でみられ，線維性隔壁で分画された小葉がびまん性に認められる場合は胆汁性肝硬変と診断する。

　LCHの予後は単発病変であるか多臓器病変であるかによって異なる。前者は予後良好で，経過観察あるいは非ステロイド系消炎鎮痛薬が投与されるが，後者は予後不良であり，化学療法が施行される。肝臓，脾臓に浸潤している場合は生存率は80〜90％で，予後不良例が存在する。

## 症例 2

45歳，女性。検診で肝腫瘤が指摘され，肝臓部分切除術が施行された。代表的な切片の組織像を以下に示す。

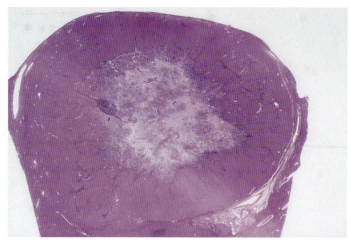

図1

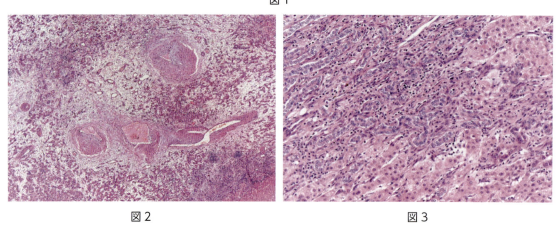

図2　　　　　　　　　　　　　　図3

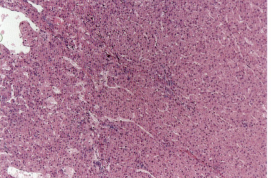 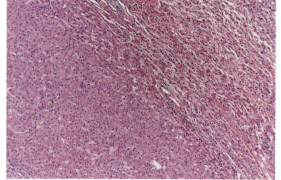

図4　　　　　　　　　　　　　　図5

症例 2 ● 401

## 【解説】

### 1. プレパラート，弱拡大による観察

　周囲境界が明瞭かつ平滑な類円形の腫瘤の形成が認められる（**図 1**）。被膜形成や線維性隔壁は認められない。腫瘤は肝実質と同様の色調を示していることから，肝細胞の増生で構成されているようにみえるが，中心部では不整形の線維性瘢痕の存在がうかがえる。後者では淡好酸性の領域とやや好塩基性で暗調の領域が混在している。淡好酸性の領域では弱拡大で線維化がみられる他，内膜肥厚を伴い，壁の厚さが不均一な中径ないし大径の筋性血管が散見される（**図 2**）。これらの血管近傍では伴走する胆管や門脈は認められない。

### 2. 中拡大〜強拡大による観察

　中拡大では線維性瘢痕の辺縁を中心に細胆管の増生が認められ（**図 3**），その周囲では肝細胞が増生している（**図 4**）。肝細胞は密に配列しており，索が厚くなっているが，著しい細胞異型，構造異型は認められない。この領域では細い胆管は散見されるが，小葉構造は不明瞭となっている。細長く，類洞が介在する肝細胞索がみられる既存の肝臓実質と腫瘤の境界は比較的明瞭だが，被膜形成は認められない（**図 5**）。

### 3. 観察により得られた情報（組織パターン）に基づく鑑別診断

　肝細胞の増生で構成される病変であることから，肝細胞癌（hepatocellular carcinoma：HCC），肝細胞腺腫（hepatocellular adenoma：HCA），限局性結節性過形成（focal nodular hyperplasia：FNH），結節性再生性過形成（nodular regenerative hyperplasia：NRH），大型再生結節（large regenerative nodule：LRH），部分的結節化（partial nodular transformation：PNT）が鑑別診断として挙げられる。

### 4. 鑑別診断から診断を絞り込む過程

　組織学的に背景において肝硬変の像が認められないこと，周囲境界が平滑かつ境界明瞭であること，細胞異型が認められないこと，などから肝細胞癌は否定的である。LRH も肝硬変が背景にない点で合致しない。NRH は肝臓内で多発性の結節を形成するため否定的である。PNT は肝門部に好発し，門脈圧亢進症を伴うことから，本症例の病態とは異なると考えられる。これに対して，特徴的な中心瘢痕，異常血管の存在，細胆管増生から FNH の診断が示唆される。HCA では中心部で瘢痕がみられることは通常はなく，細胆管増生も認められないことから否定的である。

### 5. 最終組織診断

Liver, partial hepatectomy:

- Focal nodular hyperplasia

（限局性結節性過形成）

## 6. 逆鑑別診断

　FNH の逆鑑別診断として，HCC，HCA が重要である。生検では病変の全体像の把握が困難であるため，これらの鑑別に苦慮することが少なくない。診断のためには結節外の肝臓の状態を把握して病変部を把握し，画像所見など確認する必要がある。HCC は細胞異型の有無，周囲組織や被膜内への侵入性発育の有無に注目する。HCA は中心瘢痕がみられない点で FNH と区別されるが，中心瘢痕がない HNF も存在するため，注意を要する。WHO 分類第 4 版（2010年）では HCA は，（1）HNF-1 α 不活化型，（2）β-catenin 活性化型，（3）炎症型，（4）分類不能型，の 4 型に分類されている。この中で炎症型 HCA は炎症細胞浸潤，類洞拡張ともに細胆管増生がみられることがあるため，一見 FNH に類似することがある。過去に血管拡張型 telangiectatic type とよばれていた FNH の亜型はこれに相当すると考えられている。免疫組織化学的には HNF-1a 不活化型は liver fatty acid binding protein の発現が減弱し，β-catenin 活性化型では β-catanin の核内集積がみられたり，glutamin synthetase がびまん性に陽性となる。炎症型では serum amyloid A や C reactive protein が陽性となる。これに対して，FNH では glutamin synthetase が地図状に陽性となるのが特徴である。なお，正常の類洞の内皮細胞は CD34 が陰性であるのに対して，HCC 内に存在する小径の血管の内皮細胞で CD34 が陽性となることが知られている。しかし，FNH，HCA でも内皮細胞が CD34 陽性となるため，これらを鑑別するために CD34 免疫組織化学は有用ではない。

## 7. 臨床病理相関

　FNH は若年女性に好発する非腫瘍性の良性増殖性病変で，多くは偶然発見されるが，大きいものは出血をきたすことがある。γ-GTP 値が上昇することもある。血管腫や血管奇形などと併存することがあること，Budd-Chiari 症候群で類似の病変が認められることがあること，などから局所的な血流異常に対する反応として生じた肝細胞の過形成性であると考えられている。これに対して，血管閉塞によって側副血行路が形成され，反応性の肝細胞の増殖と虚血性変化が同時に生じることによって生じるという考え方もある。血管閉塞に伴って生じる場合には "FNH-like nodule" とよび，これを区別する病理医もいる。HCA が悪性化することがあるのに対して，FNH を母地として HCC が発生することはないと考えられている。若年で好発する HCC の亜型である fibrolamellar HCC の合併例が報告されているが，このような例は HCC が先行し，血流の変化に伴って二次的に FNH 類似の病変が形成されたものである可能性が指摘されている。

　FNH，NRH，PNT は異なる疾患ではなく，局所的な血流異常という共通する原因によって生じ，大きさや分布などの表現型が異なる病変に過ぎないとする見方がある。実際，これらの間には移行型があることや，中間的な病変があることが指摘されている。そのため，特発性門脈圧亢進症や先天性肝線維症を内包する門脈域形成異常症候群（anomalous portal tract syndrome）という概念が提唱されている。

## 症例 3

21歳，女性。肝機能異常を指摘されて受診。肝生検が施行された。

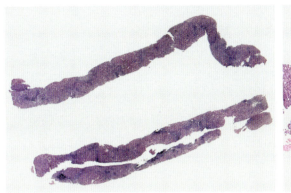

図 1

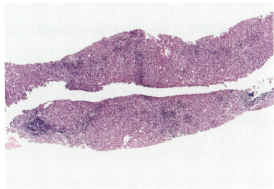

図 2

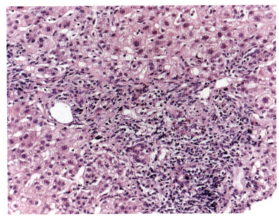

図 3

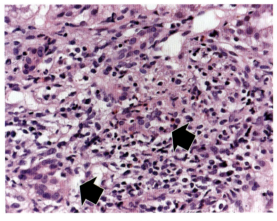

図 4

## 【解説】

### 1. 弱拡大による観察

　3本の針生検コアが検体として提出されている。いずれの針生検コアも同様の色調を呈しており，限局性病変の存在はうかがわれない。好酸性を呈する肝細胞からなる実質とともに青色調の領域が認められる（**図1**）。門脈域は3本の組織断片において18個認められることから，組織学的評価に適正な量の検体が採取されていると判断することができる。青色調の領域はリンパ球などの細胞が浸潤する門脈域であるとみられる。これらの門脈域は拡大しており，架橋線維化の存在がうかがわれる（**図2**）。好酸性の小葉との境界は不整かつ不明瞭である。

## 2. 中拡大〜強拡大による観察

浸潤細胞は主としてリンパ球で構成されている（**図3**）。これらのリンパ球は周囲の小葉内にも浸潤しており，小葉と門脈域の境界が不明瞭化している。少数ながら好酸球が混在している（**図4**）。肉芽腫の形成は認められない。小葉間胆管は変形しており，上皮内にリンパ球が浸潤している（**図4**，矢印）。

## 3. 観察により得られた情報（組織パターン）に基づく鑑別診断

門脈域において主としてリンパ球浸潤からなる炎症細胞浸潤がみられることから，これを慢性肝炎パターンとして解釈することができる。細胞浸潤は高度で，門脈域の周囲の小葉内に及んでいるために両者の境界が不明瞭となっており，インターフェイス肝炎（interface hepatitis）に相当する。その鑑別診断としては，ウイルス性肝炎，自己免疫性肝炎，薬物性肝障害（drug-induced liver injury：DILI）が挙げられる。また，小葉間胆管の傷害に注目した場合，原発性胆汁性胆管炎（肝硬変）の可能性も考慮される。

## 4. 鑑別診断から診断を絞り込む過程

慢性肝炎，インターフェイス肝炎パターンを示す疾患は組織像が重複し，診断確定を可能とする特異的な所見に乏しいため，検査所見などを合わせて組織像を解釈する必要がある。ウイルス肝炎の中で，B型肝炎は肝細胞のすりガラス状核が特徴的だが，本症例では認められない。C型肝炎の場合は炎症細胞浸潤が比較的軽度である点で本症例とは異なるが，形態像のみでこれを否定することは困難である。原発性胆汁性胆管炎（肝硬変）では本症例で認められたような小葉間胆管上皮内へのリンパ球浸潤，胆管の破壊がみられるほか，胆汁うっ滞，細胆管増生，肉芽腫の形成が認められるが，これらはこの標本中では明らかでない。自己免疫性肝炎はウイルス肝炎よりも炎症細胞浸潤が高度で，形質細胞や好酸球浸潤が目立ち，小葉内の細胞浸潤も顕著である。小葉内で壊死がみられることも少なくない。また，拡大した門脈内に取り残された肝細胞が偽腺房あるいはロゼットとよばれる島状の集簇を形成する。これらの像も本症例では認められない。以上より，ウイルス肝炎ないしDILIである可能性が残された。

本症例では患者が上気道炎に対して非ステロイド性抗炎症剤であるメフェナム酸（商品名：ポンタール）が投与されていたことから，リンパ球刺激試験（drug-induced lymphocyte stimulation test：DLST）を行った結果，慢性肝炎型のDILIであることが確認された。

## 5. 最終組織診断

Liver, needle biopsy:
- Interface hepatitis, suggestive of drug-induced liver injury
（薬物性肝障害を示唆するインターフェイス肝炎）

## 6. 逆鑑別診断

慢性肝炎型のDILIを考慮する場合は，ウイルス性肝炎，自己免疫性肝炎を除外する必要がある。そのため血清学的検査の結果を確認することは必須である。後述する慢性肝炎型の

DILI は自己抗体が出現し，形質細胞浸潤がみられることがあるなど，自己免疫性肝炎に類似することがある。高度のインターフェイス肝炎，形質細胞が門脈域のみならず門脈域周囲および小葉内でみられる，ロゼット形成などの所見のほか，高度の線維化あるいは肝硬変への移行は自己免疫性肝炎の可能性を示唆する。これに対して，門脈域の好中球浸潤と肝細胞ないし毛細胆管内の胆汁うっ滞は DILI を示唆する。好酸球浸潤は自己免疫性肝炎でも認められるため，注意を要する。

## 7. 臨床病理相関

　本症例では DLST の結果から慢性肝炎型の DILI の診断が確定した。DILI は急性の肝障害の原因としては最も頻度が高く，組織学的に肝細胞障害型，胆汁うっ滞型，両者の混合型，の三つに大別される。成因によって予測可能な内因型 intrinsic type（薬剤依存性）と予測不可能な特異体質型 idiosyncratic type（宿主依存性）に分けることもできる。特異体質型は過敏反応（免疫学的特異体質）によるものと薬剤の代謝産物（代謝性特異体質）によるものがあり，肝細胞障害型を含めて DILI の大部分を占める。これに対して予測可能な肝障害は薬剤そのものの肝毒性に起因し，量依存性で，かつ動物実験で再現が可能である。臨床的には DILI の診断のポイントは（1）薬剤の投与と肝障害の出現との時間的関係，（2）投薬中止後の経過，（3）ウイルス性肝炎や自己免疫性肝炎などの他の原因の除外，の 3 点である。当該薬物に関する副作用情報も重要である。典型的な例では全身倦怠感や食欲不振，黄疸，掻痒のほか，発熱や皮疹の出現が挙げられるが，無症状で血液生化学的異常のみがみられることもある。検査所見としては好酸球増多の有無が参考となるほか，初診時の alanine aminotransferase（ALT）および alkaline phosphatase（ALP）値により胆汁うっ滞型，肝細胞障害型，あるいは混合型のいずれのタイプであるかを判別する。DLST は診断確定の上で重要な検査だが，陽性率は 30 ～ 40％で，結果が偽陽性あるいは偽陰性であることがあるため，注意を要する。

　DILI は 50 代で多く，男性と比較して女性でやや多い。服用から肝障害が出現するまでの期間は様々で，1 ～ 2 週間以内であることが多い一方で，90 日を超える例もある。肝細胞障害型が DILI 全体の約 2 ／ 3 を占め，残りを胆汁うっ滞型，混合型が占める。米国の国立衛生研究所（NIH）が運営する Drug-Induced Liver Injury Network（DILIN）によると原因薬剤として多いのは抗生剤で DILI の原因の約 45％を占め，薬草やサプリメントが約 16％，向精神薬と神経筋遮断薬がそれぞれ 10％程度を占める。本邦では，医薬品医療機器総合機構に報告されている DILI の原因経口薬として，抗真菌薬であるテルビナフィン（商品名：ラシミール），抗血小板剤であるクロピドグレル（商品名：プラビックス），抗てんかん薬であるカルバマゼピン（商品名：テグレトール）およびチクロピジン（商品名：パナルジン），EGFR 阻害剤であるゲフィチニブ（商品名：イレッサ）が上位 5 位に入っている。本症例で使用されていたメフェナム酸は，重篤な副作用としてショック，アナフィラキシー，溶血性貧血，無顆粒球症，Stevens-Johnson 症候群，中毒性表皮壊死融解症，急性腎障害，ネフローゼ症候群，間質性腎炎，消化性潰瘍，腸炎の他，肝機能障害，などが知られており，劇症肝炎が起こることもある。

　DILI の組織像はウイルス性肝炎と鑑別困難な細胞浸潤と肝細胞の壊死・炎症反応を伴うもの，

脂肪化あるいは脂肪性肝炎, 細胆管, 毛細胆管, 肝細胞における胆汁うっ滞, など様々だが, (1)
急性肝炎パターン, (2) 慢性肝炎パターン, (3) 脂肪性肝炎パターン, (4) 胆汁うっ滞性肝
炎パターン, (5) 肉芽腫パターン, に類型化することができる。劇症肝炎では肝細胞の消失
を伴う広範ないし亜広範壊死がみられる。診断の鍵となる組織学的所見としては, 中高年でウ
イルス肝炎にみえる一方でこれと不釣り合いに肝実質の壊死が高度である場合や, 脂肪変性,
肉芽腫, 好酸球浸潤, あるいは胆管障害を伴っている場合, あるいは境界明瞭な小葉中心性の
壊死と脂肪変性がみられる一方で炎症が軽微である症例では, DILI を考慮するべきであると
いわれている。DILI の組織パターン, あるいは様々な所見と原因となる代表的な薬剤・物質
を表に示す。

　組織像から DILI を疑い, かつ特定の原因薬剤を推定することは困難であることが多い。そ
の理由として予測不可能な DILI の例では同一の薬剤が異なる患者で異なる様式の肝傷害を引
き起こすことが挙げられる。さらに薬剤以外に香草や香辛料, サプリメントなどの中にも肝障
害を引き起こすものが少なくない。そのため, DILI の診断には既往歴, 現病歴, 臨床症状お
よび経過, 検査所見を詳細に検討するとともに, 医薬品の有害事象に関する情報をインターネッ
トおよび文献データベースにより収集することがときに必要となる。再投与により肝機能傷害
が再燃して原因薬物が偶然明らかになることがあるが, 疑わしい薬剤を投与することは倫理的
観点から避けるべきであると考えられている。

| 【DILI の組織学的パターンと代表的な原因薬剤・物質】 ||
| 組織学的変化 | 代表的原因薬剤 |
| --- | --- |
| 凝固壊死パターン | 小葉中心性 (Zone 3):クロロフォルム, 四塩化炭素, アセトアミノフェン, ハローセン, マッシュルーム, タマゴテングタケ<br>門脈周囲 (Zone 1):ギ酸アリル, 硫酸第一鉄, アルビトシン |
| 急性肝炎パターン | イソニアジド, スルフォンアミド系薬剤, ハローセン, ジクロフェナック |
| 慢性肝炎パターン | オキシフェニサチン, メチルドーパ, ニトロフラントイン, ダントロレン, クロメタシン, パパベリン, スルフォンアミド系薬剤, 薬草 (ブラックコホシュ, マーファングなど) |
| 脂肪肝パターン | 小滴性:テトラサイクリン, アミオダロン, バルプロ酸, アセチルサリチル酸 (Reye 症候群), 抗ウイルス薬 (フィアルリジンなど)<br>大滴性:タモキシフェン, エストロゲン, メトトレキセート, エタノール |
| 脂肪性肝炎パターン | アミオダロン, エストロゲン製剤, タモキシフェン, 抗レトロウイルス薬, イリノテカン, 中心静脈栄養, 揮発性石油化学製品 |
| 胆汁うっ滞パターン | 急性:蛋白同化ステロイド, 避妊ステロイド<br>慢性 (胆管消失型・PBC 類似型):クロルプロマジン, ハロペリドール, イミプラミン, 有機ヒ素化合物, チアベンダゾール, トルブタマイド |
| 肉芽腫性肝炎パターン | スルフォンアミド, メチルドーパ, フェニルブタゾン, アロプリノール (フィブリン輪肉芽腫 fibrin ring granuloma), ミネラルオイル |

## 【DILIでみられる組織所見と代表的な原因薬剤・物質】

| 組織学的変化 | 代表的原因薬剤 |
|---|---|
| すりガラス状細胞質を有する肝細胞 (小葉中心性) | フェノバルビタール，リファンピシン，ダイオキシン，シアナマイド |
| リポフスチンの集積を伴う肝細胞（小葉中心性) | フェナセチン，アミノピリン，クロルプロマジン，カスカラサグラダ，抗てんかん薬 |
| 肝細胞およびKupffer細胞の細胞質内リン脂質の集積 | ゲンタマイシン，マレイン酸ペルヘキシリン，フルオキセチン，アミオダロン |
| 多核肝細胞 | スリンダク，クロメタシン |
| Kupffer細胞における細胞質内蓄積物 | タルク・セルロース：麻薬中毒<br>珪酸塩・炭粉：炭鉱夫<br>ポリビニルピロリドン・ヒドロキシエチルスターチ：代用血漿<br>シリコーン：人工弁 |
| 門脈周囲類洞拡張 | 経口避妊薬 |
| 肝紫斑病 (peliosis hepatis) | 蛋白同化ステロイド，経口避妊薬，アザチオプリン，塩化ビニル，ヒ素化合物 |
| 類洞閉塞症候群（肝中心静脈閉塞症) | 骨髄非破壊性前処置薬（シクロホスファミド，フルダラビンなど)，ピロリジジンアルカロイド，化学療法薬（イリノテカン，オキサリプラチンなど) |
| 肝静脈（Budd-Chiari症候群)・門脈血栓症 | 経口避妊薬 |
| 門脈および分枝血管の静脈硬化症 | 無機ヒ素，塩化ビニル，硫酸銅，ビタミンA，化学療法薬（メトトレキセート) |
| 肝線維症・肝硬変 | メトトレキセート，慢性肝障害をきたす薬剤・物質 |
| 肝星細胞（伊東細胞)過形成 | ビタミンA，ナイアシン，メトトレキセート |
| 胆管破壊・胆管減少ないし消失 | クロルプロマジン，ハロペリドール，アジマリン，グリシルリジン |

# 10 消化管

## 症例 1

　50 歳代，男性。最近胃がもたれる感じがあり来院。上部消化管内視鏡検査にて胃体中部小弯に発赤を認め，生検が行われた。図 1 ～ 4 はその組織像である。

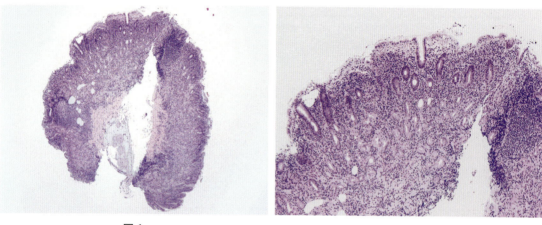

図 1　　　　　　　　　　　　　　　図 2

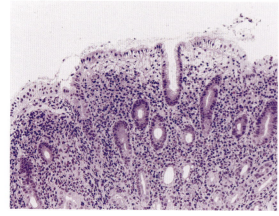
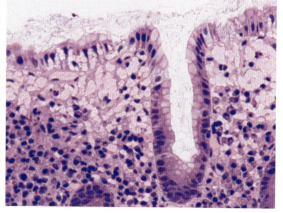

図 3　　　　　　　　　　　　　　　図 4

症例 1 ● 409

## 【解説】

### 1. 弱拡大による観察

　採取された組織は粘膜筋板とみられる薄い平滑筋層を含んでおり，粘膜下組織もわずかに付着していることから，粘膜固有層の全層が観察可能である（**図1**）。浅層では腺窩（胃小窩）がみられ，深層では大小の腺が密集し，粘膜下層では腺構造がみられず，胃粘膜であることがわかる。粘膜固有層は全体が青色調を呈していることから，高度のリンパ球を主体とする細胞浸潤が示唆される。一部ではリンパ濾胞の形成もうかがわれる。

### 2. 中拡大～強拡大による観察

　粘膜表層では粘液とともに，一部粘膜の剥離を思わせる所見がみられる（**図2**，**図3**）。リンパ濾胞がみられ，粘膜固有層ではリンパ球，形質細胞，好酸球の浸潤が認められる。表層上皮の直下では浮腫状の変化がみられ，少量ながら好中球の浸潤も認められる。表層上皮の直上には滲出物がみられる。もう少し拡大をあげるとHE染色でも表層上皮に粘液様物質がみられ，それに浮遊する形で *H. pylori* が確認できる（**図4**）。

### 3. 観察により得られた情報（組織パターン）に基づく鑑別診断

　胃生検標本をみていく場合の手順であるが，まず弱拡大で全体像を捉えることが重要である。すなわち，胃の基本構築が保たれているかを観察し，同時に生検組織に粘膜筋板が含まれているか否かをみる。粘膜筋板が存在する場合は，粘膜固有層全体の観察が可能といえる。一層の円柱上皮からなる腺窩上皮の変化（びらん，再生，過形成，腸上皮化生など），固有胃腺の構成細胞（噴門腺，胃底腺，幽門腺の同定。ただし，噴門腺と幽門腺はHE染色では鑑別困難である），その萎縮と程度，さらに粘膜固有層に存在する炎症細胞浸潤の種類とその程度を観察する。一方，粘膜筋板が採取されていない場合は，粘膜全層をみているわけではないという点を考慮しつつ，腺窩上皮，固有胃腺，炎症細胞浸潤の観察を行う。

　本症例では胃の基本構築は保たれており，粘膜筋板やリンパ濾胞が認められ，粘膜表層に粘液様物質がみられる。また，粘膜固有層では，リンパ球，形質細胞，好酸球の著明な浸潤が認められ，一部では好中球も存在する。本症例のように粘膜表層に粘液ないしは粘液様物質が認められる場合には *H. pylori* の存在を考慮する必要があり，強拡大にして確認することが大切である。症例によっては，腺窩上皮が空胞状になり，断頭分泌様に盛り上がる所見がみられることがある。粘液の存在とともに，このような所見がみられる場合は，*H. pylori* の存在が示唆される。鑑別診断としては，*H. pylori*（約5 μm）よりも長く（4～10 μm），らせん状（3～8回のらせん形態を示す）を呈する菌体である *Helicobacter heilmannii*-like organism（HHLO）が挙がる。通常，*H. pylori* はHE染色にて認識できるものの，その確認が必要な場合には，ギムザ染色（**図5**）や免疫染色が行われる。施設によってはヒメネス染色（**図6**）が行われることもある。ヒメネス染色は標本作製時間が5分と短く，かつ *H. pylori* がピンク色に染色されるため同定が容易である。

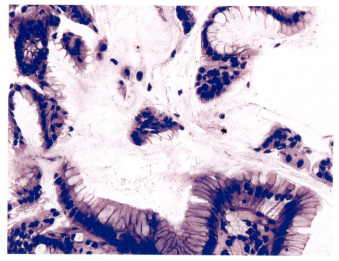

**図5** *H. pylori* の菌体（ギムザ染色）
粘液内に *H. pylori* が浮遊している。

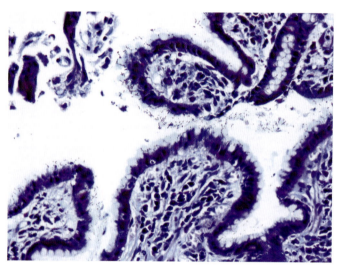

**図6** *H. pylori* の菌体（ヒメネス染色）
ヒメネス染色では *H. pylori* の菌体はピンク色に染色
され同定が容易である。

## 4. 鑑別診断から診断を絞り込む過程

　表層上皮に付着する粘液内に菌体が認められる。注意深く観察すると，その形状は「へ」の字ないしは「らせん状」である。このような形態を示すものとしては，前述したように *H. pylori* と HHLO が挙がってくる。本症例では大きさや形状から *H. pylori* が考えられる。日本では *H. pylori* の形状を「へ」の字あるいは「く」の字をイメージすることが多いが，米国では「sea gull like」と呼称されることがある。すなわち，カモメのイメージである。ただし，*H. pylori* の除菌を行った症例では，*H. pylori* が球菌状の形態を示すことがあるので注意が必要

である。この場合には、他の球菌との鑑別が問題となるが、鑑別が困難な場合には免疫染色が用いられる。

## 5. 最終組織診断

Stomach, biopsy:

- Chronic active gastritis, *H. pylori*-associated（Group 1）

（*H. pylori* 関連慢性活動性胃炎）

## 6. 逆鑑別診断

*H. pylori* の鑑別診断としては、HHLO や他の球菌が挙がってくる。前述した所見や、特殊染色あるいは免疫染色などにより鑑別が可能である。

## 7. 臨床病理相関

本症例は 50 歳代の男性で、胃部不快感があり、内視鏡検査にて生検が行われた。*H. pylori* gastritis（＝ *H. pylori*-associated chronic gastritis）と診断されたが、通常 *H. pylori* gastritis は無症状のことが多いといわれている。*H. pylori* の感染ルートは経口で、特異ならせん構造と鞭毛を持った *H. pylori* が胃の粘液層を通過し、粘膜上皮に達する。*H. pylori* の粘着により、胃粘膜上皮細胞は IL-8 を産生し、好中球を主体とする炎症を引き起こす。

HE 標本をみた時に *H. pylori* の存在を考える所見としては、1. 好中球浸潤が目立つ、2. リンパ濾胞が存在する、3. 粘液が目立つ、というような所見が重要である。逆に、腸上皮化生が存在する場合には通常 *H. pylori* は存在しない。また、経験的には fundic gland polyp や hyperplastic polyp では *H. pylori* を認めることは少なく、特に前者ではまず認めることがないといってよかろう。

Updated Sydney System（USS）を用いて報告書を作成している施設もあると思われるので、簡単にこのシステムについて触れておく。USS では 5 カ所（幽門前庭部の大弯・小弯、胃体中部の大弯・小弯、胃角）から生検を行い、それぞれについて *H. pylori* の密度、慢性炎症細胞浸潤（粘膜固有層におけるリンパ球・形質細胞浸潤）、好中球浸潤（活動性）、萎縮（胃底腺および幽門腺の消失）、および腸上皮化生の程度をスコア化する Grade 分類により評価することを推奨している。

## 症例 2

60歳代，女性。上腹部痛および体重減少を主訴として来院。胃内視鏡を施行したところ，胃角部に潰瘍が認められ，同部より生検が行われた。**図1〜3**はその組織像である。

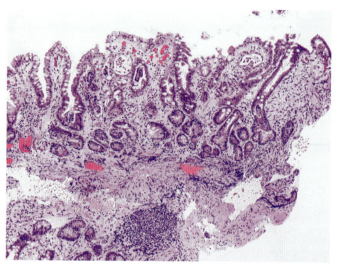

図1

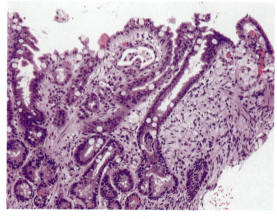

図2

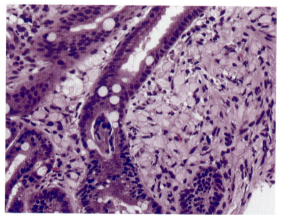

図3

## 【解説】

### 1. 弱拡大による観察

　検体は粘膜固有層と粘膜筋板を含んでいる。視野の下方でも腺構造がみられることから，粘膜が曲がった状態で薄切がなされ，切片が作製されたことを示している（**図1**）。粘膜固有層では浅層で腺窩の構築がみられ，深層で腺が密であることから胃粘膜に一致すると考えられるが，上皮が暗調である点で正常の腺窩上皮や胃底腺と異なる。暗調な上皮の中には淡明な腫大

した細胞質を有する細胞が混在していることから，腸上皮化生（intestinal metaplasia）を伴っていると考えられる。粘膜固有層深層では特に好酸性の強い細胞が混在している。この細胞はパネート細胞とみられ，腸上皮化生は完全型であると考えられる。間質ではリンパ球を主体とした炎症細胞浸潤が認められる。リンパ濾胞も認められる。注意深く観察すると，**図1**の右上方および左下方では腺管同士がやや離れており，間質が広くなっていることがわかる。

## 2. 中拡大〜強拡大による観察

**図1**の右上方部分の拡大を上げると，粘膜固有層内に淡好酸性の細胞質を有し，核が偏在する円形ないし類円形細胞の集簇が認められる（**図2**）。しかしながら，近傍にある正常の腺管との間に連続性は認められない。さらに拡大を上げると，核の形態は三日月状ないしは卵円形で，細胞質辺縁に圧排されるかたちで存在している（**図3**）。

## 3. 観察により得られた情報（組織パターン）に基づく鑑別診断

本症例では正常腺管が存在すべき粘膜固有層のスペースに好酸性の細胞質を有する細胞が集簇して認められる。ある程度の結合性がみられ，いわゆる organoid pattern を呈しており，上皮性腫瘍が考えられる。さらに，同部を構成する細胞形態から印環細胞癌（signet ring cell carcinoma）が第一に考えられる（☞ p.113，49，印環細胞を伴う腫瘍）。なお，この病理診断名は，胃癌取扱い規約では"signet-ring cell carcinoma"とハイフンを入れて記載されるが，ここでは WHO 分類の表記に従って"signet ring cell carcinoma"とした。鑑別診断としては黄色腫（xanthoma）が挙がる。

## 4. 鑑別診断から診断を絞り込む過程

Xanthoma が鑑別診断に挙がるが，xanthoma cell の細胞質は淡明かつ泡沫状で，核は小型円形で，大小不同や核形不整は認められない。Signet ring cell carcinoma のように核が細胞質辺縁に圧排されることはなく，概ね中心性である。また，しばしば腺窩上皮の過形成を伴う。これらの組織像と今回の病変は異なる。Xanthoma cell では，本症例でみられるような好酸性の細胞質は認められない。Signet ring cell carcinoma の亜型として，本症例のように好酸性の細胞質を有する細胞が主体をなす好酸性型 eosinophilic type が存在する。この亜型の存在を知らないと signet ring cell carcinoma を見落とす危険性があるので心に留めておく必要がある。

## 5. 最終組織診断

Stomach, biopsy:

- Signet ring cell carcinoma（Group 5）

（印環細胞癌）

## 6. 逆鑑別診断

Signet ring cell carcinoma の鑑別診断としては，xanthoma（**図4**）でみられる

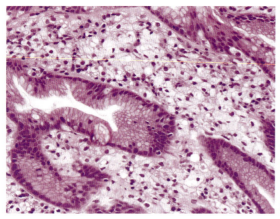

図4　黄色腫 Xanthoma
粘膜固有層に, 泡沫状の組織球が集簇して認められる。核は小型かつ円形で, 細胞質の中央付近に存在しており, 辺縁に偏位することはほとんどない。

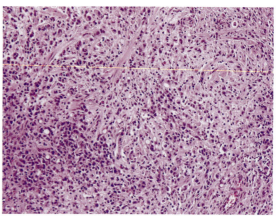

図5　印環細胞癌 Signet ring cell carcinoma
signet ring cell に混在する形で, 好酸球やリンパ球などの炎症細胞が認められる。

xanthoma cell 以外に, 毛細血管の輪切り像, 剥離した腺窩上皮, muciphage, MALT リンパ腫の lymphoepithelial lesion（late phase）でみられる印環細胞様細胞, 異型形質細胞が挙げられる。これ以外にも知っておくべきものとしては, 内視鏡的粘膜切除術（endoscopic mucosal resection：EMR）施行後の比較的早期（1〜2週間後）のフォローアップ生検でみられる signet ring cell-like change（Am J Surg Pathol 30; 650-656, 2006）や, いわゆる glassy cell（Jpn J Cancer Res 82: 1354-1355, 1991）が挙がってくる。それぞれの特徴をしっかりと押さえておけば, 鑑別はそれほど困難ではないと思われる。

## 7. 臨床病理相関

　本症例の患者は60歳代の女性で, 胃内視鏡検査にて signet ring cell carcinoma と診断され, 手術が施行された。Signet ring cell carcinoma の名称は, signet ring（認印つき指輪）に由来する。すなわち, 金属などに文字や図柄が彫り込まれた印章の役割を果たす指輪に, その組織像が類似していることから付けられた名称である。Signet ring cell carcinoma では, 癌細胞の細胞質内に粘液が種々の程度に貯留し, その貯留が著明なものものは signet ring 様の織像を呈する。通常, 本症例のように粘膜内では密に集簇することが多い。また, 粘膜内癌の場合には, 粘膜固有層内の表層から中層にかけて signet ring cell carcinoma の像がみられ, 深層では poorly differentiated adenocarcinoma の像が主体をなし, 2層構造として認められることがある。また, 典型的な signet ring cell carcinoma では PAS および Alcian blue 染色が陽性となるが, 症例によっては Alcian blue 染色が陰性を示す症例もみられる。

　Signet ring cell carcinoma でもう一つ注意しておくべき点は, 細胞の接着性の状態からみると poorly cohesive carcinoma と WHO 分類でも記載されているように, 孤立散在性に腫瘍細胞が認められることが多い点である。このような場合には, 腫瘍細胞に混じって好酸球や好中球などが認められることが意外と多い（**図5**）。したがって, 簡単に炎症細胞が浸潤している所見であると考えずに, 注意深く腫瘍細胞の有無を確認することが大切である。

## 症例3

　40歳代，女性。最近になり，粘血便がみられ，さらに下痢も認められるようになり，症状の改善がみられないため来院。大腸内視鏡検査が行われ，生検が施行された。**図1～3**は，その代表的な組織像である。

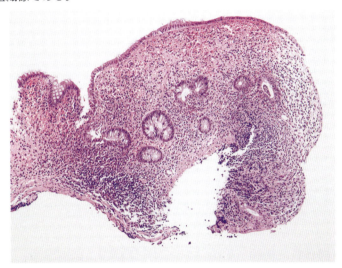

図1

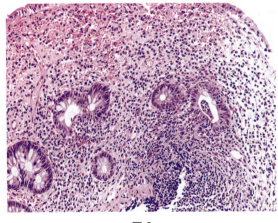

図2

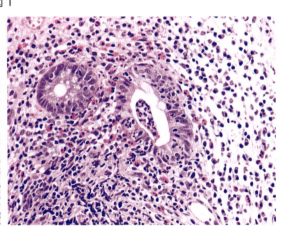

図3

## 【解説】

### 1. 弱拡大による観察

　大腸から採取された検体だが，腺管が輪切り（doughnut-shaped profile）になっているものが主体であることから，粘膜面に対して垂直の方向で薄切されて作製された標本ではないことがわかる（**図1**）。Crypt architectural distortion（陰窩配列の乱れ，短縮，分岐などの構築の歪み）を評価するためにはできるだけ腺管が粘膜筋板に向かってまっすぐに伸びている

切片，すなわち粘膜面に対して垂直の方向の面を観察できる標本の作製が望ましいが，少なくとも腺管の数が著しく減少しており，かつ間隔が不均等であることがわかる。また，正常の腺管断面は円形で，管腔も一つであるべきだが，本症例では，二つないし二つの管が融合しているようにみえる腺管がみられる。これらは本来分枝を伴わない単一管状腺が破壊され，再生・修復機転が働いていることによる変化であると考えられる。腺管の密度が低下した間質では炎症細胞浸潤が認められる。上皮直下では粘膜出血がみられ，好酸球の浸潤も目立つ。

## 2. 中拡大〜強拡大による観察

中拡大では，粘膜固有層に出血とともに好酸球，形質細胞，リンパ球の浸潤がみられ，形質細胞は粘膜筋板近傍にまで認められる（**図2**）。腺管では上皮内に好中球の浸潤がみられ，いわゆる陰窩炎（cryptitis）の像を呈している。また，腺管内腔にも好中球の集簇が認められ，陰窩膿瘍（crypt abscess）の所見がみられる。また，杯細胞減少（goblet cell depletion）も認められる。

強拡大では中央に cryptitis と crypt abscess のみられる腺管が認められ，その周囲では好酸球，形質細胞，リンパ球の浸潤が目立つ（**図3**）。腺管の核の配列がやや乱れてはいるが，核のクロマチンはどれも一様であり，反応性の変化と考えられる。

## 3. 観察により得られた情報（組織パターン）に基づく鑑別診断

大腸生検において非腫瘍性病変（特に大腸炎）を診断していくプロセスとして，まず弱拡大で大腸粘膜の基本構造が保たれているか否か，すなわち，destructive process なのか，non-destructive process なのかをみる。次いで，中拡大で粘膜固有層の炎症細胞浸潤の有無をみる。炎症細胞浸潤を認める場合は，その程度を軽度（mild），中等度（moderate），高度（severe）に分類し，炎症細胞浸潤の種類が急性（acute），慢性（chronic），あるいは両者の混合（mixed）のいずれに相当するかを判断する。そして炎症細胞の浸潤部位が粘膜固有層の浅層（superficial）あるいは深層（deep）かを観察する。最後に強拡大にして，上皮（剥離，再生，脱落），血管（硬化，閉塞，拡張），そして粘膜固有層（浮腫，硝子化）に何らかの所見がみられないかを確認する。

ここで注目しておきたい点は，大腸粘膜の基本構造が destructive process で，かつ炎症細胞浸潤が急性と慢性の混合（mixed）である場合，すなわち active colitis と chronic inflammatory process が同時に認められる mixed active-chronic features がみられる場合は，inflammatory bowel disease（IBD）の active phase が示唆されるという点である。前者の active colitis は好中球浸潤が決め手となり，後者の chronic inflammatory process は，陰窩底と粘膜筋板間が解離し，形質細胞主体の細胞浸潤層が形成される，いわゆる basal plasmacytosis や，Paneth cell metaplasia が重要な所見といえる。ただし，画像所見，内視鏡所見を含む臨床所見が IBD を考えるような所見を呈していない場合には，他の疾患（chronic ischemic colitis, chronic radiation colitis, chronic infectious colitis, diverticular colitis, stercoral ulcer など）の可能性も考慮しなければならない。

前述の診断プロセスで本症例をみると，destructive process で，粘膜固有層の炎症細胞浸

潤の程度は severe，炎症細胞浸潤の種類は mixed，炎症細胞の浸潤部位は粘膜固有層の deep となる。

## 4. 鑑別診断から診断を絞り込む過程

本例では crypt architectural distortion とともに，好中球浸潤，basal plasmacytosis の所見がみられることや臨床症状から IBD が示唆される。また，cryptitis, crypt abscess さらに goblet cell depletion がみられることから ulcerative colitis（UC）の active phase が第一に考えられる。Crohn disease（CD）は，類上皮細胞肉芽腫（epithelioid cell granuloma）がみられない点，goblet cell depletion がみられる点などから否定的である。

ただし，cryptitis や crypt abscess は acute self-limited colitis（ASLC）や活動性の CD でみられることがある。ASLC とは感染性腸炎の急性期に相当する病変（acute infectious colitis）で，bacterial colitis という用語を使用している教科書もある。臨床像としては，急性発症で，発熱，水様性下痢，血便などを認めるが，通常 chronic inflammatory process はみられないことから basal plasmacytosis は認められず，crypt architectural distortion もほとんどみられない。また，活動性の CD，特に潰瘍周辺などの生検で crypt abscess が認められることがあるが，goblet cell depletion や crypt architectural distortion は通常 focal で，basal plasmacytosis がみられない点などから鑑別可能である。

## 5. 最終組織診断

Colon, biopsy:
- Suggestive of ulcerative colitis（active phase）
（活動期の潰瘍性大腸炎が示唆される）

## 6. 逆鑑別診断

active phase の UC の鑑別診断としては，active colitis のパターンを示す疾患である CD と ASLC（= infectious colitis）の二つが挙がるが，前述した所見から鑑別が可能である。

## 7. 臨床病理相関

本症例は 40 歳代の女性で，粘血便や下痢がみられ，内視鏡所見で IBD が疑われ生検が行われた。UC は寛解導入に成功すれば寛解維持が可能なことが多く，本症例も 5- アミノサリチル酸製剤にて寛解維持となった。しかしながら，典型的な UC は寛解と増悪を繰り返すため，その臨床像を反映する組織所見，すなわち活動期なのか，非活動期なのかをしっかりと捉えることが大切である。

一方，治療に伴う組織像の経時的な変化としては，まず，好中球浸潤が消失し，次いでリンパ球や形質細胞の浸潤が消退する。そして，寛解期の場合には粘膜固有層における炎症細胞浸潤が目立たず，唯一 crypt architectural distortion や Paneth cell metaplasia のみが UC を示唆する所見として残存することがある。そのような場合には "quiescent UC" の病理診断が下される。また，稀ではあるが，UC の治療中にサイトメガロウイルス感染を合併することもあるので，やや守備範囲を広くして病理診断に臨む必要があろう。

## 症例 4

80歳代，男性。大腸がん検診にて便潜血陽性のため，大腸内視鏡目的にて前医より紹介となった。大腸内視鏡検査にて上行結腸に 12 mm 大の Isp ポリープを認め，EMR が施行された。図 1～4 はその組織像である。

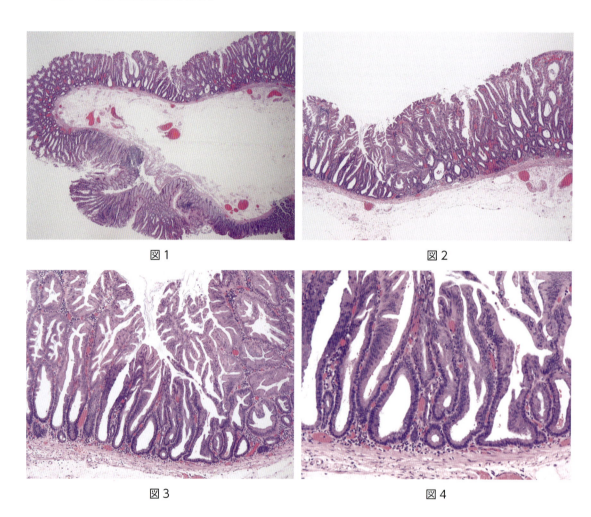

図 1　　図 2　　図 3　　図 4

## 【解説】

### 1. 弱拡大による観察

　腺構造が立ち並ぶ粘膜と薄い平滑筋層で構成される粘膜筋板，結合織で構成される粘膜下層が認められる（図 1）。腺管はやや屈曲しているようにみえるところもあるが，分枝を伴わない単一管状腺で，絨毛構造や粘膜下層における腺の欠如により大腸粘膜であることがわかる。左上の部分では腺管が輪切りになっているものの，多くの部分で腺管が比較的まっすぐに伸びていることから，粘膜面に対して垂直に近い形で切られた切片であることがわかる（図 1）。

粘膜固有層の厚さは不均一で，腺管の内腔の大きさや形が不均一である。炎症細胞浸潤や高度の細胞増殖はみられず，腫瘤の形成も明らかでない。さらに拡大を上げて**図1**の上半分をみると丈の高い円柱状の細胞からなる腺管がみられる（**図2**）。その内腔は拡張し，鋸歯状の形態を呈している。

## 2. 中拡大～強拡大による観察

中拡大では鋸歯状を示す部分以外に，陰窩の拡張がみられ，陰窩底部ではL字型ないしはブーツ型の拡張がみられる（**図3**）。これらの腺管を構成する細胞の核は小型で異型に乏しく，基底側に位置している（**図4**）。

## 3. 観察により得られた情報（組織パターン）に基づく鑑別診断

hyperplasticな上皮からなる腺管がみられ，その内腔が拡張し，鋸歯状の変化（serrated configuration）を呈している。すなわち，鋸歯状病変（serrated lesion）であり，その鑑別が問題となる。鋸歯状病変としては，①過形成性ポリープ（hyperplastic polyp：HP），②広基性鋸歯状腺腫／ポリープ（sessile serrated adenoma/polyp：SSA/P），③鋸歯状腺腫（traditional serrated adenoma：TSA），④鋸歯状腺癌（serrated adenocarcinoma，SAC）の4病変が含まれる。しかしながら，本症例では明らかな核異型がみられないことから③TSAと④SACは除外され，①HPと②SSA/Pが鑑別の対象となる。

## 4. 鑑別診断から診断を絞り込む過程

HPは，通常5mm以下の小さな扁平隆起性病変で，鋸歯状病変の中では最も頻度が高く，75%以上を占めるといわれている。また，本症例のように1cmを超えることは稀で，左側大腸（S状結腸，直腸）に好発する。組織学的に，鋸歯状構造は陰窩の1/2（ないしは1/3）から表層部までの範囲で目立ち，核は基底側に位置し，細胞異型は目立たない。ちなみに，WHO分類（2010）ではHPをmicrovesicular type，goblet-cell rich type，mucin-poor typeの三つに亜分類している。この中で日常遭遇する頻度が最も高いものが，microvesicular typeで，小滴状の粘液が特徴的である。一方，goblet-cell typeではgoblet cellが主体で，鋸歯状構造は目立たないことが多く，mucin-poor typeはgoblet cellが減少し，反応性の核異型がみられることがあるとの記載がみられるものの，mucin-poor typeはきわめて稀であり十分な検討はなされていない。

これに対して，SSA/Pは右側大腸に好発し，半数以上は5mm以上で，15～20%の症例は10mmを超える。組織学的には，鋸歯状病変に加えて，①陰窩の拡張，②陰窩の不規則な分岐，③陰窩底部の水平方向への変形（逆T字，L字型）が認められる。大腸癌取扱い規約（第9版）では①～③のうち二つ以上を，病変の10%以上の領域に認めるものをSSA/Pとしている。本症例では①③の所見に加えて，大きさが12mmで，部位も上行結腸であり，SSA/Pと診断可能である。

## 5. 最終組織診断

Colon, ascending, endoscopic mucsal resection:
- Sessile serrated adenoma/polyp（SSA/P）
（広基性鋸歯状腺腫 / ポリープ）

## 6. 逆鑑別診断

　SSA/P の鑑別診断としては，HP，TSA，SAC が挙がってくる。HP に関しては前述した通りである。ちなみに生検材料では，HP は Group 1 と診断されるのに対し，SSA/P は Group 2 と診断される。本症例では異型性がみられないことから，TSA と SAC については除外できるが，ここではこの両者について少しだけ触れておく。TSA は左側大腸に好発し，有茎性の病変であることが多い。表面は乳頭状ないしは絨毛状を呈し，好酸性細胞質を有する細胞が鋸歯状構造をとり，腺管密度が高く，杯細胞は乏しい。上皮の核異型は軽度から高度のものまでみられる。また，特徴的な所見として芽出像（tumor budding）が認められる（**図 5**）。この芽出像は，異所性陰窩（ectopic crypt formation）とも呼ばれる。

　SAC は通常の大腸癌に比較すると，右側大腸に多くみられるが，本邦での認知度はそれほど高くない。pT2 以上の進行癌が多く，組織学的には好酸性ないしは淡明な腫瘍細胞が鋸歯状構造を示す。粘液癌成分（mucinous），篩状（cribriform），あるいはレース状（lacy）の組織像を伴うこともある。microsatellite instability（MSI）に関しては MSI-L ないしは MSI-H を示す症例が多い。

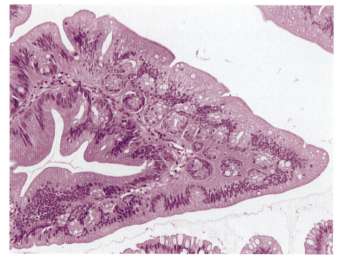

**図 5　鋸歯状腺腫**
好酸性細胞質を有する細胞が鋸歯状を呈している。
また，陰窩の芽出像（budding）も認められる。

## 7. 臨床病理相関

　本症例の患者は 80 歳代の男性で, 大腸内視鏡検査にて 12 mm 大のポリープが認められた。この病変に対して EMR が施行され, SSA/P の病理診断がなされた。SSA/P は, いわゆる腺腫を思わせる核異型はみられないものの, 構造異型と増殖能が高い病変として認識されている。また, その癌化率は明らかではないものの, MSI 陽性大腸癌の前駆病変と考えられている。このため, 右側大腸にみられる 10 mm を超える SSA/P は EMR などの内視鏡的切除が推奨される傾向にある。

　鑑別診断としては, 前述した四つの鋸歯状病変が挙がってくるが, 実際にはその中でも HP, SSA/P, TSA の三つが鑑別診断上重要である。それらの鑑別ポイントを再度大まかに述べると, まず核異型の有無により, 前二者 (HP と SSA/P) と TSA の鑑別が可能である。そして, HP と SSA/P の鑑別は, 延長ないしは拡張した陰窩がその底部において分岐や, ブーツ型, 逆 T 字型, L 字型などの不規則な拡張や走行を呈しているかが重要なポイントとなる。実際の診断にあたっては, 稀ではあるが, これらの病変が同一病変内に存在するような症例に遭遇することがある。そのような場合には, 現時点で "mixed polyp, see comment" のような診断がなされるわけであるが, 今後の分子病理学的検討によりその詳細が明らかにされるものと期待される。

# 11 泌尿器

## 症例 1

70歳代,男性。無症状であるが,血液検査にてPSA高値(258.0 ng/mL)を認め,直腸指診にて一部石様硬の硬結を触れる。前立腺針生検が左右各4ヵ所,計8ヵ所より施行された。

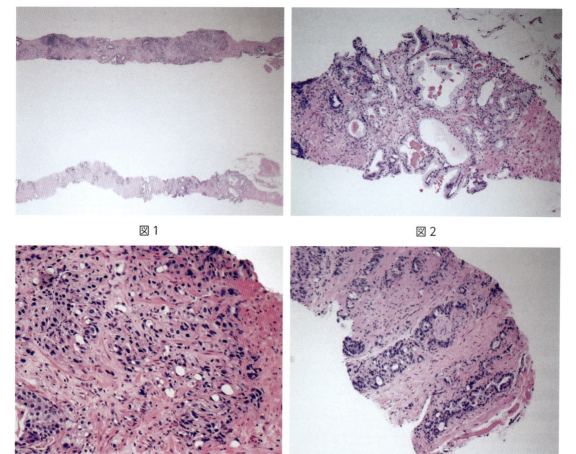

図1　　　　　　図2

図3　　　　　　図4

## 【解説】

### 1. 弱拡大，中拡大による観察

針生検で採取された 8 本中 2 本の細長い組織（生検コア）のうち（**図 1**），下の生検コアでは弱拡大で管腔構造が散見される。これらの生検コアの太さは約 1 mm で，多くの管腔の径はその約 1/3～2/3 程度であることから，正常の導管ないし腺房であるとみられる。この生検コアの右側ではこれよりも管腔の径が小さい小型腺管が密集している領域が存在している（**図 5** の A 領域—○で囲んだ領域）。この領域を中拡大にして観察すると，小型腺管の内腔で多稜形の好酸性無構造物（クリスタロイド）が認められる（**図 2**）。大小混在する腺管構造の密度は高く，不整腺管や癒合もみられる。一方，上の生検コア（**図 1**）では下と比較して腺管が減少し，一部は不明瞭となり，色調がやや青くみえる領域が存在している（**図 5** の B 領域—○で囲んだ領域）。この領域では細胞密度が高いとみられるが，実際に中拡大でみると，輪郭を追うことが難しい不整形の融合腺管や充実性胞巣，接着性を失って個細胞性に存在する細胞がみられる（**図 3**）。また，別の生検コアの辺縁部では神経束を取り囲む小型腺管の密集巣が認められる（**図 4**，**図 6** の黒矢印で示した部分）。

### 2. 強拡大による観察

下側の生検コアの A の領域（**図 2**）を強拡大で観察すると，正常の前立腺でみられる腺管内側の分泌細胞と外側の基底細胞からなる二層性は不明瞭となっており，腺管が密集している（**図 7**）。核は腫大し，核の大小不同，核間距離不均等が認められる。これに対して，上側の生検コアの B の領域（**図 3**）では管腔形成が不明瞭で，その輪郭を追うことが困難である。すなわち腺管の癒合により構造異型が高度であると考えられる（**図 8**）。核クロマチンの増量，核形不整，核の大小不同も認められる。

### 3. 観察により得られた情報（組織パターン）に基づく鑑別診断

正常の導管・腺房と比較して小型の腺管が密集していることから，小型の単一腫瘍腺管の浸

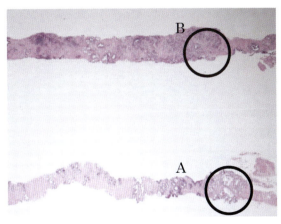

図 5

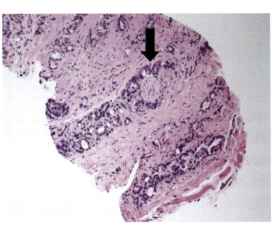

図 6

潤性増殖によって特徴づけられる Gleason パターン 3 の腺房腺癌（acinar adenocarcinoma）（以下，腺癌），腺症（adenosis），部分萎縮（partial atrophy），精嚢・射精管の一部，精丘粘膜の腺過形成（verumontanum mucosal gland hyperplasia：VMGH），などが挙げられる。このほか，断片化した組織で小型腺管が密集している場合にはカウパー腺，直腸粘膜などの可能性も考慮する必要がある（☞ p.69，11．微小腺管パターンを示す腫瘍）。

### 4．鑑別診断から診断を絞り込む過程

　前立腺生検の診断では，弱拡大で全体像を捉えることが重要である。正常腺房は比較的大型であるが，腺管密度の局所的な増加は通常みられない。Gleason パターン 3（GS）相当の腺癌の診断のポイントは腺管の大きさと密度，分布である。腺癌では腺管の径が正常の導管・腺房の 1/2 〜 1/3 以下であることが多く，既存の導管・腺房の間で不規則に分布し，密集する。正常の導管・腺房は，腺腔内でしばしば円形の類澱粉小体がみられる。上皮の細胞質は淡好酸

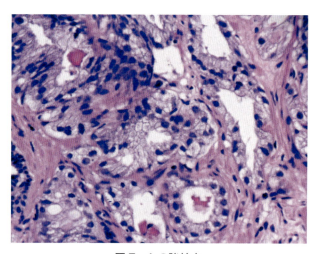

図7　Aの強拡大

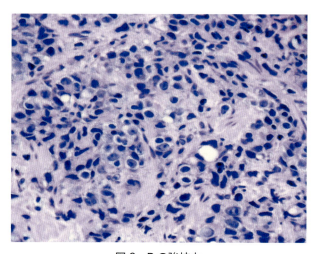

図8　Bの強拡大

性ないし淡明で，内腔面は入り組んでいる。これに対して，腺癌では多稜形の好酸性無構造物（クリスタロイド）がみられるほか（**図2**，**図7**），淡青調の粘液物質がみられる。腫瘍細胞の細胞質は暗調ないし両染性であることが多く，内腔面は直線的である。これらの所見は弱拡大で認識が可能で，両者を区別するヒントになる。Gleason パターン4の場合は腺管の篩状構造，糸球体様構造や不明瞭で密な腺管形成が領域性にみられ，核クロマチン増量や核腫大も明らかであるため，弱拡大での確認は比較的容易である。Gleason パターン5の場合は腺管構造が消失し，充実性病変や個細胞性浸潤がみられる（**図3**，**図8**）。この場合は鑑別診断は組織球が浸潤・集簇する肉芽腫性前立腺炎などが重要である。中〜強拡大では，基底細胞の消失（二層性の消失）（**図7**），明瞭な核小体，核腫大，クロマチンの増量などが腺癌の診断において重要である（**図7**，**図8**）。ただし，前述の腺症などの良性病変でも基底細胞が減少して不明瞭となることがあるため，免疫組織化学的検討が必要となることがある。また，一部の導管癌や前立腺癌の導管内進展（IDCP：intraductal carcinoma of the prostate）は基底細胞が保たれているため，これを浸潤癌と誤認しないよう注意が必要である。癌と同様の細胞異型や明瞭な核小体を示す High-Grade PIN（prostatic intraepithelial neoplasia）も基底細胞が残存していることで浸潤性腺癌と区別される。

　本症例では，クリスタロイドを有し，基底細胞の消失，明瞭な核小体，核腫大を示す異型腺管の密な増殖と腺管の不整，腺管構造の不明瞭な異型細胞の増殖が認められることから，Gleason パターン3，4，5に相当する成分が混在する腺癌（優勢像はパターン5＞4）であると考えられた。Gleason パターン3で構成される腺癌の場合は腺症，部分萎縮との鑑別を要するが，前述の細胞像と既存の導管・腺房の間で小型腺管が密集する点で区別される。精嚢・射精管は上皮細胞質内に褐色調のリポフスチンを含有し，通常の腺癌でみられるよりもさらに大型核を有する細胞が混在する点で区別される。VMGH は腺管の配列が規則的で，管腔内ではしばしば類澱粉小体がみられるが，本症例の病変はこれに合致しない。

　HE 標本では診断確定が難しい場合は，免疫組織化学染色が有用である。基底細胞は高分子

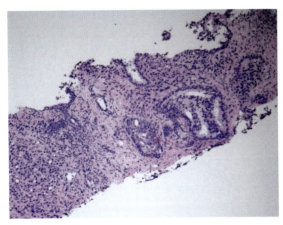 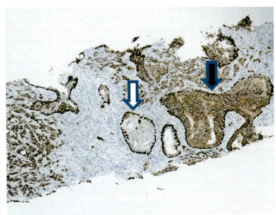

**図9　同一視野の HE 染色（左），P504S・p63 免疫組織化学（PIN Cocktail 抗体）（右）による組織像**
p63 が基底細胞に陽性，P504S が腺癌細胞の細胞質に顆粒状に陽性，介在する非腫瘍腺管の細胞質には陰性（白矢印；非腫瘍性腺管，黒矢印；IDCP）。

ケラチン抗体（34 β 12 あるいはサイトケラチン 5/6），p63 が陽性となり，腺癌では陰性である。一方，腺癌では，α-methylacyl–CoA racemase（AMACAR, P504S）が細胞質に顆粒状に陽性となる。PIN Cocktail 抗体（抗 P504S 抗体と抗 p63 抗体の混合液）で同一標本での染色も可能である（**図 9**）。本症例では免疫染色により，IDCP も認められた（**図 9** 黒矢印）。実際の診断では，病変の長さ / 標本の長さ，Gleason パターン 3，4，5 が混在する場合は優勢であるパターンと最も高いパターンを記載する。5％以下の悪性度の低い成分は記載不要である。

## 5. 最終組織診断

Prostate, needle biopsy:
- Acinar adenocarcinoma, Gleason score 5+4 (highest score), Grade Group 5
（腺房腺癌）

## 6. 逆鑑別診断

Gleason パターン 3 の腺癌の鑑別診断としては，非腫瘍性病変として萎縮，腺症が重要だが，核異型，明瞭な核小体の有無で鑑別可能である。精嚢・射精管上皮細胞は正常でも明瞭な核小体を有するが，細胞質に黄色のリポフスチン顆粒がみられることで鑑別する。Gleason パターン 4 の腺癌は導管癌，IDCP と high-grade PIN である可能性を除外して診断する必要がある。これらはいずれも構築が複雑で，乳頭状突出や篩状構造を示すことがあるが，大きさと輪郭が正常導管・腺房とほぼ同じで，辺縁が平滑である。これに対して腺癌は既存の導管・腺房よりも大型かつ不整形の構造を示すことが多い。パターン 5 の場合は，リンパ球や組織球などの浸潤を伴う前立腺炎，リンパ腫や小細胞癌が鑑別に挙がる。細胞同士の接着性，パターン 3，4 の成分の混在により通常は腺癌であると認識することが容易だが，挫滅などによりアーチファクトが加わっている場合は，リンパ腫マーカーや神経内分泌マーカーの発現がないことを免疫組織化学により確認して診断する。

## 7. 臨床病理相関

Gelason スコアは 2 ～ 10 までの連続変数であるが，これを 5 つのグループにわける Grade Group（GrGP）が予後と相関することが報告され，新たな前立腺生検のグレード分類として提案された。この分類では，Gleason スコアに基づいて GrGp1（スコア≦ 6），GrGp2（スコア 3 + 4 = 7），GrGp3（スコア 4 + 3=7），GrGp4（スコア 8），GrGp5（スコア 9 ～ 10）が決定される。この Grade Group 分類は従来のスコア 3 ＋ 4 とスコア 4 ＋ 3 の再発率が異なること，生検診断ではスコア 5 以下がほとんど存在しないこと，などから生検診断における各 Gleason スコアの頻度と予後をよく反映した実用的な分類であるといえる。また，IDCP は過去には high-grade PIN として診断されていたと考えられるが，Gleason パターン 4 以上の腺癌と併存することが多く，予後予測因子であることが報告されていることから，生検標本でこれを認識することが重要であると考えられている。

## 症例 2

70歳代，男性。5ヵ月前に肉眼的血尿を認め，画像検査にて周囲脂肪織浸潤を疑う膀胱腫瘤を指摘される。TURBT（transurethral resection of bladder tumor）にて筋層浸潤を伴

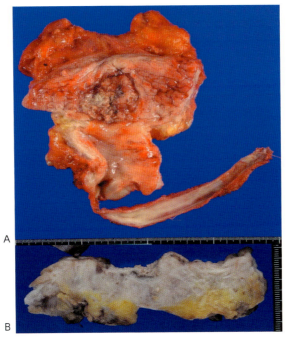

図1 （A）切除された膀胱・尿道の全体像（固定前），（B）固定後の膀胱割面

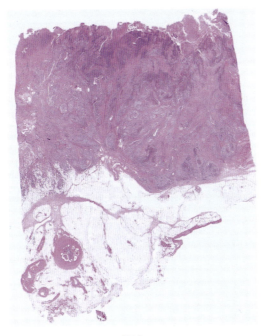

図2

う浸潤性尿路上皮癌と診断され，術前化学療法 3 コース行った後，膀胱・前立腺尿道全摘術が施行された。

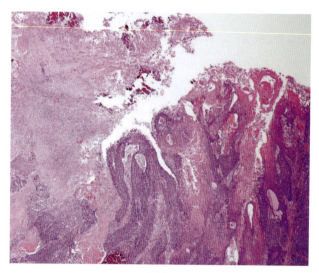

図 3

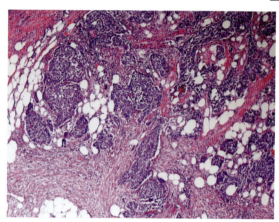
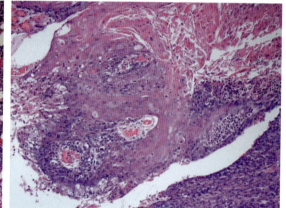

図 4

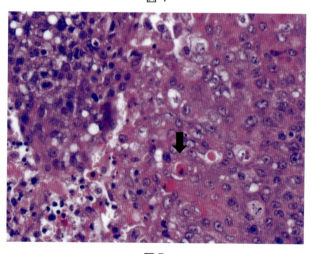

図 5

症例 2 ● 429

## 【解説】

### 1. 肉眼および弱拡大による観察

膀胱・前立腺，尿道全摘標本が提出されている（**図 1**）。膀胱は，尿道断端より尿道前壁，膀胱前壁を正中線に沿って頂部まで切り開き，尿管口から左右の尿管に沿って膀胱壁が切り開かれている。肉眼的には，膀胱は全体的に壁が肥厚している。膀胱頂部で 5.0 × 4.5cm の範囲にわたって，粘膜粗造な隆起がみられ，割面では筋層に深く浸潤する境界不明瞭な白色病変を認める。一部で白色病変は周囲脂肪組織に進展し，漿膜面に近接する。ルーペ像では上皮下間質，固有筋層が不明瞭となっており，壁全層が好酸性ないしやや好塩基性で青色調となってることから，細胞浸潤あるいは細胞増殖が示唆される（**図 2**）。表面は不整で，一部では乳頭様突出がうかがわれる（**図 3**）。弱拡大では乳頭状構造が認められ，好酸性を呈する壊死とみられる領域が存在する（**図 3** 左側）。

### 2. 中拡大〜強拡大による観察

深部では増殖している細胞が大小の胞巣構造を形成しており，膀胱壁を越えて深部脂肪組織に進展している（**図 4**）。周囲では線維化も目立つ。腫瘍細胞は，好酸性の細胞質を有し，核異型，核腫大が目立ち，明瞭な核小体を伴っている（**図 5**）。比較的豊富な好酸性細胞質を有する多稜形細胞のシート状増殖，異常角化（**図 5** 矢印）もみられる。

### 3. 観察により得られた情報（組織パターン）に基づく鑑別診断

壁全層が胞巣を形成する異型細胞の増殖により置換されていることから，上皮性悪性腫瘍であると考えられる。臓器が膀胱で，乳頭状増殖を示していることから，浸潤性尿路上皮癌が第一に考えられ，TUBT による生検診断に合致する。扁平上皮への分化を示す浸潤性尿路上皮癌であると考えられるが，鑑別診断として扁平上皮癌が挙げられる。患者が女性である場合には，子宮頸癌の膀胱進展も考慮する必要がある（☞ p.88，24-h. 二つの異なる方向への分化を示す上皮性腫瘍）。

### 4. 鑑別診断から診断を絞り込む過程

浸潤性尿路上皮癌は進展の過程で扁平上皮への分化を示したり，管腔形成を伴う腺癌の形態を示すようになることがある。これに対して膀胱原発の扁平上皮癌と診断するためには，扁平上皮への分化を示す腫瘍細胞のみで構成されている必要がある。従って，扁平上皮癌様腫瘍成分が優勢像であっても，尿路上皮癌成分が認められる場合は，定義上は扁平上皮への分化を伴う尿路上皮癌と診断する必要がある。尿路上皮癌自体は特に浸潤部の形態が低分化型の扁平上皮癌に類似するため，確証をもって尿路上皮癌と診断するためには典型的な乳頭状増殖部を見出すか，病変部の周囲粘膜において角化型扁平上皮化生や種々の程度の異形成や上皮内癌に相当する異型扁平上皮病変が存在しないことを確認する必要がある。本症例では乳頭状増殖を示す尿路上皮癌成分が認められたことから，扁平上皮分化を示す尿路上皮癌であると考えられた。

430 ● 11. 泌尿器

## 5. 最終診断

Urinary bladder, total cystectomy:
- Infiltrating urothelial carcinoma, high grade, with squamous differentiation
（扁平上皮分化を示す高異型度浸潤性尿路上皮癌）

## 6. 逆鑑別診断

　扁平上皮分化を示す尿路上皮癌の診断を確定する場合は常に原発性膀胱扁平上皮癌が逆鑑別診断として挙げられる。鑑別点は前述のとおりである。そのほか，多形性に富む異型細胞が出現している場合には，トロホブラストへの分化を示す尿路上皮癌も考慮する必要がある。この場合は合胞性栄養膜細胞を模倣する多核の大型細胞が出現するが，本症例ではそのような細胞は確認されなかった。

## 7. 臨床病理相関

　手術検体による膀胱癌の診断にあたっては，病変部の最大割面，および最深部を切り出すことが重要であり，有茎性病変では，茎を通る割面が必要である。特に本症例のような浸潤性尿路上皮癌で，TUR-BT や術前化学療法施行後の場合は，治療の影響が加わっており，腫瘍の境界が不明瞭なことが多い。このような例では，肉眼的に白色病変を呈する部位および周囲の上皮内癌も含め，十分な切り出しを行う必要がある。

　本症例は，化学療法後であるにもかかわらず，腫瘍が広範に残存していた。表層部では乳頭状構造を示していたが，深部の浸潤部では小胞巣構造や結合性の低下を示し，細胞異型が高度であった。肉眼的に白色の境界不明瞭な病変は，ほとんどが線維化を伴いながら浸潤性に脂肪織まで広がる腫瘍成分で，その一部で扁平上皮分化が認められた。浸潤性尿路上皮癌は様々な方向への分化を示すことがあり，その中でも扁平上皮への分化は最も多く，わずかな場合も含めれば，膀胱尿路上皮癌の約 20％に達する。高異型度で，進行例では特に頻度が高いという報告があるが，否定的な意見もある。扁平上皮への分化を示す基底細胞癌様亜型（basal ／ squamous-like）は，化学療法抵抗性との報告もあるが，本症例ではそのような形態は確認されなかった。

　尿路上皮癌のその他の亜型として，胞巣型（nested variant），微小嚢胞型（microcystic variant），微小乳頭型（micropapillary variant），リンパ上皮腫様型（lymphoepithelioma-like variant），リンパ腫様型・形質細胞様型（lymphoma-like/plasmacytoid variant），肉腫様型（sarcomatoid variant），巨細胞型（giant cell variant），明細胞型（clear cell variant），脂肪細胞型（lipid-cell variant）などがある。これらは予後において通常型浸潤性尿路上皮癌と大きな違いはないと考えられているが，それぞれ鑑別診断が異なるため注意を要する。また，N/C 比が高く，クロマチンの増加，結合性の低下などがみられる場合は，小細胞癌，あるいは小細胞癌の併存の可能性を念頭に置いて検討しなければならない。小細胞癌は予後不良因子であるため，尿路上皮癌と併存している場合でもその多寡にかかわらず，小細胞癌と診断するべきである。

　免疫組織化学染色が扁平上皮への分化傾向を確認するために必要となることはほとんどない

が，トロボブラストへの分化を確認する場合は$\beta$ HCG，小細胞癌の診断を確認する場合はChromogranin A，Synaptophysin などが用いられる。尿路上皮癌であることを確認するためには Uroplakin Ⅲ，GATA3 が用いられる。特異性という点では後者が優れているが，乳癌でも陽性となるため，女性の転移巣などで使用する場合は注意を要する。

## 症例 3

80歳代，男性。左肩痛精査にて左上腕骨腫瘍を認め，全身検索にて，右腎腫瘍を画像的に指摘される。血尿はみられない。血清学的検査にても特に異常なし。転移を疑う病変は上腕骨以外には認めない。右腎摘出術が施行された。

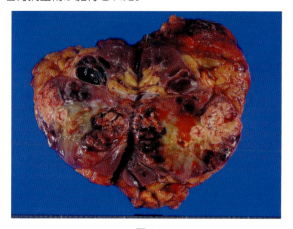

図1

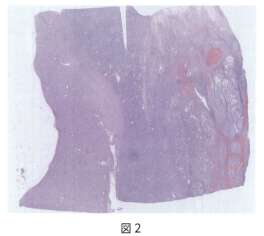

図2

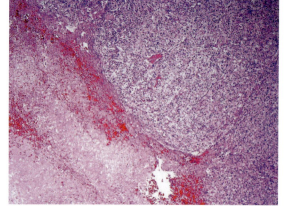

図3

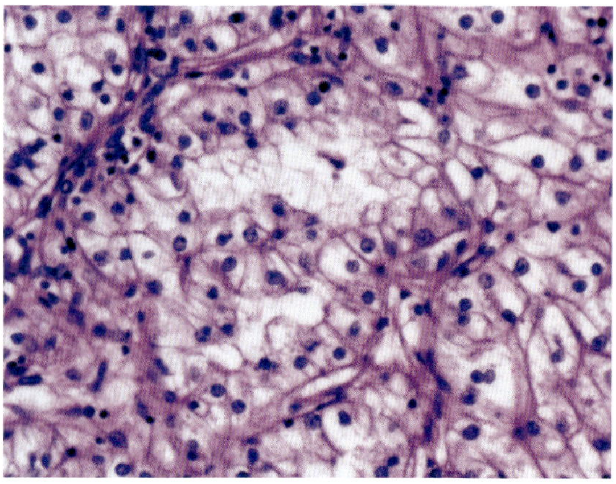

図4

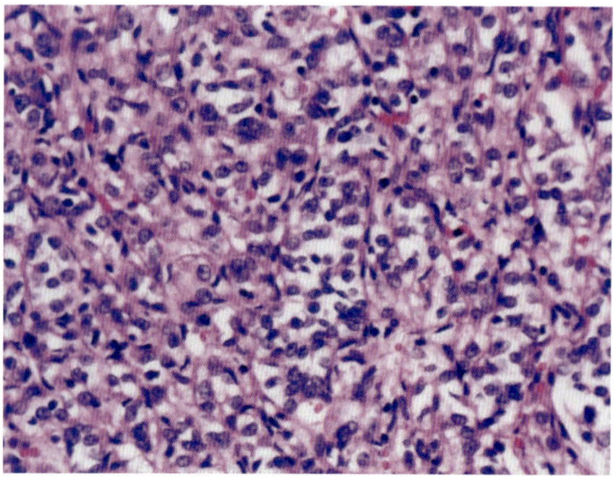

図5

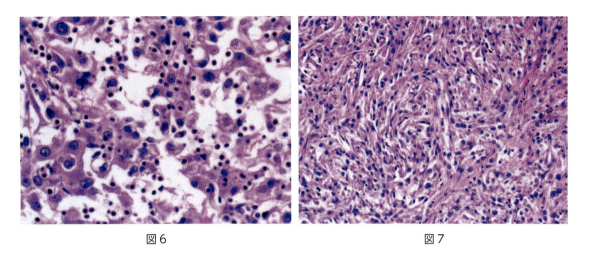

図 6　　　　　　　　　　　　　　　　図 7

## 【解説】

### 1. 肉眼および弱拡大による観察

　提出された腎臓の割面では中－下極にかけて比較的境界明瞭な約 8cm の腫瘤を認める（図 1）。腎外に突出はするが，腎周囲脂肪織への浸潤は明らかではない。腎盂側へも腫瘤の膨張性発育がみられる。腫瘤は周囲との境界は明瞭で，多結節状である。出血を伴い，黄白色でやや脆い壊死の存在を示唆する部位も認める。ルーペ像においても腫瘍は周囲境界が明瞭かつ平滑で，既存の腎組織が好酸性を呈しているのに対して，腫瘍はやや青みがかった色調を呈している（図 2）。腫瘍内では凝固壊死巣とみられるやや好酸性で地図状の領域がみられる（図 2，右上）。実際，弱拡大ではこの領域は細胞の核の染色性が失われており，壊死巣であることがわかる（図 3，左下）。出血も伴っている。青みがかった色調を呈する領域では繊細な線維血管性間質の介在を伴う主として胞巣状の細胞増殖が認められる（図 3，右上）。これらの細胞は淡明な細胞質を有している。

### 2. 中拡大～強拡大による観察

　増殖している細胞の多くは淡明な細胞質を有しているが，核異型，核腫大の程度および形態，N/C 比が異なる細胞で構成される領域が混在している。淡明な細胞質を有する腫瘍細胞が胞巣状あるいは一部では管腔を形成しながら増殖しており，繊細な血管網が形成されていることが明瞭に確認できる（図 4）。いわゆる類洞パターン（sinusoidal pattern）である。この領域では核は尿細管の核とほぼ大きさが同じで，強拡大（400 倍）ではじめて核小体が確認されたことから，異型度は Fuhrman 分類の Grade-2 に相当する。これに対して，細胞密度が高い領域では核腫大や核型不整が目立つ（図 5）。この領域では細胞質が比較的僅少で，色調は淡明ないし好酸性である。充実性胞巣は小型化している。弱拡大（100 倍）でも核小体が認識可能で，異型度は Fuhrman Grade-3 に相当する。さらに別の領域では，核の分葉や高度の核形不整を示し，好酸性細胞質を有する多稜形の細胞がみられ（図 6），異型度が Fuhrman Grade-4 であると判断される（腎癌取扱い規約第 4 版では Grade-3 に相当する）。

また，核腫大は比較的軽度であるものの，紡錘形細胞の密な増殖で構成され，肉腫様の形態を示す領域がみられる（**図7**）。

## 3. 観察により得られた情報（組織パターン）に基づく鑑別診断

　線維性被膜を有する境界明瞭な腫瘍で，割面は黄白色調を呈する領域と出血，壊死を示す領域が混在している。これらの肉眼所見と発生頻度から，腎細胞癌の可能性が最も高いが，鑑別診断として血管筋脂肪腫が挙げられる。特に類上皮型は浸潤性発育を示し，壊死を伴うことがある。そのほか，様々な良性，悪性腫瘍が腎臓に発生するが，頻度的にはいずれも低いため，可能性は低い。組織学的には，淡明な細胞質を有する細胞が繊細な線維血管性間質の介在を伴う充実性胞巣によって特徴づけられる類洞パターン（sinusoidal pattern）を示しながら増殖しており，管腔形成も一部でみられること，高度の核異型を示す領域がみられること，などから悪性上皮性腫瘍であると考えられ，その中でも淡明細胞型腎細胞癌を第一に考えるべきであるが，多形性の目立つ好酸性細胞質を有する細胞や紡錘形細胞の増殖もみられることから，肉腫様成分を伴う乳頭状腎細胞癌，嫌色素性腎細胞癌，粘液管状紡錘細胞癌なども考慮する必要がある（☞ **p.85，24-d. 癌肉腫パターン**）。そのほか，オンコサイトーマ，脂肪織に乏しい類上皮型血管筋脂肪腫などが鑑別診断として挙げられる。

## 4. 鑑別診断から診断を絞り込む過程

　肉腫様形態は様々な腎細胞癌で認められることから，組織亜型は肉腫様形態を示していない領域で各組織型の典型像を見出すことにより診断が確定する。本腫瘍では線維血管性の芯を有する乳頭状構造が明らかではないことから乳頭状腎細胞癌の可能性は低い。嫌色素性腎細胞癌に特徴的な核周明庭や，レーズン様のしわを有する核，明瞭な細胞境界などの所見は，本症例ではみられない。粘液管状紡錘細胞癌はときに腫瘍細胞が淡明な細胞質を有することがあるが，細長い裂隙状の管腔を形成する立方状あるいは紡錘形細胞，空隙における粘液の貯留，などがみられない点で否定的である。オンコサイトーマや類上皮血管筋脂肪腫では腫瘍細胞の細胞質が淡明になることはなく，本症例に一致しない。従って，多形性がみられる成分や紡錘形細胞の増殖からなる肉腫様成分も淡明細胞型腎細胞癌の部分像として一元的に解釈するのが妥当である。

## 5. 最終組織診断

Kidney, radical nephrectomy:

- Clear cell renal cell carcinoma with sarcomatoid features, Fuhrman Grade-4.

（肉腫様形態を示す淡明細胞型腎細胞癌）

## 6. 逆鑑別診断

　淡明細胞型腎細胞癌は腫瘍細胞が好酸性細胞質を有する場合，肉腫様形態を示す場合には鑑別診断が多岐にわたる。好酸性細胞質を示す場合は，繊細な線維血管性間質の介在を示す胞巣状パターン（alveolar pattern）あるいは類洞パターンを示す肝細胞癌，パラガングリオーマ，胞巣状軟部肉腫，悪性黒色腫，神経内分泌腫瘍などの可能性を除外するため，既往歴などを確認することが望ましい。一方，肉腫様形態に注目した場合は，肉腫様形態を示す尿路上皮癌が腎盂などから進展した可能性のほか，稀な腫瘍であるが平滑筋肉腫，未分化多形肉腫（いわゆ

る悪性線維性組織球腫），多形型横紋筋肉腫，滑膜肉腫などの腎原発肉腫，後腹膜原発の脱分化型脂肪肉腫の進展，転移性肉腫，なども考慮する必要があるが，本症例においては淡明細胞型腎細胞癌としての特徴的形態を見出すことで，前述のように HE 染色標本のみで診断は確定可能であると考えられる。

　腎細胞癌の組織亜型確定，診断確定においては免疫染色も一助となる（**表1**）。本例は 80 歳代の高齢者であり，乳頭状構造も認められないことから，実際には鑑別すべき疾患として挙げられないが，若年者で画像的にリンパ節転移，石灰化が疑われ，組織学的には淡明－好酸性の細胞質を有する腫瘍細胞が乳頭状－充実性に増殖する場合は，transcription factor E3 （TFE3）染色を行い，Xp11.2 転座型腎細胞癌であるかどうかの確認が必要な場合もある。

**表1　腎腫瘍の主な組織型における免疫組織化学**

|  | CK7 | Vim | CD10 | CD117 | AMACR | TFE3 | α-SMA | HMB45 |
|---|---|---|---|---|---|---|---|---|
| 淡明細胞型腎細胞癌 | － | ＋ | ＋ | － | ± | － | － | － |
| 乳頭状腎細胞癌 | ＋ | ＋ | ＋ | － | ＋ | － | － | － |
| 嫌色素性腎細胞癌 | ＋ | － | ± | ＋ | ± | － | － | － |
| オンコサイトーマ | ± | － | ＋ | ＋ | － | － | － | － |
| Xp11.2 転座型腎細胞癌 | － | ± | ＋ | － | ＋ | ＋ | － | ± |
| 類上皮性血管筋脂肪腫 |  |  |  |  |  |  | ± | ＋ |

Vim：vimentin，AMACR：α-methylacyl-CoA racemase，TFE3：transcription factor enhancer 3，
　＋：陽性，－：陰性，±：部分陽性のことがある

## 7. 臨床病理相関

　淡明細胞型腎細胞癌の予後因子として重要であるのは進行期である。本症例は診断時に既に上腕骨転移を伴う Stage Ⅳ であり，5 年生存率は 10％以下できわめて予後不良であると考えられる。進行期で層別化した場合は高異型度（Grade-3 あるいは Grade-4）の核所見，壊死，肉腫様・ラブドイド形態は予後不良因子とされている。特に肉腫様成分が出現した場合には 5 年生存率が 15 ～ 22％であることが報告されている。壊死は腫瘍全体の 10％以上を占めている場合に独立した予後不良因子とされている。これらの予後不良因子を把握するためには，適切なサンプリングが不可欠である。

　腎腫瘍の肉眼所見で確認する重要な点は，腫瘍の大きさ，腎皮質・髄質・腎盂側発生の病変か，腫瘤の境界，腎実質内に限局しているか，被膜，被膜外，Gerota 筋膜を越える浸潤，静脈内腫瘍塞栓，腎洞（腎盂周囲）脂肪織への浸潤，出血，壊死の有無などである。これらを把握した上でサンプリング，標本作製を行うことにより正確に進行期を確定し，組織学的予後因子を見出すことが可能となる。肉眼的異常部位は必ず切り出し，上記のポイントを顕微鏡的に切り出し図と合わせて全体像を確認する必要がある。

# 12. 女性生殖器

## 症例 1

　47歳，女性。性器出血を主訴に受診し，精査の結果子宮頸癌と診断され，広汎子宮全摘出術が施行された。摘出された子宮から採取された頸部の代表的な切片の組織像を示す。

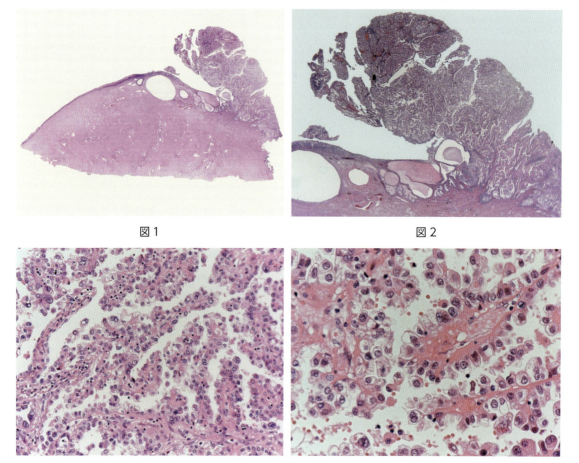

図 1　　　　　　　　　　　　　図 2

図 3　　　　　　　　　　　　　図 4

症例1 ● 437

## 【解説】

### 1. 弱拡大による観察

　ルーペ像では左側の粘膜表面にやや濃い色調を呈する重層扁平上皮とみられる上皮が被覆しており，中央から右側にかけて小型の腺構造とともに大小の囊胞が存在することから，ナボット囊胞が存在する子宮頸部であることがわかる（**図1**）。病変は壁内に及んでいるが，その範囲は囊胞が混在する頸管腺の分布領域にとどまっている。子宮頸部の体部側でポリープ状に突出する隆起性病変が認められる（**図1**右端）。この隆起性病変は左側の頸管内膜表面を一層の上皮が被覆していることから，扁平上皮円柱上皮境界あるいは移行帯から離れて存在していることがわかる（**図2**）。隆起性病変全体の色調は全体として淡好酸性で，内部では複雑に裂隙状の空隙が入り込んでいる。

### 2. 中拡大～強拡大による観察

　中拡大ではこの隆起性病変は，繊細な線維血管性の芯を有する乳頭状増殖を示しているほか，随所で間質や血管を伴わない細胞の重積と突出を示す微小乳頭状増殖がみられる（**図2**）。増殖している細胞は比較的豊富な淡明ないし淡好酸性の細胞質と空胞状の核を有している（**図3**）。核は中等度の大小不同，核形不整を示しており，核膜は厚く，1～2個の核小体を有している。細胞配列は不規則で，多くの細胞が間質側から突出しているようにみえる。そのため，配列している細胞の表面は不整で，複雑に入り組んでいるようにみえる。

### 3. 観察により得られた情報（組織パターン）に基づく鑑別診断

　異型を示す単一な細胞の増殖からなるポリープ様隆起の形成はこの病変が腫瘍性病変であることを示しており，細胞同士が接着性を示していることから上皮性腫瘍であると考えられる。さらに細胞異型と正常構造からの逸脱，乳頭状，微小乳頭状構築を示す一方で，角化や細胞間橋が認められないことから，腺癌であると判断される。乳頭状増殖を示す子宮頸部腺癌としては絨毛腺管癌，通常型内頸部腺癌，胃型粘液性癌，明細胞癌，漿液性癌，類内膜癌などが鑑別診断として挙げられる。また，腫瘍細胞が淡明な細胞質を有する点から明細胞癌，胃型粘液性癌，淡明細胞型の低分化型腺扁平上皮癌の可能性が考慮される（☞ **p.112, 47. 明細胞腫瘍**）。増殖している細胞の形態は頸管腺上皮の妊娠性変化，すなわちArias-Stella反応に一見類似しているが，既存の頸管腺における変化ではなく，ポリープ様腫瘍を形成している点で本病変には合致しない。

### 4. 鑑別診断から診断を絞り込む過程

　通常型内頸部腺癌は子宮頸部腺癌の中でも最も頻度が高い組織型で，ときに乳頭状，微小乳頭状増殖を示すことがあるが，腫瘍細胞は高円柱状で，細胞質が粘液に乏しいために好塩基性かつ暗調である点で本症例の腫瘍細胞の形態に合致しない。胃型粘液性癌は腫瘍細胞が豊富な細胞質内粘液を含有しているために細胞質が淡明だが，腫瘍細胞が間質側から突出することはない。漿液性癌は腫瘍細胞が多形性に富み，細胞質が暗調である点で否定的である。明細胞型

の腺扁平上皮癌は乳頭状，微小乳頭状増殖，腫瘍細胞の間質からの突出を示す点で合致しない。以上より本腫瘍は明細胞癌であると考えられた。

　免疫組織化学的には腫瘍細胞は p16$^{INK4a}$ 陰性，HNF-1$\beta$ 陽性，Napsin A 陽性であることが確認された。この結果は明細胞癌の診断を支持するものである。HNF-1$\beta$ は胃型粘液性癌でも陽性となるために，明細胞癌で陽性となるマーカーである Napsin A を併用すると両者の鑑別を確実に行うことができる。胃型粘液性癌は Napsin A 陰性である一方で，胃幽門腺粘液を認識する抗体である HIK1083 のほか，同じく胃型マーカーとして知られる carbonic anhydrase type-IX，Claudin 18，MUC6 が陽性となることが知られている。

## 5. 最終組織診断

Uterine cervix, radical hysterectomy：

- Clear cell carcinoma

（明細胞癌）

## 6. 逆鑑別診断

　乳頭状，微小乳頭状増殖を示す子宮頸部腺癌の亜型がすべて逆鑑別診断として挙げられるが，実地臨床においては，体部内膜や卵巣などに発生した明細胞癌の転移あるいは直接進展の可能性を除外する必要がある。そのためには，腫瘍の局在，リンパ管内腫瘍塞栓の有無および量，既往歴・現病歴，画像所見などを確認する必要がある。

## 7. 臨床病理相関

　子宮頸部明細胞癌は卵巣に発生する明細胞癌と同様の形態を示す腺癌の一亜型だが，頸部原発腺癌全体に占める割合は 1％未満で，稀な腫瘍である。グリコーゲンを含有するために淡明かつ豊富な細胞質を有する腫瘍細胞から構成される腺癌で，乳頭状ないし管状嚢胞状構造を示したり，充実性を形成する。間質側から管腔側に核が突出し，ホブネイル様外観を呈する。核は腫大して多形性に富み，クロマチンが増量している。間質ではしばしば好酸性無構造の基底膜物質の沈着が認められる。かつては 1941 年に米国で認可された合成エストロゲン製剤であるジエチルスチルベトロール diethylstilbestrol（DES）への胎内曝露に関連して若年で発生する例が知られていたが，現在では DES は使用されていないため，これとは無関係に閉経後に発生する例が大部分を占める。

　頸部腺癌の多くを占める通常型内頸部腺癌のほか，腸型粘液性癌はハイリスク HPV に関連しているのに対して，明細胞癌は漿液性癌，胃型粘液性癌，中腎癌，類内膜癌と同様にハイリスク HPV が無関係である。そのため，免疫組織化学的には子宮頸部腺癌で陽性となり，診断的価値があるとされる p16$^{INK4a}$ が明細胞癌では陰性となる。なお，p16$^{INK4a}$ はハイリスク HPV 関連腫瘍のマーカーとして広く使用されているが，例外的にハイリスク HPV 陰性の漿液性癌でも陽性となるため注意を要する。明細胞癌や胃型粘液性癌のようなハイリスク HPV 陰性の子宮頸部腺癌は，近年海外で実施されるようになった HPV テスト単独の子宮頸がん検診では検出されない可能性があるため，細胞診の重要性が再認識されつつある。

## 症例2

56歳，女性。4年前に乳癌の既往があり，手術後タモキシフェンの投与を受けていた。性器出血を主訴に来院し，精査の結果子宮頸部扁平上皮癌と診断され，広汎子宮全摘出術が施行された。摘出された子宮の肉眼写真と代表的な組織像を以下に示す。

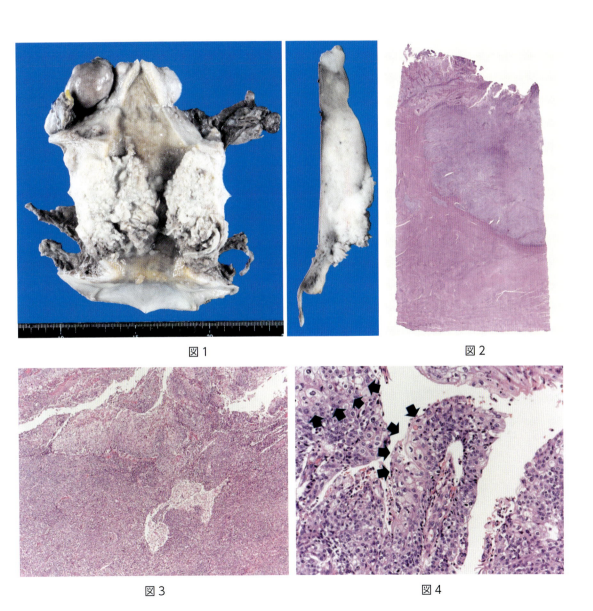

図1　　　　　　　　　　　　　　　　図2

図3　　　　　　　　　　　　　　　　図4

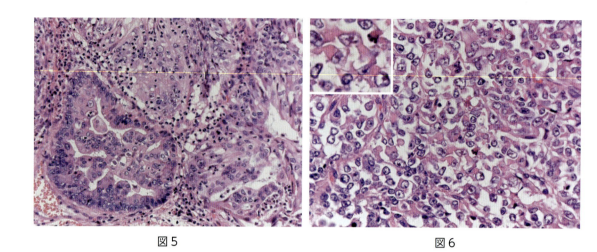

図5　　　　　　　　　　　　　　　図6

## 【解説】

### 1. 肉眼および弱拡大による観察

　切開された子宮の固定後の肉眼観察では，体下部，内子宮口付近に直径 10cm 程度の腫瘍が存在している（**図1 左**）。前壁に存在するため，前方切開により二分されているようにみえる。正中部の矢状方向の割面では腫瘍は白色調で，外向性および内向性発育を示し，頸部側では表面が乳頭状になっているようにみえる（**図1 右**）。ルーペ像では腫瘍は好酸性の色調を呈する壁と比較してやや青色調を呈しており，両者の境界が比較的明瞭かつ平滑である（**図2**）。壁の内側 1/2〜2/3 程度を占めている。弱拡大では表層側で淡好酸性ないし淡明な細胞質を有する細胞が充実性シート状あるいは乳頭状に増殖していることがわかる（**図3 上側**）。これに対して深部では細胞がびまん性に増殖しており，色調がやや暗調で青みがかっており，細胞密度が高いことがうかがわれる（**図3 下側**）。

### 2. 中拡大〜強拡大による観察

　表層の乳頭状増殖部では，淡好酸性あるいは淡明な細胞質を有し，細胞境界が明瞭な多稜形細胞がみられること，表面に向かうに従ってこれらの細胞質が豊富になっていること，などから扁平上皮への分化がうかがわれる（**図4，矢印**）。しかし，その近傍では高円柱状の異型細胞が不整形の管腔を形成して増殖している（**図5**）。さらに腫瘍の深部では核小体が明瞭な空胞状の核と淡好酸性細胞質を有する細胞が充実性シート状の増殖を示している（**図6**）。N/C比の高い細胞も混在しているが，核が辺縁に偏位したラブドイド細胞が認められる。この領域では管腔形成や扁平上皮分化は認められない。

### 3. 観察により得られた情報（組織パターン）に基づく鑑別診断

　主として充実性シート状増殖を示す異型細胞の増殖で構成されていることから，腫瘍は悪性腫瘍であると考えられる。さらに，乳頭状構築を示す一方で，扁平上皮分化がうかがわれるこ

とから，乳頭状発育を示す扁平上皮癌が鑑別診断として挙げられるが，一部で高円柱状の異型細胞で構成される不整形の腺管が認められることから，子宮頸部原発であれば腺扁平上皮癌，子宮体部原発であれば扁平上皮分化を示す類内膜癌を考慮する必要がある（☞ **p.88，24-h. 二つの異なる方向への分化を示す上皮腫瘍**）。類内膜癌であるとすれば，低分化型（FIGO Grade-3）である可能性が考えられるが，ラブドイド細胞が混在する充実性成分を未分化癌と解釈した場合は脱分化癌（☞ **p.110，45. 大型上皮様 / 筋様細胞腫瘍**），肉腫成分とみなした場合は癌肉腫（☞ **p.85，24-d. 癌肉腫パターン**）も考慮する必要がある。

## 4. 鑑別診断から診断を絞り込む過程

　本症例では子宮体部から内子宮口付近にかけて腫瘍が存在しているため，子宮頸部，体部内膜のいずれから発生した腫瘍であるのかをはじめに明らかにする必要がある。このような場合は，子宮頸部の移行帯において HSIL/CIN3 や上皮内腺癌，体部内膜において子宮内膜異型増殖症 / 類内膜上皮内腫瘍，などの前駆病変が存在していないかどうかを確認することが重要である。本病変では体部内膜において子宮内膜異型増殖症 / 類内膜上皮内腫瘍が認められたのに対して，移行帯では異型上皮は認められなかった。この所見は本腫瘍が扁平上皮分化を示す類内膜癌であることを示している。類内膜癌であるとすれば充実性成分が 50％をこえる領域を占めていることから，低分化型（FIGO Grade-3）の類内膜癌を考慮する必要があるが，ラブドイド細胞で構成される分化傾向に乏しい充実性成分が併存していることから，未分化癌の成分が併存していると考えるのが妥当である。このような腫瘍は，WHO 分類第 4 版（2014），子宮体癌取扱い規約病理編第 4 版（2017）に準拠した場合，脱分化癌 dedifferentiated carcinoma に相当する。

　免疫組織化学的検討を行ったところ，管腔を形成する領域はエストロゲン受容体陽性で，かつ HPV 関連腫瘍のマーカーである p16$^{INK4a}$ が陰性であることから，類内膜癌であることが確認された。一方，未分化癌であると考えられた領域では E-cadherin，β-catenin の膜の染色性が消失し，核が BRG1（SMARCA4）陰性となっていた。この結果は未分化癌の表現型に一致するものである。

　癌肉腫は分化傾向に乏しい充実性成分において紡錘形細胞の混在がみられない点，腫瘍細胞が比較的単調で多形性に乏しい点で，などから否定的である。

## 5. 最終組織診断

Uterine corpus, modified radical hysterectomy:

- Dedifferentiated carcinoma

（脱分化癌）

## 6. 逆鑑別診断

　扁平上皮分化を示す類内膜癌の成分と未分化癌が併存する脱分化癌が内子宮口付近に存在する場合は，子宮頸部原発の低分化型腺扁平上皮癌，低分化型（FIGO Grade-3）の類内膜癌の 2 つを確実に除外する必要がある。ラブドイド細胞が明らかでない場合は類内膜癌と併存

する神経内分泌癌も鑑別するべき疾患に含まれる。HSIL/CIN3 などの前駆病変の存在，HPV 関連腫瘍のマーカーである p16$^{INK4a}$ の発現は低分化型腺扁平上皮癌の診断を支持するが，本症例ではいずれの所見も認められなかった。これに対して，本腫瘍の充実部を構成する細胞が比較的単調ながら核小体が明瞭な空胞状の大型核を有する点，ラブドイド細胞が混在する点，子宮内膜異型増殖症／類内膜上皮内腫瘍が近傍の内膜内に存在する点，などは類内膜癌に関連する未分化癌の診断を支持する。神経内分泌癌の診断には chromogranin A，synaptophysin，CD56（NCAM）などの神経内分泌マーカーの発現が必要であるが，本症例では BRG1（SMARCA4）の発現が消失していることから，充実部が神経内分泌癌である可能性は事実上否定的であると考えてよい。ロゼット形成や索状配列などの欠如もこの解釈を支持している。低分化型（FIGO Grade-3）の類内膜癌の充実部は管腔を形成する領域と細胞形態において違いがなく，本腫瘍でみられたラブドイド形態を示すことはない。また，免疫組織化学的に E カドヘリンおよび β カテニンが細胞膜に沿って陽性である。これに対して未分化癌は，併存する類内膜癌と細胞像が異なっているのみならず，細胞膜における E- カドヘリン，β - カテニンの染色性が消失あるいは低下したり，細胞質が顆粒状に陽性となるなどの分布の異常が認められる。本症例ではいずれの所見も確認された。

## 7. 臨床病理相関

　本症例では患者の年齢が 56 歳であったが，父親に大腸癌の既往がある点，腫瘍の局在が体下部および内子宮口付近である点，などから Lynch 症候群である可能性が憂慮された。Lynch 症候群は遺伝子非ポリポーシス大腸癌（hereditary non-polyposis colorectal cancer：HNPCC）として知られる家族性の症候群で，MLH1，MSH2，MSH6，PMS2 などのミスマッチ修復遺伝子の胚細胞系列変異によって生じる。女性の場合は診断の契機となるいわゆる sentinel cancer が内膜癌であることが稀でないため，最近は子宮内膜癌の患者では Lynch 症候群である可能性を念頭においてマイクロサイト不安定性検査などによるスクリーニングを行うことが望ましいと考えられている。Lynch 症候群の臨床的診断基準としてアムステルダム基準がよく知られているが，実際にはこれを満たさない患者も存在する。そのため，米国のガイドラインではあらゆる内膜癌患者でスクリーニングを行う "universal screening" が提唱されている。しかし，内膜癌患者全体に占める Lynch 症候群患者の割合は 2 ～ 3%に過ぎず，全例でこれを行うことは難しいという意見もある。病理学的には，Lynch 症候群に関連する内膜癌の特徴として，前述の体下部発生のほか，未分化癌成分の混在，ラブドイド細胞の存在，腫瘍浸潤リンパ球が目立つ，などが挙げられる。従ってこれらの所見が認められた場合は，病歴や家族歴を確認するよう病理医から主治医に働きかけることが望ましい。また，ミスマッチ修復遺伝子蛋白に対する免疫組織化学によって遺伝子変異の存在を容易に推定することができるため，詳細な遺伝子解析を実施する前に施行を検討するとよい。免疫組織化学的に異常遺伝子を絞り込むためのアルゴリズムも提唱されている。

## 症例3

22歳，女性。左卵巣の充実性腫瘍を指摘されたため，腹腔鏡下で腫瘍摘出術が施行された。切除された腫瘍の割面のマクロ写真と代表的な組織像を以下に示す。

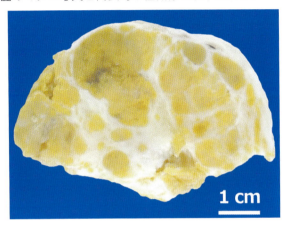

図1

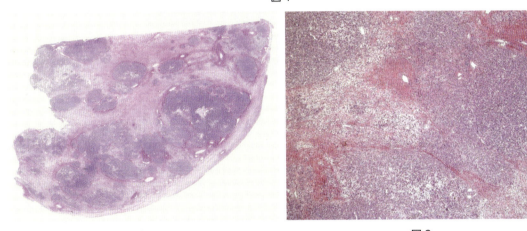

図2　　図3

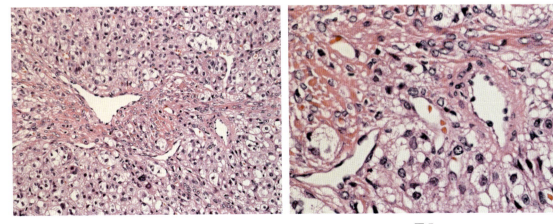

図4　　図5

## 【解説】

### 1. 肉眼および弱拡大による観察

　腫瘍は充実性で，割面では黄色調を呈する領域が多結節様あるいは偽分葉状に分布しており，その間に白色調の領域が介在していることがわかる（**図1**）。ルーペ像では結節様になっている領域は細胞密度が高く，やや青色の色調が目立つのに対して（**図2**），その間は色調が淡好酸性であることから細胞密度が低く，間質成分が優勢であることがうかがわれる（**図3**）。

### 2. 中拡大～強拡大による観察

　細胞密度の高い領域では鹿の角様と表現される拡張・分枝を示す小血管が随所で介在しており，血管周皮腫様パターン（hemangiopericytomatous pattern）を示している（**図4**）。細胞間には種々の程度の膠原線維の介在がみられる。構成細胞は淡好酸性ないしやや淡明な細胞質を有している（**図5**）。泡沫状の細胞質を有する細胞や線維芽細胞様紡錘形細胞も混在している。

### 3. 観察により得られた情報（組織パターン）に基づく鑑別診断

　充実性の腫瘍で膠原線維の増生，泡沫状ないし淡好酸性の細胞質を有する円形ないし類円形の細胞と紡錘形細胞が認められることから，莢膜細胞腫あるいは硬化性腹膜炎を合併している場合は黄体化を伴う莢膜細胞腫（luteinizing thecoma）が考慮される。膠原線維の増生に着目した場合は線維腫の可能性が考えられるが，一見多結節様，あるいは偽分葉状構築を示す充実性腫瘍に遭遇した場合は硬化性間質性腫瘍（sclerosing stromal tumor of the ovary：SSTO）である可能性を考慮する必要がある。さらに，多結節様にみえる充実性卵巣腫瘍をみた場合には必ず転移性腫瘍を除外する必要がある。特に若年女性の場合には印環細胞癌の転移，すなわち Krukenberg 腫瘍は重要な鑑別診断である。血管周皮腫様パターンに注目した場合は，孤立性線維性腫瘍（solitary fibrous tumor：SFT），子宮体部内膜に発生した低異型度子宮内膜間質肉腫の転移あるいは卵巣原発の低異型度類内膜間質肉腫が鑑別診断として挙げられる（☞ p.100，36. 血管周皮腫パターンを示す腫瘍）。

### 4. 鑑別診断から診断を絞り込む過程

　弱拡大で多結節様にみえる点，間質増生とともに泡沫状の細胞質を有する細胞が混在している点，血管周皮腫様パターンがみられる点などから，SSTO が示唆される。莢膜細胞腫は多結節様，血管周皮腫様パターンを示すことはない。また，莢膜細胞腫は40代で発生することが多く，20代でみられることは少ないのに対して，SSTO は20代で好発する点でも合致する。線維腫では多数の泡沫細胞がみられることはなく，多結節様あるいは偽分葉状になることはない。

　印環細胞癌の卵巣転移の場合は，腫瘍細胞が豊富な細胞質内粘液空胞を含有しているため，核は細胞質の辺縁に偏位し，かつ圧排される。これに対して，本腫瘍でみられる泡沫細胞は核が中心性であったり，わずかに偏位しているのみで，かつ円形ないし類円形である点，細胞質が多数の微小空胞を含有しているために泡沫状となっている点，などで典型的な印環細胞癌の

腫瘍細胞と異なる。また，印環細胞癌の転移である場合には，粘液細胞が集簇を形成したり，不整形の管腔を形成する腫瘍腺管の浸潤がみられることがあるが，本症例ではそのような像は認められない。

　SFT は卵巣発生例が報告されておらず，事実上考慮する必要はないが，子宮発生例や骨盤腔内あるいは大網から発生した例があり，画像上卵巣腫瘍と誤認されることがある。子宮内膜に発生する低異型度子宮内膜間質肉腫と卵巣原発の低異型度類内膜肉腫は組織学的には同一で，ともに増殖期内膜の形態を模倣し，侵入性発育を示す。後者は内膜症性囊胞に関連して発生する。これらの腫瘍は多結節様あるいは偽分葉状のパターンを示すことはない。泡沫細胞が混在することがあるが，通常は集簇傾向を示し，それ以外の領域は増殖期内膜に類似するため暗青調の色調を呈する。これらの所見は本病変では認められない。

　以上の理由から，HE 標本による診断は SSTO であると考えられた。免疫組織化学的にはステロイド産生能を有する細胞で陽性となるインヒビンα が陽性であることから，SSTO の診断を確定した（**図 6**）。SSTO はインヒビンα のほかカルレチニン，SF-1（Ad4BP）も陽性となるが，メラノサイトのマーカーである Melan-A も陽性となることがあるため，注意を要する。SFT はインヒビンα 陰性であることから否定的であるが，CD34，STAT6 陽性である点でも SSTO と区別される。

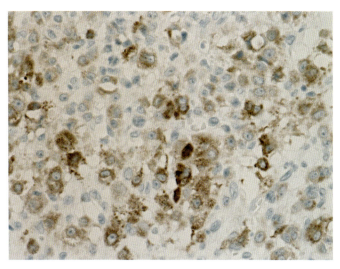

図 6　免疫組織化学染色（インヒビンα）

## 5. 最終組織診断

Ovary, left, tumorectomy:
- Sclerosing stromal tumor of the ovary（SSTO）

（卵巣硬化性間質性腫瘍）

## 6. 逆鑑別診断

前述のように莢膜細胞腫，胃などに発生した印環細胞癌の卵巣転移である可能性を除外する必要があるが，多結節様，偽分葉状パターンを示す腫瘍として後者が重要である。印環細胞癌は 20 代の女性でも発生することがあるため，既往歴・病歴を確認することが重要だが，原発巣に先行して卵巣転移が確認され，精査の結果はじめて胃の病変が発見されることがあるため注意を要する。また，精査を行っても原発巣が確認できず，数年経過した後に胃原発印環細胞癌の診断が確定する例もある。

## 7. 臨床病理相関

SSTO は間質成分のみで構成される良性の性索・間質性腫瘍で，細胞密度が低い浮腫状あるいは膠原線維に富む背景と細胞密度が高い結節状の領域の存在によって特徴づけられる。患者の平均年齢は 27 歳で，線維腫や莢膜細胞腫と比較して若い年齢で好発する。初発症状としては月経不順，骨盤痛が知られている。ホルモン症状はみられないことが多いが，月経不順，男性化兆候を示すことがある。胸水・腹水を伴う Meigs 症候群を合併した例も報告されている。腫瘍径は 10 cm 未満であることが多く，周囲境界が明瞭で，充実性である。割面の色調は灰白色調ないし黄白色調である。組織学的には細胞密度が低い領域と高い領域が混在することによる多結節様あるいは偽分葉状構築が特徴的である。後者では泡沫状細胞，紡錘形細胞の増殖が目立つ。

## 症例 4

28歳，女性。右卵巣の充実性腫瘍を指摘されたため，卵管・卵巣摘出術が施行された。切除された腫瘍の割面のマクロ像と代表的な組織像を以下に示す。

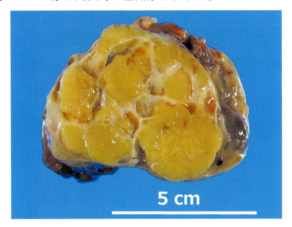

図1

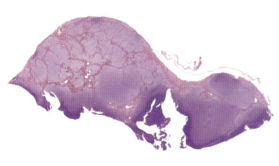

図2

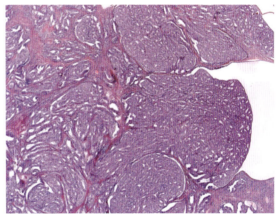

図3

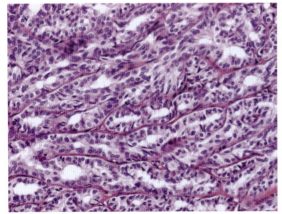

図4

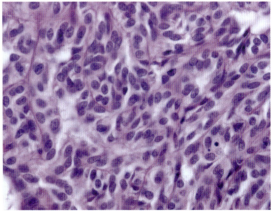

図5

## 【解説】

### 1. マクロ所見および弱拡大による観察

　割面では主として白色調の線維性隔壁の介在を伴う淡黄色調の充実性腫瘍だが，囊胞様空隙が散見される。辺縁は平滑で，卵巣外への進展はうかがわれない（**図1**）。ルーペ像でも好酸性の線維性隔壁が介在しており，やや紫色ないし青色調を呈する領域で細胞増殖がうかがわれる。弱拡大では管状あるいは大型篩状の構築を示す細胞増殖が認められる。線維性隔壁との境界は比較的明瞭で，圧排性増殖を示している。出血・壊死は認められない（**図2**）。

### 2. 中拡大〜強拡大による観察

　淡好酸性細胞質を有する立方状ないし円柱状の細胞が管腔を形成しながら増殖している（**図3**）。介在する間質は僅少で，全体として細胞密度が高い。管腔形成が不明瞭な領域は紡錘形の細胞で構成されており，よく観察すると裂隙状の空隙が認められる（**図4**）。紡錘形細胞の核の形態は管腔を形成する細胞と同様で，小型〜中型かつ類円形ないし楕円形である。核大小不同，核形不整はみられず，クロマチン構造も繊細で，全体として均一である。

### 3. 観察により得られた情報（組織パターン）に基づく鑑別診断

　立方状の細胞が管腔を形成して増殖していることから，類内膜癌，セルトリ細胞腫を含む性索・間質性腫瘍，カルチノイド腫瘍，ウォルフ管遺残を起源とする可能性がある女性付属器腫瘍（female adnexal tumor of probable Wolffian origin：FATWO），などが鑑別診断として挙げられる（☞ **p.69，11. 微小腺管パターンを示す腫瘍**）。管腔形成がみられる一方で，紡錘形細胞からなる成分が混在していることから二相性腫瘍であると解釈した場合には，癌肉腫，腺肉腫も考慮する必要がある（☞ **p.85，24-c. 腺肉腫パターン；24-d. 癌肉腫パターン**）。

### 4. 鑑別診断から診断を絞り込む過程

　類内膜癌は主として高円柱状の腫瘍細胞で構成されるが，ときに本症例で認められるような紡錘形の腫瘍細胞が混在することがある。しかし，扁平上皮分化や桑実胚様細胞巣がみられることが多く，背景にはしばしば内膜症性囊胞が存在する点で本症例とは合致しない。セルトリ細胞腫あるいはセルトリ・ライディッヒ細胞腫では比較的淡明な細胞質を有する立方状ないし低円柱状の腫瘍細胞が小型円形の中空管（hollow tubules）を形成したり，索状に配列する他，種々の程度の線維腫様間質が混在する。特に後者では好酸性で顆粒状の細胞質を有するライディッヒ細胞が認められることが多い。カルチノイド腫瘍では索状・リボン状配列，島状配列がみられるなど構築が多彩で，多くの例では卵巣甲状腺腫あるいは奇形腫が併存する。また，腫瘍細胞はより豊富な細胞質を有する。腫瘍細胞が紡錘形となり，裂隙状の空隙を形成することはない。従って，カルチノイドである可能性も否定的である。

　癌肉腫は癌腫成分と肉腫成分で構成される腫瘍であるが，両成分の境界が明瞭で，かつともに多形性に富む異型細胞で構成される点で本症例と異なる。腺肉腫は葉状発育を示すことが多く，上皮成分は異型に乏しい。肉腫成分は種々の程度の異型を示す紡錘形細胞で構成される。

従って，この二つも本症例では否定的である。

以上の理由から，本腫瘍はFATWOであると考えられた。そこで免疫組織化学的検討を行ったところ，腫瘍細胞が上皮性マーカーであるサイトケラチン（AE1/AE3）が陽性である他，ビメンチン，インヒビンα，カルレチニン（**図6**）が陽性であることが確認された。

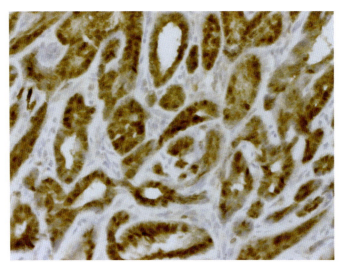

図6　免疫組織化学染色（カルレチニン）

## 5. 最終組織診断

Ovary, right, salpingo-oophorectomy:
- Female adnexal tumor of probable Wolffian origin（FATWO）
（ウォルフ管遺残を起源とする可能性がある女性付属器腫瘍）

## 6. 逆鑑別診断

本腫瘍の診断を確定する場合は，より頻度の高い上皮性腫瘍である可能性を除外する必要がある。特に類内膜癌あるいは類内膜境界悪性腫瘍はFATWOの鑑別診断として重要である。実際，本症例では術中迅速診断の際に類内膜境界悪性腫瘍との判別が困難であったため，診断確定が保留された。セルトリ・ライディッヒ細胞腫を含む性索・間質性腫瘍は前述の理由で否定的だが，これらの腫瘍で高頻度に認められるホルモン産生に起因する腫瘍随伴症候群がFATWOでは認められない点も重要な鑑別点となる。

## 7. 臨床病理相関

FATWOはウォルフ管の遺残物を起源とすることが想定されている稀な腫瘍で，WHO分類第4版（2014）および卵巣腫瘍・卵管癌・腹膜癌取扱い規約病理編4版（2016）では「その他の腫瘍」に分類されている。卵巣あるいは広間膜や卵管といった卵巣近傍に発生し，若年〜高齢に至るまで幅広い年齢層でみられるが，閉経後に多い傾向がある。肉眼的には充実性の部分と嚢胞部が種々の程度で混在し，割面の色調は灰白色調，淡褐色，あるいは黄色調である。

大きさは最大径が数 cm から 10cm をこえるものまで様々である。腫瘍細胞は立方状ないし低円柱状で，様々な大きさの細長い管腔を形成し，ざるや篩（ふるい）に類似した（sieve-like）構築パターンを示したり，網状の空隙を形成する。小腺管が密集したり，充実性増殖を示すこともある。腫瘍細胞はときに扁平あるいは紡錘形細胞であるほか，ホブネイル様外観を示す。核は類円形ないし卵円形で，クロマチン分布は均等である。細胞異型，核分裂の著しい増加は認められない。

　多くの症例では FATWO は卵巣に限局しているために予後良好だが，稀に再発することがあり，卵巣外進展を伴う進行期がⅡ期以上の症例では悪性の経過をたどることがある。そのため，境界悪性腫瘍として取り扱われ，原則として卵巣・卵管摘出術が施行されるが，若年女性の場合は妊孕能温存を目的として対側卵巣および子宮が温存されることがある。従って，術中迅速診断において正確な診断が求められるが，サンプリング量が限定される，時間的制約により免疫組織化学検討が困難である，稀少腫瘍であるため FATWO の組織像に精通した病理医が少ない，などの理出から類内膜癌あるいは類内膜境界悪性腫瘍との判別に苦慮する可能性がある。

# 付録

## 病原体

## HE 染色標本あるいは組織化学染色で観察できる病原微生物

　組織切片上で観察できる代表的な病原微生物を紹介する（HE 染色以外の染色についてはその名称を付記した）。ここで示したもの以外にも組織切片上で同定できる病原体は数多く存在するので，詳細は感染症に関する成書を参照されたい。

　多くの病原微生物は弱拡大で認識することは不可能で，強拡大であっても特殊染色を併用せずに同定することが困難なものが少なくないが，特徴的な組織反応パターンから特定の感染症を推定したり，鑑別診断を絞り込むことができることが多い。例えば皮膚において表皮の過形成と化膿性肉芽腫が認められた場合は深在性真菌症を第一に考える必要がある。感染症が示唆される場合は，中拡大，強拡大で丹念に標本を観察し，病原微生物を探す。HE 染色標本で認識することが難しい場合は適切な組織化学染色や免疫組織化学染色を施行する。真菌の場合は HE 染色の染色性が弱いか，ほとんど染色性を示さないことがあるが，顕微鏡のコンデンサーを絞り込むことで比較的容易に見つかることがある。切片が微小である場合には深切り（deep cut あるいは step cut）を施行することも推奨される。同じ感染症であっても宿主の免疫状態によって組織反応が異なることや，異なる病原体であっても同様の組織反応がみられることがあるという事実も知っておく必要がある。

　なお，病原微生物を同定した場合には，コンタミネーションの可能性を否定するために必ず組織反応，炎症の有無を確認する。特に組織切片の近傍であっても，離れて存在している場合には注意が必要である。病理学的には病原微生物の存在だけではなく，生体の侵襲や反応があってはじめて疾患としての感染症が成立したといえるからである。

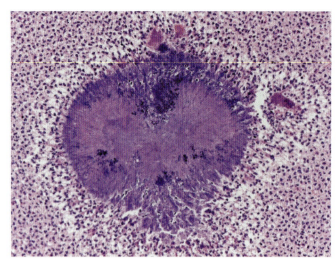

#### 図1　Actinomycosis（卵管・卵巣膿瘍）

*Actinomyces israelii* の集塊（硫黄顆粒 sulfur granule；Druse）が認められる。Gram 染色陽性の細菌で，分枝を示す細長い菌糸を形成するため，一見真菌にみえる。Nocardiosis はこれに類似するが，抗酸菌染色陽性である点で区別される。

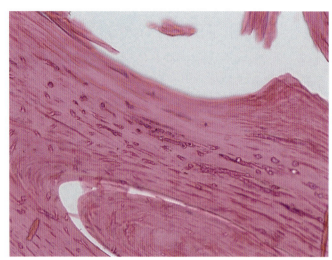

#### 図2　Tinea unguium（爪）

*Trichophyton rubrum* が酵母型真菌あるいはフィラメント様の菌糸として認められる。菌糸の幅は 5 μm 程度である。

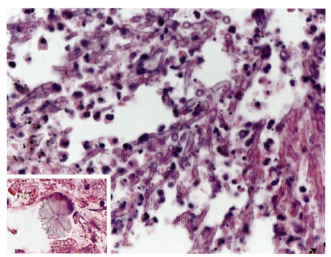

#### 図3　Aspergillosis（肺）

*Aspergillus fumigatus* の菌体は 3〜5 μm と細く，45 度の角度で Y 字型の二分枝を示している。隔壁を有している。*Aspergillus niger* では oxalate crystal が存在する。

HE 染色標本あるいは組織化学染色で観察できる病原微生物 ● 453

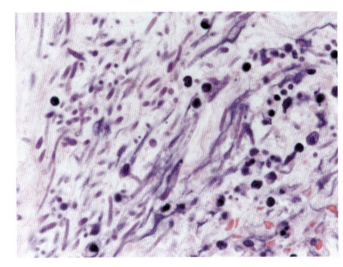

図4 Candidiasis
（絨毛膜羊膜炎）

*Candida albicans* の真性菌糸，偽菌糸のほか，酵母型が混在する。*Aspergillus* と違って菌体外側縁が互いに平行でない。

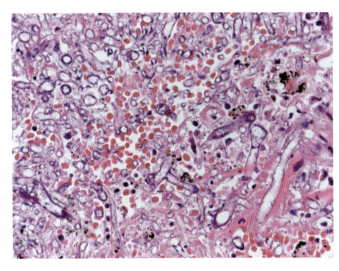

図5 Mucormycosis
（zygomycosis）（肺）

日和見型深在性真菌症の一つで，重篤な免疫不全状態にある場合に発生する。菌糸は壁が薄く，不整形で折れ曲がっている。幅は様々で 10 〜 20 μm である。不規則に枝分かれするが，90度の分枝もみられる。隔壁は非常に少ない。

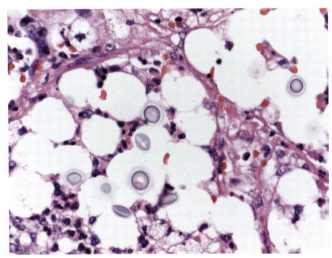

図6 Cryptococcosis（肺）

*Cryptococcus neoformans* は酵母様真菌で，グルクロノキシロマンナンを主成分とする平均 4 〜 7 μm の厚い莢膜を有するが，莢膜産生能は様々で，病原性に関連する。莢膜を欠損している場合は PAS 反応や Mucicarmin 染色陰性で，Fontana-Masson 染色で陽性となる。

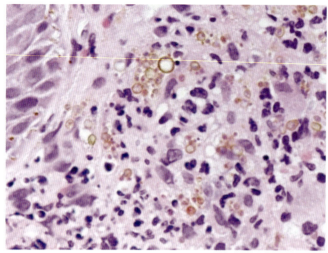

図7 Chromoblastomycosis
（皮膚）

皮膚と皮下組織で生じる慢性深在性真菌症で，多くは *Fonsecaea pedrosoni* によって発生する。肉芽腫において厚い壁を有する褐色〜暗褐色調で円形ないし多角形の酵母様真菌が集簇を形成しながら存在している。直径は 12 μm 程度である。

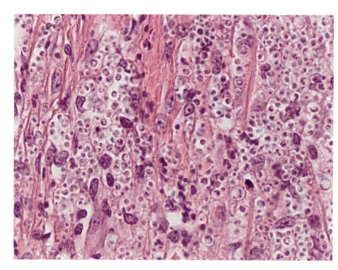

図8 Phaeohyphomycosis
（皮膚）

*Wangiella dermatitidis*，*Exophiala jeanselmei* による黒色真菌感染症で，免疫不全がある場合に発生する。メラニン色素を含有しているためにやや褐色の酵母様真菌が認められる。

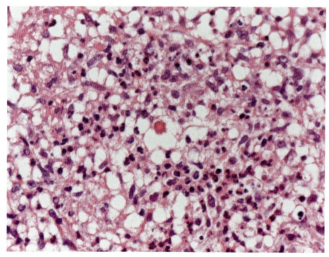

図9 Sporotrichosis（皮膚）

*Sporothrix schenckii* の感染によって発生する皮膚深在性真菌症で，「薔薇庭師の病」ともよばれる。好中球を伴う化膿性肉芽腫が形成されている領域において丸い酵母型真菌として認められる。菌体周囲のエオシン好性物質の沈着によって形成された星状体（asteroid body）が認められる。

HE 染色標本あるいは組織化学染色で観察できる病原微生物 ● 455

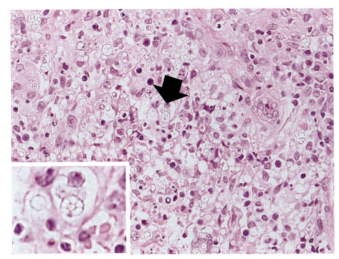

図 10　Prototheccosis（皮膚）
真皮内で集簇する組織球の細胞質内に Prototheca が存在している（矢印）。従属栄養物で，藻類の一種である。ヒトに感染するのは P. wickerhamii が最も多い。母細胞の中で娘細胞が生育するために桑の実 mulberry のような外観を示し，2～15 μm である（左下）。

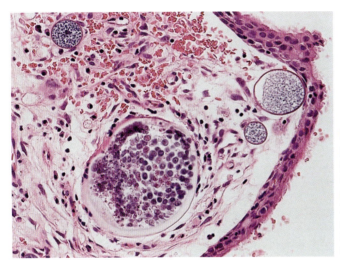

図 11　Rhinosporidiosis（鼻腔）
重層扁平上皮下の間質内に大小かつ円形の胞子嚢が存在している。厚い被膜を有し，内部には多数の内生胞子が存在している。成熟した胞子嚢は 100～350 μm の大きさである。Rhinosporidium seeberi とよばれるこの病原体は現在は真菌あるいは藻類に属すると考えられている。

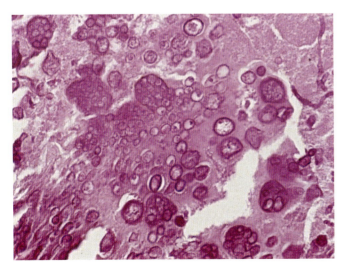

図 12　Coccidioidomycosis（肺）（PAS 反応）
多数の Coccidioides immitis が壊死巣内に存在する。直径が 60 μm 程度の丸い球状体（spherule）の内部に小さい 2～5 μm の丸い内生胞子（endospore）が存在している。輸入感染症の一つで，米国西南部，メキシコ西部，アルゼンチンなどの風土病である。

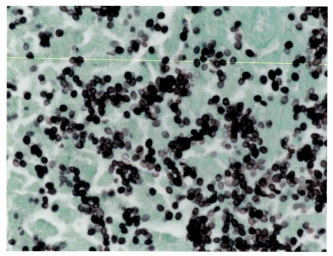

**図 13 Histoplasmosis
（副腎）（Grocott 染色）**

壊死巣において直径 1〜5 μm 大の Histoplasma capsulatum が多数存在している。乾酪壊死を伴う肉芽腫を形成するため，HE 像のみでは結核症などとの判別は困難である。米国のミシシッピ川流域が流行地として知られる輸入感染症である。

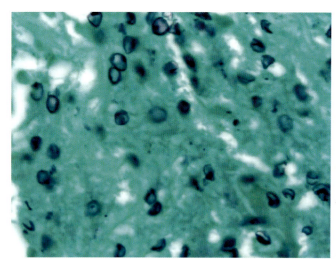

**図 14 Pneumocystis pneumonia
（肺）（Grocott 染色）**

HE 染色では泡沫状でピンク色の滲出物中で認められた Pneumocystis jirovecii。以前は原虫に分類されていたが，遺伝子解析の結果真菌であることが判明した。酵母様真菌は径 4〜6 μm で，その形状は椀状あるいは船状と表現される。

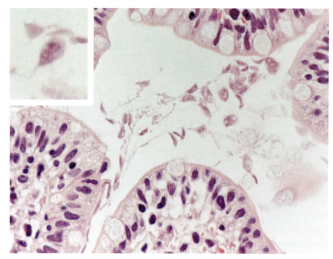

**図 15 Giardiasis（十二指腸）**

Giardia lambria の糞口感染によって生じる下痢性疾患で，ランブル鞭毛虫症ともよばれる。
通常十二指腸などで観察されるのは洋梨の形をした栄養型（左上）で，長径 10〜15 μm，短径 6〜10 μm 程度である。4 対の鞭毛を持ち，2 核である。

HE 染色標本あるいは組織化学染色で観察できる病原微生物 ● 457

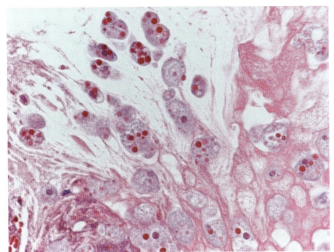

図16 Amebiasis（盲腸）
粘膜表面の粘液が混在する壊死・炎症性滲出物中に赤痢アメーバ Entamoeba histolytica の栄養型原虫が多数存在している。大きさは 10～40 μm で核小体を有する核とともに赤血球の貪食がみられる。大腸に寄生するが病原性がない大腸アメーバ Entamoeba coli では赤血球の貪食はみられない。

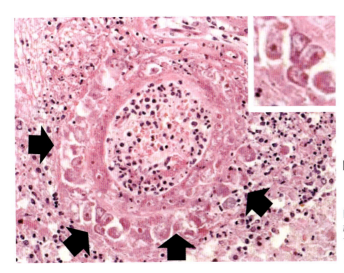

図17 Primary amebic meningoencephalitis （大脳）
自由生活アメーバである Naegleria fowleri の栄養型が血管周囲に存在している（矢印）。大きさは 20～40 μm 程度である。

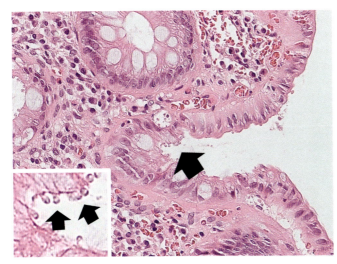

図18 Cryptosporidiosis
ヒトへの感染の多くは Cryptosporidium parvum によるもので，oocyst の経口摂取で感染する。大腸の表層上皮の表面に淡好塩基性で円形の栄養型が付着している（矢印）。大きさは 2～5 μm である。

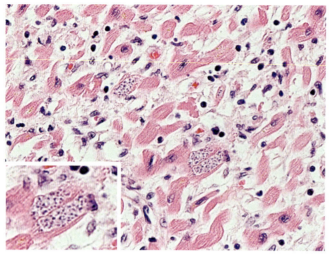

**図 19 Chagas disease (trypanosomiasis)(心筋)**

*Trypanosoma cruzi* の無鞭毛型（amastignotes）が真菌細胞の細胞質内に存在している。周囲ではリンパ球などが浸潤している。中南米で発生する人畜共通感染症で，哺乳類吸血性のサシガメが媒介して感染するため，サシガメ病ともよばれる。

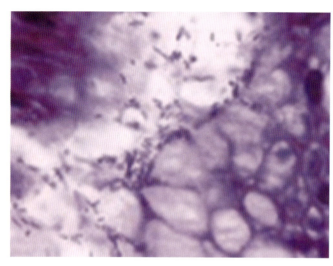

**図 20 Helicobacter pylori gastritis（Giemsa 染色）**

胃の腺窩上皮の表面に存在する *Helicobacter pylori*。やや弓なりで，かもめ様の形状（seagull-shape）を示す 3.5 × 0.5 μm の桿菌として認められる。

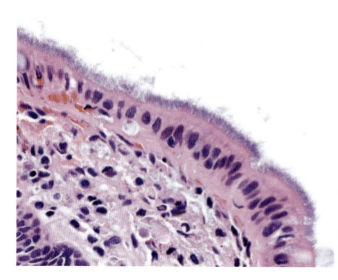

**図 21 Intestinal spirochetosis（大腸）**

*Brachyspira pilosicoli* が表層上皮の表面に存在している。これらは好塩基性の毛羽立ち（偽刷子縁 pseudo-blush border）として認められ，Warthin-Starry 染色，Fontana-Masson 染色，PAS 反応で陽性となる。

HE染色標本あるいは組織化学染色で観察できる病原微生物 ● 459

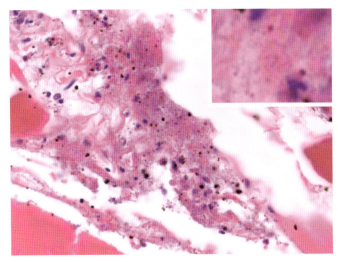

図22 Fulminant Group A Streptococcal necrotizing fasciitis (下肢)

A群溶連菌による感染症で，壊死に陥った骨格筋内で多数の球菌が認められるが（右上），炎症反応はほとんど認められない。診断と同時に迅速な医学的対応が必要な疾患である。

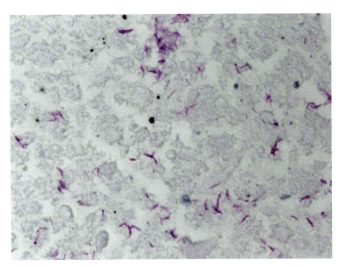

図23 Tuberculosis (肺) (Ziehl-Neelsen染色)

*Mycobacterium tuberculosis* が肉芽腫の壊死巣内で赤紫色の細長い桿菌として認められる。長さは2〜4 μm，幅は0.3〜0.6 μmである。グラム陽性桿菌に分類されているが，細胞壁が多量のミコール酸（脂質）を含有しているため，通常のグラム染色では染まりにくい。

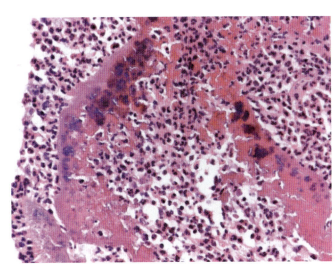

図24 Staphylococcal botryomycosis (皮下組織)

*Staphylococcus aureus* によるによる軟部組織感染症で，硫黄顆粒 sulfur granule が形成されるため Actinomycosis や Nocardiosis に類似する。周囲には免疫グロブリンからなる好酸性無構造物質が沈着している (Splendore-Hoeppli 現象)。

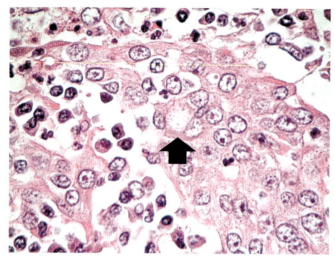

図25 Chlamydial epididymitis
*Chlamydia trachomatis* の基本小体 elementary body が上皮の細胞質内の空胞の中に存在している（矢印）。周囲では高度の好中球，リンパ球・形質細胞の浸潤が認められる。卵管に発生した場合も卵管上皮で同様の像がみられる。

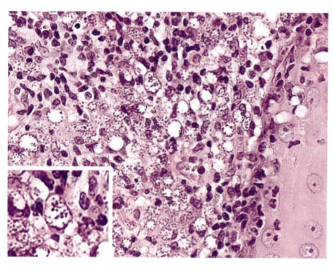

図26 Leishmaniasis（皮膚）
真皮において肉芽腫反応が惹起され，大きさが 2〜5 μm の無鞭毛型とよばれる卵円形の病原体を含有する組織球が多数集簇している。*Leishmania tropica*, *Leishmania mexicana* は皮膚リーシュマニア症を引き起こすのに対して *Leishmania donovani* は主として内臓をおかす。

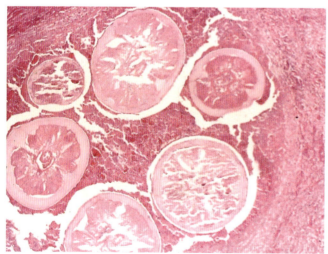

図27 Dirophilariasis（肺）
約 200 μm（100〜350 μm）大の *Dirofilaria immitis* の虫体が壊死巣の中に存在している。厚さ 5〜25 μm の cuticle と somatic muscle band が特徴的である。本来は犬の寄生虫だが，稀にヒトにも感染し，結核症に類似した壊死性腫瘤を形成する。

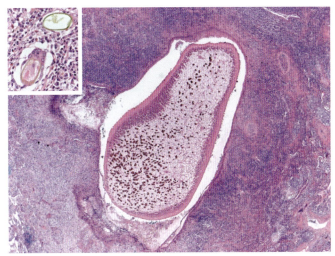

図28 Paragonimiasis（肺）
肺の拡張した気管支腔内で偶然認められた体幅が約2 mmの肺吸虫の成虫。本邦の罹患率と患者が九州在住であることを考慮すると、Paragonimus miyazakiiではなく、Paragonimus westermaniiである可能性が高い。周囲では虫卵も認められた（左上）

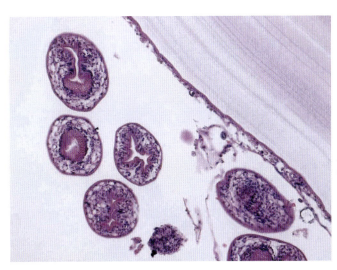

図29 Echinococcosis （hydatid cyst）（肝臓）
肝臓内に形成された単包虫Echinococcus granulosus（幼虫）の胞嚢の内部に多数の遊離した原頭節protoscolexが存在している。右上では包壁が認められる。本疾患はキツネやイヌなどの糞便内に存在する虫卵を経口摂取して感染し、北海道東部から全域に伝播が拡大している。

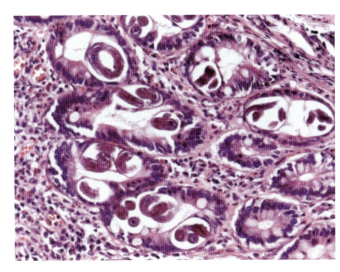

図30 Strongyloidiasis （十二指腸）
Strongyloides stercoralisの糸状の幼虫が粘膜の陰窩内に侵入している。周囲ではリンパ球、好酸球などが浸潤している。熱帯地域に分布しており、日本では南九州以南でみられる。土壌から経皮的に感染する。

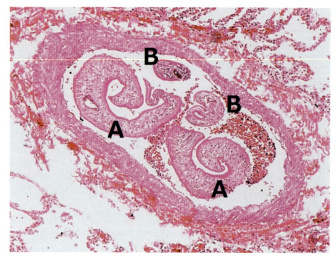

図31 Schistosomiasis（肺）

*Schistosoma mansoni* の虫体が肺血管内で認められる。雄（A）が包雌管で雌（B）を抱えた状態で存在しており，後者では gynecophoric canal がみられる。淡水巻貝を中間宿主，ヒト，サル，ネズミを最終宿主とする。分布範囲は広く，アフリカ，中東，カリブ海沿岸，南米などでみられる。

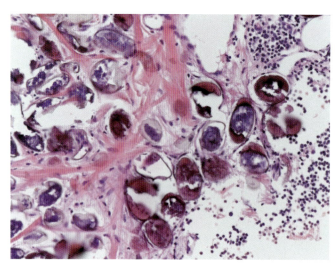

図32 Schistosomiasis（腸間膜リンパ節）

石灰化した *Schistosoma japonicum* の虫卵が存在している。腸管，肝臓などで偶然認められることが多い。*S. mansoni* では側面に，*S. haematobium* では一方の端に棘状の突起 spine がみられるが，*S. japonicum* ではいずれも認められない。

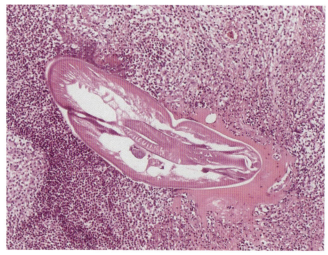

図33 Anisakiasis（空腸）

回虫の一種である *Anisakis* の幼虫が壁内に存在している。横断面では円形の線虫で，厚い多層の cuticle，lateral chord がみられる。その他多数の筋層，腸管，分泌腺が認められるが，生殖器は未発達であるか存在しない。魚介類に寄生するが，ヒトの体内では成虫にはなれず，死滅するか排泄される。

HE 染色標本あるいは組織化学染色で観察できる病原微生物 ● 463

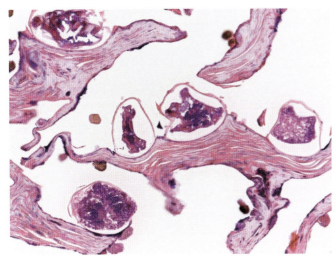

図 34 Scabies（皮膚）
肥厚した角質層内でヒゼンダニ Sarcoptes scabiei var. Hominis の成虫が排卵のために疥癬トンネルとよばれる空隙を形成して寄生している。雌成虫は体長が約 400 μm，体幅が約 325 μm である。雄成虫や未交尾の雌成虫はトンネルを形成しない。

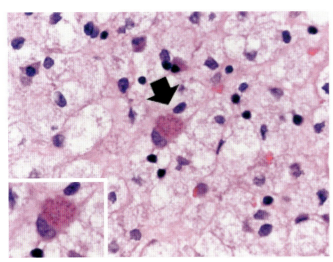

図 35 Toxoplasmosis（大脳）
皮質内で認められた Toxoplasma gondii のシスト（矢印）。内部には好塩基性で点状の緩増虫体 bradyzoite が多数存在している（左下）。周囲では泡沫状の組織球，リンパ球などが浸潤している。土壌や飲料水，食肉などによる経口感染で伝播し，健常者では無症状だが，免疫不全患者では重篤な症状が出現する。

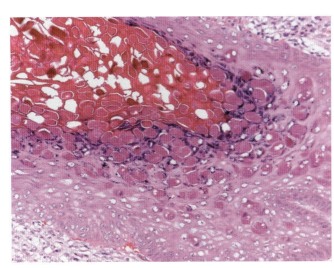

図 36 Molluscum contagiosum（皮膚）
肥厚した表皮と角質層内でウイルス粒子で構成される好酸性の細胞質内封入体（Molluscum body あるいは Henderson-Patterson body）が認められる。本疾患はいわゆる水いぼとよばれ，小児に発生するが，成人でも免疫不全がある場合に発生する。

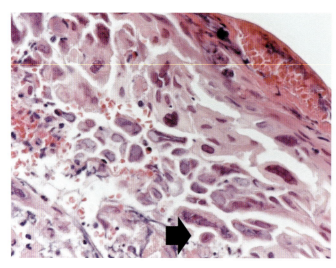

図37 Herpes esophagitis
重層扁平上皮を構成する有棘細胞が膨化し，核の大型化，多核化がみられる。多くの核はすりガラス状（Cowdry type B）だが，一部では好酸性の封入体（Cowdry type A）が認められる（矢印）。

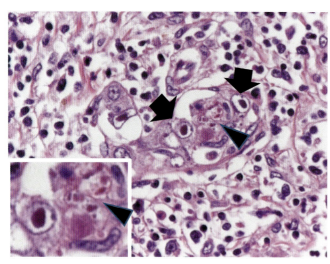

図38 Cytomegalic inclusion disease（扁桃）
Cytomegalovirus の封入体が腫大した血管内皮細胞の核内で認められる（矢印）。封入体は大型かつ好酸性ないし両染性で，周囲の核質が抜けてみえるため，フクロウの目（owl eye）のようにみえる。封入体は細胞質内でみられることもある（矢頭）。

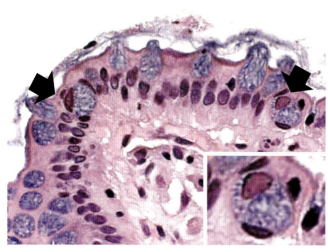

図39 Adenovirus colitis
Adenovirus による感染症で，大腸粘膜の表層上皮の杯細胞において核内封入体が認められる。核は腫大し，均一かつ好塩基性の泥状（smudgy）外観を示す。形はしばしば月形（crescent shape）となる。小児下痢の原因として知られているが，成人では重篤な免疫不全状態にある場合に発生する。

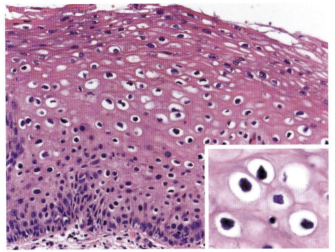

**図40 Koilocytosis（子宮頸部）**
Human papillomavirus が重層扁平上皮の中層・表層でウイルス粒子の自己複製を行うため，有棘細胞の核が腫大し，核大小不同，核形不整，泥状（smudgy）とよばれる外観を示している．周囲ではハロが形成されている．

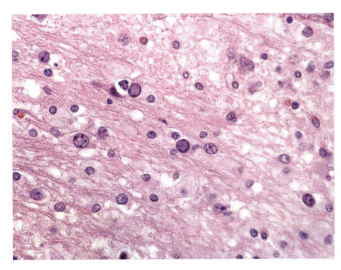

**図41 Progressive multifocal leukoencephalopathy**
Polyomavirus による感染症で，大脳では脱髄がみられるほか，乏突起細胞の核内で封入体が認められる．核は腫大し，すりガラス様外観を呈する．

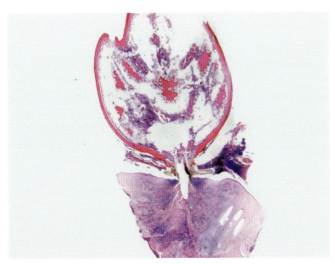

**図42 Tick bite（皮膚）**
マダニが皮膚に咬着している．口器が表皮を貫通して真皮内に達しており，周囲では好酸球を含む高度の炎症反応が惹起されている．無理やり引き抜くと口器が残るため，治療には切除を要する．SFTS ウイルスによる重症熱性血小板減少症候群の原因となることがある．

# 日本語索引

①五十音順に分類し，カタカナ，ひらがな〔清・濁・半濁音〕，漢字の順に配列した。
②漢字は同一漢字をまとめ，頭初の文字の読みの単音，複音の順とし，さらにその中で
　は画数の少ない文字の順に配列した〔例：化，過，外，核，間の順〕．

## あ

| | |
|---|---|
| アザン染色 | 166 |
| アダマンチノーマ様パターン | 40 |
| アポトーシス | 361 |
| アミロイドの染色 | 174 |
| アルシアン青染色 | 172 |
| 悪性黒色腫 | 29，302，307 |
| 悪性細胞の判定基準 | 234 |
| 悪性腫瘍 | 28，29 |

## い

| | |
|---|---|
| インターフェイス肝炎 | 404 |
| 医原性免疫不全関連リンパ増殖性疾患 | 389 |
| 異型性 | 29 |
| 異物型巨細胞 | 50 |
| 異物肉芽腫 | 37，58 |
| 移植片対宿主病 | 361 |
| 萎縮性パターン | 33 |
| 遺伝子異常 | 200 |
| 硫黄顆粒 | 452 |
| 一次診断 | 225 |
| 一次性血管炎 | 33 |
| 一列縦隊配列 | 43，243，245 |
| 印環型細胞 | 247，248 |
| 印環細胞 | 48 |
| 印環細胞を伴う腫瘍 | 113 |
| 印環細胞癌 | 413，444 |
| 陰影細胞 | 353 |
| 陰窩炎 | 416 |
| 陰窩膿瘍 | 416 |

## う

| | |
|---|---|
| ウイルス肝炎 | 404 |
| ウィルヒョウ | 1 |
| ウェスタンブロッティング | 195 |
| ウォルフ管遺残 | 449 |

## え

| | |
|---|---|
| エオシン | 19，166 |
| エストロジェンレセプター | 184 |
| エナメル上皮腫 | 74 |
| エラスチカ・ワンギーソン染色 | 169，170 |
| 壊死性パターン | 35 |
| 壊死性血管炎 | 365 |
| 壊死性肉芽腫 | 35 |

| | |
|---|---|
| 壊死物質 | 239 |
| 液状変性 | 20，361 |
| 円柱腫パターン | 41，73 |
| 円柱状の淡明細胞 | 73 |
| 円柱状細胞 | 49 |
| 円盤状エリテマトーデス | 362 |
| 延長細胞 | 253 |
| 炎症 | 23 |
| 炎症細胞 | 240 |
| 炎症性偽腫瘍 | 367,369 |
| 炎症性筋線維芽細胞腫瘍 | 343，368，385 |
| 炎症性疾患 | 211 |
| 炎症性皮膚疾患 | 118 |
| 炎症性病変のパターン | 31 |
| 遠隔病理診断 | 221 |

## お

| | |
|---|---|
| オイルレッドＯ染色 | 174，175 |
| オスミウム法 | 174 |
| オタマジャクシ型細胞 | 253，254 |
| オルセイン染色 | 169，170，178 |
| オンコサイトーマ | 434 |
| 大型核を有する細胞を伴う腫瘍 | 115 |
| 大型再生結節 | 401 |
| 大型上皮様細胞腫瘍 | 110 |
| 黄色腫 | 413 |
| 黄色腫パターン | 60 |
| 黄色体 | 249 |
| 黄色肉芽腫 | 37 |
| 横紋筋肉腫 | 340 |

## か

| | |
|---|---|
| カクテル抗体 | 184，185 |
| カタルパターン | 34 |
| カッティングボード | 17 |
| カルシトニン | 329 |
| カルチノイド腫瘍 | 372 |
| 化膿性肉芽腫 | 35，36，58 |
| 過ヨウ素酸シッフ反応 | 170 |
| 過形成性ポリープ | 419 |
| 顆粒細胞 | 54 |
| 顆粒状細胞質 | 248，249 |
| 顆粒状細胞質を有する腫瘍 | 113 |
| 海綿状皮膚炎 | 120，124 |
| 解剖学的診断 | 206 |
| 解剖病理学 | 2 |
| 潰瘍性大腸炎 | 417 |
| 外向性発育 | 41 |

| | |
|---|---|
| 外部精度評価プログラム | 289 |
| 外毛根鞘 | 355 |
| 角化真珠 | 78 |
| 核 | 250 |
| 核・細胞質比 | 252 |
| 核の偽重層性 | 256 |
| 核縁 | 252，250，251 |
| 核柵状配列 | 45 |
| 核小体 | 252 |
| 核線 | 241 |
| 核内細胞質封入体 | 251，252，256，257 |
| 核分裂像 | 252 |
| 隔壁性脂肪織炎 | 363 |
| 滑膜肉腫 | 38 |
| 褐色細胞腫 | 43 |
| 唐草模様 | 16 |
| 革ひも細胞 | 52 |
| 革ひも状細胞を伴う腫瘍 | 114 |
| 完全性 | 275 |
| 肝炎，インターフェイス | 404 |
| 　，ウイルス | 404 |
| 　，慢性 | 404 |
| 肝硬変，胆汁性 | 399 |
| 肝細胞癌 | 401 |
| 肝細胞腺腫 | 401 |
| 乾酪性肉芽腫 | 36，56 |
| 乾癬型皮膚炎 | 121 |
| 間質性肺炎 | 146 |
| 間質性肺疾患 | 146 |
| 関節様結合 | 243 |
| 管腫格子パターン | 74 |
| 管状パターン | 39 |
| 緩慢凍結法 | 216 |
| 鑑別診断 | 154 |
| 癌腫 | 27 |
| 癌肉腫 | 38 |
| 癌肉腫パターン | 85 |

## き

| | |
|---|---|
| キシレン | 272 |
| キャタピラ様核を有する細胞 | 54 |
| ギムザ染色 | 178，179，237，238，409 |
| 木目込み細工様配列 | 243，246 |
| 切り出し | 17 |
| 切り出し室 | 269 |
| 切り出し台 | 271 |
| 気腔残存型 | 142 |
| 気腔内散布 | 144 |
| 奇形 | 23 |

| | | | | | | |
|---|---|---|---|---|---|---|
| 記述的診断 | 205 | 鶏足血管パターン | 104 | 好銀性顆粒 | 176 |
| 偽癌性過形成 | 33 | 鶏足様血管配列 | 46 | 好酸性細胞 | 72 |
| 偽重層性 | 257 | 結核 | 27 | 好酸性細胞型濾胞腺腫・濾胞癌 | |
| 偽上皮腫性過形成 | 33 | 結節性筋膜炎 | 343 | | 325 |
| 偽腺管パターン | 39 | 結節性血管炎 | 364 | 抗原賦活法 | 184 |
| 偽乳頭状パターン | 42 | 結節性硬化症 | 151, 382 | 抗酸菌染色 | 177, 178 |
| 偽囊胞 | 150 | 結節性紅斑 | 365 | 格子パターン | 74 |
| 偽封入体 | 257 | 結節性紅斑様皮疹 | 365 | 硬化性間質性腫瘍 | 444 |
| 偽ロゼット | 41, 78 | 結節性再生性過形成 | 401 | 硬化性肺胞上皮腫 | 374 |
| 逆鑑別診断 | 156 | 結節性パターン | 32 | 構造改変 | 147 |
| 逆転写ポリメラーゼ連鎖反応 | 196 | 結節内結節 | 323 | 酵素抗体法 | 181, 182, 184 |
| 急性 | 25 | 血管 | 241 | 判定 | 185 |
| 急性肝炎パターン | 406 | 血管炎 | 125 | 膠原性小球症 | 74 |
| 急速凍結法 | 216 | ，一次性 | 33 | 膠原線維 | 166, 241 |
| 球状集塊 | 243, 246 | ，二次性 | 33 | 黒色腺腫 | 250 |
| 巨細胞 | 50 | 血管炎パターン | 32, 63 | 骨外性間葉型軟骨肉腫 | 341 |
| 巨細胞修復性肉芽腫 | 349 | 血管周囲偽ロゼット | 78, 315, 316 | 骨巨細胞腫 | 349 |
| 虚血性筋膜炎 | 344 | 血管周囲腫パターン | 339 | 骨巨細胞病変 | 92 |
| 鋸歯状腺癌 | 419 | 血管周囲性類上皮細胞腫 | 307 | 骨髄炎 | 347 |
| 鋸歯状腺腫 | 419 | 血管周囲線維状渦巻きパターン | 79 | 骨髄線維症 | 392 |
| 魚肉様 | 15 | 血管周囲パターン | 32 | ，原発性 | 392 |
| 境界 | 13 | 血管周囲富細胞性渦巻きパターン | | 骨髄増殖性腫瘍 | 391, 392 |
| 胸腺腫，A型 | 384 | | 79 | 骨性格子パターン | 103 |
| 莢膜細胞腫 | 444 | 血管周囲類上皮細胞腫 | 372 | 骨軟部腫瘍 | 339 |
| 凝固壊死パターン | 406 | 血管周囲ロゼット | 41 | 骨肉腫 | 350 |
| 均等分布 | 12 | 血管周皮腫パターン | 46, 100, 444 | 骨囊腫，単発性 | 347 |
| 筋状細胞 | 52 | 血管線維性パターン | 46 | ，動脈瘤様 | 347, 349 |
| 筋膜炎，虚血性 | 344 | 血管中心性膠腫 | 315 | 骨梁パターン | 346 |
| 筋様細胞腫瘍 | 110 | 血管内皮腫パターン | 46 | 骨梁構造 | 47 |
| | | 検体の肉眼観察 | 11 | 混合腫瘍 | 38 |
| **く** | | 検体取り違え | 283 | | |
| | | 原始神経上皮性腫瘍 | 315 | **さ** | |
| クリューバー・バレラ染色 | 177 | 原発性骨髄線維症 | 392 | | |
| クロマチン | 233, 251 | 限局性結節性過形成 | 401 | サイトケラチン | 158 |
| クロモグラニンA | 297 | 限局性浮腫 | 20 | サイトケラチン20 | 302 |
| グラム染色 | 178 | | | サザンブロッティング | 193 |
| グリドリー染色 | 179 | **こ** | | サルコイドーシス | 27, 376 |
| グリメリウス染色 | 176 | | | サルコイド肉芽腫 | 35, 56 |
| グロコット染色 | 178 | コーヒー豆様核 | 55, 250, 251 | サンガー法 | 199 |
| 杭垣状外観 | 49 | コッサ反応 | 175, 176 | 砂粒体 | 241, 255 |
| 空隙を有するパターン | 39 | コロイド癌 | 81 | 細菌の染色 | 179 |
| 空胞化 | 76 | コンサルテーション | 162 | 細線維状紡錘細胞腫瘍 | 106 |
| 空胞格子パターン | 76 | コンタミネーション | 17 | 細胞の活動性 | 232 |
| 空胞変性 | 361 | コントロール染色 | 186 | 細胞形 | 246 |
| | | 小型類円形細胞 | 247 | 細胞質 | 248 |
| **け** | | 孤立性線維性腫瘍 | 444 | 細胞質内小腺腔 | 249 |
| | | 誤診率 | 286 | 細胞質内硝子滴 | 249 |
| ケラトアカントーマ | 258 | 広基性鋸歯状腺腫／ポリープ | | 細胞集塊 | 242 |
| ケロイドパターン | 47 | | 419, 420 | 細胞診 | 231 |
| ケロイド膠原線維パターン | 62 | 甲状腺癌 | 325 | 精度管理 | 257 |
| 外科病理診断部門 | 269 | 甲状腺癌取扱い規約 | 263 | 標本の染色 | 237 |
| 形質細胞優勢パターン | 62 | 甲状腺結節 | 322 | 細胞配列 | 242 |
| 形質細胞様細胞 | 247, 248 | 甲状腺髄様癌 | 330 | 細胞分布からみたパターン | 31 |
| 形質細胞様細胞腫瘍 | 109 | 甲状腺穿刺吸引細胞診 | 312 | 柵状肉芽腫 | 36, 57 |
| 珪素肉芽腫 | 35 | 甲状腺低分化癌 | 324 | 柵状配列 | 43 |
| 珪肺結節 | 35 | 甲状腺乳頭癌 | 312 | 索状集塊 | 243, 246 |
| 蛍光抗体法 | 181, 182 | 甲状腺濾胞癌 | 312 | 索状パターン | 42, 70 |
| 軽鎖沈着症 | 152 | 好塩基性細胞 | 73, 353 | 錯綜管束パターン | 44 |

日本語索引

## し

シート状集塊　243, 244
シュモール反応　175
ジグゾーパズル配列　43
子宮頸癌　436
子宮頸部腺癌　437
脂質染色　174
脂肪肝パターン　406
脂肪性肝炎パターン　406
脂肪染色　174
脂肪肉腫，円形細胞型　340
篩状パターン　39, 72
篩状集塊　243, 244
時間的多様性　147
実験病理学　1
車輪パターン　96
車輪様配列　45
手術検体　208
　　処理室　269
腫瘍　23
　　細胞像　47
　　増殖パターン　38
腫瘍細胞とリンパ球の二相性　243
腫瘍性背景　239
充実性渦巻きパターン　80
充実性集塊　242, 243
充実性胞巣パターン　42
充実性胞巣を伴う腫瘍　66
充実性胞巣を有する腫瘍　67
重層扁平上皮細胞　49
絨毛状パターン　42
絨毛膜羊膜炎　453
出血性背景　239
術中コンサルテーション　215
術中診断　215
術中迅速診断　215
術中迅速病理標本　282
女性付属器腫瘍　449
小円形細胞　48
小円形細胞腫瘍　107, 301
小葉性脂肪組織炎　135
松果体腫ロゼット　317
消化 PAS　171
硝子化肉芽腫　35
硝子滴　116,249
硝子様物質　241
上衣下腫　317
上衣芽腫　317
上衣型ロゼット　316
上衣腫　41, 315, 317
　，退形成性　316, 317
　，粘液乳頭状　317
上衣腫瘍　317
上衣腫ロゼット　41
上皮筋上皮腫　373
上皮性腫瘍　27, 28, 39

上皮内癌パターン　63
上皮内腫瘍パターン　63
上毛母細胞　353
上葉優位型肺線維症　147
娘結節　13
色素　250
新鮮細胞　235, 236
浸潤性乳管癌　337
浸潤性尿路上皮癌　429
浸潤性微小乳頭状パターン　42
真菌感染　27
真菌の染色　178
真珠形成　78
神経細胞ロゼット　317
神経鞘腫　384
神経内分泌腫瘍，低異型度　372
診断病理学　1
進行状態　233
腎細胞癌　297, 435
　，淡明細胞型　325, 434, 435

## す

スタインのヨード法　175, 176
スダンブラック B 染色　174, 175
スポンジ状　16
ズダンⅢ染色　174, 175
すりガラス状クロマチン　251
髄様癌　330

## せ

セミマクロ的観察　13
セルトリ・ライディッヒ細胞腫　448
セルトリ細胞腫　448
センチネルリンパ節　218
正確性　275
正確度　276
正常状態　232
生検　208
青色細胞／リンパ球様細胞腫瘍　107
星芒状細胞　52,114
精上皮腫　245
精度　276
精度管理　220, 257, 275, 276
精度保証　275
石灰化上皮腫　354
染色体分析　197
穿刺吸引細胞診　231, 238
腺管パターン　39
腺管状集塊　242, 245
腺癌　424
　　細胞学的特徴　255
　　細胞所見　256
腺癌細胞　255
腺症　424

腺上皮　65
腺肉腫パターン　85
腺房状集塊　243
腺房腺癌　424,426
腺房パターン　39
腺様嚢胞癌　73
線維化巣　148
線維化パターン　34
線維芽細胞巣　147, 148
線維芽細胞様紡錘形細胞　343
線維型細胞　253, 254
線維形成性小円形細胞腫瘍　340
線維血管腫瘍　91
線維腺管パターン　83
線維腺腫　334
線維素の染色　174
線維束パターン　44
線維扁平上皮様パターン　84
全身性エリテマトーデス 362, 361

## そ

粗顆粒状クロマチン　251
組織の固定　12
組織切片の観察法　21
組織様パターン　38, 44, 384
鼠径リンパ肉芽腫症　27
窓形成　246
増殖性パターン　33
束状集塊　245
束状配列　243

## た

ターンアラウンドタイム　286
タイリング方式　223
ダーツ盤パターン　79
ダイターミネーター法　199
ダイレクト・ファースト・スカー
　　レット染色　174
多形巨細胞　83, 90
多形性　25, 29
多形腺腫　38
多形日光疹　362
多形滲出性紅斑　361
多相性　38
多相性パターン　90
多嚢胞状　16
多発血管炎性肉芽腫症　377
多稜形細胞　48
唾液腺細胞診ミラノシステム　265
唾液腺多形腺腫　74
退形成性上衣腫　316, 317
退行状態　233
代謝異常　23
大腺房パターン　71
大濾胞パターン　71
第三脳室腫瘍　319

470 ● 索　引

| | |
|---|---|
| 第四性病 | 27 |
| 第四脳室腫瘍 | 314 |
| 脱分化癌 | 441 |
| 単相性 | 38 |
| 単発性骨嚢腫 | 347 |
| 担空胞細胞 | 52 |
| 淡明細胞型腎細胞癌 | 325，434，435 |
| 淡明細胞型濾胞腺腫・濾胞癌 | 325 |
| 胆汁うっ滞パターン | 406 |
| 胆汁性肝硬変 | 399 |
| 弾性線維の観察 | 169 |
| 弾性線維の染色法 | 170 |

## ち

| | |
|---|---|
| チール・ネルゼン染色 | 177，178 |
| 中枢神経系胎児性腫瘍 | 320 |
| 腸上皮化生 | 413 |

## つ

| | |
|---|---|
| ツートン型 | 50 |
| 対細胞 | 246 |
| 痛風結節 | 37 |

## て

| | |
|---|---|
| テレパソロジー | 221 |
| 低異型度神経内分泌腫瘍 | 372 |
| 適時性 | 275 |
| 転移性良性平滑筋腫症 | 381 |
| 電子プローブマイクロアナライザ | 192 |
| 電子顕微鏡 | 190 |

## と

| | |
|---|---|
| トリトン腫瘍 | 88 |
| 鍍銀法 | 167，168 |
| 凍結切片 | 215 |
| 同心円状模様 | 253，254 |
| 動脈瘤様骨嚢腫 | 347，349 |
| 導管状集塊 | 243 |
| 特殊染色 | 166 |
| 特発性間質性肺炎 | 146 |
| 特発性器質化肺炎 | 148 |
| 特発性肺線維症 | 146 |

## な

| | |
|---|---|
| ナイルブルー染色 | 174，175 |
| 内・外細胞質分離 | 253，254 |
| 内向性発育 | 41 |
| 内視鏡的粘膜下層剥離術 | 12 |
| 内視鏡的粘膜切除 | 12 |
| 内分泌腫瘍 | 29 |
| 内毛根鞘 | 355 |

| | |
|---|---|
| 軟骨芽細胞腫 | 350 |
| 軟骨芽腫 | 351 |
| 軟骨肉腫 | 350 |
| ，骨外性間葉型 | 341 |

## に

| | |
|---|---|
| ニューモシスチス肺炎 | 152 |
| 二次診断 | 225 |
| 二次性血管炎 | 33 |
| 二次性硬化性胆管炎 | 399 |
| 二相性 | 38 |
| 二相性パターン | 83，246 |
| 肉芽腫 | 14，26，32，35，132 |
| ，異物 | 37，58 |
| ，壊死性 | 35 |
| ，黄色 | 37 |
| ，化膿性 | 35，36，58 |
| ，乾酪性 | 36，56 |
| ，巨細胞修復性 | 349 |
| ，珪素 | 35 |
| ，柵状 | 36，57 |
| ，サルコイド | 35，56 |
| ，硝子化 | 35 |
| ，非壊死性 | 35 |
| ，輪状 | 37 |
| ，類結核 | 36，56 |
| ，類上皮 | 376 |
| 肉芽腫性炎 | 26 |
| 特徴 | 27 |
| 病因と主な疾患 | 26 |
| 肉芽腫性肝炎パターン | 406 |
| 肉芽腫性血管炎 | 126 |
| 肉芽腫性疾患 | 123，141 |
| 肉芽組織型パターン | 37 |
| 肉芽腫パターン | 56 |
| 肉眼所見 | 208 |
| 肉腫 | 28 |
| 乳管過形成 | 337 |
| 乳管癌，非浸潤性 | 336 |
| 乳癌取扱い規約の報告様式 | 264 |
| 乳腺腫瘍 | 334 |
| 乳頭状パターン | 41 |
| 乳頭状集塊 | 243，244，245 |
| 乳頭状腺癌 | 29 |
| 乳頭状組織塊 | 243 |
| 乳頭腺癌 | 67 |
| 尿路上皮癌 | 430 |
| ，浸潤性 | 429 |
| 尿路上皮細胞 | 49 |

## ね

| | |
|---|---|
| ネコひっかき病 | 27 |
| 粘液 | 171，240 |
| 粘液間質様格子パターン | 74 |
| 粘液癌 | 81 |
| 粘液産生性腺癌 | 256 |

| | |
|---|---|
| 粘液染色 | 171 |
| 粘液貯留型 | 143 |
| 粘液乳頭状上衣腫 | 74，317 |
| 粘液変性 | 20 |
| 粘液様間質を示す腫瘍 | 105 |

## の

| | |
|---|---|
| 膿瘍 | 14，32 |
| 囊胞 | 20 |
| 囊胞状 | 16 |
| 囊胞状変性 | 20 |
| 囊胞性気管支拡張症 | 152 |
| 囊胞性線維症 | 152 |
| 囊胞性病変 | 150 |
| 組織パターン | 150 |

## は

| | |
|---|---|
| ハークスハイマーの螺旋体 | 253，254 |
| パリシステム | 264 |
| ハロウィーンオレンジ色細胞質 | 254 |
| ハンセン病 | 27 |
| ハンド法 | 175 |
| バーキットリンパ腫 | 389 |
| バーチャルスライド | 221 |
| バザン硬結性紅斑 | 364 |
| パジェット細胞様外観 | 65 |
| パターン認識 | 26 |
| パパニコロウ染色 | 237 |
| パパニコロウ・クラス分類 | 259 |
| パラガングリオーマ | 298 |
| パラフィン包埋 | 281 |
| 花むしろパターン | 96 |
| 花むしろ様配列 | 45 |
| 波状紡錘形細胞 | 51 |
| 破骨型巨細胞を伴う紡錘細胞腫瘍 | 95 |
| 破骨細胞型巨細胞 | 50 |
| 杯細胞減少 | 416 |
| 肺リウマトイド結節 | 378 |
| 肺癌の亜分類 | 142 |
| 肺結核症 | 376 |
| 肺腫瘤性病変の鑑別 | 137 |
| 肺囊胞性疾患 | 380 |
| 梅毒 | 27 |
| 白血球破砕性血管炎 | 125，365 |
| 剥離細胞 | 235 |
| 剥離細胞診 | 231，238 |
| 汎骨髄症 | 391 |
| 胚中心 | 32 |

## ひ

| | |
|---|---|
| ヒメネス染色 | 178，179，409 |
| ビクトリア青染色 | 169，170，178 |

日本語索引 ● 471

| | |
|---|---|
| びまん性パターン | 31 |
| びまん性大細胞型 B 細胞リンパ腫 | 300 |
| びまん性肺疾患の鑑別 | 145 |
| 泌尿器細胞診報告様式 2015 | 265 |
| 皮膚筋炎 | 362 |
| 被膜 | 13 |
| 非壊死性肉芽腫 | 35 |
| 非上皮性腫瘍 | 44 |
| 非浸潤性乳管癌 | 336 |
| 非定型奇形腫様ラブドイド腫瘍 | 320 |
| 尾状細胞 | 253 |
| 微小腺管パターン | 69 |
| 微小腺房パターン | 69 |
| 微小乳頭状パターン | 42 |
| 標本作製室 | 269 |
| 表皮嚢腫 | 355 |
| 病理医 | 2 |
| 病理解剖部門 | 269 |
| 病理学 | 1 |
| 病理業務 | 267 |
| 病理所見 | 207 |
| 病理診断 | 206 |
| 病理診断支援アプリケーション | 224 |
| 病理診断報告書 | 203, 211, 284 |
| 病理専門医 | 2 |
| 病理専門研修 | 5 |
| 病理組織診断の記載法 | 205 |
| 鋲釘様外観 | 49 |

### ふ

| | |
|---|---|
| フィブリン・フィブリノイドパターン | 35 |
| フォンタナ・マッソン染色 | 176 |
| ブラ | 150 |
| ブレブ | 150 |
| 不均等分布 | 12 |
| 富細胞性パターン | 35 |
| 浮腫性 | 25 |
| 部分萎縮 | 424 |
| 部分的結節化 | 401 |
| 副甲状腺腺腫 | 325 |
| 副腎外傍神経節腫 | 298 |
| 吻合血管パターン | 46 |
| 粉末状クロマチン | 251 |
| 粉瘤 | 355 |
| 分岐状腺管集塊 | 243 |
| 分子遺伝学的解析方法 | 200 |
| 分子病理学 | 1 |
| 分析過程 | 276 |
| 分析後過程 | 276 |
| 分析前過程 | 276 |
| 分葉状核 | 256 |
| 分葉状毛細血管腫 | 35 |

### へ

| | |
|---|---|
| ヘテロクロマチン | 233, 251 |
| ヘマトキシリン | 19, 166 |
| ヘマトキシリン・エオシン染色 | 165 |
| ヘモジデリン | 15 |
| ヘリンボーンパターン | 44, 98 |
| ベーチェット病 | 365 |
| ベセスダシステム | 260, 261 |
| ベリリウム中毒症 | 27 |
| ベルリン青染色 | 175 |
| 平滑筋腫症, 転移性良性 | 381 |
| 扁平細胞 | 48 |
| 扁平上皮癌 | 29 |
| 　　細胞学的特徴 | 253 |
| 扁平上皮成分を伴う癌肉腫 | 87 |

### ほ

| | |
|---|---|
| ホイルゲン染色 | 177 |
| ホール染色 | 176 |
| ホジキンリンパ腫 | 389 |
| ホルツァー染色 | 177 |
| ホルマリン対策 | 271 |
| ボディアン染色 | 177 |
| ポリクローナル抗体 | 184 |
| ポリペクトミー | 12 |
| ポリメラーゼ連鎖反応 | 195 |
| 放線菌症 | 27 |
| 泡沫細胞 | 54 |
| 胞巣肺 | 147 |
| 胞巣パターン | 98, 296 |
| 蜂窩織炎 | 32 |
| 蜂窩肺 | 150 |
| 蜂窩パターン | 39, 71 |
| 傍神経節腫 | 43 |
| 剖検病理学 | 2 |
| 紡錘形細胞 | 51, 247, 253 |
| 紡錘細胞悪性腫瘍 | 93 |
| 紡錘細胞腫瘍 | 94, 107 |
| 膨大細胞 | 52 |
| 膨大細胞腫瘍 | 111 |

### ま

| | |
|---|---|
| マクロ的観察 | 12 |
| マジェンタ小体 | 249, 256 |
| マッソン・ゴルドナー染色 | 169 |
| マッソン・フォンタナ染色 | 175 |
| マッソントリクローム染色 | 166 |
| マロリーパーカー法 | 175 |
| 慢性肝炎 | 404 |
| 慢性肝炎パターン | 406 |
| 慢性苔癬状粃糠疹 | 361 |

### み

| | |
|---|---|
| ミラーボール状集槐 | 246 |

### む

| | |
|---|---|
| ムチカルミン染色 | 173, 178, 179 |

### め

| | |
|---|---|
| メカニカルステージ | 21 |
| メセナミン銀 | 169 |
| メチルグリーンピロニン染色 | 177 |
| メラニン色素 | 249, 250 |
| メルケル細胞癌 | 301 |
| 明細胞癌 | 438 |
| 明細胞腫瘍 | 112 |
| 免疫抗体法 | 181 |
| 免疫染色 | 181 |
| 免疫組織化学 | 282 |
| 免疫組織化学染色 | 181 |
| 面疱パターン | 40 |

### も

| | |
|---|---|
| モノクローナル抗体 | 184 |
| 毛幹 | 353 |
| 毛虫状配列 | 243, 245 |
| 毛嚢の炎症 | 133 |
| 毛皮質 | 353 |
| 毛母癌 | 353 |
| 毛母細胞 | 353 |
| 毛母腫 | 354 |
| 網状パターン | 74, 103 |
| 網状血管パターン | 46 |
| 門脈域形成異常症候群 | 402 |

### や

| | |
|---|---|
| 薬剤性肝障害 | 404 |

### ゆ

| | |
|---|---|
| ユークロマチン | 233, 251 |
| 有機溶剤 | 272 |

### ら

| | |
|---|---|
| ラインスキャニング方式 | 223 |
| ラインセンサー方式 | 223 |
| ラベリング | 282 |
| ラボの構造 | 268 |
| ラングハンス型巨細胞 | 50 |
| ランゲルハンス細胞組織球症 | 151, 380, 397, 398 |
| 裸結節 | 36 |
| 卵円形細胞腫瘍 | 107 |

卵巣硬化性間質性腫瘍　445
卵巣甲状腺腫　71
卵巣顆粒膜細胞腫　71

## り

リードスタンバーグ細胞様細胞
　115
リウマトイド結節　37，377
リポイド類壊死症　364
リンタングステン酸ヘマトキシリ
ン染色　174
リンパ球刺激試験　404
リンパ球性間質性肺炎
　152，380，381
リンパ腫様肉芽腫症　378
リンパ上皮パターン　87
リンパ増殖性疾患　389
リンパ脈管筋腫症　151，380
立方状細胞　49
良性腫瘍　28
輪状肉芽腫　37
臨床検査医学　1
臨床検査診断　206

臨床診断　206
臨床病理学　1
臨床病理相関　158

## る

ルーペ像　19
ルクソール・ファストブルー染色
　177
類壊死　363
類器官・組織パターン　38
類器官パターン　38
類結核肉芽腫　36，56
類上皮血管内皮腫　373
類上皮肉芽腫　376
類洞パターン　102，296

## れ

レゾルシン・フクシン染色　169

## ろ

ロゼット　40

，Flexner-Wintersteiner 型
　41
，Homer Wright　41
，偽　41，78
，血管周囲　41
，上衣腫型　41
，真の（真性）　40
ロゼットを形成する腫瘍　77
ロゼット形成　316
ロゼット形成性グリア神経細胞腫
瘍　315
ロゼット配列　243，244
濾胞パターン　39
濾胞樹状細胞肉腫　385，386

## わ

ワイゲルトのレゾルシン・フクシ
ン染色　170
ワルチン・スターリー染色
　178，179
ワンギーソン染色　167

外国語索引 ● 473

# 外国語索引

（①外国語と外国語を冠した言葉をまとめた。）
（②分類, 配列はアルファベット順にしたがった。）

## A

| | |
|---|---|
| abscess | 14, 32 |
| acantholytic vesicular dermatitis | 129 |
| accuracy | 275, 276 |
| acinar adenocarcinoma | 69, 424, 426 |
| acinar cell carcinoma of pancreas | 69 |
| acinar pattern | 39 |
| actinomycosis | 452 |
| active colitis | 416 |
| acute infectious colitis | 417 |
| acute self-limited colitis（ASLC） | 417 |
| adamantinomatous pattern | 40, 76 |
| adenocarcinoma | 72 |
| adenocarcinoma with pleomorphic giant cells | 83 |
| adenoid cystic carcinoma | 73 |
| adenomatoid tumor | 74 |
| adenosarcoma | 85 |
| adenosarcomatous pattern | 85 |
| adenosis | 424 |
| adenosquamous carcinoma | 88 |
| adenovirus colitis | 464 |
| airspace preserved growth | 142 |
| Alcian blue 染色 | 172 |
| ALK（anaplastic lymphoma kinase） | 368 |
| alveolar pattern | 42, 98, 102, 296 |
| alveolar rhabdomyosarcom | 28 |
| alveolar soft part sarcoma | 28 |
| alveolar soft sarcoma | 98 |
| amebiasis | 457 |
| ameloblastoma | 66, 76, 74 |
| analytic | 276, 277 |
| anaplasitc ependymoma | 316, 317 |
| anaplastic lymphoma kinase（ALK） | 368 |
| anastomosing vascular channel pattern | 46, 100 |
| anatomic diagnosis | 206 |
| anatomic pathology | 2 |
| aneurysmal bone cyst（ABC） | 93, 347, 349, 350 |
| angiocentric glioma | 315 |
| angiofibroma, giant cell | 91 |
| angiomatoid fibrous histiocytoma | 80 |
| angiomyolipoma | 15 |
| anisakiasis | 462 |
| anomalous portal tract syndrome | 402 |
| architectural distortion | 147 |
| argyrophilic granule | 176 |
| aspergillosis | 452 |
| AT/RT（atypical teratoid rhabdoid tumor） | 320 |
| ATPase 染色 | 181 |
| atrophic fibroses | 134 |
| atrophic pattern | 33 |
| atypical endometrial hyperplasia | 89 |
| atypical leiomyoma | 91 |
| atypical teratoid rhabdoid tumor（AT/RT） | 320 |
| atypism | 29 |
| autopsy pathology | 2 |
| Azan 染色 | 166 |

## B

| | |
|---|---|
| bacterial colitis | 417 |
| basal cell carcinoma of the skin | 66 |
| basophilic cells | 73, 353 |
| Behçet disease | 365 |
| benign giant cell tumor | 92 |
| benign tumor | 28 |
| Berlin blue 染色 | 175, 176 |
| BHD syndrome（BHD-S） | 151, 380, 381 |
| biphasic | 38 |
| biphasic tumor pattern | 83, 333 |
| Birt Hogg Dube 症候群 | 151, 380 |
| black adenoma | 15, 250 |
| bleb | 150 |
| blue cell/lymphocytoid tumor | 107 |
| blue cell tumor | 319, 320 |
| board-certified pathologist | 2 |
| Bohst phenomen | 64 |
| bone cyst, Solitary | 347 |
| bony latticework pattern | 103 |
| bony reticular pattern | 103 |
| bony trabecular pattern | 346 |
| bony trabecular structure | 47 |
| borderline | 97 |
| bottom heavy パターン | 388 |
| Bowen disease | 64 |

| | |
|---|---|
| Brenner tumor | 84 |
| bronchogenic cyst | 151 |
| Budd-Chiari 症候群 | 402 |
| bulla | 150 |

## C

| | |
|---|---|
| calcifying epithelioma | 354 |
| calcitonin | 182 |
| candidiasis | 453 |
| carcinoid tumor | 70, 98 |
| carcinoma | 27, 98 |
| carcinoma in situ pattern | 63 |
| carcinosarcoma | 38, 85 |
| carcinosarcoma with squamous element | 87 |
| carcinosarcomatous pattern | 85 |
| Carney 三徴 | 299 |
| cartwheel pattern | 45, 96 |
| caseating granuloma | 36, 56 |
| caseation necrosis | 35 |
| Castleman disease | 79, 386 |
| cat scratch disease | 58 |
| catarrhal pattern | 34 |
| caterpillars | 245 |
| caterpillar nuclei | 54 |
| cavity-forming pattern | 39 |
| CD20 免疫組織化学 | 388 |
| CEA | 329 |
| cells showing large nuclei | 115 |
| cells showing prominent nucleoli | 115 |
| cellular pattern | 35 |
| Chagas disease | 458 |
| chicken foot vascular arrangement | 46 |
| chicken foot vascular pattern | 104 |
| Chlamydia | 183 |
| Chlamydia epididymitis | 460 |
| chondroblastoma | 92, 350 |
| chordoma | 76 |
| choriocarcinoma | 15 |
| chromoblastomycosis | 454 |
| chromogenic in situ hybridization（CISH）法 | 189 |
| chronic active gastritis | 411 |
| CISH（chromogenic in situ hybridization）法 | 189 |
| Civatte body | 361 |
| CK20 | 157 |
| CK7 | 157 |
| clear cells | 73 |

clear cell carcinoma 74, 112, 438
clear cell renal cell carcinoma
　　　　　　　325, 434
clear cell sarcoma　　　　　112
clear cell tumor　　　112, 373
cleaved nuclei　　　250, 251
clinical diagnosis　　　　206
clinical pathology　　　　　1
coagulation necrosis　　　35
coccidioidomycosis　　　455
coffee-bean nuclei　　54, 250
collagen ball　　　　　　241
collagenous spherulosis　74, 241
collagenous stroma　　　243
colloid carcinoma　　　　81
colloid pattern　　　　　143
columnar cell　　　　　　49
comedo pattern　　　　　40
completeness　　　　　275
complicated　　　　　　16
consisteny　　　　　　　11
convoluted nuclei　　250, 251
cortex　　　　　　　　353
cover-to-cover　　　　　5
cribriform pattern　　　　39
Crohn disease　　　56, 417
crypt abscess　　　416, 417
crypt architectural distortion 415
cryptitis　　　　　416, 417
cryptococcosis　　　　　453
cryptogenic organizing
　　pneumonia (COP)　　148
cryptosporidiosis　　　　457
cuboidal cell　　　　　　49
cutting board　　　　　　17
cutting board metastasis　17
cylindromatous pattern　41, 73
cyst　　　　　　　　　20
cystadenofibroma　　　　83
cystadenoma　　　　　　83
cystic bronchoectasia (CB)　152
cystic degeneration　　　20
cystic fibrosis (CF)　　　152
cystic lesion　　　　　　150
cytomegalic inclusion disease 464

## D

dartboard pattern　　　　79
daughter nodule　　　　　13
dedifferentiated carcinoma　441
dense fibrosis (DF)　　　148
dermatofibroma　　　　　97
dermatofibrosarcoma
　　protuberans　　　　　97
dermatomyositis　　　　362
descriptive diagnosis　　205
desmoid tumor　　　　　62

desmoplastic small round cell
　　tumor (DSRCT)　　108, 340
destructive process　　　416
DFS 染色　　　　　173, 174
diagnostic pathology　　　1
differential diagnosis　　154
diffuse dermatitis　　　128
diffuse large B-cell lymphoma
　　(DLBCL)　　　　　300
diffuse pattern　　　　　31
diffuse pulmonary lesions　145
diffuse type　　　　　　27
dirophilariasis　　　　　460
discoid lupus erythematosus
　　(DLE)　　　　　　362
DNA sequencing　　　　199
DOPA 反応　　　　　　177
dPAS　　　　　　　175, 178
drug-induced liver injury
　　(DILI)　　　　　　404
drug-induced lymphocyte
　　stimulation test (DLST)　404
drunken honeycomb　255, 256
dual color in situ hybridization
　　(DISH) 法　　　　　189
ductal carcinoma in situ　336
dye-terminator　　　　　199
dysgerminoma　　　　　70
dyskeratosis　　　　　　361

## E

EBER　　　　　　　189, 388
echinococcosis　　　　　461
ectopic crypt formation　420
elastica van Gieson (EVG) 染色
　　　　　　　　　168, 169
Elastica-Masson 染色　　169
electron probe microanalyzer 192
embryonal carcinoma　　15
embryonal tumors　　　320
emperipolesis　　　　　256
encapsulated　　　　　　13
endocrine tumor　　　　29
endometrioid carcinoma 89, 115
endometriosis　　　　　83
endophytic growth　　　41
endoscopic mucosal resection
　　(EMR)　　　　　　12
endoscopic submucosal
　　dissection (ESD)　　12
eosin　　　　　　　　　19
eosinophilic cells　　　　72
eosinophilic granulomatosis with
　　polyangiitis (EGPA)　377
eosinophilic panniculitis　136
eosinophilic vasculitis　126
ependymal rosette　41, 316

ependymoblastoma　　　317
ependymoma　　41, 78, 317
　, anaplasitc　　　　　317
　, myxopapillary　　　317
epidermal cyst　　　　　355
epithelial tumor with two
　　different differentiation　88
ER (estrogen receptor)　183
Erdheim-Chester disease　398
erythema induratum Bazin　364
erythema multiforme　　361
erythema nodosum　　　365
ESD (endoscopic submucosal
　　dissection)　　　　　12
estrogen receptor (ER)　183
euchromatin　　　　　251
euplasia　　　　　232, 233
evenly distributed　　　12
EVG (elastica van Gieson) 染色
　　　　　　　　　169, 170
Ewing sarcoma　　　77, 107
exophytic growth　　　41
experimental pathology　1
extracranial meningioma　80
extraskeletal mesenchymal
　　chondrosarcoma　　　340
extraskeletal myxoid
　　chondrosarcoma　　　105

## F

fascicular pattern　　　　44
fasciitis, ischemic　　　344
female adnexal tumor of
　　probable Wolffian origin　449
fibrin-fibrinoid pattern　35
fibroadenoma　　　　83, 334
fibroblastic foci (FF)　147, 148
fibroepithelial tumor　　334
fibroglandular pattern　83, 333
fibroglandular tumor　　334
fibromatosis　　　　　　62
fibrosarcoma　　　　　　98
fibrosing dermatitis　　133
fibrosing non-specific interstitial
　　pneumonia pattern　　148
fibrosing pattern　　　　34
fibrosquamoid pattern　84
fibrous dysplasia　　　104
fibrous mesothelioma　100
fibrous pattern　　　　100
fibrovascular tumor　　91
field number (FN)　　　30
field of view (FOV)　　30
finely fibrillary spindle cell
　　tumors　　　　　　106
fishbone pattern　　　100
flat cell　　　　　　　48

外国語索引 ● 475

Flexner-Wintersteiner rosette
　41, 316
floret-like giant cell　50
fluorescence in situ hybridization
　（FISH）法　189
fNSIP パターン　148
foam cell　54
focal anaplasia　317
focal nodular hyperplasia
　（FNH）　401
follicular dendritic cell sarcoma
　385
follicular pattern　39
folliculitis　133
foreign body granuloma　37, 58
foreign body type　50
frozen section　215
Fuhrman 分類　433

**G**

Gardner 症候群　354
gastrointestinal stromal tumor
　（GIST）　295, 297
Gaucher disease　61
Gelason スコア　426
germinal center　32
ghost cell　365
giant cell　50
giant cell angiofibroma　91
giant cell carcinoma of the lung
　and pancreas　90
giant cell reparative granuloma
　（GCRG）　349
giant cell tumor（GCT）
　61, 92, 349
giardiasis　456
Giemsa 染色　179
Gimenez 染色　179
glandular epithelium　65
glandular pattern　39
Glomus tumor　79
goblet cell depletion　416
Gomori trichrome 染色　181
gouty tophus　37, 57
GPA（granulomatosis with
　polyangiitis）　377
graftversus-host disease
　（GVHD）　361
Gram 染色　180
granular cell　54
granular cytoplasm　113
granulational pattern　37
granuloma　14, 26, 32, 35
　，caseating　36, 56
　，foreign body　37, 58
　，hyaliziging　35
　，necrotizing　35

，non-necrotizing　35
，palisaded　36, 57
，pyogenic　35
，sarcoidal　35, 56
，silicone　59
，silicotic　35
，suppurative　36, 58
，tuberculoid　36, 56
granuloma annulare　37, 57
granuloma pattern　56
granulomatosis with polyangiitis
　（GPA）　377
granulomatous
　123, 126, 127, 132
granulomatous formation　26
granulomatous inflammation　26
granulomatous rim　376
granulosa cell tumor　70, 71
Grimelius 染色　176, 177
Grocott silver methenamine
　（GSM）染色　178, 179
grooved nuclei　250
ground glass cytoplasm 357, 358

**H**

*H. pylori*　409
*H. pylori* gastritis　411, 458
hair shaft　353
HE 染色　19, 165, 165
Hector's hole　249
hemangioendotheliomatous
　pattern　46
hemangiopericytomatous pattern
　46, 100, 102, 339, 444
hematoxylin　19
Hematoxylin-Eosin 染色　165
hepatitis, interface　404
hepatocellular adenoma（HCA）
　401
hepatocellular carcinoma（HCC）
　15, 102, 401
HER2 タンパク　184
HER2/neu　183
HER2-DISH　190
HER2-FISH　190
herpes esophagitis　464
herringbone pattern　44, 98
heterochromatin　251
histiocytic panniculitis　136
histiocytic vasculitis　126
histiocytosis X　61, 398
histoid pattern　27, 28, 29, 38,
　44, 167, 168, 384
histoplasmosis　56, 456
HMB-45　185, 306
hobnail appearance　49
hobnail cell　256, 257

Hodgkin lymphoma　115
Homer-Wright rosette　41, 316
honeycomb pattern　39, 71
honeycombing（HC）　147, 150
hot tub lung　376
Hürthle cell tumor　111
hyalinizing granuloma　35
hydatid cyst　461
hyperplastic polyp（HP）　419
hypertrophic fibroses　133

**I**

iAEP（intercalated antibody-
　enhanced polymer）法　368
idiopathic interstitial pneumonias
　（IIPs）　146
idiopathic pulmonary fibrosis
　（IPF）　146
IgG4　183
IgG4 related disease（IgG4-RD）
　368, 369
*in situ* hybridization（ISH）
　189, 198
indian-in-a-file arrangement　43
infantile myofibromatoma　101
infiltrating urothelial carcinoma
　430
inflammation　23
inflammatory bowel disease
　（IBD）　416
Inflammatory fibroid polyp　79
inflammatory myofibroblastic
　tumor（IMT）　343, 368
inflammatory pseudotumor
　（IPT）　367, 369
insular carcinoma　325
intercalated antibody-enhanced
　polymer（iAEP）法　368
interface dermatitis　119, 124
interface hepatitis　404
interlacing bundle pattern　44
interstitial lung disease　146
interstitial pneumonia　146
intestinal metaplasia　413
intestinal spirochetosis　458
intracytoplasmic hyaline globules
　116
intracytoplasmic lumina（ICL）
　249
intraductal carcinoma of the
　prostate（IDCP）　425
intraepidermal pustular
　dermatitis　130, 131
intraepidermal vesicular
　dermatitis　129
intraepithelial tumor pattern　63
intraoperative consultation　215

intraoperative diagnosis 215
Invasive carcinoma of the breast 68
invasive micropapillary pattern 42
Ischemic fasciitis 344
ISH (in situ hybridization) 189, 198
Jadassohn phenomenon 64
jigsaw puzzle arrangement 43

## K

Kaposi sarcoma 101
karyotyping 197
keloid 62
keloidal collagenous pattern 62
keloidal pattern 47
keratin pearl 78
keratoacanthoma 358
Ki-67 183
Klüber-Barrera 染色 177
koilocytosis 465

## L

laboratory diagnosis 206
Laboratory Informatics System (LIS) 224
laboratory medicine 1
lacerated 16
Langerhans cell histiocytosis (LCH) 61, 151, 380, 397, 398
Langhance type giant cell 50
large epithelioid cell tumors 110
large follicular pattern 71
large regenerative nodule (LRH) 401
latticework pattern 74
leiomyoma 16, 91, 94, 95
. atypical 91
leiomyosarcoma 75, 91, 94, 101
leishmaniasis 460
lepidic pattern 143
leukocytoclastic vasculitis 125, 365
light chain deposition disease (LCDD) 152
liposarcoma 104
liquefaction degeneration 20, 361
liquefaction necrosis 35
lobular panniculitis 135
localized edema 20
low-grade endometrial stromal sarcoma 107
low-grade neuroendocrine tumor 98
luminal latticework pattern 74

luteinizing thecoma 444
Luxol fast blue (LFB) 染色 177
lymphangioleiomyomatosis (LAM) 151, 381
lymphoatoid granuloamtosis 378
lymphocytoid cells 48
lymphoepithelial pattern 87
lymphoepithelioma 87
lymphoglandular bodies 239, 305
lymphoid interstitial pneumonia (LIP) 152, 380
lymphoma 109
lymphoma-lymphocytic leukemia group 107
Lynch 症候群 442

## M

macroacinar pattern 71
macroglobulinemia 117
malakoplakia 60
malformation 23
malignant lesion 97
malignant melanoma 29, 110, 307
malignant peripheral nerve sheath tumor 90, 96
malignant pilomatricoma 353
malignant tumor 28, 29
MALToma 87
Marginal zone lymphoma 87
Masson Fontana 染色 175, 176
Masson trichrome 染色 166, 168
mast cells predominate 129
medullary carcinoma 330
medulloblastoma 108
melanophage 250
meningioma 79
Merkel cell carcinoma 301
metabolic disorder 23
metaplastic carcinoma 95
metastasizing leiomyoma 381
metastatic 29
methyl green-pyronin (MGP) 染色 177
microacinar pattern 69
microglandular pattern 69
micropapillary pattern 42, 144
mirror image nucleus 55
mislabeling 283
mixed tumor 38
molecular pathology 1
molluscum contagiosum 463
monomorphous 24
monophasic 38
Mucha-Habermann 病 361
mucicarmine 染色 173

mucin 171
mucinous carcinoma 81
mucinous degeneration 20
mucinous tumor 82
mucoepidermoid carcinoma 89
mucormycosis 453
multidisciplinary discussion (MDD) 146
multinucleated giant cell 90
multi-tissue control block 186
myeloproliferative neoplasm 391, 392
myofibromatosis 101
myoid cell 52
myoid cell tumors 110
myopericytoma 79
myxofibrosarcoma 105
myxoid stroma 105
myxoid stromal latticework pattern 74
myxoinflammatory fibroblastic sarcoma 110
myxoma 105
myxopapillary ependymoma 74, 317

## N

naked tubercle 36
necrobiosis 363
necrobiosis lipoidica 364
necrosis 35
. caseation 35
. coagulation 35
. liquefaction 35
. spotty 35
necrotizing granuloma 35
necrotizing panniculitis 135
necrotizing pattern 35
necrotizing sarcoid granulomatosis 377
necrotizing vasculitis 365
neoplasia 232, 233
neoplasm 23
nephroblastoma 86
neuroblastoma 77, 108
neurocytic rosette 317
neuroendocrine carcinomas 98, 102
neurofibroma 81, 106
neurothekeoma 81
neutrophilic vasculitis 125
neutrophils predominate 127, 128
nocardiosis 452
nodular pattern 32
nodular regenerative hyperplasia (NRH) 401

nodular tenosynovitis 61
nodular vasculitis 364
nodule in nodule 323
non-destructive process 416
non-encapsulated 13
non-necrotizing granuloma 35
nuclear palisading 45

## O

oil red O 染色 174
oncocyte 52
oncocytic cell tumor 111
oncocytic tumors 111
onycocytoma 111
orcein 染色 169
organohistoid pattern 38
organoid pattern
27, 29, 38, 167, 168, 413
organoid-histoid pattern 28
osseous giant cell lesion 92
osteoblastoma 103
osteoclast type giant cell 50
osteoid osteoma 103
osteosarcoma 62, 103
overhanging epidermal lip
356, 358
ovoid cell tumors 107
owl eye nucleus 55

## P

Paget disease 64
pagetoid cell appearance 65
pagetoid phenomenon 64
palisaded granuloma
36, 57, 364
PAM 染色 168, 169
panmyelosis 391
papillary adenocarcinoma 29, 67
papillary carcinoma 67
papillary pattern 41, 144
papillary thyroid carcinoma 312
paraganglioma 98, 298, 299
paragonimiasis 461
partial atrophy 424
partial nodular transformation
（PNT） 401
PAS（periodic acid Schiff）反応
170, 171, 172, 178
pathological diagnosis 206
pathological informatics system
（PIS） 224
pathologist 2, 3
pathology 1
pattern analysis 26
pattern recognition 26
pearl formation 78

performance improvement
program（PIP） 289
perifolliculitis 132
periodic acid Schiff（PAS）反応
170
periodic acid-methenamine silver
染色 169
peripheral cellular palisading 43
perivascular cellular whorl
pattern 79
perivascular epithelioid cell
tumor（PEComa） 307, 372
perivascular fibrous whorl
pattern 79
perivascular pattern 32
perivascular pseudorosette
41, 78, 315, 316
phaeohyphomycosis 454
phlegmonous inflammation 32
phosphotungstic acid
hematoxylin（PTAH）染色
174
phyllodes tumor of the breast 85
physaliferous cell 52
picketfence appearance 49
picketfence nuclear arrangement
49, 82
pilomatrical carcinoma 353
pilomatrical cells 353
pilomatricoma 354
pilomatrixcarcinoma 353
pilomatrixoma 354
pineocytomatous rosette 317
pityriasis lichenoides chronica
361
plasma cell dominant pattern 62
plasma cell myeloma 62
plasma cell neoplasm 117
plasmacytoid cell tumors 109
plasmacytoma 62
pleomorphic adenoma 38, 74
pleomorphism 29
pleuroparenchymal fibroelastosis
（PPFE） 147
plexiform vascular pattern 46
plump spindly cell tumors 107
pneumocystis jirovecii
pneumonia（PJP） 152
pneumocystis pneumonia 456
polygonal cell 48
polyhedral cell 48
polymerase chain reaction
（PCR） 195
polymorphic light eruption 362
polymorphous 24
polypectomy 12
polyphasic 38
polyphasic tumors pattern 90

poorly circumscribed 13
post-analytic 276, 277
pre-analytic 276, 277
precision 276
primary amoebic
meningoencephalitis 457
primary diagnosis 225
primary myelofibrosis（PMF）
392
primary vasculitis 33
primitive neuroectodermal tumor
（PNET） 77, 107, 315
progressive multifocal
leukoencephalopathy 465
proliferative myositis/fasciitis 110
proliferative pattern 33
proplasia 232, 233
protothecosis 455
pseudoalveolar pattern 43
pseudocarcinomatous
hyperplasia 33
pseudoepitheliomatous
hyperplasia 33
pseudoglandular pattern 39
pseudopapillary pattern 42
pseudorosette 41, 78
, perivascular 41
psoriasiform dermatitis 121
PTEN 187
pulmonary blastoma 86
pyogenic granuloma 35

## Q

quality assurance 275
quality control 275

## R

Reed-Sternberg cell 115
renal cell carcinoma 15, 102
reticular pattern 74
retroplasia 232, 233
reverse differential diagnosis 156
reverse transcription polymerase
chain reaction（RT-PCR） 196
rhabdomyosarcoma 98
rhinosporidiosis 455
rhuematoid nodule 37, 57, 377
robin's egg blue 253
Rosai-Dorfman disease 61, 398
rosette 40
, ependymal 41
, true 40
rosette formation 77
rosetteforming glioneuronal
tumor of the fourth ventricle
315

RT-PCR（reverse transcription polymerase chain reaction）196
Russel bodies 249

## S

sacroma 28
salivary duct carcinoma 67
salivary gland 73, 109
salt & pepper chromatin 251, 252
salt and pepper pattern 296
Sanger sequencing 200
sarcoidal granuloma 35, 56
sarcoidosis 56
sarcoma bodies 249
scabies 463
scanning electron microscope （SEM） 190
schistosomiasis 462
Schmorl 反応 175, 176
schwannoma 81, 94, 106
sclerosing pneumocytoma 374
sclerosing stromal tumor of the ovary （SSTO） 444, 445
secondary diagnosis 225
secondary vasculitis 33
seminoma 70, 77
septal panniculitis 134, 363, 364, 365
serous carcinoma 67
serrated adenocarcinoma 419
Sertoli-Leydig cell tumor 69
sessile serrated adenoma/polyp （SSA/P） 419, 420
shadow cells 353
signet-ring cell 48, 113
signet-ring cell carcinoma 113, 413
silicone granuloma 59
siliconoma 59
silicotic granuloma 35
silicotic nodule 35
silver impregnation 167
silver-enhanced in situ hybridization （SISH） 法 189
simple squamous cell 48
single-file chain 245
sinus histiocytosis with massive lymphadenopathy 398
sinusoidal pattern 102, 296
slender trabecular pattern 70
small blue round cell tumors 247
small cell carcinoma 68, 70, 77
small intestine and colon 73
small round cell 48
small round cell tumor 107, 301
solid alveolar pattern 42

solid growth pattern 142, 143
solid nest 66
solid nest pattern 42
solid whorl pattern 80
solitary bone cyst 347
solitary fibrous tumor （SFT） 62, 100, 107, 444
sometimes histiocytes 128
southern blotting 193
spider cell 52
spindle cell 51
spindle cell appearance in epidermal lesions 65
spindle cell carcinoma 93
spindle cell malignant tumors 93
spindle cell tumors 94
spindle cell tumors with osteoclastic giant cells 95
Splendore-Hoeppli 現象 459
spongiform pustular dermatitis 131
spongiotic dermatitis 120, 124
sporotrichosis 454
spotty necrosis 35
spread through air spaces （STAS） 144
squamous cell carcinoma 29, 64, 78, 358
squamous epithelium 63
staghorn pattern 100
Staphylococcal botrymycosis 459
stellate cell 52, 114
stellate shaped fibrosis 151
storiform 16
storiform pattern 45, 96
strap cell 52, 114
stratified squamous cell 49
streptococcal necrotizing fascitis 459
strongyloidiasis 461
struma ovarii 71
subcorneal pustular dermatitis 131
subependymoma 317
Sudan Ⅲ染色 174
sugar tumor 373
sulfur granule 452
suppurative granuloma 36, 58
supramatrical cells 353
synovial sarcoma 38, 74, 96, 100
systemic lupus erythematosus （SLE） 361, 362

## T

telepathology 221
temporal heterogeneity 147

teratoma 90
thymoma 81
thyroid 71
thyroid transcription factor-1 182
tick bite 465
tigroid appearance 241
timeliness 275
tinea unguium 452
total quality management 275
touton 型巨細胞 50, 398
toxoplasmosis 463
trabecular pattern 42
traditional serrated adenoma （TSA） 419
transitional cell 49
transmission electron microscope （TEM） 190
transurethral resection of bladder tumor （TURBT） 427
triton tumor 88
true rosette 40
TTF-1 182
tuberculoid granuloma 36, 56
tuberculosis 459
tuberous sclerosis complex （TSC） 151, 382
tubular carcinoma 69
tubular pattern 39
tumor budding 420
tumor diathesis 239
turn around time （TAT） 267, 286

## U

unevenly distributed 12
universal screening 442
updated Sydney system （USS） 411
urothelial cell 49

## V

vacuolar degeneration 361
vacuolar latticework pattern 76
vacuolization 76
van Gieson 染色 167
vascular and fibrous pattern 46
vascular pattern 100
vasculitis 125
, primary 33
, secondary 33
vasculitis pattern 32, 63
Verocay body 243, 246
verumontanum mucosal gland hyperplasia （VMGH） 424
Victoria blue 染色 169
villous pattern 42

| | | | | |
|---|---|---|---|---|
| virtual slide | 221 | whorl formation | 43, 78 | |
| von Kossa 染色 | 176 | Wilms tumor | 86 | |

## W

| | | | | |
|---|---|---|---|---|
| Warthin tumor | 88 | xanthogranuloma | 37 | |
| Warthin-Finkeldey 巨細胞 | 384 | xanthoma | 413 | |
| Warthin-Starry 染色 | 179, 180 | xanthoma disseminatum | 398 | |
| wavy spindle cell | 51 | xanthomatous pattern | 60 | |
| Wegener 肉芽腫症 | 377 | | | |
| western blotting | 195 | | | |
| whole slide imaging（WSI） | 221 | | | |

## X

## Y

| | |
|---|---|
| yellow bodies | 249 |
| Yersinia infection | 58 |
| Yolk sac tumor | 74, 116 |

## Z

| | |
|---|---|
| zellballen pattern | 43, 98 |
| Ziehl-Neelsen 染色 | 177 |
| zygomycosis | 453 |

## 監修者・編集者 略歴

### 真鍋　俊明 （まなべ　としあき）

| | |
|---|---|
| 1971 年 3 月 | 山口大学医学部卒業 |
| 1971 年 11 月 | アメリカ合衆国ハワイ州 クアキニ病院インターン・レジデント |
| 1973 年 7 月 | アメリカ合衆国ニューヨーク州アルバート・アインスタイン医科大学レジデント（病理） |
| 1976 年 7 月 | アメリカ合衆国ニューヨーク州ニューヨーク医科大学レジデントおよび講師lecturer（病理） |
| 1977 年 7 月 | アメリカ合衆国ニューヨーク州ニューヨーク医科大学assistant professor（病理） |
| 1977 年 11 月 | 川崎医科大学講師（病理） |
| 1983 年 4 月 | 川崎医科大学助教授（病理） |
| 1994 年 4 月 | 川崎医科大学教授（病理） |
| 2002 年 4 月 | 京都大学大学院医学研究科基礎病態学教授<br>京都大学医学部附属病院病理診断部教授 |
| 2010 年 4 月 | 京都大学名誉教授<br>滋賀県立成人病センター研究科所長　同病理診断科科長 |
| 2015 年 1 月 | 滋賀県立成人病センター総長 |
| 2017 年 4 月 | 滋賀県立成人病センター研究所顧問　遠隔病理診断ネットワークセンター長 |

### 三上　芳喜 （みかみ　よしき）

| | |
|---|---|
| 1990 年 3 月 | 弘前大学医学部卒業 |
| 1990 年 4 月 | 東北大学医学部附属病院病理部医員（研修医） |
| 1992 年 4 月 | 川崎医科大学臨床助手兼附属病院病理部シニアレジデント |
| 1996 年 4 月 | 川崎医科大学病理学講師兼附属病院病理部副医長 |
| 1997 年 7 月 | ニューヨーク大学医療センター Tisch Hospital病理部門客員フェロー |
| 1998 年 7 月 | 川崎医科大学病理学講師兼附属病院病理部副医長（復職） |
| 2002 年 10 月 | 東北大学大学院医学系研究科病理形態学分野講師 |
| 2005 年 4 月 | 京都大学医学部附属病院病理診断部講師 |
| 2007 年 7 月 | 京都大学医学部附属病院病理診断部副部長・准教授 |
| 2014 年 4 月 | 熊本大学医学部附属病院病理診断科・病理部　教授・部長（現職） |
| 2016 年 4 月 | 聖マリアンナ医科大学客員教授（併任） |

外科病理診断学　原理とプラクティス

---

2018 年 12 月 1 日　第 1 版第 1 刷 ©

監　修　真鍋俊明　MANABE, Toshiaki
編　集　三上芳喜　MIKAMI, Yoshiki
発行者　宇山閑文
発行所　株式会社金芳堂
　　　　〒 606-8425 京都市左京区鹿ヶ谷西寺ノ前町34番地
　　　　振替　01030-1-15605
　　　　電話　075-751-1111（代）
　　　　http://www.kinpodo-pub.co.jp/
組　版　株式会社データボックス
印　刷　株式会社サンエムカラー
製　本　藤原製本株式会社

---

落丁・乱丁本は直接小社へお送りください. お取替え致します.

Printed in Japan
ISBN978-4-7653-1766-5

**JCOPY** ＜(社)出版者著作権管理機構 委託出版物＞
本書の無断複写は著作権法上での例外を除き禁じられています. 複写される
場合は, その都度事前に,（社）出版者著作権管理機構（電話 03-5244-5088,
FAX 03-5244-5089, e-mail: info@jcopy.or.jp）の許諾を得てください.

●本書のコピー, スキャン, デジタル化等の無断複製は著作権法上での例外
を除き禁じられています. 本書を代行業者等の第三者に依頼してスキャンや
デジタル化することは, たとえ個人や家庭内の利用でも著作権法違反です.